国家卫生健康委员会"十四五"规划教材
全国高等学校药学类专业研究生规划教材
供药学类专业用

高级临床药学实践教程

U0304168

主　　编　丁选胜
副 主 编　赵明沂　林翠鸿

编　　　者（以姓氏笔画为序）

丁选胜（中国药科大学）

朱君荣（南京医科大学附属南京医院）

孙建军（内蒙古医科大学附属医院）

邱　峰（重庆医科大学附属第一医院）

张晋萍（南京大学医学院附属鼓楼医院）

林翠鸿（福建医科大学附属第一医院）

周晓辉（中国药科大学）

赵明沂（沈阳药科大学）

唐富山（遵义医科大学）

韩　军（皖南医学院）

人民卫生出版社
·北　京·

图书在版编目（CIP）数据

高级临床药学实践教程 / 丁选胜主编 . -- 北京 ：
人民卫生出版社，2024. 11. --（全国高等学校药学类专
业研究生规划教材）. -- ISBN 978-7-117-37170-4

Ⅰ. R97

中国国家版本馆 CIP 数据核字第 2024PF5787 号

人卫智网	www.ipmph.com	医学教育、学术、考试、健康，购书智慧智能综合服务平台
人卫官网	www.pmph.com	人卫官方资讯发布平台

高级临床药学实践教程
Gaoji Linchuang Yaoxue Shijian Jiaocheng

主　　编：丁选胜
出版发行：人民卫生出版社（中继线 010-59780011）
地　　址：北京市朝阳区潘家园南里 19 号
邮　　编：100021
E - mail：pmph @ pmph.com
购书热线：010-59787592　010-59787584　010-65264830
印　　刷：河北宝昌佳彩印刷有限公司
经　　销：新华书店
开　　本：850×1168　1/16　　印张：24
字　　数：608 千字
版　　次：2024 年 11 月第 1 版
印　　次：2024 年 12 月第 1 次印刷
标准书号：ISBN 978-7-117-37170-4
定　　价：109.00 元

打击盗版举报电话：010-59787491　E-mail：WQ @ pmph.com
质量问题联系电话：010-59787234　E-mail：zhiliang @ pmph.com
数字融合服务电话：4001118166　E-mail：zengzhi @ pmph.com

出版说明

研究生教育是高等教育体系的重要组成部分,承担着我国高层次拔尖创新人才培养的艰巨使命,代表着国家科学研究潜力的发展水平,对于实现创新驱动发展、促进经济提质增效具有重大意义。我国的研究生教育经历了从无到有、从小到大、高速规模化发展的时期,正在逐渐步入"内涵式发展,以提高质量为主线"的全新阶段。为深入贯彻党的二十大精神,落实习近平总书记关于教育的重要论述和研究生教育工作的重要指示精神,充分发挥教材在医药人才培养过程中的载体作用,更好地满足学术与实践创新发展需要,人民卫生出版社和全国药学专业学位研究生教育指导委员会在充分调研和论证的基础上,共同启动了全国高等学校药学类专业研究生规划教材的编写出版工作。

针对当前药学类专业研究生教育概况,特别是研究生课程设置与教学情况,本套教材重点突出如下特点:

1. 以思政教育为核心,促进人才全面发展 本套教材以习近平新时代中国特色社会主义思想为指导,落实立德树人的根本任务,遵循学位与研究生教育的内在规律与分类发展要求,将专业知识与思政教育有机融合,增强研究生使命感、责任感,全面提升研究生知识创新和实践创新能力,旨在培养国家战略人才和急需紧缺人才。

2. 以科学性为基石,引领学科前沿探索 科学性不仅是教材编写的首要原则,更是其作为知识传播与教学实施核心载体的根本要求。因此,本套教材在内容选择上,严格遵循科学严谨的标准,原则上不纳入存在较大学术争议或尚未形成定论的知识点,以确保知识的准确性和可靠性。同时,作为新时代培养高层次药学创新型人才的重要工具,本套教材紧密跟踪学科发展动态,充分吸纳并展现药学领域的最新研究成果与科研进展,旨在通过前沿知识的传递,激发研究生的科研热情,启迪其学术创新思维,为实施高质量的研究性教学提供有力支撑。

3. 以问题为导向,合理规划教材内容 相较于本科生教育,研究生阶段更加注重培养学生运用专业知识分析解决实际问题的能力,以及挖掘其职业发展潜力。本套教材在内容组织上,坚持以问题为导向,从实际科研与行业需求出发,围绕关键问题构建知识体系,强调对理论知识的深入剖析与批判性思考。通过引入丰富多样的案例分析,引导学生在解决实际问题中深化理解,培养其分析、综合、概括、质疑、发现与创新的思维模式,从而有效提升学生的问题解决能力和职业发展潜力。

4. 以适用性为基准,避免教材"本科化" 本套教材在设计与编写过程中,高度重视其适用性和针对性,确保教材内容符合研究生教育的层次定位。在知识内容的选择与组织上,既注重与本科教材的衔接与过渡,又适当提升理论内容的深度与广度,突出理论前沿性,拓宽学术视野。同时,本套教材还强化了科学方法的训练及学术素养的提升,旨在为学生创新性思维的培养提供坚实的基础知识与基本技能,有效避免"本科化"倾向,确保研究生教育的独特性和高级性。

5. **以实践性为纽带,培养创新型人才**　鉴于药学始终以解决实际健康问题为导向,使其具有极强的实践性和社会服务功能,本套教材在内容设计上,特别注重理论与实践的有机结合。通过强化能力培养类内容,实现从"知识传授为主"向"能力培养为主"的转变,强调基础课程与行业实践课程的深度融合,旨在培养具有较强实践能力和职业素养,能够创造性地从事实际科研与产业工作的创新型人才,满足新时代药学领域对高端人才的需求。

6. **以信息平台为依托,升级教材使用模式**　为适应新时期教学模式数字化、信息化的需要,本套教材倡导以纸质教材内容为核心,借用二维码的方式,突破传统纸质教材的容量限制与内容表现形式的单一,从广度和深度上拓展教材内容,增加相关的数字资源,以满足读者多元化的使用需求。

作为药学类专业研究生规划教材,编写过程中必然会存在诸多难点与困惑,来自全国相关院校、科研院所、企事业单位的众多学术水平一流、教学经验丰富的专家教授,以高度负责的科学精神、开拓进取的创新思维、求真务实的治学态度积极参与了本套教材的编写工作,从而使教材得以高质量地如期付梓,在此对有关单位和专家教授表示诚挚的感谢!教材出版后,各位老师、学生和其他广大读者在使用过程中,如发现问题请反馈给我们(renweiyaoxue2019@163.com),以便及时更正和修订完善。

人民卫生出版社

2024 年 11 月

主编简介

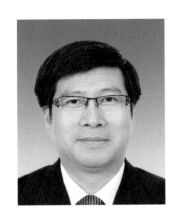

丁选胜，中国药科大学基础医学与临床药学学院教授，博士生导师，执业药师。1996年获医学硕士学位，2002年获医学博士学位，2004年获药学博士后证书。主讲本科和研究生药学服务概论、临床药学导论、临床医学概论、临床药物治疗学、高级临床药学实践教程、临床药理学等课程。主要研究领域为糖尿病并发症发病机制与创新药物研究、肿瘤耐药机制与临床策略研究。主持国家自然科学基金面上项目3项、"十三五"重大新药创制科技重大专项1项、企业合作项目60余项。以第一作者或通信作者在国内外期刊发表论文250余篇（SCI收录80余篇），主编并出版专著9部。目前担任教育部高等学校药学类专业教学指导委员会临床药学专业教学指导分委员会委员、中国抗癌协会诊疗一体化专业委员会副主任委员、江苏省药师协会第三届理事会常务理事。

副主编简介

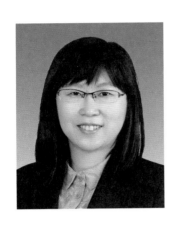

赵明沂,沈阳药科大学临床药学教研室主任,教授,辽宁省教学名师。1997年毕业于中国医科大学,获医学学士学位;2000年毕业于中国医科大学,获医学硕士学位;2006年毕业于沈阳药科大学,获药学博士学位。主讲研究生高级临床药学实践概论、临床药理学、临床药学专论等课程。为"诊断学"国家级线上线下混合式一流课程负责人;获批全国药学专业学位研究生教育教学成果一等奖1项(排名第2);辽宁省研究生教育教学成果一等奖1项(排名第2)、二等奖1项(排名第1);主持辽宁省教育教学改革项目7项。科研方向为离子通道药理学、循证药学与药物临床评价。承担国家自然科学基金面上项目和青年科学基金项目3项,各类省部级项目10余项。近五年发表相关领域科研论文30余篇,SCI收载20余篇。

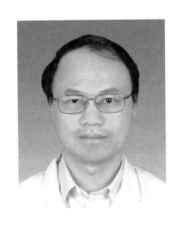

林翠鸿,主任药师,药理学博士,美国南方研究所博士后,福建医科大学附属第一医院药学部副主任,福建医科大学临床药学与药事管理学系副主任。主讲本科和研究生临床药物治疗学、临床药动学、药事管理学等课程。全国高等学校临床药学专业第三届教材评审委员会委员、福建省临床药学专业学位研究生导师团队负责人、福建省药师协会副会长、福建省药学会医院药学专业委员会主任委员、福建省医学会临床药学分会副主任委员;主持完成"十二五"国家科技支撑计划子课题,教育部、福建省自然科学基金等各级课题9项,作为主要研究者(principal investigator,PI)完成 I 期临床研究项目3项;以第一作者或通信作者发表SCI论文18篇,获中国药学会"施维雅青年医院药学奖"。

前　言

随着社会医疗事业的进步和发展,药学人员的职能也发生很大的变化,由传统的"药品保证供应"向"以患者为中心"转变。由此,需要培养大批"懂医精药"的高级临床药学服务型人才。

高级临床药学实践教程(advanced course of clinical pharmacy practice)是在掌握临床药学专业基本理论知识、基本技能的基础上,着力培养能够综合运用临床药学专业相关理论知识和技能来解决临床药学实践相关环节实际问题的高级临床药学专门人才的一门课程。

本教材的编写,以"坚持立德树人,深化思政教育;坚持问题导向,突出教材启发性;拓展内容深度,反映学科前沿性;对接科研实践,激发人才创新性"为编写原则。在此基础上,结合药学类相关专业的研究生培养目标,按照高级临床药学服务型人才应具备的知识和能力要求,科学、合理地安排编写内容。全书共十四章,内容涵盖绪论、临床查房、药学查房、药学会诊、药历建立、治疗药物监测、药品不良反应监测与药源性疾病处置、静脉药物配置、处方审核、药学门诊、用药教育与用药指导、药物重整、慢性病用药管理、循证药学等与临床药学实践密切相关的多方面内容。每一章节内容,包括相关概念知识、要点内容、关键技能理论,以及临床实践中积累的典型案例,体现理论联系实际,学以致用;同时,每章后有若干"思考题",供学生课后学习、思考。因此,本教材除适用于临床药学、药学、中药学类专业研究生的教学之用外,也可供从事临床药学各岗位人员提高专业理论知识和技能,以及临床药师、执业药师培训之用。

本教材编写的人员均为来自高等医药院校及其附属医院的专家,他们多年来一直从事一线临床药学专业教学和实践工作。本教材的编写和出版得到了全国药学专业学位研究生教育指导委员会及各有关院校的大力支持和帮助,各位副主编及编委成员友好合作、齐心协力;同时,中国药科大学贾志荣副教授,以及郑玉粉、李涵涵、林妍、裴毓瑶四位归国的药学博士(Pharm. D)教师;南京医科大学附属南京医院的徐泽月药师;沈阳药科大学张莹石讲师和邱衍怡、王慧等在编写过程中也做了大量工作,在此一并致谢。

　　尽管我们整个编写团队成员已竭尽努力，但限于学术水平和各种原因，书中难免存在不妥或错误之处，恳请广大师生及其他读者批评指正，以便今后进一步修订完善。

主编

2024 年 7 月

目　录

第一章　绪　论

临床药学(clinical pharmacy)是指将药学与临床相结合,直接面向患者,以患者为中心,以合理用药为核心,研究并实践临床药物治疗,提高药物治疗质量和水平的综合性应用学科。临床实践是培养临床药学专业学生成为一名合格临床药师的重要阶段,是将前期课堂所学药学知识与临床知识相结合的重要途径之一。本章主要总结国外(美国、英国、加拿大、韩国及日本)及国内临床药学实践模式,在临床药学人才培养过程中,可以借鉴国外模式,结合我国国情和临床药学教育实际,创新临床药学人才培养理念,改革人才培养模式,加强师资建设和课程改革,不断完善课程体系和教学体系;加强实践教学,建立具有中国特色的临床药学教育体系,开展中国特色的药学博士专业学位(professional pharmaceutical doctor)教育,培养高层次临床药学人才,促进我国临床药学学科发展,满足国家对高层次临床药学人才的迫切需求。

第一节　国外临床药学

一、美国临床药学

(一)美国临床药学发展现状

美国临床药师的产生与临床药学的发展同美国社会需求的变化密不可分。根据不同时期的社会需求,美国临床药学的发展主要分为四个阶段,分别为:1850—1910 年的药店作坊生存时期;1910—1965 年的药学教学变革时期;1965—1990 年的临床药学启蒙时期;1990 年至今的职业变革发展时期。

1. 1850—1910 年的药店作坊生存时期　药师这种职业早期在美国并不存在,医生在为患者进行诊疗后需要自己进行配药,此项工作会占据医生不少的时间和精力。此时开始需要有专业的人员来完成采购与配药工作,以便医生有更多的精力去面对患者。随着 19 世纪医药分业,药师职业开始逐渐形成,此后由于植物药物的发现越来越多,药商贩卖药品的模式开始出现,此时非专业的药商以营利为主要目的,使市场竞争加大,假药、劣药出现频繁,正规专业的药商受损严重。基于此种情况,药商开始联手组织行业协会制定药品标准来规范市场,《美国药典》在此时开始形成。到了 19 世纪末期,随着科学发展和工业化生产的逐渐形成,制药厂开始大量崛起,正规的工业化生产开始逐步取代手工业的小作坊生产;政府与社会对药品的卫生生产许可条件要求也越来越苛刻,这使得药师的功能逐渐减弱,药师的地位也随着工业化的进步而遭到冲击,使得药师开始逐渐从调配处方向调剂处方进行转变。

2. 1910—1965 年的药学教学变革时期　到了 20 世纪美国的药学虽仍然处于一个无序和不规范的状态,但美国的药学界开始意识到药师应该是一种规范的高级职业,应受到重视。然而,因为当时社会认为药师并不是一种高级职业,公众普遍认为药学属于非脑力劳动,且属于一种以高利润为动机的工作,完全依赖于医师的医嘱,自身不具有较高的技术含量;而且,此时的药学教育也没有任何标准。基于此种情况,1904 年美国 17 个州共同成立了美国药房理事会(National Association of Boards of Pharmacy,NABP),并在药学界领袖们共同努力下聘请了外部权威机构对药学进行研究,主要评估药师在岗位中所做的工作内容。在 1927 年此研究确认了药学是一种职业,此项研究也在 1932 年为 4 年制本科药学作为职业的准入学位提供了依据。1932 年,美国药房理事会(NABP)、美国药学院协会(American Association of Colleges of Pharmacy,AACP) 和美国药学会(American Pharmaceutical Association,APhA,现改为美国药师协会,American Pharmacists Association,APhA)三方组建了美国药学教育认证委员会(Accreditation Council for Pharmacy Education,ACPE),作为职业认证机构,制定药学教育标准用以规范和确保各个药学院校遵守规则。

美国的药学发展在此段时期相较于之前有了长足的进步,但如何解决公众对药师的需求这个问题还没有引起社会的重视,而且此时的药房业务主要集中在社区商店,医院几乎没有药房,药师也很少;药学界的领袖们开始思考在医院开展药学服务的必要性,一些药学先驱开始为医院药学的发展进行尝试性工作。如密歇根大学医院的首席药师 Harvey Whitney 在医院建立了首个正式的药学生实习制度,开始参与医生查房;美国凯斯西储大学药学院院长 Edward Spease 教授要求所有药学院学生在高年级阶段必须完成整个医院的轮转实习等。随着美国药师职业的发展,药学教育也经历了一系列的演变。由最初的杂乱无序演变为药学院负责课堂教学,NABP 负责实践体验教学。随着医院药学启蒙发展,药学教育也开始让学生直接接触到患者,课程体系也演变为临床药学。20 世纪 50 年代药学教育改革,AACP 授权 6 年制药学博士(Pharm. D)项目,并提出 Pharm. D 作为药师的准入门槛。

3. 1965—1990 年的临床药学启蒙时期　20 世纪 60 年代初,美国药学界提出了药物信息中心(drug information center)概念,旨在接受药物咨询、提供药物情报、进行药学教育及参与药事管理活动。20 世纪 60 年代 Brodie 教授提出了用药管理(drug use control)的概念;1962 年,肯塔基大学药学院的 Charles Walton 博士协助建成了药物信息中心项目;同年 Kenneth Barker 和 Warren McConnell 两位教授提出用药差错(medication error)的概念;等等。这些药学界先驱主张要适应介入患者的监护工作中,建立临床角色,为患者提供药物信息服务,提出单位剂量系统(unit dose system),监测药物不良反应。1971 年美国国家医疗服务发展研究中心认定药师的临床角色;1979 年美国临床药学学院(American College of Clinical Pharmacy,ACCP)成立。1980 年起,ACCP 研究药师的专科服务认证。1983 年加州药房法允许药师在治疗方案下干预患者的药物治疗。

1985 年 2 月美国卫生系统药师协会(American Society of Health-System Pharmacists,ASHP)研究教育基金会在南卡罗来纳州希尔顿海德岛举行了一次具有历史性意义并影响临床药学发展的会议,除药学执业者和药学教育家外,会议还邀请了医学、护理和医院管理专家列席并参与研讨。其主题是"药学临床实践的方向",目的是检查临床药学目标的达成状况、评估临床药学和药学教育的现状及提升临床药学实践能力的途径,为美国临床药学实践与药学教育奠定了坚实的基础,推动了美国临床药学教育的进一步改革,促进了执业药师、药学教育学者和其他医务工作者之间的互动关系,同时也为提升药师在临床中的专业地位起到了关键性作用。

4. 1990 年至今的职业变革发展时期 美国临床药学从 20 世纪 90 年代至今的发展状况与 Brodie 教授在 1973 年首次提出的药学监护(pharmaceutical care)这一概念密不可分。在药师需管理患者用药的全过程的基础上,Brodie 教授又把药师与用药安全联系在一起。此后,药学监护这一概念又被进一步扩大,药学监护需要面向所有患者。1987 年,Helper 教授强调了临床药学对患者的用药承诺,这是一个超越传统药房配药角色的新功能,体现了以患者为中心进行药学监护的原则。之后,Helper 教授和他的学生 Strand 在威廉斯堡召开的 21 世纪药学大会期间检验了药学监护这一概念的可行性,将药学监护服务作为药学的基本理念和患者进行安全用药的理想指标,这一服务理念的提出帮助药师满足了社会对安全用药的需求,为药师的未来奠定了基础。

1990 年,APhA 重新定义了药学的社会使命,将临床药学这一概念从医院药房扩展到了社会药房。2003 年,美国联邦医疗保险(Medicare)在《医疗保险现代化法案》中提出了药物治疗管理(medication therapy management,MTM)概念,要求药师需向医保患者提供 MTM 服务。2004 年,美国 11 个国家级药学专业组织达成共识,认可 MTM 服务模式。2006 年,美国正式开始实施 MTM 项目,并作为 Medicare D 部分计划向患者提供药品服务的一项配套措施,此时 MTM 有了"最新操作术语"(current procedural terminology,CPT)费用支付码。药师可以开始通过支付编码获得 MTM 服务的补偿费用并沿用至今。

经过 100 多年的艰苦努力,通过美国药学学者领袖和践行者的批判性思维和持续的创新变革终于使临床药学得到了长足发展。

(二)美国临床药学教育(Pharm. D 教育)

在美国临床药学发展现状中,上文提到了美国临床药师的产生与临床药学的发展同美国社会需求的变化密不可分。20 世纪 50 年代以前,由于工业与科技的发展,美国的药学教育主要是以化学模式为主;之后随着临床药学思潮的兴起,Pharm. D 的教育模式开始逐渐发展起来,并作为药师的准入门槛沿用至今。学生在成为正式的临床药师之前必须在美国药学教育委员会(American Council on Pharmaceutical Education,ACPE)认可的药学院校中学习并获得 Pharm. D 学位后才有资格进行药师资格证考试,进而成为临床药师。美国的 Pharm. D 教育一般为 4 年学制,但在正式进入药学院学习之前,学生需要 2~4 年时间完成基础预科(pre-pharmacy)科目,主要包括数学、物理、化学、生物、人文、社会学等。两年的预科学习期间,学生可以开始着手准备药学院的申请和美国药学院入学考试(Pharmacy College Admission Test,PCAT)。在完成预科学习、通过 PCAT 和药学院面试后,学生可以开始正式进入药学院进行学习。从课程设置上,学院会将临床药师的专业培养和社会实践相结合。前三年除了完成各种专业课程外,学生也要进行相关的药学导论实践经历(introductory pharmacy practice experience,IPPE),第四年主要是进阶药学实践经历(advanced pharmacy practice experience,APPE)。四年的药学院学习被称为药学年(pharmacy year,PY1~PY4)。

学生在校学习期间,第一年(PY1)主要学习药学相关的基础性课程,生物化学、病理生理学、药物信息、非处方药(over the counter,OTC)等;除理论课学习之外还包括一些药学实验(如制剂、调剂等)和药学实践。PY2 和 PY3 学年的理论课程更加专业化,主要包括药物治疗学、药物代谢动力学、药品不良反应监测、药学监护、伦理学、法学、药学管理等,同时要进行药学实践。在课程设置上不同学校根据自身情况会对课程的设置时间进行相应的调整。在进入 PY4 后，学生会进行 10 个月的临床训练课程，在不同实习地点由具有资质的不同指导老师进行培训。培训内容主要包括医院药学、社区药学、非卧床护理、药品管理等，一些学校也会向学生提供国际临床实习的机会。学生在实习过程中将参与患者监护、患者评估、病患交流、专科或多学科查房等工作，在实践中学习如何进行药物信息收集、控制药物治疗过程、避免和上报药品不良反应等技能。在完成了所有的理论课程和实习之后，学生可以获得 Pharm. D 学位。但学生想要成为一名真正的药师，除了获得 Pharm. D 学位之外，还必须参加美国联邦政府组织的药师执业考试，并且要通过所在州政府的药学法律法规考试才能真正获得药师执照，且只对本州有效。

在获得 Pharm. D 学位后，学生可以根据自身情况和需求选择不同出路。一般来说大部分学生会在考取药学执照后直接参加工作，工作方向主要是做社会药房中的药师。学生若想毕业后成为医院的临床药师则需要申请参加临床实习。临床实习可以分为一年实习临床药师（postgraduate year 1，PGY1）和两年实习临床药师（postgraduate year 2，PGY2），除此之外还可以进行研究型药师培训。PGY1 主要是学生在医院各部门轮转实习一年，实习完成之后可选择多种药剂师岗位工作，但专业针对性不强。PGY2 是在 PGY1 的基础上选择肿瘤、儿科、妇科等专业性强的专业项目进行实习，成为临床专科药师。研究型药师培养需要两年时间，学生需协助老师进行项目实验研究。

美国的 Pharm. D 课程将专业理论课与早期见习和后期强化实践相结合，保证了学生学习的连续性和相关性。除了药学专业技能培训之外也注重学生人文素质的培养，对学生进行的伦理教育和临床沟通技巧训练等方面教学体现了当代药学以患者为中心的思想宗旨。如今美国的临床药学教育已被世界上大多数国家认可和借鉴，并结合自身国情发展出了符合各个国家自身需求的临床药学教育制度。

（三）美国临床药师的职责

与目前中国的情况不同，美国的临床药师除了在医院进行临床工作的药师之外，还有分布在社区药房、康复机构、家庭护理关爱机构、制药企业、政府管理机构等不同工作机构中的药师。从事药学工作的人员除临床药师外也包括药师技工，临床药师可独立工作，而药师技工必须在临床药师的指导监督下工作。在医院工作的临床药师除了临床服务这部分主要工作之外，也需要担任一定的教学和研究工作。在进行临床服务时，除了药品发放、药物使用标准制订等工作之外，临床药师还要与医生一起查房、参加相关会诊、对患者进行一对一服务、拟订患者用药计划、对患者进行有针对性的患教咨询、对出院患者进行药物跟踪观察等。

针对临床药师的工作是否合规、到位，医院会有一套完整的评价考核体系，考核采用量表形式，从临床药师的道德观、诚信度、责任感、用药安全性、患者服务创新能力、带教工作、药学研究、药事管理等方面进行考核，每位临床药师本人和药房主任都要参与到评估之中。美国的临床药师实行两年一次再注册制度，在两年之内需要修满 30 个小时的继续教育学时后方可再进行注册。除基本工作职责之外，临床药师也可以在特殊领域如癌症、营养学、理疗等其他领域获得专业的资格认证。

从药师（以临床药师为例）的工作职责中可以看出药师的职业角色有着多面性的特点，很多因素都会影响到药师的职业价值。像前文所提到的，药学的变革和药学教育的发展都是为了顺应社会需求慢慢演变而成的，临床药师职责的演变也不例外。药学发展前期，传统的药师主要从事配药相关工作，或在药房负责处方调剂和审核处方的工作，同时也可能会参与到治疗药物监测（therapeutic drug monitoring，TDM）、临床药理研究及药代动力学研究等工作中。这些工作都是临床外的支持工作，很少接触患者,因此以前的药师更像是一位幕后工作者。随着社会的发展和社会需求的改变,临床药师开始从幕后走到台前,拓展了临床查房、病房会诊、患者教育、用药咨询及药学门诊等工作。除此之外,临床药师还要走向社会开始为公众普及用药安全知识。这些能够真切接触到患者的临床实践让患者开始直接体验到药学服务的价值。

二、英国临床药学

(一)英国临床药学发展现状

英国的药学教育事业经过100多年的发展,积累了十分丰富的经验。英国药政总局(The General Pharmaceutical Council,GPhC)不但是英国药学教育的认证机构,而且负责全国药师考试、注册等相关工作,其一直致力于保障公众健康,推动药学科学技术和英国医药卫生事业健康发展。英国的药学教育在招生标准、学制设置、专业教育等方面都是独立设置的。英国高校药学院大多采用"宽进严出"的政策,充分利用学校的教学资源以保障学生的毕业质量。

英国实行全民免费医疗保健,医院药师在其中起着重要的作用,主要体现在对患者进行治疗方案的优化,保障用药安全、有效,并协助政府预算部门进行医疗费用控制,如降低患者治疗费用、缩短患者住院时间、降低药品不良反应、降低患者再次住院率等。英国医院药师的主要任务包括:①处方和医嘱审核;②监测和报告药品不良事件;③对医务人员进行用药建议;④解答患者用药咨询;⑤对患者进行用药教育;⑥提供治疗药物监测服务;⑦对特殊患者进行综合药物治疗管理;⑧提供抗凝服务等。可见,英国医院药师的工作和作用与美国的临床药师基本相同,均需要有完备的专业知识及良好的沟通能力。

(二)英国临床药学教育

1. 培养模式　药学硕士(Master of Pharmacy,MPharm)学位一般是4年学制,全日制课程,是英国药师职业资格的唯一准入门槛。MPharm学位由GPhC认证,MPharm毕业生需要经过进一步的预注册培训后,通过GPhC考试,注册为药剂师。英国有31所学校提供GPhC认证的4年制MPharm。学生在毕业后进行为期一年类似于岗前实习的"预注册培训(preregistration training)",培训52周后可报考注册药师,此制度称"4+1"模式。另一种MPharm课程为期5年,2所学校提供5年制的整合(five-year integrated degree)MPharm,课程最后一年进行预注册培训;1所学校提供"夹心课程"模式,即在课程的第三、五年分别进行为期半年的实践培训,完成后可直接报考全国注册药师。

此外,留学生可以通过获得2+2 MPharm参加GPhC组织的预注册培训,前两年在海外合作大学完成学业,目前提供MPharm 2+2的学校有1所,合作的海外大学为该校在马来西亚的校区。

非欧洲地区已在本国注册登记有执业资格的药师,要想在英国注册成为药师,必须参加1年的海外药师评估课程(overseas pharmacists assessment programme,OSPAP),目前有5所大学提供OSPAP。OSPAP注重药学科学、临床药学,以及与英国医疗服务体系相适应的药学实践的培训,从而确保海外药师能通过GPhC的注册评估,成为合格的药师。

2. 课程设置　以曼彻斯特大学4年制MPharm药学课程设置情况为例,第1年是药学专业的基础学习,主要包括药学概论、专业实验概论、人体生理学概论、公共卫生微生物学、专业综合实践等5门课程;第2年的授课内容更加接近临床,开设药物发展和处方开发过程、法律、专业实践与配药、病理学、药理学与治疗学、公共卫生中病菌感染与预防/治疗及专业综合实践等课程;第3年在继续深入学习药物发展、病理学、药理学与治疗学、专业综合实践等课程的基础上新增药物研究、评估与审核技能的学习，学习与患者如何正确、有效的交流，另外要学习药物的设计、递送与使用；第 4 年的课程更偏重实用，除了为进一步实习进行知识准备，学生需要完成一个研究项目（可以是实验室、社区、医院、制药公司等方向）并写出论文，同时参加医院或制药公司的实践工作。

3. 预注册培训　预注册学员可以选择在 GPhC 认证的医院、社区药房或企业参加为期 52 周的培训，所有培训都需要在导师的带领和监督下完成，并且至少有 4 次知识技能评估。预注册学员完成预注册培训后可以参加 GPhC 组织的药师注册评估（考试）。

（三）英国临床药师的职责

1. 英国药师职业准入要求　英国的药师实行严格的准入制度，GPhC 对参加预注册培训的成员进行严格控制，并规定了准入条件。在英国，要想成为一名合格的注册药师至少需要五年，而且必须具备下面四个条件：①完成为期 4 年的 GPhC 认证的 MPharm 课程，或完成为期 1 年的 OSPAP；②在 GPhC 指定的社区药房或者医院实习 1 年，完成预注册培训；③通过全国统一的执业药师考试，顺利完成 GPhC 的注册评估；④满足 GPhC 所公布的药剂师注册其他要求。

2. 工作内容

（1）医院药师：英国无临床药师这一单独称谓，注册药师经过轮转确定临床专业方向后可成为相关专业的医院药师，工作主要内容包括：①独立开展药学查房。对象主要是新入院患者和即将出院患者。通过查看患者病历，与患者及患者的社区医师、药师沟通，将患者使用的药品信息进行重整，确保患者用药安全及药物的合理使用。②参与医生查房。医院药师 80% 以上的时间在病房参与临床治疗，如审核医生医嘱、药物使用和治疗咨询；评估医生超说明书用药合理性；关注治疗药物相关监测，给出合理用药剂量的建议。③参与抗菌药物管理。根据医院抗菌药物使用指南，核对医生抗菌药物使用的规范性、适宜性；适时对有关抗菌药物的使用实施审核；向医生提出有效使用抗菌药物的方法和途径的建议，与医院微生物专家共同制订抗菌药物使用指南；严格监测和审计抗菌药物的使用。④参与制订临床用药规范。参与药物治疗方案修订和医院药物处方集制订；利用循证医学方法评估新药，参与医院药物评价委员会评估新药临床准入资格；设计患者用药宣传册等。⑤用药错误报告与分析。负责通过电子病历系统报告药物不良反应，与医护人员共同分析用药错误原因并制订预防措施，加强对医护人员的教育和培训。⑥预算控制。英国国家医疗服务体系（National Health Service，NHS）本着节约资源的原则，医院药师对本院计划购药量、贮存和使用量提供相关临床信息支撑，在遴选药品时，药品价格是需要考虑的重要因素。需核对药品开支，向上级药师汇报药物费用，并对改善药物使用和有效利用提出建议，参与修改现有药物治疗方案等。⑦开展门诊咨询。对患者用药监护及连续治疗的支持，监护要点包括患者的用药依从性、不良反应、症状缓解情况及用药后生活起居情况等。⑧服务社区医疗机构。对与医院联网的基层医疗机构提供药物相关服务，如对呼吸系统、心脑血管系统等慢性病进行用药管理与咨询。

（2）社区药师：在支付方式变革的推动下，端口前移至社区成为英国药学服务的一大特点。自 2005 年起，由英国政府主导，在英国皇家药学会（Royal Pharmaceutical Society，RPS）参与下，对社区药房进行了重大的改革。包括扩大药师的服务范围，提供一系列新的服务，使之承担一部分全科医师的工作等。社区药师的职责从以往的药物调配转变为以诊断和治疗疾病为主。英国社区药师可提供基本（essential）、加强（enhanced）和高级（advanced）三个层级的专业服务。

基本服务包括出院用药教育（discharge medication education）、配发医疗器械（dispensing appliances）、配发药物（dispensing medicines）、回收药物（disposal of unwanted medicines）、公共健康宣传（public health advocacy）、转诊指导（referral guidance）、健康生活药房（healthy living pharmacies）、电子续方（electronic repeat dispensing）和自我保健支持服务（support for self care），详见表1-1。

表1-1　社区药师基本服务内容

项目	服务内容
出院用药教育	社区药师评估出院处方，确认患者理解用药
配发医疗器械	按照处方配发医疗器械
配发药物	根据医师处方调配药品，指导患者正确使用
回收药物	回收家庭废弃药品
公共健康宣传	为慢性病患者提供健康科普宣传，展示分发传单
转诊指导	根据患者情况，将患者转诊到社工或者支持机构
健康生活药房	为常见疾病提供自我护理建议和治疗建议，提供健康生活方式建议
电子续方	医师提前授权电子处方续方次数和间隔，药师在指定社区药房接收电子处方并发药
自我保健支持服务	为轻微疾病和常见疾病提供建议，如若需要则提供药品

加强服务包括药物使用审查（medicine use review）、医疗器械使用审查（medical device use review）、气孔器械定制（stoma device customization）等，详见表1-2。

表1-2　社区药师加强服务内容

项目	服务内容
药物使用审查	是一项由英国资助的社区药房服务，旨在提高患者对药物的依从性，减少药物浪费，并改善处方的临床和成本效益
医疗器械使用审查、气孔器械定制	2010年4月颁布，这两项服务既可以由药店提供，也可以由其他签约方提供

高级服务包括首次处方服务（new medicine service）、社区药师咨询服务（community pharmacist consultation service）、季节性流感疫苗接种服务（flu vaccination service）、戒烟协助服务（smoking cessation service）、电子处方服务（electronic prescription service）、高血压案例筛查服务（hypertension case-finding service）、丙肝测试服务（hepatitis C testing service）、造口装置定制服务（stoma appliance customisation service，SAC）等，详见表1-3。英国社区药房药师的工作性质已从传统的药物调配转换到参与诊断和治疗简单疾病为主的临床药学工作中。

3. 继续教育　英国药师的职业发展共分为9级：注册前为5级，注册后为6~9级，其中7级为中级，8级为高级，9级为总药师，7级以上药师可考取独立处方权。

药师完成注册评估后为6级，可以在全国范围内的社区药房或医院进行执业，随着年资的增长与发展方向的改变可逐渐升级至7~9级，英国药师的最高级别为9级，各级别药师承担的岗位职责不尽相同。

表1-3　社区药师高级服务内容

项目	服务内容
首次处方服务	为新诊特定慢性病（如哮喘、高血压、高血脂、2型糖尿病等）患者提供用药指导，药师评估用药依从性，确认问题并采取相应措施
社区药师咨询服务	为全科医师或急诊中心转至社区药房的患者紧急供药或为轻微疾病患者提供治疗
季节性流感疫苗接种服务	药师在接受正规的培训后获得认证方可提供疫苗接种，全面参与疫苗管理，提高疫苗接种率，保障疫苗安全、有效、可及
戒烟协助服务	提供一对一戒烟支持，制订个人戒烟计划，选择合适的戒烟产品，定期跟踪回访戒烟效果来达到患者戒烟或者减少吸烟的目的
电子处方服务	社区药房从中央数据库中下载患者处方，处方信息会形成二维码提供给患者，患者凭二维码可在任意药店取药
高血压案例筛查服务	为40岁以上人群筛查高血压，如有需要，提供动态血压监测作为后续医师诊断依据
丙肝测试服务	针对娱乐性药品注射者提供丙肝抗体测试
造口装置定制服务	依据患者测量结果或模板定制造口装置

药师在注册时需要同时注册继续职业发展（continuing professional development，CPD）项目。该项目为终身学习的项目，要求药师通过反思、计划、执行、评价4个步骤来完成专业知识的不断更新与内化，无论是社区药师还是医院药师，每年都要求至少9项学习记录，GPhC每年会不定期抽查药师的CPD记录，若未在规定时间内提交记录且无特殊理由，则会被取消执业注册证。CPD项目不仅是药师保留注册资格的必要条件，也是职业发展的必然要求。

拥有独立处方权是英国药师的一大特点，处方权的授予依赖于职业教育和培训。注册药师必须接受额外培训后方可成为独立处方药师（pharmacist independent prescriber，PIP）。GPhC规定申请人必须是注册的药师，且至少有2年服务患者的工作经验，兼职完成6个月的独立处方课程，其中包括不少于26天的教学内容。此外，药师还需要在一名指定的拥有独立处方权的执业药师指导下，完成至少90小时的实践。GPhC要求该医师负责评估药剂师是否具备独立诊断技巧和决策能力，评估合格后方可拥有处方权。英国药师的处方权模式详见表1-4。

表1-4　英国药师处方权模式

处方权模式	模式简介
补充处方	药师和医师共同为每例患者制订临床管理计划（clinical management plan，CMP），药师按医师定的药品种类、剂量等为患者开具处方
独立处方	药师对患者进行评估诊断，在不需要咨询医师的情况下为患者开具处方
患者群说明处方	医师和药师制订患者群说明（patient group directions，PGD），拟定特定患者群的药品供应和管理方案，药师根据PGD开具处方
处方集处方	全科医师和药师共同制订药物清单，清单规定药品、适应证、治疗周期、转诊标准等，药师在社区药房中依据清单提供处方药品
转介处方	医师将患者转诊至药师，同时给予相关用药指导，使药师介入并负责患者以后的治疗

英国的 PGD 处方、处方集处方和转介处方均由医师制订书面计划,将部分处方工作授权给药师。其中转介处方模式下药师的权限最小,仅能为转诊患者开具药品。PGD 处方模式下,PGD 针对的是特定的患者群体,例如突发哮喘的患者群体,因此药师的权限范围相对较大。处方集处方模式中,处方集是一份详细规定药品适用情形、疗程、用法用量的药品清单,覆盖了更多的药品和患者,因此药师的权限较大。

三、加拿大临床药学

(一)加拿大临床药学发展现状

加拿大只有 10 所由政府资助的大学开设药学课程项目,均隶属于公立综合性大学,私人学院无法开设。加拿大的临床药学经历了 4 个阶段:①以配药为中心的模式。1944 年,在加拿大的大多数省份,想要成为一名执业药师必须参加至少 3 年的大学课程及 18 个月的学徒才可以获得执业资格。②以调配处方为中心的模式。1960 年,加拿大大多数省份的执业要求改为 4 年制大学学位课程。与此同时,获得许可证需要的实习时间减少到 6~12 个月之间。③临床药学实践模式。到 1980 年,要求改为最低 5 年的大学课程,新标准中分配了总学时的 1/3 用于临床药学项目,该计划代表了临床培训部分显著增加。④以患者为中心的实践模式。1999 年公布了临床药学项目的学士学位的教育成果。加拿大药学院校协会(Association of Faculties of Pharmacy of Canada)于 2010 年发布职位声明及将 Pharm. D 作为加拿大第一专业学位的共同决议,指出:"确保截至 2020 年,加拿大所有的药学院校都已经开设 Pharm. D 课程"。随着 Pharm. D 课程改革的推进,加拿大最后一届 BSc(Pharm)(Pharmacy Bachelor of Science,药学理学学士)已于 2021 年在曼尼托巴大学毕业,自此,BSc(Pharm)项目将完全被 Pharm. D 取代。拥有学士学位背景的药师将逐渐成为过去式,加拿大新一代药师将和医师一样均成为专业博士学位获得者。

(二)加拿大临床药学教育

以加拿大阿尔伯塔大学 Pharm. D 课程设置为例,学分总计 124 分。其中药学本科和 Pharm. D 的必修课程总学时为 3 093.5 小时,实践课程学时为 2 140 小时。预科学习占必修课总学时的 51.72%,基础生物医学和药学类课程占 11.78%,治疗学、药学实践和患者护理技巧类课程占 25.89%,行为、社会和监管科学类课程占 2.84%,Pharm. D 理论课程占 7.77%。

加拿大药学项目认证委员会公布的《加拿大第一专业药学学位认证标准》中提到,Pharm. D 整个培养过程中需包含前后两个阶段至少 1 600 小时的实践,早中期培养中涉及至少 320 小时的直接与患者接触的实践安排,在培养后期应安排至少 1 280 小时的实践,其中至少 960 小时应涉及患者。阿尔伯塔大学的实践学习分为药学本科期间的实践学习和 Pharm. D 期间的实践学习,并且分布在不同的学年,共 2 140 小时。

从实践地点来看,阿尔伯塔大学的学生可以在医院、社区药房、诊所、患者护理机构和急诊室实习。从实践内容来看,阿尔伯塔大学的实践课程要求学生采取以患者为中心的护理方法、掌握患者沟通技巧、制订药房服务计划、提供患者教育、参与健康促进活动、对患者进行健康评估、进行药物治疗监测、进行药品信息的规范化等,偏重与患者的沟通,以患者为中心的治疗,并在一个跨专业的团队中进行患者护理。

(三)加拿大临床药师的职责

1. 加拿大药师的准入要求　针对注册药师的准入,加拿大药师协会(Canadian Pharmacists Association)的一般要求如下,对于本国毕业生而言,应该满足以下几点:①取得 10 所药学院校之一的理学学士

（Bachelor of Science,BS）学位或 Pharm. D 学位；②通过加拿大药学考试委员会（Pharmacy Examining Board of Canada,PEBC）组织的全国性的考试（魁北克省除外），该委员会是加拿大药学实践领域的一个国家级认证机构，代表各参与省评估参考者药学执业的资格和能力；③通过学徒或实习生项目，完成实践经历；④精通英语或法语。加拿大的药学职业的注册及考核是由省或地区直接管理的，因此每个省或地区在准入上还会有特定的要求。

对于国际药学毕业生的要求如下：毕业于经美国 ACPE 认证的药学院校并取得学位的申请者，可以直接申请加拿大药师资格考试，但是需要提交材料供 PEBC 审核。除美国外其他国家的毕业生，必须首先接受资格评估（包括 PEBC 文件评估和 PEBC 评估考试），以决定其是否有资格参加资格考试。评估流程如下：首先，审核申请者提交的文件以确认其是否可以参加评估考试；文件评估通过后，允许申请者参加评估考试。两项资格评估均通过后，才可以申请参加药师资格考试。

加拿大药师准入考试由 PEBC 进行组织。资格考试由两个部分组成，第一部分是单项选择题考试，主要考核考生在药学实践情境下判断并解决问题的能力。第二部分是客观结构化临床考试，它提供了一种客观、有序、有组织的考核框架，通常用于医学、护理及药学等医疗科学考试中。在加拿大的药学考试中，它通过模拟药学实践场景来测试考生的药学实践能力。考生通过一系列事先设计的考站进行实践测试，内容涉及与标准化患者、标准化委托人或标准化的医务人员的互动。考站分长站、短站，时间5~20 分钟。由主考人或标准化患者对考生进行评价。

2. 工作内容

（1）工作模式：目前，加拿大药师职能已经扩展到药物治疗和慢性病管理等相关领域，在临床中药师与医生、护士等医疗人员进行合作，共同为患者制订个性化的治疗方案。由于加拿大是联邦制国家，各省之间的法律法规各不相同，因此，不同省份药师的职能范围也各有所异，具体参见表1-5。2007 年，阿尔伯塔省成为加拿大第一个药师拥有处方权的省份。在阿尔伯塔省药师行使处方权有两种形式，一种是处方调整，药师可对已开处方剂型、剂量及用药时间等进行调整，此类处方权形式所有药师均有权参与。此外，药师还可以向阿尔伯塔省药学会提出申请，经过评估审核后将被授予额外的处方权，对慢性病进行药物治疗管理。获取额外处方权的药师可以根据患者的实际情况提供药物治疗方案，但不能开具麻醉剂或其他管制药品。加拿大药师处方权模式参见表1-6。

表 1-5　加拿大各省药师职能范围

		不列颠哥伦比亚省	阿尔伯塔省	萨斯喀彻温省	曼尼托巴省	安大略省	魁北克省	新不伦瑞克省	新斯科舍省	爱德华王子岛省	纽芬兰与拉布拉多省	育空地区	西北地区	努纳武特地区
开处方[①②]	独立处方1类处方药	×	√[④]	×	×	×	×	×	×	×	×	×	×	×
	协议处方	×	√[④]	√[④]	√[④]	×	√	√	√	×	×	×	×	×
	轻微疾病	√	√	√	√	×	√	√	√	√[④]	√	√	×	×
	戒烟服务	√	√	√	√	×	√	√	√	√[④]	√	√	×	×
	紧急情况	√[⑥]	√	√[⑥]	√[⑦]	√	√	√	√	√[⑥]	√[⑥]	×	×	

续表

		不列颠哥伦比亚省	阿尔伯塔省	萨斯喀彻温省	曼尼托巴省	安大略省	魁北克省	新不伦瑞克省	新斯科舍省	爱德华王子岛省	纽芬兰与拉布拉多省	育空地区	西北地区	努纳武特地区
接收/管理处方[①③]	制订替代治疗	√	√	√[⑧]	×	×	√	×	√	×	×	√	×	×
	调整药物剂量、配方、方案等	√	√	√[⑧]	√	√	√	√	√	√	√	√	×	×
	更改/维持连续性治疗处方	√	√	√	√	√	√	√	√	√	√	√	√	×
注射[①④]	任何药或者疫苗[⑤]	√	√	√	√	√	√	√	√	√	√	√	×	×
	疫苗[⑤]	√	√	√	√	√	√	√	√	√	√	√	×	×
	流感疫苗	√	√	√	√	√	√	√	√	√	√	√	×	×
化验	开化验单、分析结果	×	√	P[⑨]	√[⑩]	×	√	P	P[⑨]	√[⑪]	×	×	×	×
药学技术员	监管药学技术员	√	√	√	√[⑫]	√	×	√	√	√	√	×	×	×

注:"√"可提供该服务;"P"待批准;"×"不可提供该服务。

①不同司法管辖区的职能范围、法规、培训要求和/或限制有所不同。详情请咨询药房监管机构。

②启动新的处方药治疗,不包括《受控药物和物质法》所涵盖的药物。

③更改另一位开具处方者的原始/现有/当前的药物治疗处方。

④仅适用于接受过额外培训、认证和/或获得监管机构授权的药师。

⑤注射权(可能不涵盖所有药物或疫苗),请参阅司法管辖区法规。

⑥只适用于有处方的情形,如维持治疗。

⑦根据部长令,仅使用于公共卫生紧急状况下。

⑧仅适用于签署合作治疗协议的药师。

⑨待立法规。

⑩仅能开化验单。

⑪仅限于开血液检查化验单,无权分析结果。

⑫监管部门监管药学技术人员注册(官方不授予执照)。

表 1-6 加拿大药师处方权模式

处方权模式	模式简介
继续处方	患者有稳定的用药史,且无法及时拜访原处方医师,为维持治疗的连续性,药师继续以相同的药物、剂量和给药方案开具处方
调整处方	患者存在特殊需求,或无法联系原始处方医师时,药师临时调整剂量、剂型、给药方案,或采用替代药物治疗
紧急处方	在患者需要立即治疗但无法联系医师的紧急情况下,药师处方给予最小剂量的药品,使患者能坚持到去医院就诊
额外处方	药师根据自己的评估为患者开具处方

正式独立处方模式下,药师根据自己的评估诊断进行处方,代表模式包括英国的独立处方、加拿大的额外处方。该类模式下,药师须拥有执业资格和一定年限的患者护理经验,并受过专门的培训,多在社区药房中进行轻微疾病的管理。药师除具有开具新处方和调整处方的权限外,一般还具有诊断权。

(2) 岗位设置和工作内容

1) 医院药师:医院药师与医师、护士一起组成医疗小组,共同负责患者的药物治疗。与医疗小组的成员及患者合作,通过预防、解决与药物相关的问题达到优化健康疗效的目的;提出并修改药物治疗方案;降低不必要的药品使用;监测和评估药物的疗效;促进有循证依据的药物合理使用;辨别并报告药品不良反应;为重症出院患者提供全面、细致的管理服务等。

药品使用的管理包括对药物治疗方案的优化提供信息支持,促进药物更经济、有效地使用,创建及维护医院的药品目录,参与各级政府及所在机构制订药品政策及临床实践指南,评估药物的使用情况。

药学教育需要对患者进行药物宣教,促进患者提高自我管理意识;与医师、护士一同查房或参加会议,以书面或口头的形式提供与药物相关的咨询及用药建议;带教各级药学专业的学生;提供药物治疗相关的专业知识等。

从事药物临床试验研究工作包括参与多学科的药物临床试验,开展或参与药学实践的研究等。

2) 社区药师:以阿尔伯塔省为例,社区药师常规临床服务包括配发药物、提供综合年度药学监护计划、管理糖尿病、提供戒烟咨询、注射药物(包括疫苗)、调整处方、继续处方、紧急处方等。该省以上药师临床服务由省医保付费。

(3) 继续教育:从 20 世纪 90 年代起,英国、加拿大、澳大利亚等国家逐渐摒弃了传统的继续教育,转而采用新的终身职业发展作为卫生从业人员的再教育形式。终身职业发展指的是对药师在工作过程中新获得的技能、知识和经验的追踪和记录,通常由一系列纸质记录文件组成,着重体现了药师通过经验、反馈和回顾等方式进行自主学习的过程,其不仅囊括了常见的函授或网络教育课程,参加学术会议、解答患者和其他医护人员的用药咨询等专业行为均属于这一范畴。相对传统课程,终身职业发展更注重执业者个人的沟通、管理和团队协作能力的培养,鼓励自我管理和终身学习,更好地满足了卫生从业人员的教育需求。目前,英国和澳大利亚采用这一模式。加拿大根据省份不同,处于几种模式并存的状态,但终身职业发展模式是目前加拿大药师继续教育的主流,约有 58% 的药师参照该模式执行。

加拿大不同省份实行的继续教育学分管理方式不同。传统模式在曼尼托巴省、纽芬兰与拉布拉多省、新不伦瑞克省、新斯科舍省、爱德华王子岛省和萨斯喀彻温省等地区实行,要求药师每年完成一定数量的学分后才允许注册更新。终身职业发展模式在安大略省和魁北克省两地实行,要求药师实时记录所参加的继续教育项目,但未对具体数量和形式作出要求。每 1~5 年,药师需要完成自我评估(self-assessment),并可能被随机要求完成知识评估、实践评估或客观结构性标准化考试。阿尔伯塔省和不列颠哥伦比亚省实行混合模式,要求每年完成一定数量的传统项目,但对具体形式未作要求,药师可选择已认证的传统项目、未认证的项目或现场学习等。

四、韩国临床药学

(一)韩国临床药学发展现状

为了顺应全球大学 6 年制药学课程的趋势,并确保足够的实践和实习期,以充分培训药剂师在该领域的工作,从 2009 学年开始韩国药学学士学位课程已延长至 6 年。在韩国,目前每年约有 1 200 人通过 20 所药学院的药学委员会考试,接受药学专业的相关教育,其中药物治疗学和药学实践教育类似美国的 Pharm. D 课程体系。

(二)韩国临床药学教育

1. **药学院实行 6 年制(2+4)的培养模式** 在这种培养模式下,高中毕业生在药学以外的专业或大学完成至少两年的本科大学课程,提交药学教育资格考试(pharmacy education eligibility test,PEET)的成绩单,并满足每个学院定义的其他要求,如必修课、两年本科课程平均学分绩点(grade point average,GPA)、外语能力、社会志愿者活动等,可申请药学专业。被录取的学生可以在药学院完成四年制课程。这种制度可以帮助药学院招收具有相应生活经验和能力的学生。

2. **课程设置** 韩国药学专业学生获得学士学位的本科课程为 4 年制,8 个学期的课程。完成本科课程所需的至少为 140 学分,其中必须包括至少 113 学分的主要必修课程,以及至少 27 学分的药学系和制造药学系的主要选修课程。

3. **药学实践教育** 药学实践是学生在药学相关的工作环境中,在药剂师导师或临床药学教师的适当监督下完成的实践课程(表1-7)。药学实践的目的是在药学实践环境中使未来毕业生具有专业能力。学生必须参加四个引导性药学实践设置,包括社区药学、医院药学、药企及卫生政策和管理机构,以酌情将正式的课堂培训应用于药学实践。基础药务 60 小时,医院 400 小时,药房 200 小时,制药公司 120 小时,药物行政 20 小时,循环实践 600 小时,共计 1 400 小时。

表 1-7 韩国首尔大学药学实践课程设置

药学实践	主要内容
医院实习概况	分基础(必修)和高等(选修)两种等级,高等实习之前需一年基础实践教育 实习时间为每天 8 小时以上,每周 40 小时以上,必修实习 12 周以上,选修实习 24 周以上 须在药学院认可的实习老师指导下实习
必修实习分类	医院药学实习(hospital pharmacy practice,HPP) 门诊药房实习(ambulatory care practice,ACP) 一般住院药房实习(inpatient general medicine practice,IGMP)
必修实习内容	了解电子医疗记录(electronic medication record,EMR)和电子健康记录(electronic health record,HER)内容和操作规程 了解处方书写方式,学会探讨和调剂处方,并能找出处方中的用药问题 收集患者信息,评价患者状况并编写药历 评价使用药物的适应证和治疗的必要性 以患者为对象进行用药教育 能提供给其他医务工作者医药信息

续表

药学实践	主要内容
必修实习内容	了解静脉用药集中调配、全胃肠外营养（total parenteral nutrition，TPN）无菌配置、抗肿瘤药物和免疫抑制剂的无菌配置 了解无菌操作台空气流通分类和使用原则 了解基本药剂科运行规程
选修实习内容	专科临床药学教育 培养药学服务技能 培养学生判断患者疾病和临床状态的能力 根据患者临床症状、病理生理、临床检查，制订患者药物和非药物治疗方案，以及临床检测和评价指标 解决患者的用药问题，收集患者提供的主观和客观信息 以 SOAP 病历（S：subjective，O：objective，A：assessment，P：plan）及其类似形式书写药历 以患者和患者家属为对象进行用药教育 给其他医疗工作人员提供用药教育

（三）韩国临床药师的职责

1. 药师执业考试

（1）准入要求：韩国《药剂师法》第 3-2 条规定具备参加国家药剂师考试资格者应具备以下两点。①药学专业毕业并获得药学学士学位；②获得批准的外国大学药学专业毕业，并在国外取得药剂师执照。

（2）药师执业考试限制条件：根据《药剂师法》第 4-1 条，符合下列情形之一者，不得参加全国药剂师考试。①患有精神疾病的人；②法律上被宣布无行为能力或行为能力有限的人，或已申请破产但尚未恢复工作的人；③吸毒或其他有害物质上瘾的人。

2. 执业药师考试 药学院 6 年制全国药师考试共 12 个科目：定性分析、定量分析、药剂学、韩国药典、药理学、生物化学、预防化学、微生物学、有机药物合成化学、无机药物合成化学、生药学、药剂师规定和管制药品管理。为摆脱全国药学委员会考试中以讲授为主的填鸭式教育，积极鼓励药学院改进课程，培养学生作为药师的综合能力，包括解决问题的能力，以预防或处理制药事故。相应地，国家药学委员会考试，目前的试题分为 12 个科目，将改为在不分类问题的情况下测试学生的综合知识，并评估实际表现。

3. 岗位设置及工作内容 韩国的药剂师不仅在药店工作，而且在众多的执业场所工作。

（1）社区药房：韩国的许多药剂师都在社区药房工作。他们的工作地点可能位于社区、医疗大楼或大型百货公司。社区药房通常对于确保患者作为医疗保健系统的第一个接触者获得最佳药物治疗至关重要。社区药房的药剂师有与患者互动的机会，帮助患者改善生活质量。这些药剂师经常被认为是他们社区的重要成员，并通过健康宣传教育参与当地的医疗卫生活动。

（2）医院和其他机构：许多韩国药剂师受雇于医院和相关卫生机构。他们对于确保医院中经常服用复杂且具有潜在毒性药物的患者获得安全有效的治疗至关重要。该实践领域提供了与其他卫生专业人员互动、对患者护理进行重要干预，以及参与研究和教育的机会。在医院工作的药剂师是医疗团队的有效成员,并积极参与提升他们的教育和知识基础。他们中的许多人专攻肿瘤学、传染病学、精神病学等领域。

(3)企业:一个企业中的药剂师非常重要,因为他们致力于发现、开发、制造和销售处方药和非处方药。因此,他们的职位各不相同,包括销售、采购、临床研究等。通常,企业营销团队中的药师会研究和确定药品的适销性,负责保证药品质量,并管理制药厂的整个制造过程。而在企业研究机构中的药师负责提高现有产品的质量,并在附属研究中心开发新药。其他部门中的药师则担任贮存、管理(麻醉品相关职责等)和进出药品有关的职责。

(4)政府:政府中的药学工作者负责处理医药事务和制定医疗保健政策;处理影响药品和药房实践的法律;为公共卫生中心或相关政府的药房监管部门工作。

(5)教育与研究:大学或研究中心的药剂师通常拥有硕士学位或药学博士学位等高级学位。他们参与各自领域的教学、研究和社区服务。药学教授有机会培养未来的药剂师。

(6)其他机会:药剂师将他们的教育和知识应用于各个领域,例如专业律师、记者或顾问、非政府组织的活动家,或者他们可能为世界卫生组织(World Health Organization,WHO)或国际药学联合会(International Pharmaceutical Federation,FIP)等国际组织相关的医疗保健部门工作。

4. 继续教育

(1)研究生教育:药学院校为了培养优秀人才,通过硕士与硕士教育继续课程、海外大学联合培养和学术发表支援项目来开展高层次药学教育。

1)硕士学位:候选人必须在研究生院学习至少四个学期,获得至少24个学分,总平均分不低于3.0,并且完成一篇论文。学生必须通过外语"论文提交资格考试"和与本专业相关的"论文提交资格考试",以获得提交论文的资格。学位论文必须由三名教授组成的委员会对论文进行评审并要求学生进行答辩。如果该论文得到委员会成员2/3的批准,则该论文合格。

2)博士学位:对于博士学位,学生必须完成36个学分,总平均分不低于3.0。学生必须通过外语"论文提交资格考试"和与本专业相关的"论文提交资格考试",以获得提交论文的资格。通过资格考试后,学生可以撰写博士论文。由五位教授组成的委员会对论文进行评审并要求学生进行答辩。得到4/5的委员会成员批准,则该论文合格。

(2)高级药学继续教育:类似于美国的PGY1、PGY2教育模式,药学毕业生或是已工作的药师可以申请医院的实习药师(intern)、住院药师(resident)培训项目。药师也可以参与社会组织的其他继续教育培训课程。主要目标是向药剂师和其他医疗保健相关专业人员提供并教授当前的药物知识和技能,从而提高他们的专业能力。

五、日本临床药学

(一)日本临床药学发展现状

进入21世纪后,在药师功能转变和药学服务新需求的影响下,日本药学教育领域开始考虑其改革方向。日本药学学者提出对药师的教育以患者为中心,而非以药物为中心。在2006年开始将药学教育培养模式由原来的4年延长至6年,6年制的药学本科生是执业药师的纳入标准。但与此同时,也保留了4年制的药学教育模式。两者区别在于,4年制教育以药学相关自然科学为主,更加侧重对学生药学科学和技术教育的培养,培养期间没有直接面向患者的临床实习。6 年制的药学教育更加侧重于临床药学,以培养能够在不断发展的医疗领域内承担药物治疗管理的药师为根本目标。

（二）日本临床药学教育

1. **课程设置**　6 年制药学教育类似于我国的临床药学教育（表 1-8）。其教育课程体系第 1~2 学年不分专业,学习相同课程,主要学习人文科学、社会科学、情报科学、外语及综合基础课;第 3 学年主要进行专业课程学习,使学生掌握专业基础知识与技能;第 4 学年开展特殊的实验培训,并为实习做准备;第 5~6 学年进行专业实习实践及毕业研究。

表 1-8　北海道大学药学专业本科教育的课程设置

学年	课程名称
第 1~3 学年	人文与社会科学科目,物理学、化学、生物学等基础科目,以及生理学、药理学、病理生理学、药剂学、药物输送机制、药代动力学、药物治疗学、化疗学、临床生物化学和医学信息学等医学 / 临床科目
第 4 学年	药学论文阅读实践,进行实习前的培训,以使学生在实习前具备基本的知识、技能与学习态度
第 5 学年	学生在医院及社会药房进行为期 6 个月的实习,以获得临床经验
第 6 学年	毕业研究,使其具有研究活动所需的基本知识技能和态度,以及科学解决问题的能力,将医学、药学的理论原理应用于临床研究,并撰写论文

4 年制课程体系由基础课程、核心专业课程、应用专业课程构成。基础课程包括伦理、信息与统计、外语能力、沟通能力、科学探索精神;核心专业课程包括药品研发基础物理学、基础化学和基础生物学;应用专业课程由学生根据专业目标选择,包括卫生、药理学和药剂学（药物动态与制剂）、药品和医疗器械开发。

4 年制药学教育和 6 年制药学教育在基础学科和核心专业学科上有很多共同点,但是关于需要掌握的内容深度不同。4 年制毕业生授予学士（药科学）学位,即药科学学士,毕业生没有资格参加执照考试,无法成为注册药剂师。完成 6 年制课程的学生被授予药学学士学位,即药学学士,毕业生可以参加执照考试成为注册药剂师。

2. **药学实践教育**　学生完成 4 年的课程学习后,在第 5 学年需要进入医院和社区药房进行为期各 10~12 周的长期药学实践,在正式实习前,学生需进行实习前培训,学习药剂师的职责,亲身体验配药室、制剂室、体格检查、患者问询等方面的操作。完成实习前培训后,需要进行"共用考试（共用试验）",以评估学生在第 4 年的技能和行为,这项考试包括两个部分:基础知识[计算机化考试（computer based testing,CBT）]和客观结构化临床考试（objective structured clinical examination,OSCE）,只有通过了 CBT和 OSCE 的学生才能进入教育实践。接下来在医院和社会药房进行实习,亲身体验并学习药剂师的工作内容,明晰药剂师的工作职责,获得药剂师所需的知识和技能。

（三）日本临床药师的职责

1. **职业准入要求**　目前,在日本只有 6 年制毕业生才可以通过参加全国执业药师考试获得执业药师资格,日本将药学学历和药学实践经历认证作为参加执业药师资格考试的准入条件。从学历上来看,要求报名者至少为 2006 年改革后的 6 年制本科。从实践经历方面来说,报名者必须要有 11 周的医院实习和 11 周的药店实习的经验。

2. **执业药师考试** 基础药学 60 题、临床药学 120 题、卫生药学 40 题、药事关系法规和药事关系制度 20 题。其中,基础药学分为药物的构造和性质、天然医药资源、生物的构造和机能 3 大项目。临床药学是由临床药学综合、疾病和病态、医药品的安全性和有效性及药剂的调配和医药品的管理 4 大项目组成。卫生药学包括保健卫生、营养素和食品、人类环境 3 大项目。药事关系法规及药事关系制度汇集了药师执业时所必需的法规知识及相关联的制度和药剂师伦理规范。

3. **岗位设置及工作内容** 4 年制毕业生毕业后主要选择升学,也有选择去政府、私营企业等。6 年制毕业生毕业后去向主要包括以下 5 大岗位。

(1) 社区药店药剂师:主要工作包括基本处方药、非处方药的调剂;无菌制剂的配制;社区居民的健康管理和医疗管理与指导;实习药剂师的业务指导与管理;等等。

(2) 行政部门研究员:主要参与研究地区和国家居民医疗保险和国民医疗保健政策,为百姓营造良好的健康生活环境。

(3) 医院药剂师:为门诊患者和住院患者提供处方药、非处方药的调剂;无菌制剂的配制;成为重症监护病房(intensive care unit,ICU)或者感染控制小组(infection control team,ICT)等专业医疗组的一员,为患者提供用药指导和诊疗支援;其主要目标是保证患者的用药安全及其治疗的合理有效。同时,参与药物临床试验方案的讨论和制订。

(4) 制药公司职员:可作为临床监察员在保障患者安全性的前提下参与新药开发的临床试验,保证试验结果的中立性、科学性和准确性;也可以作为科研工作人员参与新药研发;同时还可以成为医药代表,为临床合理用药提供必要的药学信息。

(5) 药品经销商:主要从事药品的销售和经营。

此外,还有毕业生毕业后成为大学教师等。

4. **继续教育** 在研究生教育方面,6 年制药学生可继续攻读 4 年制博士,培养期间以医疗药学 / 临床药学为重点。而 4 年制毕业生可继续选择攻读 2 年制硕士或 5 年制博士,培养期间以基础药学、药物研发、生命药学等为重点。另外,日本药师教育中心(Japan Pharmacists Education Center,JPEC)也为执业药师开展各种继续教育服务,形式包括集中培训、实践培训、团队训练、自我学习和函授课程。

第二节 国内临床药学

一、国内临床药学发展现状

在我国,临床药学从 20 世纪 60 年代提出到现在,已经走过了将近 60 年的历程。在 1964 年的全国药剂学研究工作经验交流会上,老一代医院药学工作者就提出应重视临床药学问题,建议在医院开展临床药学工作。20世纪70年代末至80年代初,一些医院根据自身条件,开始尝试开展临床药学工作,药师开始到病房了解药物使用情况,并给予医生和患者一些用药建议。1978年,我国正式提出了"以患者为中心,以合理用药为核心"的临床药学发展方向。1982年,卫生部在《全国医院工作及医院药剂条例》中首次列入临床药学的内容。1983年,中国药学会在黄山召开了全国首届临床药学学术研讨会。20世纪80年代,华西医科大学、上海医科大学、北京医科大学、中国药科大学等医药院校举办了多届临床药学学习班,积极地推动了我国临床药学的开展。1989年,华西医科大学药学院(现为四川大学华西药学院)开始探索5年制临床药学本科教育。1991年,卫生部在医院分级管理中首次规定三级医院必须开展临床药学工作,并将其作为考核标准之一。

21世纪以来,我国的临床药学学科和临床药师职业进入快速发展阶段。2002年,卫生部和国家中医药管理局颁布了《医疗机构药事管理暂行规定》,该规定指出:"药学部门要建立以病人为中心的药学保健工作模式,开展以合理用药为核心的临床药学工作,参与临床药物诊断、治疗,提供药学技术服务,提高医疗质量",并明确提出"逐步建立临床药师制"。

2011年,卫生部、国家中医药管理局、总后勤部卫生部联合颁发了《医疗机构药事管理规定》,该规定进一步指出医疗机构"药学部门具体负责药品管理、药学专业技术服务和药事管理工作,开展以病人为中心,以合理用药为核心的临床药学工作,组织药师参与临床药物治疗,提供药学专业技术服务",并明确了临床药师的工作职责。

2005年和2007年卫生部先后开始开展临床药师培训试点工作和临床药师制的试点工作,分别出台了《临床药师培训试点工作方案》和《临床药师制试点工作方案》,指导临床药师的规范化培训和临床药师制的试点工作。2009年底试点工作结束后,卫生部在全国范围内大力推行临床药师制的工作,这标志着我国临床药学已发展到一个新的高度。2016年11月,中国医院协会发布了《关于进一步加强临床药师制体系建设的通知》,出台了《国家临床药师培训基地管理细则》等文件。

2017年7月,国家卫生和计划生育委员会下发了《关于加强药事管理转变药学服务模式的通知》,要求各级医疗机构进一步加强药事管理,促进药学服务模式转变,维护人民群众健康权益。

2018年11月21日,为推进实施健康中国战略,进一步转变药学服务模式,提高药学服务水平,满足人民群众日益增长的医疗卫生健康需要,国家卫生健康委和国家中医药管理局联合发布了《关于加快药学服务高质量发展的意见》。

2021年10月9日,国家卫生健康委发布了《医疗机构药学门诊服务规范》《医疗机构药物重整服务规范》《医疗机构用药教育服务规范》《医疗机构药学监护服务规范》《居家药学服务规范》5项规范,旨在进一步规范发展药学服务,提升药学服务水平,促进合理用药。

2023年5月29日,国家卫生健康委、国家中医药管理局联合印发《全面提升医疗质量行动计划(2023—2025年)》,要求推行临床药师制,发挥药师在处方审核、处方点评、药学监护等合理用药管理方面的作用。

2023年9月20日,国家卫生健康委、国家中医药管理局、国家疾控局等3部门联合印发《全国医疗服务项目技术规范(2023年版)》,首次将药师门诊诊察、处方/医嘱药品调剂和住院患者个性化用药监护等 3 项纳入药学服务项目,这标志着药师在临床中的地位和价值得到了国家的认可;另外,还将激发药师的潜能,更好地服务临床,保障患者的合理用药,减少药物相关问题的发生,从而节省医疗费用的支出。30 多年来,在国家卫生健康委等有关部门重视下,我国临床药学得到了迅速的发展。临床药学在我国从无到有,并由三级医院向二级医院扩展,各地都因地制宜地开展了不同水平、各具特色的临床药学工作,按照临床药学的工作内容和工作方法,开展了以患者为中心,以合理用药为核心内容的药学服务,如药师深入临床参与临床药物治疗、促进合理用药、开展处方审核与点评、治疗药物监测、药物不良反应监测、中毒解救咨询、用药咨询、用药教育、用药指导、药物重整、药学门诊、药学查房、药学会诊、药学监护、药物治疗管理、药物经济学、循证药学、药物流行病学等研究和服务。目前,我国医疗机构的临床药学工作正处在快速发展阶段,服务内容不断拓展,服务质量和水平不断提高。

二、国内临床药学教育

(一)本科教育

我国临床药学学科的建设可以追溯到 1982 年卫生部修订颁发的"四年制药学专业教学计划"。随后,国家教育委员会在 1987 年药学类本科专业目录中,首次以文件形式将临床药学列为试办新专业。这些指导性文件鼓励并推动了诸多药学院校开始重视药学教育中临床应用能力和技能的培养,并逐渐明确了临床药学本科教育的培养目标和教学计划。同年,国家教育委员会(现为教育部)首次批准华西医科大学药学院(现为四川大学华西药学院)试办临床药学专业。1989 年,华西医科大学药学院正式开展 5 年制临床药学专业本科教育,探索临床药学人才培养。

我国临床药学本科教育在发展过程中也曾经历过一些波折。1999 年,教育部在发布的新一轮普通高等学校本科专业目录中取消了临床药学的独立设置资格,而后临床药学以专业方向的形式存在。2006—2011 年,教育部在未调整专业目录的情况下,先后批准中国药科大学、哈尔滨医科大学、沈阳药科大学、安徽医科大学等 17 所高等医药院校试办 5 年制目录外的临床药学本科专业。2012 年,教育部重新将临床药学专业列入普通高校本科专业目录。至此,我国临床药学本科教育重新获得了相应的地位,并回归正常的发展之路。

截至 2024 年,教育部共批准国内 58 所院校开设 5 年制临床药学本科专业。与此同时,北京大学和山东大学分别设置了 6 年制、7 年制本硕连读,中国药科大学从 2023 年开始,在高考志愿中招收本硕贯通卓越药师实验班,复旦大学探索了"4+4 本博一体化"的高层次临床药学专业人才培养模式。

开设临床药学本科专业的各大院校在课程设置、教学模式方面有一定的差别,但其主干课程设置相近,大致可归纳为四大类课程群,即通识类课程、医学相关课程、药学基础课程、专业核心课程;还有一些院校自设了一些专业特色课程。表 1-9 归纳总结了我国临床药学本科专业课程设置的大致情况。对比美国 Pharm. D 教育,我国临床药学教育与之有相近的教育目标。我国临床药学教育注重培养学生临床知识应用与实践的能力,塑造"懂医精药"的药学服务型人才,以实现安全、有效、经济、适当的药物治疗。我国临床药学教育的课程体系中设置了临床医学相关的内容,如内科学、外科学、妇科学、儿科学等;同时,临床实践类课程的比例也在逐渐增加,如药学监护服务、医患沟通技巧等一些特色课程也在一些高等院校中开设。贯穿于本科期间的临床见习及实习更是专注于药房与临床实践技能的训练。为提高学生的综合实践技能与思维,很多高校进行课程改革,将之前孤立的药学课程与医学课程进行有机融合,并设置连续的课程群,以优化课程的系统性与综合性。例如,一些高校将医学、病理学、药理学、治疗学融合成为一门综合课程即临床药物治疗学。此外,我国临床药学教育的课程中大多仍保留了较大比例的科学实验类课程,实验课仍以化学、制药等科学实验内容为主。

表 1-9　我国临床药学本科教育的课程设置

课程类型	课程名称
通识类课程	政治、军事、英语、体育、数学、物理、计算机、人文社科等
医学相关课程	生物化学、分子生物学、微生物与免疫学、人体解剖学、生理学、病理生理学、医学遗传学、诊断学、外科学、内科学、妇产科学、儿科学、医学统计学、医学伦理学、医患沟通等
药学基础课程	无机化学、有机化学、物理化学、分析化学、药物分析、生物药剂学、中药学等
专业核心课程	药理学、药物化学、药剂学、临床药理学、临床药物动力学、药物毒理学、临床药物治疗学、药物经济学、药事管理与法规、药物不良反应与药物警戒、药学监护实践等

除上述理论课程与科学实验类课程外,临床实践在课程体系中占有很大的比例。实践教学能进一步培养学生临床思维与临床技能,是契合临床药学人才培养目标的重要教学手段。根据我国《临床药学本科专业认证标准(第一级)》,本科临床药学专业的见习时间不得少于 2 周,见习是指在医院病房、医院药房、社区药房、药品生产经营企业中完成的实践活动。对于医院毕业实习部分,药学部门的实习应不得少于 12 周,临床实习不得少于 30 周,总时长不得少于 42 周。

(二)研究生教育

教育部自 2002 年起批准部分高校在药学(中药学)一级学科下自设临床药学(临床中药学)二级学科,北京大学和中国药科大学率先自主设置了临床药学二级学科。自此,国内一些高校开始设立临床药学、临床中药学硕士点和博士点,并开始招生。截至 2024 年,根据中国研究生招生信息网上的研究生招生目录检索,我国共有 24 所高等院校招收临床药学专业/方向硕士研究生,23 所高等院校招收临床药学专业博士研究生。

我国临床药学专业硕士研究生目前有两种培养模式,即学术学位和专业学位。硕士研究生第一学年为理论课程学习阶段,课程一般由院校自行安排,两种培养模式在课程设置方面差异不大,仅在学分上有不同要求。第二、三学年为实践或科研训练及学位论文阶段,安排因培养模式、导师选定的课题而异。临床药学专业研究生的课程没有统一的标准,设置一般与培养目标相契合。开设的课程主要包括公共必修课,如政治、英语等;专业必修课,如临床药物治疗学、临床药理学、临床药物动力学等;还有科研方法课程,如 SCI 文章写作、医学科研设计、统计分析方法等。大多数院校面向研究生开放了诸多选修课,供学生自主选修完成学分要求。

我国临床药学专业学术学位硕士研究生的培养先于专业学位,其培养目标偏向学术研究,第二、三学年的训练多在实验室里进行。因此,对于学术学位硕士研究生的考核主要依据为理论课程知识考核、论文发表、论文答辩等。我国自 2010 年开始设置药学硕士专业学位。同年,教育部在《关于实施专业学位研究生教育综合改革试点工作的指导意见》中明确指出,专业学位硕士研究生的培养应实施"双导师制",即校内导师加校外导师联合培养。对于专业学位的硕士研究生,其培养目标为培养兼具临床应用和科研实践能力的高级人才,以满足临床对药学服务的需求。双导师制既能保障系统临床药学知识的有效指导,又能确保临床实践的系统培训。因此,目前已成为我国临床药学专业学位硕士研究生的主要培养模式,其后期的实践与科研训练大多被安排到校外导师所在的医院进行。但是,专业学位硕士研究生的考核方式有待完善,很多院校仍以偏向学术学位的考核方式进行考核,缺乏对于临床应用等实践技能的考核。

我国临床药学专业博士研究生的培养以学术学位为主,注重培养学生的科研能力,学制不等,但以四年制为主。北京大学为国内首家开设"应用型药学博士(Doctor of Pharmacy,Pharm. D)研究生"的试点院校,旨在培养符合我国国情的高等药学复合型人才。其培养依托北京大学药学院药事管理与临床药学系和多家临床实践基地,培养模式为 3 年制 Pharm. D 和 5 年制 Pharm. D 并存。

2022 年 9 月,药学博士专业学位(Professional Pharmaceutical Doctor,PPD)进入新一轮《研究生教育学科专业目录(2022 年)》。PPD 是面向我国药学产业转型升级和实施"健康中国"战略需要而设置的一种高级专业学位,与现行的药学博士学术学位(Doctor of Philosophy,Ph. D)处于同一层次,但在培养目标、准入要求、课程设置、毕业要求等方面有所区分。药学博士专业学位的设置将解决新药研发过程中关键技术的转化、新药临床试验的设计与实施,以及个体化用药精准治疗技术开发应用等领域急需有扎实药学基础和复合型知识背景的高层次应用型人才问题。

三、国内临床药师的职责

目前,我国临床药师的管理缺乏完善的立法规范,管理界定尚不够清晰,药学人员的准入资质不统一,要求过于泛化。目前,欧美日等国家的药师主要实行统一的执业资质准入立法模式。与此不同,目前我国对药师管理实行"双轨制",即卫生部门主导的"职称药师"体系,药品监管部门主导的"执业药师"体系双轨并行。前者是医院药师体系,实行专业技术职务任职资格制度,由卫生健康管理系统按照《医疗机构药事管理规定》管理;后者是执业药师体系,主要分布在药品生产、经营企业、社区药房等,实行职业资格准入制度,采取全国统一的执业药师资格考试,由药品监管部门按照《执业药师资格制度规定》进行管理。无论针对哪类药学人员,我国尚无药师立法,且只有执业药师制度确立了药师的准入和资格考试问题。

虽然《执业药师资格制度规定》中明确规定,从事药品生产、经营、使用和需要提供药学服务的单位,应当按规定配备相应的执业药师,而医疗机构药剂部门人员无须执业药师资格,并且该资格与其收入、职称等均无关,在医院通常采用职称级别。2017 年,中共中央办公厅、国务院办公厅印发了《关于深化职称制度改革的意见》,要求"促进职称制度与职业资格制度有效衔接……统筹研究规划职称制度和职业资格制度框架,避免交叉设置""在职称与职业资格密切相关的职业领域建立职称与职业资格对应关系,专业技术人才取得职业资格即可认定其具备相应系列和层级的职称,并可作为申报高一级职称的条件"。由此可见,职称制度与职业制度的融合可能会成为未来趋势,药学人员执业资格和职称在未来有可能实现接轨与统一。鉴于我国现行的双轨制,不同岗位的临床药师资质准入标准不全相同,总体资质要求临床药师已依法经过资格认定,但并未明确具体内涵。其准入标准对于资格认定、专业、学历、实践经历等均无明确规定,可见我国药学人员准入机制弹性较大,缺乏统一标准。针对执业药师和医疗机构临床药师这两类主要药学人员,存在一些共性问题,例如准入条件宽泛,法律义务、权利和责任不明晰,法律地位缺乏保障。

（一）执业药师

1999 年,国家药品监督管理局和人事部颁发了《执业药师资格制度暂行规定》,这是针对药学技术人员的职业准入准则。根据该规定,执业药师是指经全国统一考试合格,取得执业药师资格证书并经注册登记,在药品生产、经营、使用单位中执业的药学技术人员。

2019 年,为进一步规范执业药师的管理权责,促进执业药师队伍建设和发展,根据《中华人民共和国药品管理法》《国家职业资格目录》等有关规定,国家药品监督管理局、人力资源社会保障部在原执业药师资格制度基础上,制定了《执业药师职业资格制度规定》和《执业药师职业资格考试实施办法》。

我国《执业药师职业资格制度规定》第九条规定:取得药学类、中药学类专业大专学历,在药学或中药学岗位工作满 5 年;取得药学类、中药学类专业大学本科学历或学士学位,在药学或中药学岗位工作满 3 年;取得药学类、中药学类专业第二学士学位、研究生班毕业或硕士学位,在药学或中药学岗位工作满 1 年;取得药学类、中药学类专业博士学位;取得药学类、中药学类相关专业相应学历或学位的人员,在药学或中药学岗位工作的年限相应增加 1 年,均可申请参加执业药师资格考试。

在报考专业上,规定中解释相关专业是指化学专业、生物学专业和医学专业。符合以上条件即可申请我国执业药师考试资格。我国的执业药师考试分中药学和药学两类,其中药事管理与法规为共考科目。中药学类考试科目还包括中药学专业知识(一)、中药学专业知识(二)、中药学综合知识与技能;药学类考试科目还包括药学专业知识(一)、药学专业知识(二)、药学综合知识与技能。资格考试实行全国统一大纲、统一组织的考试制度。试题均为选择题,且内容侧重基础理论。资格考试合格者即可获得全国范围内有效的执业药师资格证书,但要想从事执业活动,还需在执业地区申请办理注册,注册的领域包含药品生产、经营、使用。执业药师注册有效期为三年,每次期满重新注册前,须完成本地区组织的继续教育,以此为再次注册的依据。

2022 年,国家药监局等部门联合印发《"十四五"国家药品安全及促进高质量发展规划》,明确了我国"十四五"期间药品安全及促进高质量发展的指导思想,在"专业素质提升工程"部分,提出需加强执业药师队伍建设系重要一环,包括完善执业药师职业资格制度,规范继续教育,持续实施执业药师能力与学历提升工程;完善全国执业药师管理信息系统等。2024 年,国家药监局、人力资源社会保障部印发《执业药师继续教育暂行规定》,全面规定执业药师继续教育管理部门、教育机构、执业药师的权利和义务,强化继续教育考核监督要求,进一步规范执业药师继续教育工作开展,促进执业药师队伍能力提升和高质量发展。

（二）医疗机构临床药师

卫生部、国家中医药管理局和总后勤部卫生部于 2011 年 1 月联合发布了《医疗机构药事管理规定》，明确规定医疗机构"要逐步建立临床药师制"。之后，我国又相继颁发了《处方管理办法》和《抗菌药物临床应用指导原则》等法规文件。在这些政策的带动下，医疗机构临床药学的工作日臻完善，临床药师制日益趋于正规。

在医院药学部门，药学技术人员队伍存在不同的岗位和工种，例如临床药师、门诊药房药师、住院药房药师等，而目前这些不同岗位没有统一的准入门槛，也没有完善的资格考试制度。各家医疗机构也都按照自身需求与情况，设置每个岗位的员工要求、工作职责与内容。在目前的背景下，医疗机构临床药师的工作内容、岗位职责、深入临床程度也因医院的职责分工、临床药师自身的能力、团队认可程度的不同而不同；但可开展的药学服务内容大多相近，从处方审核、患者用药指导、参与药物治疗方案的制订，到患者随访评估、药学门诊、多学科联合会诊等。

同执业药师类似，医院临床药师的准入门槛相对宽泛，一般以药学相关专业的本科或硕士研究生居多。在过去的一段时间里，由于高等临床药学教育并不能输送大量的优秀临床药师以满足临床需求，因此很长的时间，国内临床药师的主要培养途径是继续教育，主要有以下几种途径：①卫生主管部门与药学委员会联合培养。培养对象是医院在职药师，途径大多通过不脱产的培训班，师资来自临床或高校。②依托高等院校培养。将较有工作资历的药师送到院校参加跟班学习，选修 3~5 门与临床实践紧密相关的课程，随后到临床科室进行 1 年左右的临床见习，即可成为临床药师独立工作。③院内科室联合培养。医院内部药学部与各临床科室联合培养，以满足本院临床工作的需求。培养期间，临床药师将随医师一同查房，参与患者药物治疗方案的制订与调整，书写药历等。

2005 年，为规范临床药师培养工作，卫生部召开研讨会并颁发《临床药师培训试点工作方案》，旨在建立一批临床药师培训基地，逐步推动临床药师人才培养工作及其管理。该方案也明确了临床药师的具体培训方案：培训对象为在医疗机构药学部门工作 2 年以上年龄 40 岁以下的药学本科毕业人员；培训时长为 1 年，全年实际工作日不少于 48 周 1 920 小时；培训方式为在临床药师和临床医师带教下直接参与临床用药实践为主，全脱产进修学习。有意成为培训基地的医疗机构可进行申报并接受专家评审。在本方案的推动下，国家临床药师培训基地和带教师资数量逐年增加。2019 年，国家卫生健康委科教司出台《关于印发紧缺人才（临床药师）培训项目实施方案（试行）的通知》（国卫科教教育便函〔2019〕157 号），该方案指出培养内容为以适应医疗机构合理用药为需求，以临床药师岗位胜任力为导向，以提升药学服务水平为重点；并明确指出临床药师培训带教师资要求：根据临床药师培训内容和项目任务，合理配备师资队伍。相关培训基地均需配备 1 名基地主任承担培训组织管理任务，以及若干名带教师资负责学员带教。目前，针对临床药师规范化培训的问题，除了制订上述方案，我国已成立了临床药师培训专家指导委员会，并确立了多个临床药师专业培训指南。

至此，我国临床药师培训已逐渐走向规范化，各临床药师培训基地不断丰富培训内涵，经培训获得师资培训证书的带教药师队伍不断壮大，高素质的临床药师一批又一批地毕业，走向可胜任的岗位。相信在不久的将来，能独当一面的临床药师越来越多，他们履行药学服务的光荣使命，在保障人民用药安全有效的重担中赢得职业成就感和认同感。

思考题

1. 鉴于我国药师尚无立法,请谈谈药师立法的必要性?

2. 与其他国家的临床药学教育相比,目前我国临床药学本科教育存在哪些问题?

（丁选胜）

第二章 临床查房

临床查房,是医院质量管理诸多层次结构中最基本、最重要的一环。因为在构成医疗条件的诸多因素中,如设施、仪器、人员、技术等,最终都要通过临床查房这一终端程序体现其作用和成效。临床查房是临床实践工作中最重要的工作,是维持医院正常工作秩序的基本保证,是提高医疗质量安全的保障,是培养青年医务工作者的重要手段,也是衡量医院整体水平的重要标尺。

第一节 概　述

临床查房作为一项核心医疗活动,贯穿于住院患者的整个诊疗过程,它使医生能够全面了解患者的病情现状、治疗方案的落实情况及其效果。同时,这也是下级医生成长的主要途径,在查房过程中,资深医师会针对遇到的问题对下级医师进行提问和答疑,这不仅加强了下级医师对理论知识的运用,也丰富了他们处理病例的经验。

临床查房与药学查房是两种职业角色围绕患者进行的不同活动,它们的侧重点不同,但共同目标都是提升患者的治疗效果和安全性。临床查房主要侧重于患者的诊断和治疗方案的确定。对于尚未确诊的患者,临床查房的重点在于询问病史、观察症状变化、进行查体以明确病变部位,并结合化验、检查结果进行综合分析,以确诊疾病并排除疑似疾病,进而确定治疗方案;对于已明确诊断的患者,临床查房则关注疾病的分期、病因、治疗反应性以及用药调整。而药学查房则更侧重于患者的用药监护和教育,药师通过参与查房,了解患者的具体用药情况,提供用药咨询和指导,以确保患者能够安全、有效地使用药物。此外,药学查房还关注药物在患者个体使用的具体情况,并致力于培养药师的职业敏感性(药学查房详见第三章)。

一、临床查房的概念

临床查房是医疗工作运行的重要环节,通过查房可以充分了解和分析病情,观察病情变化和诊疗情况,对当前的治疗方案作出评估,并作为是否需要调整治疗方案的依据。临床查房是医生定时巡视住院患者,通过询问病史、观察症状、查体等手段,对患者的病情进行全面而细致的了解。这一过程不仅要求医生具备扎实的医学知识与丰富的临床经验,更需要他们具备敏锐的观察力与判断力。在查房过程中,医生会与患者进行深入的交流,倾听他们的主诉,观察他们的病情变化,并结合化验、检查结果进行综合分析。这样的查房活动,有助于医生更准确地判断患者的病情,制订或调整治疗方案,从而确保患者得到及时、有效的治疗。另外,临床查房质量不仅直接关系到医疗质量和医疗安全,而且反映了医院和医务人员的形象,可以增加患者对医务人员的信任。

二、临床查房的目的及意义

临床查房的目的具有多元化:通过临床查房搜集和分析相关的疾病信息和资料,可以明确诊断,确定有效的治疗方案;审查各项医疗行为的规范性、及时性和治疗方案的合理性、有效性;增强学术氛围,培养正确的临床思维,提高业务素质。从某种意义上说,临床查房不仅是从总体上检验病房治疗工作成败优劣的最有权威性的措施,也是上级医生检查下级医生医疗工作质量的有效手段。通过查房,及时解决问题,从而达到培养下级医生科学的临床思维、确定诊断、调整治疗方针的目的。因此,临床查房不仅是为患者服务的活动,还是科室发展、培养优秀人才的重要措施,其意义在于:

1. 临床查房是科室管理的重要环节　科主任是一个科室的学科带头人,通过临床查房可以现身说法,言传身教,在比较中推出优秀的工作模式,以典型促发展,构筑浓厚的学术氛围,提升全体科室人员的整体素质。科室管理的发展为医院医疗质量管理赋予了活力。

2. 临床查房能够增强科室的凝聚力　对于一个科室而言,临床查房是强化各医疗组的小集体活动,尤其是在形成不同专业组的情况下,组与组之间的活动若不存在相互间的串联,不通过临床查房进行业务上的融会贯通,则易导致出现各自为战的团体,从而不利于科室综合实力的发展。科室凝聚力的不断提高将为医院医疗质量管理创造良好条件。

3. 临床查房能够提高科室成员的素质　批评和自我批评是每个人进步的武器,批评的方式不一定通过面对面的交流,进步的动力不一定非要从自己的失败中得到。通过临床查房发现问题,便能从最小的失误中警示全科室,并使大家从中获益,即学习他人管理患者的经验,避免或克服同样的缺点或不足之处再次出现。作为科室管理者,有责任提高全体医务人员的素质,科室成员素质的提高为医院医疗质量管理的进步与完善打下了坚实的基础。

4. 临床查房能够提升科室的威望　临床查房是向患者及其家属、实习医师、见习医学生、进修医师展示科室实力的最佳时机。临床查房体现了科室浓厚的学术氛围,体现了科室的整体步调,同时又增加了患者及其家属和在院学习人员对科室的信任程度,通过他们逐步向社会传达科室的医疗服务相关信息,最终形成有别于其他医院的科室与个人特色。

5. 临床查房是科室不断改革的探索　临床查房是医疗、教学、科研的统一,若在医、教、研的高度上认识临床查房的重要性,就能在临床工作中出智慧、出方法、出效益。临床查房的基本要素必须包括:现场上突出"查"的内涵;内容上突出疾病的"系统性、完整性";声势上突出科室的"集体作战能力与凝聚力";方法上突出查房的"灵活性和实效性"。

6. 临床查房是科室管理的艺术再现　疑难病例讨论或其他临床业务活动均局限于业务范围的学习和深造。在临床查房过程中,任何人的发言或表态只反映其对疾病的认识,言者暴露的是一种观点或认知,无所谓最终的对与错,而闻者倾听的是一种思维逻辑和推理过程,只需要判断是不是合理,只有这样才能烘托出一种讨论的氛围,从而形成一种良性循环。查房时,三言两语的结论性判断是"押宝",容易引起无端争议,只有一环紧扣一环的分析才是讨论,才能起到抛砖引玉的作用,引起共振和共鸣的效果。查房中没有低年资医师发言的讨论突出的只能是结论,没有中年资医师发言的讨论则缺少整体认识疾病的过程,只有不同年资医师发言的讨论才是真正意义上的讨论。科主任在临床查房的过程中,既要承担学术带头人的作用,又要担当组织者的义务。科主任的系统发言和结论汇总同样能够体现学术带头人的渊博知识,后者因为融入了管理者的天赋,在更大程度上以楷模的作用将医学知识贡献给科室。科室管理的艺术又为医院医疗质量管理方法的不断调整提供了新视角。

7. 临床查房能够培养中低年资医师成为科室骨干力量　在临床查房过程中,高年资医师的思维已经定型,对疾病规律的认识比较成熟,准确多于失误,较有自信。同时在学术讨论上少有顾虑,不需要中低年资医师对其表态作出新的评价,发言和表态是责任的驱使。中低年资医师在成长过程中尚未走过高年资医师所走过的路,体会不到高年资医师的所思所想,还摆脱不掉"发言或表态对与错"的"思维误区",从而影响其成为临床查房的骨干力量。通过对科室临床查房的管理,培养中低年资医师的注意力、观察力、记忆力、理解力、分析力和逻辑思维能力,从基础做起,把他们推向查房的一线,使其成为科室的中坚力量,对内人人勇于发言,对外个个能说会练,科室的发展则不断向前。科室骨干力量的不断壮大为医院医疗质量管理迈向规范化提供了保障。

高水平的临床查房是目标,不能做到一步到位。苛求高水平的临床查房容易束缚医院医疗质量管理者的思维与行动,从点滴做起并逐步完善就会产生高水平临床查房的可能。临床查房可采用启发教学的模式,从基本功开始,从病历书写开始,从诊断和鉴别诊断开始,从病例分析开始,创造环境,以便逐步向高层次发展。临床查房前要有所准备,事先要明确查房的重点,选择主要发言人,强调以点带面。同时需要科室统一指挥,步调一致。

三、临床查房的形式

临床查房是住院医师临床工作的核心组成部分,涵盖了全科大查房、主任(副主任)医师查房、主治医师查房以及住院医师查房等多种形式。在查房过程中,医师必须严格遵守三级查房制度,以确保医疗活动的规范性和有效性。

2016年,国家卫生计生委印发《医疗质量管理办法》,其中明确列出了18项医疗质量安全核心制度。这些制度在诊疗活动中对保障医疗质量和患者安全发挥重要的基础性作用。医疗机构及其医务人员应当视为行为准则,严格遵守。根据《医疗质量管理办法》,三级查房制度是18项医疗质量安全核心制度之一,进一步凸显了其在临床查房中的重要性,也是医师在查房过程中必须遵守的制度。

三级查房制度指患者住院期间,由不同级别的医师以查房的形式实施患者评估、制订与调整诊疗方案、观察诊疗效果等医疗活动的制度。三级查房制度是医院中非常重要的环节,通过规范的流程和准确的沟通能够提高医疗质量,保障患者的安全。它促使医护人员对患者的病情有全面的了解,并能够作出恰当的治疗决策。通过三级查房制度,可以提高医疗团队的合作效率,确保患者得到最佳的治疗和护理。要求医疗机构实行科主任领导下的三个不同级别的医师查房制度(三个不同级别的医师可以包括但不限于主任医师或副主任医师—主治医师—住院医师);要求遵循下级医师服从上级医师,所有医师服从科主任的工作原则;要求医疗机构应当明确各级医师的医疗决策和实施权限;要求医疗机构应当严格明确查房周期:工作日每天至少查房2次、非工作日每天至少查房1次、三级医师中最高级别的医师每周至少查房2次、中间级别的医师每周至少查房3次、术者必须亲自在术前和术后24小时内查房;要求医疗机构应当明确医师查房行为规范,尊重患者、注意仪表、保护隐私、加强沟通、规范流程。另外,开展护理、药师查房的可参照上述规定执行。

1. **全科大查房**

(1) 频次:1~2 次 / 周,危重患者随时查房、重点查房。

(2) 主持:科主任或其指定人员。

(3) 参加人员:全科医师、护士长、责任护士。

(4) 查房内容

1) 对全科病历进行巡查,以疑难、危重病例为主。

2) 抽查医嘱、病历、护理质量。

3) 利用典型、特殊病历进行教学查房。

4) 听取各级医师、护士对诊疗护理工作及管理方面意见,提出解决问题的办法或建议。

5) 结合临床病例考核下级医师"三基"(基本理论、基本知识、基本技能)知识。

2. **主任(副主任)医师查房**

(1) 参加人员:主任(副主任)医师、主治医师、住院医师、进修医师、实习医师、责任护士、护士长。

(2) 查房内容

1) 要解决的疑难病例及问题。

2) 审查新入院及重危患者的诊断、诊疗计划。

3) 决定重大手术及特殊检查治疗。

4) 抽查医嘱、病历、医疗、护理质量。

5) 听取医师、护士对诊疗护理的意见。

6) 进行必要的教学工作。

7) 决定患者出院、转院等。

3. **主治医师查房**

(1) 参加人员:主治医师、住院医师、进修医师、实习医师、责任护士、护士长。

(2) 查房内容

1) 对所管患者进行系统查房,尤其对新入院、急危重、诊断未明及治疗效果不佳的患者进行重点检查与讨论。

2) 听取住院医师和护士的意见。

3) 倾听患者的陈述;检查病历。

4) 了解患者病情变化并征求对医疗、护理、饮食等意见。

5) 核查医嘱执行情况及治疗效果。

4. **住院医师查房**

(1) 参加人员:住院医师、进修医师、实习医师。

(2) 查房内容

1) 重点巡视急危重、疑难、待诊断、新入院、手术后的患者,同时巡视一般患者。

2) 检查化验报告单,分析检查结果,提出进一步检查或治疗意见。

3）核查当天医嘱执行情况。

（3）给予必要的临时医嘱、次晨特殊检查的医嘱。

（4）询问、检查患者饮食情况。

（5）主动征求患者对医疗、饮食等方面的意见。

除了上述查房类型，当遇节假日时，还有一种较为特殊的查房类型——三级医师节假日查房。在此期间，住院医师或值班医师应按住院医师查房要求进行查房；主治医师应按主治医师查房要求进行查房；科主任、上级医师应保持信息通畅，随叫随到，以保证患者节假日医疗安全。

第二节　临床查房的基本流程及行为规范

一、临床查房的基本流程

（一）准备工作

在进行查房前，三级医师需要做好充分的准备工作，包括：

1. 熟悉患者病历　三级医师需要仔细阅读患者的病历，了解病情、过往治疗记录以及目前正在进行的治疗。

2. 了解医疗团队成员　三级医师需要知道当前轮值的护士、主治医师和其他医护人员，并与他们进行有效的沟通。

3. 确定查房时间　三级医师需要和医疗团队协商确定查房时间，确保在患者身边时没有其他重要的工作安排。

（二）开始查房

1. 入室询问　三级医师进入病房后，首先应先向患者及其家属问候，并得到家属的同意后进行询问。询问的内容包括患者的一般情况、主诉以及就诊后的症状变化等。

2. 体格检查　三级医师进行体格检查，包括测量体温、血压、脉搏等常规指标，以及病情所需的特殊检查，例如听诊心肺、触诊腹部等。

3. 病情评估　根据患者的症状、体征以及检查结果，三级医师对病情进行评估，并和团队成员一同分析、讨论。

4. 治疗方案制订　基于病情评估的结果，三级医师制订相应的治疗方案，并明确具体的治疗措施和用药计划。

5. 沟通与解答　三级医师负责向患者及其家属解释病情，提供治疗建议，并确保他们对治疗方案有清晰的认知。同时，也应耐心回答他们的疑问和担忧。

6. 查房记录　三级医师在查房时要详细记录患者病情、体征、检查结果、治疗方案以及沟通内容等，以便其他医护人员了解和参考。

（三）整理反馈

1. 沟通交接　三级医师负责将查房的结果与其他医疗团队成员进行沟通交流，确保大家都对病情了解一致,协调好后续的治疗工作。

2. 药品嘱托 三级医师根据病情制订治疗方案,需将医嘱告知药师或护士,确保药品的正确配药和使用。

3. 后续随访 三级医师需要与主治医师、护士、药师等医护人员保持沟通,随时了解患者的病情变化,调整治疗方案,及时解答疑问。

二、临床查房的行为规范

在医疗工作中,查房是医师了解患者病情、制订和调整诊疗方案的重要环节。为了确保查房活动的顺利进行,提高医疗质量,保障患者安全,查房人员必须严格遵守一系列行为规范。查房人员应遵循的行为准则有如下内容:

1. 查房人员必须按规定着装,衣帽整洁,佩戴胸牌。

2. 查房前应及时打印电子病历,充分做好查房的各项准备工作。

3. 查房医师必须带听诊器及必备专科检查器械。

4. 每天第一次查房,住院医师应携带所管患者的病历等相关资料。

5. 查房时主查医师站于患者右侧,其他医师站于患者左侧。

6. 上级医师查房的一般程序为:下级医师汇报病史→上级医师查阅病历、询问病情→体格检查→分析病情→解释医患双方的疑问→下达医嘱。

7. 查房时应仪态庄重,不闲谈,不吸烟,不吃东西,不坐患者的床铺或椅凳。不处理与查房无关的事项,严格执行保护性医疗制度。

8. 查房人员手机应处于关机状态,确因工作需要开启手机者应将手机处于静音状态。特殊情况需要接听电话时应避开查房现场,减少对查房的干扰。尊重患者、注意仪表、保护隐私、加强沟通、规范流程。

9. 参加查房人员不得迟到早退,处理紧急情况需要退出查房,应征得主持人同意。

10. 查房期间病区应保持安静,不准探视。

第三节 内科、外科临床查房要点及实践案例

一、内科临床查房要点及实践案例

内科查房基本上以上午查房为多。以一个医疗小组为例,早交班结束后,上级医师和管床医师们先简单讨论本医疗小组所负责患者的疾病诊治情况,然后大家一起来到病床边,对所负责的每位患者进行逐一询问和体格检查,以及查阅最新的辅助检查结果以了解每位患者的病情变化,对新入院、未明诊断、治疗效果不理想的患者尤其需要进行重点检查讨论。查房期间,上级医师不断提出问题,引导讨论,剖析病情,常可取得教学相长的效果。各级医师都必须严肃、认真地对待每一次查房,并做好充分的准备。

（一）内科查房内容

内科患者住院的全过程不论时间长短,大致可以分为入院初期、入院中期和出院前三个阶段。

入院初期的内科查房主要内容有：①采集病史、体格检查和分析门诊资料。②根据上述材料作出初步诊断，确定临床类型，并分析和寻找出基本病因。此外，为了进一步作出诊断和鉴别诊断，可提出继续检查的项目。③制订治疗计划。

入院中期的内科查房着重于病程观察，包括观察病情的演变过程、分析治疗的效果，并决定进一步的处理方案。诊断明确、治疗有效的病例应力求巩固疗效，促进尽早治愈，并防止和减少疾病本身可能发生的各种并发症，监测和防止药物及其相互作用引起的不良反应。诊断仍有怀疑的病例，应再次全面分析临床资料，分析疑点，寻找线索，力求尽早明确诊断，并调整治疗方案。诊断明确但治疗效果不够理想者，则要分析原因，是患者存在影响疗效的因素，还是治疗方案存在缺点，再进行相应的调整。

出院前的内科查房旨在对住院过程进行小结，为患者出院做好准备，并拟订出院后的继续治疗方案。主要内容为①确定诊断：这是最终的诊断，这一诊断必然会影响患者今后的诊疗，应慎之又慎，尽量做到确定无疑。②评估疗效：这一评估将成为出院后治疗方案的基础。③判断预后：这是对患者未来一段时间的总体估计，医师应根据这一估计为患者设计一个较为完整的医疗方案，并使患者和家属对病情的可能演变有较清楚的了解，主动配合医疗活动，做好随访工作，争取最好的预后。④制订出院后的医疗方案：开具出院医嘱。

（二）内科查房的基本要点

内科查房中的基本要点包括采集病史、体格检查和实验室及特殊检查等，属于基本的临床工作，其好坏反映了医师的基本功，因此内科查房重在夯实基本功、进行临床思维能力的培养。内科查房有助于随时了解和掌握患者病情变化，保证医疗安全和医疗效果。

1. 采集病史　病史是疾病发生和演变的过程，也是诊断的第一步。有的疾病如心绞痛尤其是劳力性心绞痛，根据病史就可以作出诊断。有的疾病在其病史中提供的信息，有助于判断疾病的类型、病程的分期、基本病因和诱发因素，也是决定治疗方案的重要基础。还有的疾病如高血压，其早期体检和实验室检查可能均为阴性，此时患者的一些非特异性主诉如头昏、焦虑、失眠、头部搏动感、胸闷等就成为作出诊断或进一步检查的重要线索。近年来，许多新的现代化检查器械和手段陆续投入临床应用，为我们提供了大量精确和客观的资料，但病史采集的重要性从未被降低或改变，熟练地采集病史应为临床医师的基本功。

采集好病史并不难，关键还在于重视和耐心。这两者又是有联系的，重视了才能做到耐心，才能不惜时间去做。有经验的高年资医师在查房过程中往往不仅认真聆听下级医师的病史和病情汇报，还常在床边通过倾听患者陈述、询问病情来龙去脉，甚至了解症状的某些细枝末节来采集病史和掌握第一手材料，这种方法和态度值得年轻医师学习。病史的采集不是一次性地仅在入院时或首次查房中进行，而应不断地进行。首次的病史采集应尽量全面些、细致些，但即使是经验丰富的高年资医师仍难以做到百无一漏，需要在后面的每次查房中继续采集病史，作为补充。

2. 体格检查　全面、细致的体格检查也是作出正确临床诊治的基础。有的体征对疾病的诊断起决定性作用；有的则可提供十分有益的线索，为诊断引向正确的方向；还有的可帮助我们排除某些疾病，缩小鉴别诊断考虑的范围。对于初次查房的患者均应做一次全面系统的体检，以后隔一段时间还应再次做全面体检。在两次全面体检之间，每天例行的查房中仍要有重点地复查一次体征。如患者出现新的情况，或实验室检查提示新的线索，应再做有针对性的体检。

3. **实验室检查和特殊检查** 目前,由于技术的进步,影像学检查已可深入人体器官,对脏器的内部结构与功能作出可靠的评价。同时,临床检验的水平也可精确定量人体微量物质,甚至在分子细胞水平和基因水平上揭示某些极早期和极细微的变化。这些弥补了体格检查的不足,丰富了医师对疾病的认识,大大提高了临床诊断的正确性,有助于对疾病的早期诊断。但众多的检查项目各有其适用的对象和范围,应在分析病史和体格检查结果的基础上选择必要的、有针对性的实验室和特殊检查项目,避免过度检查。"拉网式"的检查不仅增加患者的经济负担和痛苦,且可能延误病情。同时,医师要对任何检查结果均应作客观分析,要懂得任何检查不论其价值多高,都属于辅助性诊断方法,而正确的诊断来自对所有的资料所作的全面的分析。

4. **内科查房和临床思维能力的培养** 我国制定了住院医师规范化培训和继续医学教育制度,其培训的主要对象是年轻医师,使他们在专业学习的黄金时代能够得到正规的临床训练,培养良好的临床思维能力,为成为合格和优秀的临床医师奠定良好的基础。正规的临床训练指的是使接受训练的年轻医师要逐渐形成和掌握正确处理每个病例的严格规范,要学会对各种临床资料作系统客观的评估,作全面的分析、归纳和判断,最终产生恰当的诊断和治疗。也就是要锻炼年轻医师的临床思维方法,提高临床思维能力。临床思维方法是医学临床工作者经过长期经验积累形成的一套特有的思维方法。其特点是全面、辩证、发展和变化,具体为:要求全面和辩证地分析疾病,作出正确的诊断;要求用发展和变化的观点动态地进行分析,因人而异、因病而异地选择适当的治疗措施。此种临床思维方法正是年轻医师所缺乏的,而又是他们提高业务能力和水平所不可或缺的。这种临床思维方法的形成,既要在长期实践中培养和锻炼,又需要恰当的指导和帮助。查房工作正是年轻医师锻炼临床思维的极好机会。一个内科医师床边处理患者的熟练程度,其查房的质量,反映了他掌握临床思维方法的能力。内科医师应充分利用日常查房工作的良好实践,踏实工作,虚心学习,不断探索,逐步培养正确的临床思维方法。

(三) 内科查房实践案例

内科学是临床医学的重要组成部分,涉及面广,整体性强,所论述的内容在临床医学整体的理论和实践中有普遍意义,是临床医学各学科的基础。随着时间的推移,内科学所涵盖的研究和诊治范围不断拓展,新的亚专科不断涌现,包括呼吸病学、心血管病学、消化病学、肾病学、血液病学、内分泌病和营养代谢病学、风湿病学、神经病学、传染病学、精神病学、老年医学等。为更好地介绍内科查房的要点,还原查房时处理疾病的思路和方法,以冠状动脉性心脏病(coronary heart disease,CHD,简称冠心病)为例,介绍该疾病不同阶段,如入院早期、中期、后期的查房重点,动态地剖析住院患者诊治的全过程,培养临床思维,将方法和思维应用于其他疾病中。

冠状动脉粥样硬化性心脏病(coronary atherosclerotic heart disease)指冠状动脉(冠脉)发生粥样硬化引起管腔狭窄或闭塞,导致心肌缺血缺氧或坏死而引起的心脏病,即冠心病,也称缺血性心脏病(ischemic heart disease)。

冠心病是动脉粥样硬化导致器官病变的最常见类型,严重危害人类健康。本病多发于40岁以上成人,男性发病早于女性,经济发达国家发病率较高。近年来,发病呈年轻化趋势,已成为威胁人类健康的主要疾病之一。

【实习医师汇报病历】

患者,男,76岁,退休工人。因"剑突下疼痛伴大汗、呕吐3小时"急诊入院。入院前于2014年2

月 25 日 15 时步行时突感剑突下疼痛,数分钟后自行缓解,16 时再次出现剑突下疼痛,持续性,伴大汗,伴向肩背部放射,胃部酸胀、恶心,自服"奥美拉唑、铝碳酸镁"后无明显缓解,伴心悸、气促。疼痛持续 2 小时不缓解,出现乏力、头晕、黑矇、短暂意识丧失,无抽搐、口吐白沫及大小便失禁。由急救车送至我院急诊,急诊行心电图提示"房室传导阻滞、ST 段抬高",以"急性心肌梗死"收入心内科。既往有 2 型糖尿病史 5 年,服用"格列美脲"治疗(剂量不详),空腹血糖控制 7.2mmol/L,餐后血糖未测。否认高血压病史,平时测血压 130/70mmHg 左右,无其他慢性病病史。吸烟 40 年,每天 20~30 支。

入院诊断:急性心肌梗死。

【入院评估】

1. 病史询问要点

(1) 起病情况:心绞痛的发作往往有心肌氧耗量增加的诱因,如体力活动、情绪波动等,在查找诱因的时候,要注重诱因的程度,如体力劳动的轻、中、重等,部分患者心前区痛发作无明显诱因;还有部分患者心前区不适,多发于后半夜。心肌梗死是冠心病急症,起病急,呈明确的急性经过,且往往有诱因,如重体力活动、过度疲劳、饱餐等;也应该注意到,少部分心肌梗死患者无明确诱发因素。

(2) 家族史:冠心病可有家族史,应着重询问直系亲属的心血管患病情况。

(3) 易患因素:高血压、高血脂、糖尿病、吸烟等均是冠心病独立的危险因素,应仔细询问。

(4) 临床症状:典型的心绞痛发作的疼痛描述包括以下几个方面。①诱因:很多情况下有心肌氧耗量增加的诱因,如重体力劳动、情绪激动、饱餐等,也有部分无明确诱因,常可在夜间发作。②部位:患者很难明确疼痛的确切部位,经常表现为一拳头大小区域的不适或疼痛,部分典型患者疼痛在胸骨中、下段。③性质:可呈绞痛或闷痛,有部分表现为紧缩感。④持续时间:心绞痛发作时疼痛一般较少超过 30 分钟,大部分在 15 分钟以内,较多在 4~5 分钟;时间过长(数小时至数十小时)的心前区不适一般不考虑为心绞痛。⑤放射:许多患者疼痛发作时向左肩、左上肢或颈、咽、下颌部及上腹部放射,甚至表现为牙疼。⑥缓解方式:休息或舌下含化硝酸甘油均可缓解,一般都在数分钟内缓解。当舌下含化硝酸甘油效果不明显时,首先要考虑含化的是否为失效的硝酸甘油(硝酸甘油片存放时间过长或潮解)或心绞痛的诊断是否成立。

不典型的心绞痛或心肌梗死表现多样,在病史询问中予以警惕。年迈患者夏天的消化道症状如上腹部疼痛、恶心、呕吐、腹泻;轻度的心前区不适感;突然发生晕厥;不明原因的左上肢、后背部疼痛,甚至左边牙疼等均要将心绞痛、心肌梗死考虑在内,特别要注意急性心肌梗死。

(5) 既往病史:应了解有无既往类似发作病史,如有应明确是什么病,特别是消化道疾病史。胃炎、胆道系统疾病的临床症状有时与心绞痛、心肌梗死极类似,应认真询问有关病史。

(6) 近期用药情况:主要考虑是否正规服用抗心绞痛药物,并具体了解用法及用量、临床疗效等。

2. 体格检查要点

(1) 心脏:心脏望、触、叩、听诊在心绞痛、心肌梗死发作间歇期,可能完全正常。在心绞痛发作时,常见心率增快、血压升高,有时可有第三心音及第四心音,可有暂时的心尖区收缩期杂音(与乳头肌短暂缺血有关)。心肌梗死急性发作时,除有上述心绞痛的体征外,尚可有心功能不全、心律失常及心源性休克等并发。尤其是心肌梗死伴有窦性心动过速时,可能提示心功能代偿差,有发生心功能不全的可能。

(2) 肺:心绞痛发作期及缓解期一般没有异常肺部体征。急性心肌梗死如伴有心功能不全,两下肺可闻及细小湿啰音。

3. 分析门诊资料要点

(1) 心电图:心绞痛患者约半数以上静息心电图正常,也可有陈旧性心肌梗死的改变或非特异 ST 段和 T 波异常,有时可有心律失常包括房性早搏、室性早搏及房室传导阻滞等。典型的心电图改变是 ST 段、T 波呈缺血性改变(ST 段水平下移)或冠状 T 波等。绝大多数患者在心绞痛发作时可出现暂时性 ST 段下移、T 波倒置。

急性心肌梗死的心电图变化表现为特征性的动态变化。特征性心电图指缺血性 T 波倒置、损伤性 ST 段抬高及坏死性 Q 波。仅有特征性心电图还不够,还必须强调动态变化,因而在分析门诊心电图如示有心肌梗死特征性心电图改变时,首先拟诊急性心肌梗死,同时更重要的是密切注意心电图的动态变化。

(2) 负荷心电图平板或踏车运动:运动是激发心肌缺血的常用手段。运动心电图能记录运动诱发的心肌缺血所反映动态改变的心肌电生理变化,具有较大的参考价值。

(3) 放射性核素:能较好显示心肌缺血区域及严重程度,但其结果的可靠性依赖于放射性核素检查医师的经验及仪器工作状态的好坏。应考虑部分病例假阳性。

(4) 血清学标志物(需要查看指南):20 世纪 70 年代,肌酸激酶同工酶(CK-MB)成为诊断急性心肌梗死的生物化学"金指标",但应注意到一些疾病可导致假阳性,如肝脏疾病、心肌疾病、心肌炎、骨骼肌创伤、肺动脉栓塞、休克及糖尿病等均可影响其特异性。肌钙蛋白(troponin)T 和 I 是调整肌球蛋白和肌动蛋白之间钙依赖相互作用的蛋白,其特异性与敏感性均高于其他酶学检查。

【病情分析】

基本诊断:急性心肌梗死。典型的心前区痛、特征性心电图的动态变化,外加血清心肌损伤标志物改变,是诊断急性心肌梗死的主要线索。不典型心肌梗死诊断主要依据心电图的动态变化及心肌损伤标志物变化。急性心肌梗死尚需与以下疾病相鉴别:①心绞痛;②急性心包炎;③主动脉夹层;④急性肺动脉栓塞;⑤急腹症。

【治疗计划】

由于介绍查房要点,此部分只简单介绍,具体内容参照最新的临床诊疗指南。

1. 一般治疗 包括:①监测心电图、血压、血氧饱和度等;②卧床休息;③吸氧;④镇痛;⑤纠正水、电解质及酸碱平衡失调。

2. 再灌注治疗 包括:①溶栓治疗;②经皮冠状动脉介入治疗(percutaneous coronary intervention,PCI)。

3. 药物治疗 给予 β 受体阻滞剂或血管紧张素转化酶抑制剂等其他药物治疗。

4. 并发症处理 包括:①急性左心衰竭的处理;②心源性休克的处理;③右心室梗死的处理;④心律失常的处理。

【病程观察】

此部分为疾病诊治过程中的查房要点。

1. 病情观察

(1) 症状和体征变化

1）饮食：主要检查患者是否按医嘱进行了必要的饮食调整。

2）大小便：尤其是大便要通畅，必要时可用药物通便。

3）睡眠：夜间休息好坏与心绞痛发作有一定关系，睡眠差时可适当应用镇静药物。

4）临床症状改善：心前区疼痛发作的诱因、性质、频度、程度、缓解情况等是否趋于稳定。

5）严格监护心律失常、心力衰竭等，以防猝死。

（2）分析化验和特殊检查结果

1）心电图：每日必做，急性心肌梗死患者第一个24小时每6小时做1次心电图，以后每日做1次心电图。如ST段改变的导联数未变，但ST段抬高更加明显，说明心肌梗死没有得到有效控制；如ST段改变的导联数在增加，表明心肌梗死在扩展；如ST段变化不明显或ST段向水平线降低，可以说心肌梗死得到一定控制。

2）选择性冠状动脉造影：判定冠状动脉病变部位的病变特征，以决定是否需要行PCI；有些不适合做介入治疗的患者及时向外科推荐，决定是否有冠状动脉搭桥适应证。

2. 疗效分析　通过上述病情观察，大体可看出目前治疗方案的疗效。

（1）病情好转说明治疗方案正确、恰当。

（2）病情无变化，冠心病纠正不理想时应考虑以下情况：①目前所选药物种类及剂量不恰当。②有诱发心肌氧耗量增加的因素没有消除，如饮食不当、情绪波动、睡眠欠佳、心律失常等。③冠状动脉病变重，如三支血管病变、血管弥漫性病变，一般药物控制不理想；急性心肌梗死面积大，院外延误治疗时间长等影响急性心肌梗死治疗疗效。

（3）病情恶化应考虑以下可能因素：①对药物反应极差，其自然病程已进入终末期；②治疗方案不正确；③急性心肌梗死伴有严重并发症如心源性休克、心功能不全、心室间隔穿孔、急性二尖瓣关闭不全等。针对不同的原因，尽可能及时纠正。

3. 进一步处理

（1）急性心肌梗死患者病情稳定后，在药物治疗同时建议冠心病介入诊断或治疗；已行成功介入治疗的患者出院后继续药物治疗。

（2）重视并发疾病如糖尿病、慢性阻塞性肺疾病、高血压的治疗。

【预后评估】

对出院患者进行预后评估。

急性心肌梗死预后与栓塞范围的大小、侧支循环产生的情况及治疗是否及时有关。

【出院医嘱】

急性心肌梗死患者出院后仍需定期门诊随诊。冠心病患者出院后仍需继续服用血小板聚集抑制剂（如阿司匹林）、β受体阻滞剂、血管紧张素转化酶抑制剂和扩张冠状动脉药物。不主张突然减药或停药。在冠心病的二级预防中阿司匹林和调脂治疗是最重要的。作为预防用药，阿司匹林宜采用小剂量，每日50~150mg即可。调脂治疗应参照国内最新指南要求，并达到有效治疗的目标。其他二级预防的措施包括向患者宣教戒烟、治疗高血压和糖尿病、控制危险因素、改变不良生活方式、合理安排膳食、适度增加活动量、减少体重等。

二、外科临床查房要点及实践案例

外科疾病与内科疾病的区分,其实是相对的。虽然外科是以需要手术或手法为主要疗法的疾病为对象,但外科疾病也不是都需要手术的,常是在一定的发展阶段才需要手术。例如,化脓性感染,在早期一般先用药物治疗,形成脓肿时才需要实施引流术。内科一般是以应用药物为主要疗法的疾病为对象,但有些内科疾病在它发展到某些阶段也需要手术治疗,如胃十二指肠溃疡引起穿孔或大出血时,常需要手术。现今,微创和内镜诊疗技术已在内科和外科广泛应用,使内、外科交叉融合,有些疾病已很难界定是属于内科还是外科了。因此,在外科临床查房中要兼顾内科查房的要点。现以急性胰腺炎为例,介绍外科查房的要点及注意事项,培养外科的临床思维,达到举一反三的效果。

【实习医师汇报病例】

患者,女,71 岁,因"中上腹疼痛不适 1 天"急诊入院。入院前 1 天无明显诱因出现中上腹疼痛不适,伴恶心、呕吐,呕吐物为胃内容物,伴发热,最高 39.3℃,伴腹胀乏力,无腹泻黑便,患者自觉症状无缓解,遂至当地医院就诊,血常规示:白细胞计数 18.32×10⁹/L,中性粒细胞百分比(NEU%)90%。腹部超声示:急性胰腺炎。CT 示:急性胰腺炎,胸腹腔少量积液。急诊以"急性重症胰腺炎"收住院。患者既往高血压病史 10 余年,控制可;否认糖尿病病史。初步诊断:急性重症胰腺炎、高血压。

入院后腹部 CT 示:急性坏死性胰腺炎。急诊在全麻下行腹腔镜下胰腺坏死组织清除术,引脓液和清除坏死组织,胰尾放置 1 根冲洗引流管。后无不适症状,嘱患者带引流管出院。门诊随访无明显异常后拔除引流管。

【入院评估】

1. 病史询问要点

(1) 腹痛发生时间,有无暴饮暴食特别是过量油腻食物、酗酒,有无情绪过度激动等诱发原因,是否合并恶心、呕吐。

(2) 腹痛部位、性质,是否向腰背部放射。既往有无类似发作情况,腹痛持续时间等。

(3) 有无胆道疾病、溃疡病史,有无近期手术、创伤及感染情况。

2. 体格检查要点

(1) 一般情况:注意血压、脉搏,是否处于休克状态;有无黄疸、发绀、发热及手足抽搐。

(2) 腹部检查:①腹部压痛、反跳痛、肌卫的范围与程度。急性胰腺炎腹肌紧张一般位于脐上偏左,轻或中度肌紧张,有压痛;重症者全腹有压痛、反跳痛及肌紧张,上腹部有包块,注意与肿大胆囊、胰腺囊肿、胰头水肿、炎性组织等鉴别。②有无腹胀、腹部局限性隆起,有无移动性浊音、肠鸣音减弱或消失。③腰部有无蓝 - 棕色斑(格雷 - 特纳征)及脐周青紫斑(卡伦征)。

3. 门诊资料分析要点

(1) 实验室检查

1) 血、尿常规:白细胞计数升高,中性粒细胞百分比增高。血细胞比容升高提示体液丢失及脱水。尿常规应注意有无尿糖,尿糖高时还应检查酮体。尿中如出现蛋白、管型及红细胞时,提示病情较重,影响到肾功能。

2) 淀粉酶:血、尿淀粉酶是急性胰腺炎最有价值的诊断指标。90% 以上的急性胰腺炎患者血淀粉酶会升高,一般在发病后 3~12 小时开始升高,24~48 小时达峰值,其后迅速下降,2~5 日恢复正常。

（2）影像学检查

1）B 超检查：水肿型胰腺呈均匀性增大,呈弱回声；出血坏死性呈不规则、不均匀回声,边缘轮廓不清。

2）X 线检查：腹部平片可发现局限性肠麻痹,左上腹一段小肠或横结肠扩大充气；"结肠截断征",即结肠肝、脾曲充气,横结肠无气体；充气的胃及十二指肠外有肿大胰腺的外压切迹；少数患者可见胰腺钙化影及胆道结石。

【病情分析】

1．诊断

（1）临床上表现为饱食后骤起上腹剧痛,如刀割,持续性或阵发加剧,并向后左腰、肩背部放射。有上腹压痛或腹膜刺激征,常伴恶心、呕吐。

（2）血清淀粉酶和 / 或脂肪酶浓度高于正常上限值 3 倍。

（3）影像学检查示胰腺炎症或腹腔镜、手术可见胰腺炎病变。

（4）上文的 3 项标准符合 2 项,可以除外其他类似临床表现的病变,即可诊断为急性胰腺炎。

2．临床类型　判断轻症（水肿型）与重症（出血坏死性）胰腺炎,不单是选择治疗方案的重要依据,也有助于判断预后。入院时患者如有循环衰竭、高热、发绀、呼吸困难、严重腹胀及腹壁瘀斑者均提示重症胰腺炎,然而部分患者入院时可无上述表现,而后病程演变为重症并出现严重并发症。

3．鉴别诊断　非典型急性胰腺炎往往与其他急腹症相混淆,需与本病鉴别的有急性胆道疾病、溃疡病穿孔、肠梗阻,甚至需要与冠心病相鉴别。

【治疗计划】

1．治疗原则　急性胰腺炎的治疗包括非手术治疗及手术治疗,治疗方法取决于急性胰腺炎的种类和病理类型。一般水肿型可采用非手术治疗；出血坏死型尤其是合并感染者则采用手术治疗。胆源性胰腺炎大多需手术治疗,以解除病因。

2．治疗方案　本章节主要介绍查房要点,此部分只简单介绍,具体内容参照最新的临床诊疗指南。

（1）非手术治疗

1）抑制胰腺分泌：禁食与胃肠减压；使用抑制胰腺分泌药物,包括生长抑素及其类似物奥曲肽等具有抑制胰液和胰酶分泌、抑制胰酶合成作用的药物。

2）维持水电解质平衡和营养：①恢复血容量；②监测血电解质；③营养支持。

3）抗感染治疗。

（2）手术治疗

1）手术指征：出血坏死性胰腺炎诊断不确定,不能排除需手术治疗的外科急腹症；出血坏死性胰腺炎合并感染,并发胰腺脓肿、出血和假性囊肿者；胰腺炎病因为胆源性者；急性水肿型胰腺炎内科治疗进一步恶化者。

2）手术时机：胆源性急性胰腺炎；非胆源性急性坏死性胰腺炎。

3．手术方法　原则上应清除胰内胰外坏死组织,清除腹腔渗液,充分引流。

（1）清除坏死组织。

（2）灌洗引流。

（3）胆道手术。

【术后处理】

此部分为术后临床查房要点。

1. **非手术治疗的后期处理** 急性胰腺炎水肿型多数经非手术治疗可痊愈，坏死型部分患者经保守治疗亦可好转，后期则可能出现坏死性包块、胰腺假性囊肿、非手术治愈后复发等问题。

（1）坏死性包块：腹内炎性包块可发生在胰腺炎起病后 1~2 周，当炎性组织坏死液化可形成囊肿，在无感染、出血情况下仍可实行保守治疗，口服抗生素以减少肠菌移位引起坏死组织感染。一旦发生出血、感染，则应手术治疗。保守治疗可使坏死包块界限清楚，使清除手术易行，反之易出现胰瘘。

（2）胰腺假性囊肿：胰腺囊肿直径超过 5cm 或经 6 周治疗仍无吸收者需手术治疗，假性囊肿合并感染、出血者应手术，通常行内引流、外引流或囊肿切除手术。

（3）非手术治愈后复发：导致胰腺炎复发原因可能是①胆石症；②十二指肠乳头旁憩室或十二指肠乳头癌；③原因不明。应积极查明原因给予相应处理，经内镜逆行胰胆管成像（endoscopic retrograde cholangiopancreatography，ERCP）可诱发急性胰腺炎，如高度怀疑肿瘤，先行 B 超、CT 检查了解有无胰管扩张，再行 ERCP 检查。对非梗阻型胆源性胰腺炎，保守治疗平稳后，尽早做胆囊切除及有关胆道手术，可在发作后 3 个月，亦可缩短至 1 个月。

2. **并发症处理** 坏死性胰腺炎病程长，病情复杂，术后并发症多，可高达 80%，重者可以致命，应注意病情观察，及时发现处理。

（1）脓肿与败血性感染。

（2）多器官功能不全：重症胰腺炎的发病过程中，可出现器官功能不全的表现，甚至发展为多脏器衰竭，以呼吸衰竭发生率最高。病程观察中应注意对循环、呼吸、肾功能等的监测，发现异常及时予以支持治疗。

（3）出血并发症：重症胰腺炎术后并发出血者约占 1/3，一种为应激性溃疡出血，表现为呕血或黑便；另一种为局灶性出血。

（4）消化道瘘：手术治疗胰腺炎可造成胰管损伤，但灌洗清除坏死组织、控制感染等可闭合。

【住院小结】

1. **疗效** 胰腺炎的预后与多种因素有关，如年龄、一般状况、有无伴发病、胰腺炎的类型、诊断是否及时、治疗方法是否有效。治疗方法的改进也可使预后得以改善。采用坏死组织清除及封闭性持续灌洗，坏死性胰腺炎住院死亡率降至 10% 以下。因此，严密观察、加强监护、准确判断，采取有效而及时的治疗，预防并发症，对于改善预后甚为重要。

2. **出院医嘱**

（1）纠正不良生活习惯：暴饮暴食、酗酒等不良生活习惯是导致急性胰腺炎的重要诱因，应告诫患者纠正不良习惯，避免复发。

（2）治疗病因：急性胰腺炎非手术治疗痊愈后，对原有胆囊炎或胆道疾病者，建议在发作后 3 个月手术治疗，切除胆囊，治疗胆道疾患。

（3）胰腺功能障碍：胰腺炎术后有外分泌功能不足者，给予复合性消化酶口服；有内分泌功能障碍者，则应定期检测血糖，控制饮食，必要时给予胰岛素治疗。

第四节　儿科、妇产科临床查房要点及实践案例

一、儿科临床查房要点及实践案例

临床工作具有一套特有的工作程序和思维方法，它是通过询问病史、体格检查、特殊诊断技术和其他辅助检查等所收集的资料，经过鉴别和综合分析，作出正确的判断和处理。临床医师的成长过程，是医疗实践中不断积累经验的过程。临床查房可以培养医师如何观察和诊疗患儿，如何处理医患关系，是培养其临床思维，提高其基本技能操作的重要途径。

（一）儿科医师的素质要求

儿科学是一门有关小儿各年龄阶段生长发育、疾病防治和身心健康的医学科学。其服务对象是智能与体格正在不断生长发育中的儿童，具有动态的特点，涉及的范围广、内容多。儿科医师不仅应具备较全面的医学知识、正确的逻辑思维方法，而且还要有对病儿高度负责的精神和踏实的工作作风。

在儿科查房过程中，病史的采集、体格检查的配合、治疗的效果等，都需要得到家长的合作，因此取得家长的信任和支持十分重要。儿科医师应以加倍的细心、耐心和责任心去关心病儿，以和蔼的态度、热情的关怀去接近病儿，建立感情，取得信任，这些都是保证儿科查房工作得以完成的重要因素。

（二）儿科查房内容及特点

查房是完成疾病诊治工作的重要组成部分。通过查房得以了解病儿的病情变化，检查有关诊疗措施的落实情况，分析各项检查结果在疾病的诊断、鉴别诊断中的意义，拟订或修改治疗方案，制订进一步的诊疗措施。查房过程也是医护人员与病儿及其家属接触和交流的过程。查房过程中，通过了解他们的想法和要求，对有关病情和诊疗方案作恰当的解释，帮助他们克服困难，树立信心，并取得他们对诊疗工作的支持。

查房过程也是高年资医师对下级医师言传身教的过程。作为一名儿科医师，除应在医疗实践中具有良好的医德医风外，还应通过对疾病资料的收集、归纳、分析和讨论，将自己的思维方法和临床知识、经验传授给下级医师。

因此，坚持规范的查房制度，是提高医疗、教学质量的重要保证。

（三）资料收集的注意点

临床资料包括病史采集、体格检查、特殊诊断技术和其他辅助检查等的各项资料。临床资料的收集必须全面、细致、客观、准确。否则，片面、粗糙、带有主观性或不准确的资料会导致诊断困难，甚至会引起误诊。

1. **病史采集**　儿科病史采集有其特殊性。婴幼儿不能诉述，只能由成人代诉。5~6 岁的儿童，多数情况下，病史也是由成人代诉。由于各个家长对孩子的关心程度及自身的文化水平和表达能力有所不同，使得对有些病儿病史的采集有一定的困难。因此，医生在了解病史的同时，对一些可能与疾病诊

断有关的重要环节,应注意询问,但应避免凭主观想象进行暗示性提问,从而诱导出不真实的资料而干扰诊断。

2. 体格检查 必须全面、准确地进行,不仅要重视阳性体征的发现,也要重视某些阴性体征。为了取得病儿的合作,体格检查的顺序有时不能按常规进行。一般先检查不致引起病儿痛苦或不适的部位,然后再做可能会引起疼痛哭闹的检查。检查时应密切注意病儿的反应。当病儿在检查中出现抗拒、哭闹时,应注意判断,是由于恐惧所致,还是检查触及病变部位所致。儿科医生应在临床实践中不断总结、积累经验。

3. 特殊诊断技术和其他辅助检查 通过对病史询问和体格检查所收集的资料进行初步分析,仔细选择必要的特殊诊断技术和其他辅助检查,如血、尿、粪常规检查,血生化检查,X线、超声、心电图、CT检查等,使初步的疑似诊断得以证实或予以排除。上述各项检查项目应有目的、有选择地进行,尽量减少病儿的负担和痛苦。各项检查一般先选择简单易行、无痛苦、无损伤的,再考虑较复杂或可能产生痛苦的项目。当然,这些均应根据病情而定。

4. 病情观察 病情观察着重于两个方面:①观察临床症状、体征的动态变化;②分析各项特殊诊断技术和辅助检查结果的动态变化。分析各种变化对诊断、鉴别诊断、疗效评估及预后的意义。

每一个病例的诊断都要由临床观察予以验证,从而确定最后诊断。在某些病例中,通过对病情的动态观察,需对原来的诊断予以修正。如果说入院评估、病情分析和治疗计划的制订是病儿入院初查房应解决的问题,那么系统的临床病情观察则是以后查房的重点,可以由此不断调整诊治方案,促使疾病的早日治愈。

(四)儿科查房案例

儿科学研究从胎儿到青春期儿童有关促进生理及心理健康成长和疾病的防治。专业方面有呼吸、心血管、血液、肾脏、神经、内分泌与代谢、免疫感染与消化、急救及小儿外科等,是一门综合医学科学。本节以儿科常见疾病(小儿支气管肺炎)为例,介绍儿科临床查房的要点。

支气管肺炎为小儿最常见的肺炎。该病多见于3岁以下婴幼儿,一年四季均可发病,尤以冬春寒冷季节及气候骤变时多见。居住环境不良、维生素D缺乏性佝偻病、营养不良、先天畸形及免疫功能低下等均为诱发因素。

此部分将以小儿支气管肺炎的病例作为典型案例,从"入院评估""病情分析""治疗计划""病程观察""预后评估""出院医嘱"等动态反映儿科查房的全过程。通过查房,培养和提高医师临床工作中的思维能力。

【实习医师汇报病历】

患儿,男,58天,因"咳嗽6天,加重伴喘憋3天",以"重症肺炎"收入院。曾在外院治疗,具体不详,疗效差。

入院体检:体温(T)36.0℃,脉搏(P)176次/min,呼吸频率(R)75次/min,反应差,呼吸困难,喘憋貌,鼻翼扇动,面色及口唇发绀,颈软,三凹征阳性,双肺呼吸音粗,可闻及湿性音,心律齐,心音钝,腹软,肝脏肋下3.5cm、质软,四肢肌力、肌张力正常。

辅助检查:血常规示白细胞计数 $14.13 \times 10^9/L$,NEU% 47%;血气分析,pH 7.37,$PaCO_2$ 54mmHg,PaO_2 50mmHg;呼吸道病原体抗体九项(嗜肺军团菌血清1型、肺炎支原体、Q热立克次体、肺炎衣原体、腺病毒、呼吸道合胞病毒、甲型流感病毒、乙型流感病毒及副流感病毒1、2和3型)、IgM抗体联合检测,均阴性;胸部 CT 示双肺纹理增多、模糊,两肺散在片状密度增高影,边缘模糊,以两肺下叶为著,气管及双侧主支气管通畅,心影不大。

入院诊断:重症肺炎。

治疗:给予镇静、吸氧、强心、利尿、扩血管及心电监护,维持水电解质酸碱平衡等对症支持治疗。

患儿住院 10 天后治愈出院。

【入院评估】

1. **病史询问要点**

(1) 询问发热、咳嗽、气急、发绀发生发展和加剧过程。小婴儿有无呛奶、口吐白沫、呕吐或呼吸困难。了解发热程度、热型,咳嗽轻重,有无痰鸣及进食呛咳等表现。

(2) 询问发病后精神状况、食欲减退情况,有无烦躁、精神萎靡、呻吟、嗜睡、惊厥,有无呕吐、腹泻。

(3) 询问发病后的治疗经过,尤其是抗生素使用情况及效果。

(4) 询问病前有无上呼吸道感染、气管炎症状及麻疹、百日咳、流行性感冒等传染病病史,有无呼吸系统传染病接触史。

(5) 询问既往有无反复呼吸系统感染史,有无先天性畸形病史。

2. **体格检查要点**

(1) 测定体温、脉搏、呼吸频率,注意营养发育情况、精神和神志状态。

(2) 检查有无喘憋、呻吟、鼻翼扇动、点头呼吸、吸气三凹征等呼吸困难表现,有无口周、甲床发绀、面色苍白或青灰。对小婴儿尤其要注意有无呼吸节律异常。

(3) 检查肺部有无中细湿啰音、捻发音及其分布和密集的程度。严重病例要注意呼吸音降低和管状呼吸音的出现,两侧呼吸音对比有无明显差异,语颤强弱情况,有无叩诊浊音等有关炎症融合实变的体征。

(4) 注意心音强弱,心率和心律有无改变,有无杂音;有无腹胀,肠鸣音存在与否;肝脏大小(要叩出上、下界)、质地、有无压痛,以及脾脏的大小。

3. **门诊资料分析**

(1) 血常规:细菌性肺炎病儿的周围血白细胞计数增多,中性粒细胞百分比偏高;病毒感染者,白细胞计数正常或降低。部分重症细菌感染白细胞计数可降低。

(2) 胸部 X 线检查:两肺有散在点状或小片状浸润阴影,可有肺气肿、肺不张等表现。

4. **继续检查项目**

(1) 根据对病儿的初步临床印象,预测可能性较大或常见的致病菌种类,选择相应的病原学检查,如痰液、血液、胸腔积液、气管吸出物做细菌培养,病毒的血清学检查或快速诊断、病毒分离,以及其他病原体(肺炎支原体、沙眼衣原体、真菌等)可经过特殊分离培养获得相应病原,或可测血清特异性抗体等。

(2) C 反应蛋白(C-reactive protein,CRP)测定。CRP 常随细菌性感染的加重而升高,且有助于细菌、病毒感染的鉴别。

(3) 复查血常规。

(4) 必要时复查胸部 X 线检查。

(5) 重症病儿应作血气分析,测定血电解质。

【病情分析】

1. 基本诊断

(1) 支气管肺炎的诊断依据：急性发病，发热（热峰可高可低，部分病儿可无发热），咳嗽，可有呼吸困难（鼻翼扇动、吸气三凹征、点头呼吸、呻吟等，幼婴、体弱儿及营养不良病儿表现可不明显）和发绀。听诊肺部有中、细湿啰音。胸部 X 线摄片或透视可见斑片状阴影。

(2) 肺炎并发心力衰竭临床诊断参考依据（不包括新生儿和毛细支气管炎病儿）：①心率突然超过 180 次 /min；②呼吸突然加快，超过 60 次 /min；③突然发生极度烦躁不安；④明显发绀，面色苍白、发灰，出现皮肤花纹，肢端发凉，指（趾）甲微血管再充盈时间延长，尿量减少或无尿；⑤出现奔马律、心音低钝，颈静脉怒张，X 线检查提示心脏扩大，指纹延至命关或气关，由红色转为蓝色等；⑥肝脏迅速增大；⑦颜面、眼睑或下肢水肿。

①~ ④项为疑似心力衰竭；⑤项供参考，先给予氧气吸入及镇静剂（复方氯丙嗪或地西泮），20~30 分钟后如能入睡，①~ ④项症状缓解，即可间断停氧。如仍不好转，或出现肝脏增大即可确诊为并发心力衰竭，应立即给予速效洋地黄制剂强心及利尿剂利尿。

支气管肺炎应与下列疾病相鉴别。

1）气道疾病：一般无发热或发热不高，全身情况好，以咳嗽为主要症状，肺部有不固定的干、湿啰音。婴幼儿气管较狭窄，易发生痉挛，而发生呼吸困难，有时与肺炎不易区别，宜按肺炎处理。

2）肺感染性肺部疾病：如吸入性肺炎、弥漫性间质性肺疾病、弥漫性肺泡出血综合征等。

3）肺结核：包括原发性肺结核、继发性肺结核及结核性胸膜炎。

4）支气管哮喘：合并肺部感染表现为发作性咳嗽、喘鸣，肺部哮鸣音出现早，而发热，中、细湿啰音出现晚。既往有反复咳喘发作史、个人过敏史及类似疾病家族史可助鉴别。

5）支气管异物。

6）特发性肺含铁血黄素沉着症。

2. 临床类型　根据《儿童社区获得性肺炎诊疗规范 (2019 版)》《儿童医院获得性肺炎管理方案 (2010 版)》进行分类。

(1) 按病情轻重分类：①轻症，以呼吸系统症状为主；②重症，早期识别可参考 WHO 标准，即出现下胸壁吸气性凹陷、鼻翼扇动或呻吟之一表现者为重症肺炎；出现中心性发绀、严重呼吸窘迫、拒食或脱水征、意识障碍（嗜睡、昏迷、惊厥）之一表现者为极重度肺炎。一般病情严重程度需根据年龄、临床和影像学表现等评估。

(2) 从病原学和抗生素合理使用角度，有必要将小儿肺炎分为社区获得性肺炎（community-acquired pneumonia，CAP）和院内获得性肺炎（hospital-acquired pneumonia，HAP）两大类。CAP 指无明显免疫抑制的病儿在医院外或住院 48 小时内发生的肺炎，HAP 指住院 48 小时后发生的肺炎，又称医院内肺炎。

3. 病因分析

(1) 细菌：常见革兰氏阳性菌包括肺炎链球菌、金黄色葡萄球菌、A 群链球菌等；常见革兰氏阴性菌包括流感嗜血杆菌、卡他莫拉菌、大肠埃希菌、肺炎克雷伯菌、铜绿假单胞菌等。

(2) 呼吸道病毒：呼吸道病毒是婴幼儿乃至学龄前期 CAP 的常见病原。常见的呼吸道病毒包括呼吸道合胞病毒、流感病毒、腺病毒、副流感病毒和鼻病毒等。

（3）肺炎支原体。

（4）肺炎衣原体。

（5）混合感染。儿童 CAP 可由混合感染所致,年龄越小,越易发生。

【治疗计划】

1. 治疗原则

（1）轻症肺炎:一般无须住院,可不进行病原体检查。

（2）病毒性肺炎:轻症患者或发病初期无细菌感染指征者,应避免使用抗菌药物。

（3）重症肺炎:在抗菌药物应用之前,尽早行病原学检查以指导目标治疗。

（4）抗菌药物使用:以安全有效为原则。根据药代动力学、药效学、组织部位浓度及副作用等选择。重症肺炎应用抗菌药物时剂量可适当加大,有条件可测定血药浓度。

（5）防止院内感染:除流感病毒肺炎外,腺病毒肺炎、呼吸道合胞病毒肺炎也可在病房传播,应注意病房隔离和消毒,实施手卫生等措施,避免院内感染。

2. 治疗方法 经验性抗感染治疗和病原针对性治疗推荐详见最新版小儿肺炎临床指南,这里不作详细阐述,重点强调查房过程。

（1）抗感染治疗:根据病情轻重选择敏感抗生素,宜早期、足量、联合用药,选择合适的给药途径,疗程要足。

（2）抗病毒治疗。

（3）改善通气功能。

（4）氧疗。

（5）对症处理。

（6）辅助治疗。

（7）中医药治疗。

【病程观察】

1. 病情观察

（1）症状和体征变化

1）观察体温变化、精神状态、食欲情况,注意咳嗽、气急、发绀、肺部体征的变化及肝脏大小。一般病儿经恰当治疗,首先表现为精神好转,体温逐日下降,气急、发绀可在 2~3 日内消失,肺部啰音由细变粗至消失,咳嗽在 10 日左右缓解。腺病毒肺炎、支原体肺炎病程 2~3 周,金黄色葡萄球菌肺炎病程可更长。

2）新生儿及体弱病儿发热一般不高或体温低于正常,咳嗽与肺部体征均不明显,不能以此来判断肺炎病情的轻重,应注意观察精神和意识状态、呼吸次数及有无呼吸时胸廓下部内陷的表现。

3）治疗过程中,要注意发绀、气急症状有无改善,是否需调整吸氧方式及吸氧浓度。

4）治疗时若症状日益加剧,应注意肺部啰音是否更细更密,甚至是否为管状呼吸音和叩诊浊音,提示感染未控制,病灶融合,多见于金黄色葡萄球菌肺炎和腺病毒肺炎。如一侧肺部叩诊有明显浊音和 / 或听诊发现呼吸音降低,则应考虑有无合并胸腔积液或化脓性胸膜炎;若全身中毒症状严重,高热持续不退或退热后体温又复升,出现皮疹、出血点、黄疸、肝脾大等,合并败血症的可能性大。

5）治疗过程中突然出现烦躁不安、呼吸困难和发绀加重时,应检查有无痰液黏稠、不易咳出或吸氧管阻塞,并警惕如下情况。

a. 胸腔并发症:有无脓气胸、颈部皮下气肿(纵隔气肿)的发生;有无心音遥远、心包摩擦音和肝大(心包炎)等。

b. 心力衰竭:检查心力衰竭各项指标,密切观察病情进展及治疗后反应,若出现四肢发凉、口周灰白、脉搏微弱,则提示末梢循环衰竭。

c. 呼吸衰竭:检查呼吸频率(有无过速或过慢)、幅度、节律,随访血气分析。

d. 中毒性肠麻痹:严重腹胀使膈肌上抬,加重呼吸困难。

6）重症肺炎出现惊厥、明显嗜睡或昏迷时,中毒性脑病可能性大;晚期若出现惊厥及各种精神症状应注意有无脑膜刺激征和病理反射,必要时检查脑脊液,与脑膜炎、脑炎相鉴别。

7）有时下叶肺炎可引起急性腹痛,应与外科急腹症相鉴别。

(2) 分析检验和特殊检查结果

1）周围血白细胞计数和中性粒细胞百分比大多增高,细菌性肺炎可有中性粒细胞核左移,中性粒细胞细胞质中可有中毒颗粒。但病毒性、部分金黄色葡萄球菌和大肠埃希菌肺炎可正常或降低。

2）CRP 在细菌肺炎中明显升高,病毒及支原体感染时不增高。

3）胸部 X 线检查:若病变中出现较多的小圆形病灶,应考虑可能有多种混合的化脓性感染存在。若患侧肋膈角变钝,继后出现一侧致密阴影,提示化脓性胸膜炎发生。若患侧胸腔可见气液平面,提示并发脓气胸。肺气肿是小儿肺炎早期的常见征象之一,中毒症状越重,肺气肿越明显。

4）血气分析及血电解质测定:因缺氧,部分病儿有代谢性酸中毒发生,严重者可同时有呼吸性酸中毒。血气分析有助于判断重症肺炎并发呼吸衰竭的预后。

2. 疗效分析

(1) 初次评估:重症患儿初始治疗后 1~2 小时应作病情和疗效评估。重点观察体温、全身状况及缺氧等是否改善。

(2) 再次评估:经 48~72 小时治疗症状无改善或一度改善又恶化,应再次进行临床和 / 或实验室评估,并考虑如下问题。①抗生素未能覆盖致病菌;②细菌耐药或者合并其他感染;③存在基础疾病,包括气道问题;④出现并发症;⑤药物热;⑥非感染性肺炎,如间质性肺疾病、血管炎、肿瘤等少见疾病。

(3) 病情好转:轻症病儿如治疗及时合理,临床症状和体征会逐渐缓解,但要继续进行巩固治疗,尤其对腺病毒、支原体及金黄色葡萄球菌肺炎的疗程要足够。

(4) 病情反复:处于不同病程阶段的病儿及受不同病原感染的病儿,若不注意隔离,易发生交叉感染、重复感染而导致病情再次反复。有条件时应将急性期与恢复期病儿及不同病原体的肺炎病儿分室居住,加强空气消毒,减少院内感染的发生。

(5) 病情加重:部分毒力强的致病菌,如耐药的金黄色葡萄球菌、革兰氏阴性杆菌,对抗生素不敏感,或抗生素选用不恰当,均不能使感染得到很好控制,病情仍有加重。重症肺炎出现并发症,尤其是原有先天性心脏病、营养不良、佝偻病等基础病变的病儿,病变易进展加重。对这部分高危病儿,除密切观察病情外,对可能的进展要有预见,发现恶化趋势及时处理。

【预后评估】

尽管绝大多数肺炎病儿经及时治疗都能完全恢复健康,预后良好,但肺炎仍是我国 5 岁以下儿童死亡的主要原因之一。影响本病预后的因素如下。

1. **病原体**　不同病原体引起的肺炎预后不一。葡萄球菌、革兰氏阴性杆菌所致肺炎较严重;腺病毒肺炎预后较合胞病毒肺炎为差;支原体肺炎大多数预后良好;感染细菌的数量、毒力强弱及对抗生素敏感程度、炎症是否能及时控制等都会对预后产生影响。

2. **机体免疫力**　月龄小于 3 个月、营养不良、免疫功能低下的病儿病情常较严重,预后较差。

3. **合并疾病及并发症**　佝偻病、贫血、先天性心脏病、麻疹、百日咳病儿患肺炎时常迁延较久,也为儿童肺炎死亡的危险因素。肺炎并发脓气胸、气道梗阻、中毒性脑病、心力衰竭或呼吸衰竭时,预后也常常不良。

4. 能否早期诊断和治疗肺炎也是能否降低婴幼儿肺炎死亡率的关键。

【出院医嘱】

合理喂养,提倡户外活动,加强体格锻炼,预防呼吸道感染及避免与婴幼儿常见的传染病病原接触。

二、妇产科临床查房要点及实践案例

妇产科学涉及的内容广泛,包括普通妇科学、妇科肿瘤学、围产医学、女性生殖内分泌学、计划生育研究和妇女保健学等方面的内容。妇产科学是一门特殊的学科,它的任何一项工作都受到伦理学和法规的约束。特别是非治疗性手术及操作中,医学伦理学时时刻刻都在影响着妇产科医生的判断、决策。

对于妇产科医师,从开始接触患者到作出诊断,再到治疗,是错综复杂的思维过程,是基础知识与临床实践相互转化的过程。无论是主任医师、主治医师、住院医师,还是实习医师、进修医师,临床查房是其临床工作的重要组成部分。本部分以卵巢恶性肿瘤为典型疾病,从入院评估、病情分析、治疗计划及出院小结,还原查房过程,培养正确临床思维习惯。做到举一反三,将查房重点和临床思维应用于其他妇科疾病的诊断和治疗中,提高妇产科临床查房能力。

由于卵巢组织复杂,卵巢恶性肿瘤是全身脏器中类型最多的。卵巢位于盆腔深部,不宜扪及,卵巢恶性肿瘤发现时,多已不是早期,所以卵巢恶性肿瘤是妇科三大恶性肿瘤之一,我国卵巢恶性肿瘤的发病率位于宫颈癌和宫体癌之后,居第三位。然而卵巢恶性肿瘤死亡率超过宫颈癌和子宫体癌,是妇科肿瘤中病死率最高的肿瘤,已成为严重威胁妇女健康的疾病之一。

【实习医师汇报病历】

患者,女性,61 岁,主因卵巢癌术后 3 年,腹胀 1 个月,加重 1 周入院。患者 3 年前无明显诱因出现食欲差,乏力,腹胀消瘦;行 B 超示:腹腔包块及腹水,诊断为卵巢肿瘤。遂行全子宫 + 双附件 + 盆腹腔转移癌灶清除 + 大网膜 + 阑尾切除术,术中吸出淡黄色腹水约 500ml;探查:肝、胃、脾未见异常,大网膜与结肠轻度粘连,肝曲处大网膜呈饼状,结节明显。整个盆腔被癌性组织封闭。子宫、双附件与直肠前壁及左侧乙状结肠部分癌性粘连、包裹,其上附少量癌灶,质脆。子宫较小,双侧卵巢增大,左侧囊实性包块 5cm 大小,右侧 4cm 大小,质脆。阑尾无增粗,质略脆,决定行卵巢癌肿瘤细胞减灭术。手术顺利,术后病理示:双侧卵巢癌浆液性乳头状囊腺癌,其中"左侧"累及输卵管;侵犯阑尾、子宫并大网膜广泛转移(左侧:2cm × 2cm,右侧:5cm × 4.5cm)。术后给予紫杉醇(200mg 静脉滴注 +90mg 腹腔灌注)+ 顺铂

110mg 腹腔灌注,化疗方案共 8 周期。

　　1 个月前患者无明显诱因出现腹胀,1 周前逐渐加重,伴左侧腹部阵发性疼痛不适,每次持续 1 分钟左右,自行缓解,7~8 次 /d,肛门停止排便排气,饮食较前减少,小便正常。复查盆腔 CT 示:卵巢癌术后子宫及双侧附件未见显示,全段结肠均见明显扩张,其内见大量内容物,并见多发液平,于乙状结肠末端肠壁似见明显增厚并呈轻度强化。结论:卵巢癌术后化疗后改变;可疑乙状结肠末端占位并结肠梗阻,建议行结肠镜进一步检查以明确诊断。为行进一步治疗收入院。既往支气管炎病史 20 余年,无家族遗传史、吸烟饮酒史及其他不良嗜好。月经初潮 15 岁,月经周期 28~30 天,每次持续 6~7 天,经量中等,无痛经史,50 岁闭经。26 岁结婚,育 2 子 1 女,子女体健,丈夫已去世。否认食物药物过敏史。

【入院评估】

1. 病史询问要点

(1) 询问有无腹胀及发现腹部肿块;卵巢癌诊断时间、治疗经过、化疗时药物不良反应及处理。

(2) 询问化疗周期及化疗效果评估。

(3) 询问有无腰酸背痛、腹痛及尿频,有无排尿障碍、便秘、里急后重及大便不畅。

2. 体格检查要点

(1) 一般检查:发育正常,营养一般。神志清,查体合作。注意皮肤黏膜颜色,有无贫血。检查腹部是否膨隆、有无触及包块,检查肿块的形状是否规则、有无压痛、活动度如何及肿块硬度。

(2) 生命体征:T 35.9℃;P 91 次 /min;R 23 次 /min;BP 140/85 mmHg;身高 154cm;体重 51kg。

(3) 妇科检查:外阴、阴道形态未见异常,子宫体、宫颈、双侧卵巢缺如。注:当初次诊断卵巢癌时,应查看子宫位置、大小、活动度,子宫与盆腔肿块的位置关系。卵巢恶性肿瘤常为实性或半实质性,高低不平,固定不动。妇科检查在子宫直肠窝触及散在质地较硬的结节。

(4) 腹部检查:脐下可见一长约 20cm 纵行手术瘢痕,愈合好。移动性浊音阳性,肠鸣音亢进。注:由于腹膜种植引起的腹水,肠道转移引起的消化道症状。

(5) 皮肤、五官、颈部、胸部、心脏、四肢、神经系统检查未见异常。

3. 分析门诊资料

(1) 盆腔 CT:卵巢癌术后子宫及双侧附件未见显示,全段结肠均见明显扩张,其内见大量内容物,未见多发液平,于乙状结肠末端肠壁似见明显增厚并呈轻度强化。结论:卵巢癌术后化疗后改变,可疑乙状结肠末端占位并结肠梗阻,建议行结肠镜进一步检查以明确诊断。

(2) 胸部 X 线平片:未见明显异常。

【病情分析】

　　由于卵巢恶性肿瘤早期即发生盆腹内转移,仅小部分肿瘤局限于卵巢,手术难以根除,需术后辅助化疗或对患者行选择性放疗,进一步杀灭残存的肿瘤灶,故卵巢恶性肿瘤的治疗模式是综合治疗的典范。

　　不同病例类型卵巢恶性肿瘤的治疗目的和原则:对卵巢上皮癌治疗目标是早期争取治愈;晚期控制复发,延长生存期及提高患者生活质量。主要治疗方式为手术加紫杉醇和铂类药物为主的联合化疗。

　　总结该患者病情特点为:卵巢癌中晚期,已行肿瘤细胞减灭术,患者一般情况可,血常规、肝肾功能正常,既往未患过对腹腔化疗有影响的疾病,遂决定术后辅助化疗方案为紫杉醇和铂类腹腔化疗 8 周期。患者辅助化疗过程中,曾出现白细胞水平降低 4 次、腹部不适 3 次,后期出现手指末端麻木针刺感,经辅助支持治疗好转,未影响化疗进度。患者 8 周期化疗后,体格检查阴性,复查 CT 阴性表现,糖类抗原 125(CA125)水平阴性,符合卵巢癌临床缓解定义,化疗结束后观察随访。

1. 临床类型及病理分类

(1)卵巢上皮性癌:最为常见,占卵巢恶性肿瘤的 85%~90%,多见于中老年妇女,高峰年龄为 50~60 岁,卵巢上皮性癌来自卵巢表面及从表面上皮内陷到卵巢内的腺管和囊肿的上皮,主要包括浆液性癌、黏液性癌、子宫内膜样癌、恶性勃勒纳瘤和移行细胞癌、透明细胞癌等。

(2)卵巢性索间质肿瘤:包括由性索间质来源的颗粒细胞、泡膜细胞、成纤维细胞、支持间质细胞发生的肿瘤。肿瘤为实性,多为单侧。

(3)卵巢恶性生殖细胞肿瘤:好发于年轻人,约占卵巢恶性肿瘤的 6%,肿瘤来源于原始性腺中的生殖细胞,包括胚胎性癌、内胚窦瘤、未成熟畸胎瘤等,其恶性程度多较高,易于转移,但目前已有对此类肿瘤敏感的化疗方案,使其预后明显改观。

(4)其他:包括脂肪细胞肿瘤、性腺母细胞瘤等。

2. 鉴别诊断

鉴别诊断如下:①子宫内膜异位症;②盆腔炎性包块;③卵巢良性肿瘤;④盆腹腔结核。

【诊疗经过】

1. 入院后相关检查及分析　患者入院后完善相关辅助检查,结肠镜检查示:结肠外压性改变,结合病史建议腹腔 CT 检查,排除卵巢癌腹腔转移。复查盆腔 + 腹部强化 CT 示:卵巢癌术后,原子宫卵巢区软组织肿块,与乙状结肠末端关系密切,相应肠管梗阻、腹水,符合恶性肿瘤 CT 表现,结合结肠镜检查,考虑卵巢癌复发并盆腔淋巴结转移。肿瘤标志物:癌胚抗原(CEA)3.59ng/ml,糖类抗原 125(CA125)157.50U/ml(↑)。肝肾功及生化指标:谷丙转氨酶(glutamic-pyruvic transaminase,GPT)10U/L、谷草转氨酶(glutamic-oxaloacetic transaminase,GOT)17U/L、白蛋白(albumin,ALB)33.3g/L(↓)、血尿素氮(blood urea nitrogen,BUN)2.96mmol/L、血肌酐(CREA)63.2μmol/L、钾(K)2.58mmol/L(↓),血常规未见明显异常。综合患者临床表现及检查结果,诊断为卵巢癌术后化疗后复发合并低位肠梗阻,致低钾血症。患者拒绝肠梗阻手术治疗,遂给予禁饮食、胃肠减压,肠外营养、纠正水电解质紊乱等对症支持治疗。

恶性肠梗阻的治疗评价:恶性肠梗阻(malignant bowel obstruction,MBO)指原发性或转移性恶性肿瘤造成的肠道梗阻,是晚期癌症患者的常见并发症。恶性肿瘤导致的机械性肠梗阻可能合并炎性水肿、便秘、肿瘤及治疗所致的纤维化、恶病质或电解质紊乱(如低钾)、肠道动力异常、肠道分泌降低、肠道菌群失调等。症状与肠梗阻部位及程度相关,常见恶心、呕吐、腹痛、腹胀、排便排气减少或消失等。治疗方法包括:①维持营养、纠正脱水、电解质丢失和酸碱平衡失调;②胃肠减压;③药物治疗如镇痛、止吐,必要时控制感染和毒血症;④手术治疗。

患者 1 个月前无明显诱因出现腹胀、腹痛不适,肛门停止排便排气;影像学检查提示卵巢癌术后复发并盆腔淋巴结转移,合并腹水、肠梗阻。患者一般情况较差,并拒绝肠梗阻手术治疗方案,遂给予禁饮食、胃肠减压、肠外营养、纠正电解质紊乱、抗分泌等对症支持治疗。

患者 6 天后一般情况转好,腹胀较前稍轻,复查肝功及生化各指标均在正常范围内,考虑患者肠梗阻系由盆腔癌灶压迫所致,抗肿瘤治疗才能彻底解除肠梗阻,但患者拒绝手术治疗,征得患者同意后给予姑息性化疗。

2. 药物治疗及分析

患者初始医嘱如下:

10% 氯化钾 15ml+ 维生素 B_6 200mg+ 萄糖氯化钠注射液(GNS)500ml i.v.gtt. q.d.

10% 氯化钾 7.5ml+10% 葡萄糖注射液(GS)500ml i.v.gtt. q.d.

脂肪乳氨基酸葡萄糖(卡文)1 920ml+ 水溶性维生素 1 支 + 脂溶性维生素 1 支 +10% 氯化钾 20ml+ 胰岛素 20U i.v.gtt. q.d.

泮托拉唑 40mg+ 氯化钠注射液(NS)100ml i.v.gtt. q.d.

6 天后患者一般情况转好,腹胀较前稍轻,复查 ALB 36.5g/L、K 3.75mmol/L,减少氯化钾的每日补充量,并考虑患者肠梗阻系由盆腔癌灶压迫所致,抗肿瘤治疗可彻底解除肠梗阻问题,征得患者同意并签署化疗知情同意书,第 1 天(d1)给予化疗方案多西他赛 80mg,静脉滴注 1 小时,+ 卡铂 400mg,随后静脉滴注 1 小时,21 天为 1 周期。具体化疗方案为 TC 方案:多西他赛 80mg+NS 250ml i.v.gtt.(静脉滴注 1 小时)d1、卡铂 400mg+GS 500ml i.v.gtt.(静脉滴注 1 小时)d1、昂丹司琼 8mg i.v. b.i.d.、甲氧氯普胺 10mg i.m. b.i.d.、硫普罗宁 200mg+NS 250ml i.v.gtt. q.d.。

患者化疗过程中及之后无胃肠道反应,4 天后给予血常规检查示:白细胞(WBC)计数 1.90×10^9/L,中性粒细胞百分比(NEU%)0.58×10^9/L,为Ⅲ度骨髓抑制,给予粒细胞集落刺激因子治疗 5 天,后复查血常规示白细胞及中性粒细胞恢复正常。

患者化疗结束 6 天后出现排气,腹胀较前减轻,腹痛消失,肠鸣音正常。肠梗阻基本解除,停止禁食及胃肠减压,改为半流质饮食;患者 8 天后排便 1 次,色淡黑,质稀,量中等。观察数日,患者一般情况可,血常规及肝肾功生化未见异常,出院。

出院诊断:①双侧卵巢癌术后化疗后复发;②肠梗阻;③慢性支气管炎。

复发性卵巢癌治疗方案评价:根据肿瘤复发时间间隔长短,可将卵巢癌分为铂类敏感型和铂类耐药型。对初期以铂类药物为基础的治疗有明确反应,且已经达到临床缓解,停用化疗 4 个月以上病灶复发称为铂类敏感型。对这类患者的治疗应该采取积极的态度。铂类敏感的复发病例仍推荐使用铂类为基础的联合化疗。该患者术后辅助化疗后 2 余年出现肿瘤复发,属铂类化疗敏感型,可继续选择铂类联合化疗;由于术后复发的患者大多肿瘤负荷量大,故不宜选择腹腔化疗方案,给予静脉化疗紫杉醇联合卡铂方案。化疗结束后注意患者病情变化,6~8 天后该患者腹胀减轻并出现排气排便,肠梗阻解除,TC 方案取得初步成效,下周期可继续应用此方案。2 周期后复查肿瘤标志物指标及影像学检查,以评估此化疗方案疗效,制订下一步化疗方案。

【住院小结】

1. 预后　有研究显示,与标准静脉化疗组相比,腹腔化疗组能使总生存时间平均延长 16 个月。这类方案虽然改善了晚期患者的生存,但肿瘤对其易产生耐药而复发。有报道,即使是肿瘤达到临床完全缓解的晚期患者,仍有 50%~75% 复发。复发卵巢癌化疗的疗程一般为 2~8 周期。

2. 相关检查　卡铂和紫杉醇均有明显的骨髓毒性,因此整个治疗过程需每 3~4 天检查一次血常规,监测血象变化。

思考题

1. 简述住院医师查房的主要内容。
2. 简述主任医师查房的主要内容。
3. 简述临床查房的具体步骤。

（孙建军）

第三章 药学查房

随着医院药师的工作重点从"以药品为中心"的药品供应保障,转向"以患者为中心"的临床药学综合服务模式,为患者提供更优质的药学服务,从而保障临床合理用药,成为医院药师的一项新的重要责任。药学查房作为药师,尤其是临床药师,独立开展的一项医疗行为也应运而生。在药学查房过程中,临床药师主要从患者的病情出发,指导患者合理用药,防范药物相关不良事件的发生。独立进行药学查房是对临床药师提出更高的岗位要求,也是临床药师职业胜任力的重要体现。本章将详细介绍药学查房的概念、目的、形式、基本程序与主要内容,以及基本要求和注意事项等。

第一节 概 述

一、药学查房的概念

药学查房(pharmaceutical ward round,PWR)是指以临床药师为主体,在病区内独立对患者进行的以安全、合理用药为目的的查房过程,通常包括对患者的药物治疗效果评估、药物不良反应监测、患者用药教育及用药咨询等药学服务。旨在通过药师与住院患者面对面的交流,规范患者的药物使用,真正做到以患者为中心开展药学监护,为患者提供更优质的药学服务。

药学查房是与临床查房完全不同的工作模式:临床查房是以医师为主导、临床药师作为医疗团队的重要成员之一参与的查房过程,侧重于疾病的诊断、进展、治疗和转归等。而药学查房则是以临床药师为主导,由临床药师独立完成的查房模式,是药师开展药学监护主要依托的形式。其主要关注和探讨的是患者用药后是否有效、用药方法是否正确、是否有药物相互作用、配伍禁忌、不良反应等,同时对患者开展用药教育、用药咨询等药学服务活动。

二、药学查房的目的

药学查房的主要目的包括为患者提供用药监护、进行用药教育、提供用药咨询。

首先,为患者提供用药监护是药学查房的主要目的。通过药学查房,临床药师可以及时获取患者药物治疗效果的相关信息,监测患者用药的全过程,对患者的药物治疗作出综合评价,尽早发现和报告药物不良反应及其他用药问题,最大限度地降低药源性伤害及有害的药物相互作用的发生等,并为随后用药方案的优化及调整、患者的个体化用药提供依据。

其次,在药学查房中,药师通过对患者进行用药教育,可以帮助患者建立正确用药、合理用药的理念,促进其掌握药物的正确用法用量,以合理使用药品,保证药品的安全性和有效性。如针对硝苯地平控释片,药师需要叮嘱患者不能掰开服用;阿司匹林缓释片最好在饭后服用;阿托伐他汀钙片睡前服用效果最好等。通过药师与患者面对面的交谈,既普及了药学知识,又使患者掌握了科学合理的服药方法。

最后,在药学查房中,药师可对患者提供用药咨询。患者在用药中的疑问可直接向药师咨询,药师则有针对性地给予详细指导,从而使患者得到更详尽和全面的药物知识。另外,药师还应主动发现患者的需求,及时提供用药咨询服务,主要包括药物治疗方案的解释,如每种药物的药理作用与适应证;药物应用的注意事项,如正确的应用时间、用法用量、药物之间及药物与食物之间的相互作用、可能出现的不良反应及处理方法等;同类药物之间的鉴别应用;生活方式及其注意事项等药学相关问题。如长期服用降脂药的患者,临床药师查房时应叮嘱患者降脂药不能与葡萄柚同时服用,也不能与大环内酯类抗生素同时服用。以上用药教育可以使患者和家属更明确药物的合理应用,同时也有利于提高患者的药物治疗依从性。

三、药学查房的形式

根据药学查房的目的不同,药学查房可以分为四种形式。

1. **药学日常查房** 药学日常查房是临床药师以开展药学监护和药学服务为目的的常规工作,是临床药师每天去自己负责的临床专科或病区进行的药学查房,可以由临床药师独自完成,也可以由临床药师、医师、护士、营养师、心理咨询师及其他如见习药师等人员组成医疗团队进行联合查房。查房的对象就是临床药师所负责的病区的每一位住院患者。

2. **药学会诊查房** 药学会诊查房是以解决临床提出的药学会诊问题为目的的查房。临床工作中遇到药物治疗问题,比如神经外科术后颅内重度感染的患者,多种抗感染药物联合治疗多日,患者的感染指标仍持续升高且间断性发热,此时临床药师接到来自医生的会诊请求,首先需来到患者床边,通过观察患者目前症状、体征、脑脊液引流情况,结合患者术前术后的感染指标、标本细菌培养结果、药敏试验结果等,向临床医生提出更换抗感染药物的建议。

3. **药学行政查房** 药学行政查房是医院行政机关统一进行的、以临床用药监管为主要目的的查房。临床药师需分析和汇报所查专科的危重患者的用药情况,还要对该科室目前药物治疗的用药合理性进行准确分析,从而协助行政机关对临床用药进行有效管控。

4. **药学教学查房** 这是一种以教学为目的的药学查房,通常每周进行 1 次。与临床教学查房的形式类似,是由带教临床药师组织的,以学生为主体的、"只针对一个患者"的"预先设计"的现场教学活动。通常由学生独立进行药学查房全过程,带教药师指出过程中存在的问题,为学生示范正确的操作,以启发、互动的方式进行讲解,引导学生建立围绕药物合理应用的基本思维,最后进行总结和知识的拓展。

四、药学查房的基本流程

不同形式的药学查房基本流程不尽相同。以药学日常查房为例,其基本流程包括查房前、查房中和查房后三个环节。查房前,临床药师应先了解患者病情及初始用药,对于不熟悉的患者病情及用药信息应查询相关信息,并完善相关的知识储备;查房中,药师根据患者病情和不同的药物治疗方案对患者进行初次床旁药学查房及用药教育,同时询问患者有无用药相关问题,并尽可能给予解答。在患者病情出现变化时,应针对调整的药物治疗方案进行再次查房并进行用药教育。在患者出院前,应进行最后一次药学查房并对出院后治疗做好用药教育。药学查房结束后,临床药师要积极与医师沟通治疗方案的合理性,探讨相应的调整方案;在查房过程中遇到的给药方法(如滴速)、药物保存(如避光)和给药顺序等问题,及时与护士进行沟通;临床药师还需对患者的监护过程——记录,形成药学查房记录备查。药学日常查房的基本流程见图 3-1。

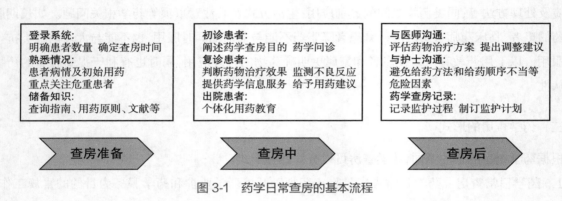

图 3-1　药学日常查房的基本流程

第二节　药学查房的基本程序和内容

四种药学查房形式中,药学日常查房和药学教学查房是临床药师日常工作中最常见的查房形式,前者是药师们的常规工作;后者是重要的教学工作,对提升药师,尤其是初级临床药师的药学服务技能非常重要。

一、药学日常查房的基本程序和内容

(一) 查房前的准备工作

在进行药学查房前,临床药师应做好充分的准备工作。一方面是做好充分的知识储备,包括临床医学知识及药学知识;另一方面是收集和整理患者与药物治疗相关的信息,为药学查房积累足够资料。

1. 充分的知识储备　首先,临床药师应掌握诊断学、内科学、外科学、妇科学及儿科学等与医院药师工作有关的临床专业知识,如掌握血常规、血液生化检查、尿常规、菌培养等各项检验中指标的临床意义,了解超声、CT、MRI 等辅助检查结果的解读,理解患者基本生命体征,如心率、血氧、血压、呼吸等指标的正常范围及发生波动时的临床意义等。其次,临床药师需要掌握临床药理学、临床药物治疗学、临床药动学等药物治疗相关的专业知识,以期在分析患者用药合理性时能应用治疗学相关知识并结合患

者病情进行评估、监测与调整,在对患者进行用药教育时能够做到触类旁通,活学活用。临床药师还需熟悉国家基本药物目录、熟读各类疾病治疗指南和药物临床应用指导原则等,广泛涉猎与临床用药相关的大型临床研究和荟萃分析,不断学习药学前沿信息,与时俱进。最后,专科临床药师须有一年以上的药品调剂经历,以增加对各类药物的了解程度,包括药物剂型及用法用量等。以上内容将为药师顺利进行药学查房奠定充足的知识储备。

2. **收集和整理患者与药物治疗相关信息** 临床药师在参与医疗小组查房时,应初步掌握患者的病情,如现病史、既往史、入院诊断及入院后需解决的主要问题等。在此基础上,临床药师还需要掌握更多与药物治疗有关的信息,包括患者的长期慢性病用药情况、患者对于药物的过敏史及本次住院用药情况等。特别应该注意该患者入院后服用药物的方法是否正确、静脉滴注速度与药物顺序有无问题、有无药物配伍禁忌、入院后有无药物相关性的不良事件、患者是否明确应该遵循的治疗性生活方式改变等。同时将以上信息进行详细记录,依照一定顺序整理,为药学查房做好准备。临床药师可通过多种途径获得信息,主要包括查看患者的病案记录和与患者(及家属)进行面对面交流。无论采取哪种途径,临床药师都应目的明确、思路清晰,将有用的患者信息摘录并整理好,以便有条理地进行药学查房。

(二) 查房的主要内容(查房中)

临床药师进行药学查房时,应该有计划、分步骤地进行各项内容,具体根据患者特点的不同,分为初入院药学查房、住院期间药学查房和出院前药学查房(图 3-2)。

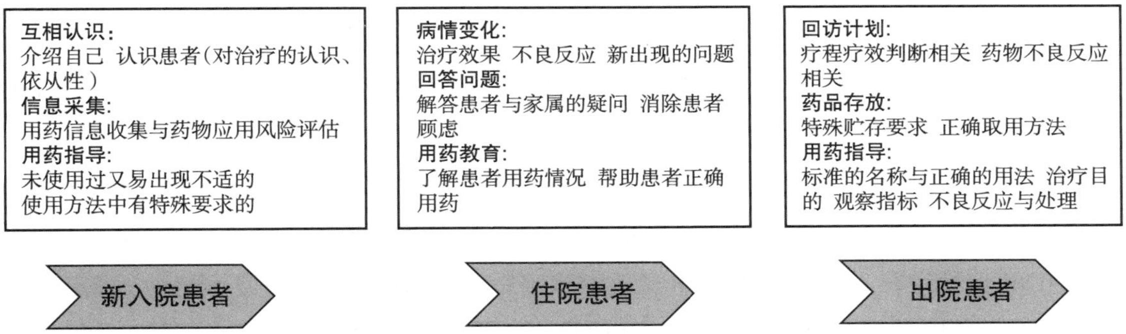

图 3-2 不同患者的日常药学查房内容

1. **初入院药学查房** 新入院患者需进行初入院药学查房,一般于患者入院初始阶段,医师刚刚接诊完毕后进行。临床药师需要了解患者的主诉、现病史和既往史。

临床药师应先进行自我介绍,并说明自己的职责及与医师和护士在临床治疗中的职责区别、进行药学服务的目的和意义,以便患者及家属了解临床药师在医疗团队中所起到的作用,获得药师的参与感和患者及家属的认同感,为在患者住院期间持续给予药学监护做好基础和铺垫。注意再次查房时可不必重复进行自我介绍。

初入院药学查房中,临床药师更需要了解患者的既往史及既往用药情况,尤其注意慢性病如高血压、糖尿病等患者平时服用何种降压 / 降糖药、血压 / 血糖的控制情况、用药依从性等。此外,患者的既往用药不良情况及药物过敏史,也是临床药师进行药学查房时需要着重了解的内容。通常初次入院药学查房发生在初始医嘱已经下达之后,患者可能还未开始用药,此时药师可根据患者病情及初始医嘱进行用药教育,嘱咐患者用药时机及注意事项等,并了解患者对于自身疾病的认识及参与疾病治疗的意愿,以及叮嘱患者改变不良生活方式等。总之,首次药学查房是临床药师独立开展工作的关键,查房时应熟悉患者的病情、用药情况、对于病情与药物治疗方案的了解程度和依从性、药物不良反应史等信息,主动与患者及家属耐心交流,判断该患者所需药学服务方式并解决他们提出的药学相关问题,获得其信任。

2. **住院期间药学查房**   患者住院期间,一旦发生了病情变化及药物调整,临床药师应该及时进行药学查房。在查房前,临床药师应该及时了解患者疾病的变化情况,查看患者入院后的主要检验指标及结果,掌握患者的用药情况,如品种、用药变更、可能的不良反应、药物相关作用以及依从性等。查房中,要关注医嘱的落实情况,确认患者是否正确用药,观察并询问患者用药期间的反应及有无发生不适的情况,帮助患者判断及认识潜在的药物不良反应,并告知患者预防或处理的方法,减轻其心理负担;对患者开展用药监护与教育,尤其是患者存在肝、肾功能不全等情况,应结合其脏器功能特点进行药学监护;患者为老年、儿童、孕妇或哺乳期妇女等特殊人群,应该结合人群的药代动力学和药效动力学特点对其进行药学监护。如一位 15 岁外伤性骨盆及下肢骨折患者,医生给予丙泊酚中长链脂肪乳进行镇静治疗,临床药师在药学查房时提出,丙泊酚中长链脂肪乳不适合 16 岁以下儿童诱导镇静治疗,医生采纳了建议并改用咪达唑仑进行诱导镇静治疗。综上,通过住院期间药学查房,临床药师可以实时监护患者的用药情况,进行药物治疗方案的评估和提出个体化用药方案的调整建议,并视情况对患者进行用药教育与用药指导。

3. **出院前药学查房**   为保证患者出院后的巩固治疗及继续正确应用药物,临床药师应在其出院前再次进行药学查房,一般安排在医生交代过目前疾病发展状况之后。查房的内容包括告知患者目前药物治疗方案及药物应用注意事项,如药物的服用时间、用法用量、潜在的药物不良反应及预防和处理方法、药物与药物之间或药物与食物之间的相互作用等;告知患者需定期监测的临床指标与监测时间、出院后的生活方式及注意事项,并对需随访的患者制订药学随访计划。如房颤患者需服用华法林进行抗凝治疗,药师应告知患者最初应用时,需每周监测 1 次国际标准化比值(international normalized ratio,INR),保证 INR 值稳定在 2~3 之间;当 INR 值逐渐稳定后,可以减少至 1 个月监测 1 次;稳定 1~2 年之后,可 2~3 个月监测 1 次。此外,在服用华法林期间,应尽量保持饮食稳定、均衡。西柚、芒果、大蒜、生姜、番木瓜、鱼油、丹参、银杏叶、枸杞子等可增强华法林的抗凝作用,甚至会引起出血;而维生素 K 含量高的蔬菜如菠菜、生菜等,可降低华法林抗凝作用。又如应用利福平进行抗结核治疗时,应告知患者可能出现橘红色尿,为用药后的正常反应,使患者不会因为心理压力较大而拒绝全程治疗。对即将返家患者提出的药学相关问题,临床药师要进行细致的回答,做好用药教育。

(三)药学查房后的处置与随访

1. **与医疗小组成员交流及调整给药方案**   药学查房结束后,临床药师应就药物治疗相关问题与医师进行交流,尽量防止潜在的药物相关性不良事件甚至药源性疾病的发生,优化药物治疗方案,保证患者用药安全、有效。例如,某骨科手术后感染的患者,抗感染药物应用了数月,感染指标仍略高,临床药师在查房过程中发现患者并无手术切口的感染症状、无发热症状、患者状态较好,随后药师向医师建议停用抗感染药物治疗,医师也欣然接纳该建议。

临床药师还应与护理人员沟通,尤其对于静脉制剂的给药方法、药物保存、给药顺序等问题更应关注。如患者静脉滴注左氧氟沙星注射液时,滴速过快易出现静脉刺激症状,因此临床药师有必要与护理人员沟通,适当控制滴速,以减少不良反应。再如糖尿病周围神经病变患者需输注硫辛酸注射液,由于该药物的活性成分对光敏感,需要及时提醒护士使用遮光袋。再如使用奥沙利铂与氟尿嘧啶治疗结直肠癌患者,若先使用氟尿嘧啶,奥沙利铂会降低其清除率,增加其骨髓抑制等毒性,故奥沙利铂应在输注氟尿嘧啶前给药。此外,临床药师应充分考虑静脉制剂的配伍禁忌问题,如多烯磷脂酰胆碱只能用葡萄糖作为溶媒进行静脉滴注。针对以上问题,在药学查房时临床药师可与医疗小组成员间积极交流,提供相关的药学建议。

2. 随访及追踪

(1) 住院患者的随访:在对患者进行入院首次药学查房之后,若患者病情较为平稳,没有发生治疗方案变化,临床药师应主动随访和发现患者的需求,及时提供用药咨询服务。为患者提供用药咨询服务是药学查房时的一项重要内容。这项工作要求临床药师在熟悉本专业药物治疗学基本知识的前提下,尽量扩大知识面,并能将相关知识融会贯通,以通俗、准确的语言回答患者咨询。对于用药咨询的回复可有几种形式。第一,当即口头回复。对于临床药师熟悉的咨询问题,可当场予以回复。如医生建议患者家属给予患者高蛋白、高能量饮食补充能量,提高免疫力。临床药师查房时患者家属询问何为高蛋白、高能量饮食,临床药师当场给予回复,即高热量食物除谷类制品外,还包括黄豆、芝麻、花生、核桃等食物,而优质蛋白质食品包括鸡蛋、鱼类、虾、牛肉、鸡肉、兔肉和豆制品等。药师及时的解答可使患者及家属消除疑虑,提高治疗的依从性。第二是书面回复。这种回复形式见于较为复杂的说明,如某种药品的不良反应及注意事项等信息,可设计适当的表格,将需回复的内容进行编辑后回复患者。如某高龄冠心病伴有甲状腺功能减退、血脂异常、高血压、糖尿病的女性患者,每日的治疗方案较复杂,包括早饭前1小时,空腹服用左甲状腺素钠片;早饭前10分钟,皮下注射预混胰岛素;早饭后30分钟,服用阿司匹林肠溶片、替格瑞洛片、硝苯地平控释片;午饭时,阿卡波糖片与第一口食物同时服用;晚饭前10分钟,皮下注射预混胰岛素;睡前,服用阿托伐他汀钙片。以上治疗方案较为复杂,患者很难一次性记住并规律服药。为了提高患者的依从性,临床药师可将以上内容编辑成表格,在药学查房时交代给患者及家属,尽可能让患者规律服药,控制病情。第三是事后回复。当患者咨询的问题较为生疏,临床药师可于查房后查询相关资料,得到合适的答案后再通过电话、口头或邮件等形式回复患者。如一位急性粒细胞白血病患者询问服食胎盘对于治疗白血病是否有辅助治疗作用。临床药师此前对于此方面内容缺乏了解,经过查阅相关知识,了解到胎盘对白血病的治疗可以起到辅助作用,但没有直接的治疗作用;白血病主要依靠正规化疗、骨髓移植等治疗,才可能延长生存期。总之,为患者提供用药咨询一定要做到有问必答,且回复应有理有据。

(2) 返家患者的随访:对于重点监护的返家患者,临床药师应定期随访,对患者的病情控制情况、药物治疗效果、可能出现的不良反应等进行评估和监控。在用药剂量调整的复查时间节点提醒患者入院复查,如对于服用华法林抗凝的房颤患者,在最初应用的时候,需每周提醒患者返院监测INR值,并询问是否有牙龈出血、黑便等现象,询问患者的日常饮食情况,规避出血风险。又如,慢性肾功能不全长期进行腹膜透析的患者,临床药师应定期询问患者有无相关不良反应发生,腹膜透析液有无浑浊的现象,腹膜透析置管应定期到医院进行冲洗,并询问患者有无皮肤发干、发黄、皮屑增多等现象,提醒患者注意皮肤保湿。

二、药学教学查房的基本程序和内容

药学教学查房是以教学为根本目的的查房。在药学教学查房中,带教临床药师的言传身教,可以增强学生对疾病的观察能力,树立人文关怀思想,培养临床沟通能力和技巧,让学生在真实感知中理解知识,建立临床药学思维,锻炼发现和解决临床用药问题的综合分析能力。带教临床药师在与学生及患者的互动中可获得知识的反哺,教学、科研水平和临床药学实践经验得到不断提高,达到教学相长的目的。对于患者而言,在教学查房中,通常会围绕所查患者最需解决的1~2个实际问题来进行分析和讨论,从而解决患者当前最需解决的临床用药问题。药学教学查房的基本程序也包括查房前、查房中和查房后三个环节(图 3-3)。

查看病历: 患者信息 用药医嘱 治疗记录 预习功课: 医学基础 药物治疗基础 监护参数 准备问题: 对患者提问 对药师团队提问	学生汇报: 病史 检查指标 药物治疗方案及效果 依从性 治疗方面问题 用药教育 带教药师指导: 汇报及药学问诊的逻辑性 用药教育及用药咨询示教 团队讨论: 患者的问题 药师团队的问题	病例研讨: 药物治疗评估(疾病、患者及用药评估)药物调整分析与建议 互动研讨: 学生提出问题 患者需解决问题 药物治疗的问题 监护计划 查房总结: 方案合理性 药学监护要点 新知识
查房前	**查房中**	**查房后**

图 3-3　药学教学查房的基本程序

(一) 查房前的准备

药学教学查房应选择有教学意义的典型病例,并提前征得患者同意,做好思想工作,取得其配合。在查房前,学生需准备患者的病历和辅助检查结果等资料,并准备必要的检查物品。所有参加查房的人员必须提前熟悉患者的病情及各种辅助检查结果、治疗方案、所用的药物等,阅读相关专业著作或文献,带着问题参加查房;查房开始前,带教临床药师须向参与查房的人员简单介绍此次查房的目的和注意事项。

(二) 床旁教学部分(查房中)

查房全体人员一起来到患者病床旁,由带教临床药师问候患者并说明此次查房的目的,开始本次药学教学查房。首先,由学生或临床药师学员简要陈述患者的病史、阳性体征、辅助检查异常结果、目前诊断及治疗方案、药物治疗效果及主要问题等。带教临床药师对其汇报内容的顺序性和逻辑性进行简要分析,并给予指导;其次,由学生或临床药师学员对患者的具体用药情况、治疗效果、不良反应等进行针对性的询问,并开展用药教育和用药咨询。带教临床药师指出此过程中存在的问题,根据学生或临床药师学员询问过程中的不足对患者予以补充询问,并进行规范示教。教学查房中,带教临床药师还应关爱患者,做好病情、用药注意事项等的解释工作,言传身教地培养学生树立良好的医德医风。

(三) 讨论和总结(查房后)

床边查房结束后,全体人员来到研讨室,带教临床药师采用启发式、互动式等教学方法,结合临床病例进行讲解,引导学生建立临床药学思维;学生提出自己的问题和观点,带教临床药师对提出的疑难问题进行解答。最后,由带教临床药师对本次查房进行系统总结,从基础理论出发,结合临床实际,分析药物治疗方案的合理性、药学监护要点、药学教育注意事项等,并适当拓展与所选病例相关的药物治疗新进展、新技术。

三、药学查房的要点及注意事项

(一) 药学查房的要点

药学查房的要点即为药学监护的重点及核心内容。首先,药学查房中首要关注的就是患者用药后的有效性。在初步掌握患者病情,如现病史、既往史、入院诊断及入院后需解决的主要问题等的基础上,需要更注重获取患者的主要药物信息,如药物的适应证、用法用量、给药途径和疗程等,这些信息将对正确评估患者用药的有效性起到关键的作用。

其次,要重视患者用药的安全性,包括药物不良反应的预判、药物相互作用评估、特殊人群用药风险评估等,临床药师应为患者的用药安全把关,从整体角度评估用药的风险和获益,权衡利弊,谨慎选择药物,同时要密切监测药物治疗过程中不良反应的发生,并及时予以防治。

再次,要兼顾用药的经济性,包括医疗保险是否给予报销、患者的实际经济承受能力等。在保证药物有效和安全的基础上,利用专业知识、循证药学和经济学评价方法等,为患者筛选出更经济的用药方案,这也是临床药师的基本职责。

最后,要关注用药的适宜性,如关注药物的皮试结果、药品规格的选择、重复用药问题等,预防和纠正不合理的用药行为。临床药师还应通过治疗药物监测、药物基因检测等方法,多维度地为患者把握用药适宜性,促进疾病治疗的精准用药。

总之,临床药师实施查房活动是为临床医疗团队和患者解决实际问题,尤其体现在发现和解决药物治疗问题、解决用药的疑难问题等。常见的用药疑难问题举例如下:

1. 抗菌药物的合理应用问题 抗菌药物的合理应用是临床各科室共同面临的一个技术性难题。临床药师可将其作为开展工作的切入点,为优化临床药物治疗进行有益的尝试。常见的问题包括抗菌药物过量应用(如预防切口感染应用抗菌药物疗程过长、术前预防感染选用抗菌药物的级别过高等)、抗菌药物的给药时间和间隔时间不合理、抗菌药物阶梯式治疗不合理等。如心脏内科经皮介入的冠状动脉支架植入术,应叮嘱医生此类切口属于Ⅰ类切口,手术前后均不应该给予抗菌药物预防感染。临床药师应认真审核医嘱,及时纠正抗菌药物过量应用及不合理应用等问题,与医疗团队及时沟通,共同商议抗菌药物用药方案的合理调整。

2. 药物相互作用问题 多药联用在疾病的治疗中十分常见,尤其对于基础疾病较多、治疗方案较为复杂的患者,确定药物之间是否有相互作用、相互作用是否会带来临床获益、相互作用是否会产生严重的不良反应等尤为重要。如对于2型糖尿病患者,门冬胰岛素与地特胰岛素联用是否合理? 临床药师应基于药物的药效学和药代动力学特点,给予专业的解释:门冬胰岛素是一种速效胰岛素类药物,皮下注射后迅速和胰岛素受体结合,降低血糖水平,因此可有效控制餐后血糖及糖化血红蛋白水平;地特胰岛素是一种长效胰岛素类药物,其吸收缓慢、药效持续时间长,可有效维持血糖的正常浓度,且低血糖的发生风险低,因此可用于控制基础血糖,尤其是夜间血糖的水平;二者联用药效协同,可良好控制血糖水平,因此联用合理。

（二）药学查房的注意事项

作为临床药师开展药学监护的基本工作形式，药学查房尚需注意一些事项，如沟通的技巧、保护患者隐私、有效答复患者及做好查房记录等。

1. **避免职业暴露，注意手卫生** 医务人员的职业暴露，是指医务人员在从事诊疗、护理活动过程中接触有毒、有害物质，或传染病病原体，从而损害了健康或危及生命。临床是一个特殊的环境，在查房中应做好防范，注意保护自己，避免接触感染性物质。此外，应养成良好的手卫生习惯，手部消毒措施要到位。

2. **注重沟通方式，避免医患冲突** 临床药师查房时应注重仪表、礼节和礼貌，尤其应注重沟通方式。与患者沟通时应体现人文关怀和爱护，做到从患者的角度换位思考，充分尊重和保护患者的隐私，注意医疗保护；切忌当患者和家属的面随意评论医疗和护理工作；更不要妄自评价其他医护人员的医疗行为。良好的沟通，可以提高患者参与、控制治疗策略的水平，使医患的意见达成一致，从而更好地保证药物治疗的依从性和有效性。与医疗团队其他医护成员沟通时，应以专业的角度、平等的态度及合作的方式进行协商和分析，对医师或护理人员提出的合理用药问题，应做好充分的专业知识储备和心理准备，熟悉的问题有层次、有条理地回答，不能立即回答的问题，应坦诚地向医护人员说明，事后查阅资料后给予明确答复。总之，做到与医护人员表达清楚，与患者良好沟通，避免与患者发生冲突。

3. **鼓励患者对用药问题进行咨询，并作出针对性的、科学性的有效答复** 临床药师应提供药物的最新信息，应将说明书及指南上的知识变更为直接的面对面药学信息服务，并将合理用药由被动存在的问题转变成药师主动解决的问题。在查房过程中应鼓励患者提出疑惑的用药问题，并积极予以回答；遇到不确定的问题，切不可不懂装懂，或随便回答，或不了了之，而是应该对患者有所说明，事后请教他人或查阅资料后一定予以回复，以赢得患者的信任。若遇到危重症患者如昏迷、失语等，应积极与患者家属进行用药问题的交流，避免遗漏重要信息。在对出院患者进行用药教育时，可以根据患者不同的特点"对症下药"，如对依从性好的患者可进行一般语言教育；对年龄大、记忆力差且服用药物种类多的患者应进行书面教育；对需使用吸入剂、皮下注射剂等设备的患者进行实物演示教育以免使用有误等。

4. **注意保护患者的隐私** 药学查房时，应仔细倾听患者的叙述，对于涉及患者隐私方面的疾病情况、治疗方案等，应单独与患者进行沟通与交流，保证患者在比较舒适的谈话环境中接受自己的用药治疗方案。在进行药学教学查房时，应注意隐去患者的姓名与住院号；在进行案例分享时，不仅需要隐去患者的姓名与住院号，更需要对患者特征性信息进行模糊处理，充分尊重患者隐私。

5. **做好查房总结记录工作** 临床药师日常主导或参与的医疗活动均应有明确的记录，药学查房也不例外。查房记录可采用教学药历的格式，将每次的药学查房结果写入"药物治疗日志"部分。普通患者应不超过每3天书写记录1次，危重患者随时书写记录。此记录形式适用于刚进入临床开展工作的药师或培训中的临床药师学员。对于临床药师的常规工作而言，则需根据其所在专业及患者的特点，自行设计表格或查房记录单，将药学查房的情况进行常规记录。查房记录不仅是岗位工作的要求，同时也便于药师进行阶段性的总结和整理，从记录中归纳同种疾病患者的药物治疗情况，提取关键要素，以便进一步完善药学监护工作。

第三节　药学查房实践案例

案例一：1 例急性脑梗死伴卒中相关性肺炎患者的药学查房

（一）患者病史摘要

患者，男，72 岁，因"言语笨拙伴左侧肢体活动不灵 5 小时"入院。患者入院当日 12：50 左右无明显诱因突然出现言语笨拙，口角歪斜、流涎，同时伴有左侧肢体活动不灵，无抽搐、呕吐等症状，紧急送入院，急诊行介入取栓治疗后返回病房。既往有高血压病史 10 余年，平素口服硝苯地平控释片，血压控制欠佳；冠心病病史 10 余年。吸烟饮酒史 40 余年。入院查体：体温 36.8℃，心率 62 次 /min，呼吸 18 次 /min，血压 223/118mmHg。神志清楚，不完全混合性失语，左侧肢体肌力 1 级，右侧肢体肌力 5 级。格拉斯哥昏迷评分法（Glasgow coma scale，GCS）：睁眼反应 4 分，言语反应 5 分，运动反应 6 分，总分 15 分。美国国立卫生研究院卒中量表（National Institute of Health stroke scale，NIHSS）评分 10 分，吞咽功能障碍评定异常。凝血功能检查：D- 二聚体 1.26mg/L。血常规：白细胞计数 12.2×10^9/L、中性粒细胞百分比（NEU%）86.4%。C 反应蛋白（CRP）1.52mg/L，超敏 C 反应蛋白 4.7mg/L，降钙素原（procalcitonin，PCT）<0.02ng/ml，空腹血糖 7.26mmol/L，糖化血红蛋白 6.65%。血脂：总胆固醇 4.09mmol/L、甘油三酯 0.9mmol/L、高密度脂蛋白 1.05mmol/L、低密度脂蛋白 2.44mmol/L。心电图显示心房颤动。头 CT 显示：右侧大脑半球大面积梗死，多发腔隙性梗死。入院诊断：①急性脑梗死（右侧颈内动脉系统）；②高血压三级；③心房颤动；④冠心病。

（二）药学查房前准备要点

1. 明确患者用药史、药物用法

降血压治疗：硝苯地平控释片，60mg，口服，1 次 /d。

2. 查看入院后病情和用药医嘱　入院后病情较为平稳，采用如下方案进行治疗：

抗血小板：盐酸替罗非班注射液，100ml，静脉输液，1 次 /d；阿司匹林肠溶片，100mg，口服，1 次 /d；硫酸氢氯吡格雷片，75mg，口服，1 次 /d。

预防卒中性肺炎：乙酰半胱氨酸溶液，3ml，雾化吸入，2 次 /d；氨溴索注射液，15mg，静脉输液，2 次 /d。

调脂、稳定斑块：阿托伐他汀钙片，20mg，口服，1 次 / 晚。

降血压：乌拉地尔注射液，15mg，静脉注射，1 次 /d。

预防应激性溃疡：艾司奥美拉唑钠镁肠溶片，40mg，口服，1 次 /d。

（三）药学查房工作要点

1. 初始药学查房及用药指导与调整

（1）盐酸替罗非班注射液与阿司匹林及氯吡格雷联合治疗时，最常见的不良事件是出血，叮嘱患者注意有无消化道出血或牙龈出血的情况，若出现出血的情况应及时告知医疗团队。

（2）阿托伐他汀钙片应在晚上睡前服用，叮嘱患者注意服用此药物可能引起肌肉酸痛等不良反应，若出现应及时告知医疗团队。

（3）氯吡格雷为前药，须经肝脏 CYP2C19 代谢为活性产物。5 种常用的质子泵抑制剂（proton

pump inhibitor，PPI）中，奥美拉唑、艾司奥美拉唑和兰索拉唑主要通过 CYP2C19 在肝内代谢，与氯吡格雷有相互作用。而雷贝拉唑和泮托拉唑对 CYP2C19 的依赖性则较低。临床药师建议将艾司奥美拉唑钠镁肠溶片替换为雷贝拉唑钠肠溶片 10mg，1 次 /d 或泮托拉唑钠肠溶片 40mg，1 次 /d，医师予以采纳。

2. 住院期间药学查房及用药调整

（1）入院第 2 天病情变化：患者体温 37.5℃，痰多，较黏稠，排出不畅，吞咽障碍，白细胞计数 12.2×10⁹/L、NEU% 86.7%、CRP 9.09mg/L，肺 CT 示双下肺炎性改变，考虑为卒中相关性肺炎。

临床药师查房后用药建议：卒中相关性肺炎常见的致病菌主要为革兰氏阴性杆菌（97.82%），其次为革兰氏阳性球菌、厌氧菌或真菌感染（2.18%）。哌拉西林属于半合成青霉素类，对大肠埃希菌、肺炎克雷伯菌、假单胞菌、不动杆菌等革兰氏阴性菌作用强，对阳性菌中肠球菌有效，对厌氧菌也有较好效果，因此经验性应用 β- 内酰胺酶抑制剂的复合制剂哌拉西林他唑巴坦钠粉针治疗卒中相关性肺炎。具体方案为哌拉西林他唑巴坦钠 4.5g 静脉输液，3 次 /d。

（2）入院第 4 天病情变化：患者呼吸困难、喘息，双肺可闻及湿啰音，需呼吸机辅助呼吸，白细胞计数 13.1×10⁹/L、NEU% 87.3%、CRP 100.50mg/L、PCT 1.09ng/ml，肺 CT 示双肺炎症加重。

临床药师查房后用药建议：与医师协商，考虑患者近日应用抗生素 3 天，卒中相关性肺炎加重，建议停用哌拉西林他唑巴坦钠，更换为美罗培南，具体方案调整为美罗培南 500mg，静脉输液，3 次 /d。

用药注意事项：应用美罗培南期间，注意监测患者的肾脏功能，一旦出现肌酐清除率降低的情况，应及时降低给药剂量或延长给药间隔。

（3）入院第 8 天病情变化：患者体温 36.7℃，化验回报鲍曼 / 醋酸钙不动杆菌复合体（++++）。白细胞计数 11.9×10⁹/L、CRP 42.34mg/L，药敏试验结果提示仅对替加环素和多黏菌素敏感。

临床药师查房后用药建议：考虑患者目前感染指标均呈好转趋势，且无发热症状，结合患者用药史，考虑痰培养和药敏试验结果可能是使用美罗培南的筛选结果，临床药师建议可暂不加用替加环素。

（4）入院第 9 天病情变化：患者体温 37.3℃，白细胞计数 12.8×10⁹/L、CRP 27.53mg/L。

临床药师查房后用药建议：患者感染指标较前呈下降趋势，故停用了美罗培南，降阶梯使用哌拉西林他唑巴坦钠。具体方案如上。

（5）入院第 11 天病情变化：患者一般状态尚可，体温 37.1℃，血压 145/81mmHg。凝血五项结果：凝血酶原时间（prothrombin time，PT）14.6s、INR 1.12、活化部分凝血活酶时间 36.8s、纤维蛋白原 6.86g/L、凝血酶时间 16.7s、D- 二聚体 1.77mg/L。

临床药师查房后用药建议：停用乌拉地尔注射液、雷贝拉唑钠肠溶片、阿司匹林肠溶片和硫酸氢氯吡格雷片，加用利伐沙班片。

抗凝方案调整为：利伐沙班片，10mg，口服，1 次 /d。

用药注意事项：利伐沙班片应与食物同服，如发生严重出血，须立即停用利伐沙班片。

3. 出院前药学查房及用药建议

入院第 14 天病情变化：患者病情稳定，无发热，言语笨拙、左侧肢体活动不灵症状明显缓解。

临床药师查房后用药建议：出院后继续口服利伐沙班片进行抗凝治疗，同时进行康复治疗，如有不适随诊。

4. 临床用药及药学查房分析与讨论

（1）质子泵抑制剂的选择：PPI 可预防危重症患者应激性溃疡，适用于高危人群。该患者具备的高危因素为心脑血管意外，且合并使用非甾体抗炎药，故需要使用 PPI。

PPI 的选择：PPI 在体内代谢迅速，主要通过细胞色素 P450（CYP450）系统中的 CYP2C19 和 CYP3A4 在肝内代谢，并经肾脏清除。患者同时应用了氯吡格雷。氯吡格雷为前药，已知 85% 氯吡格雷是经脂酶水解代谢为无活性产物排出体外，15% 须经 CYP2C19 代谢为有活性产物，发挥抗血小板作用。因此，氯吡格雷与 PPI 合用会产生对代谢酶的竞争性抑制，使氯吡格雷活性代谢物的血药浓度降低，从而增加心脏突发事件及死亡率。但并不是所有 PPI 都依赖 CYP2C19 代谢，常用的 5 种 PPI 对 CYP2C19 的依赖性存在差异：80% 以上的奥美拉唑、50% 以上的艾司奥美拉唑和兰索拉唑经 CYP2C19 代谢；泮托拉唑虽然主要经 CYP2C19 代谢，但对其亲和力较低，且其特有的二相代谢，也降低了其对 CYP2C19 的依赖性；雷贝拉唑主要经烟酰胺腺嘌呤二核苷酸磷酸代谢，其次经 CYP3A4、CYP2C19 代谢。2009 年 5 月，国家食品药品监督管理局强调应用氯吡格雷时需慎用 PPI，必要时使用对 CYP2C19 影响较小的雷贝拉唑、雷尼替丁及胃黏膜保护剂米索前列醇、硫糖铝；或使用不经 CYP450 代谢的抗血小板药普拉格雷。所以，临床药师建议将初始用药中的艾司奥美拉唑镁肠溶片替换为对 CYP2C19 依赖性较低的雷贝拉唑钠肠溶片或泮托拉唑钠肠溶片。

（2）抗菌药物的选择：哌拉西林属于半合成青霉素类，临床应用广泛，抗菌谱广，抗菌谱略偏革兰氏阴性杆菌，对大肠埃希菌、肺炎克雷伯菌、假单胞菌、不动杆菌等作用强，对革兰氏阳性菌中肠球菌有效，对厌氧菌（如拟杆菌、梭菌、消化球菌）也有较好效果。卒中相关性肺炎是指原无肺部感染的卒中患者罹患感染性肺实质炎症，与卒中后机体的功能障碍有密切关系。常见的致病菌有革兰氏阴性杆菌（如鲍曼不动杆菌、肺炎克雷伯菌、铜绿假单胞菌、大肠埃希菌等）、革兰氏阳性菌（以金黄色葡萄球菌为主）或厌氧菌，部分患者伴有真菌感染。一般经验性选择广谱青霉素与 β- 内酰胺酶抑制剂的复合制剂作为初始抗感染治疗。对于重症患者首选碳青霉烯类，再根据病原学结果采取降阶梯治疗。患者入院第 2 天出现发热，NEU%、CRP 较前升高，肺 CT 示双肺坠积性炎性改变，炎症较前加重。综合考虑，经验性应用 β- 内酰胺酶抑制剂的复合制剂哌拉西林他唑巴坦钠治疗卒中相关性肺炎。

患者入院第 4 天，肺炎较前加重，哌拉西林他唑巴坦钠已使用 72 小时，仍无法控制患者的感染状况，故需要调整抗菌药物方案，停用哌拉西林他唑巴坦钠，给予碳青霉烯类的美罗培南抗感染治疗。

入院第 8 天，患者痰培养提示鲍曼 / 醋酸钙不动杆菌复合体 ++++，药敏试验结果提示其仅对替加环素和多黏菌素敏感。首先要区分鲍曼不动杆菌是定植菌还是感染菌。判断鲍曼不动杆菌肺部感染，除了有细菌感染的一般表现（如发热，白细胞计数和 / 或 NEU%、CRP 增高）以外，还应当参考以下几点：①与肺炎相符的症状、体征和影像学上出现新的或持续的，或加重的肺部渗出、浸润、实变；②宿主因素，包括基础疾病、免疫状态、先期抗菌药物使用、其他与发病相关的危险因素如机械通气时间等；③正在接受抗菌药物治疗的患者如果一度好转，复又加重，在时间上与鲍曼不动杆菌的出现相符合；④从标本采集方法、标本质量、细菌浓度（定量或半定量培养）、涂片所见等，评价阳性培养结果的临床意义；⑤2 次以上痰培养显示纯鲍曼不动杆菌生长或鲍曼不动杆菌优势生长。综合该患者之前肺炎曾经加重、免疫功能较差、呼吸机辅助呼吸 5 天及美罗培南用药史等情况,考虑痰培养的结果是定植的鲍曼不动杆菌转变成感染的致病菌。

其次是对药敏试验结果的解读。针对鲍曼不动杆菌的治疗主要原则有:①根据药敏试验结果选用抗菌药物。鲍曼不动杆菌对多数抗菌药物耐药率达 50% 或以上,经验选用抗菌药物困难,故应尽量根据药敏试验结果选用敏感药物。②联合用药,特别是对于广泛耐药鲍曼不动杆菌感染常需联合用药(仅指 1~2 种潜在有抗不动杆菌活性的药物,主要指对替加环素和 / 或多黏菌素敏感的菌株)。③通常需用较大剂量。④疗程常需较长。⑤根据不同感染部位选择组织浓度高的药物,并根据药物代谢动力学 / 药物效应动力学(pharmacokinetics/pharmacodynamics,PK/PD)理论制订合适的给药方案。⑥肝、肾功能异常者及老年人,抗菌药物的剂量应根据血肌酐清除率及肝功能情况作适当调整。⑦混合感染比例高,常需结合临床覆盖其他感染菌。含碳青霉烯类抗生素的联合方案主要用于同时合并多重耐药肠杆菌科细菌感染的患者。结合患者此前有美罗培南用药史,目前体温恢复正常,感染症状和指标均呈好转趋势,因此考虑此药敏试验结果(提示感染菌仅对替加环素和多黏菌素敏感)可能是由于患者既往应用美罗培南筛选后的结果,而且患者目前病情好转,故建议可维持现有治疗,暂不加用替加环素。

(四) 药学查房后的总结与跟踪

卒中相关性肺炎是急性脑梗死常见的并发症,因吞咽功能障碍导致误吸,是肺炎最常见的危险因素之一。该患者因急性脑梗死存在吞咽功能障碍,故入院初始用药即给予乙酰半胱氨酸和氨溴索预防卒中相关性肺炎。患者出现卒中相关性肺炎后,根据常见致病菌经验性应用 β-内酰胺酶抑制剂的复合制剂哌拉西林他唑巴坦钠进行抗菌治疗,治疗效果不佳升级为美罗培南治疗。在患者菌培养回报为鲍曼不动杆菌感染,且药敏试验结果提示仅对替加环素和多黏菌素敏感时,临床药师和医师结合患者的状态、辅助检查和用药史对结果进行综合分析,从而制订个体化治疗方案。在预防应激性溃疡的 PPI 选择方面,临床药师根据药物代谢途径,也为临床合理用药提供了更合理的建议。

综上,通过本案例的分析,临床药师的药学查房服务能够分析临床中用药存在的问题并提出合理建议,为患者提供安全、有效的药学服务。

案例二: 1 例多发性肌炎伴间质性肺疾病患者的病例分析

(一) 患者病史摘要

患者,男,37 岁。2021 年 5 月 2 日开始出现咳嗽、咳黄痰,腰部出现红色丘疹,瘙痒。5 月 9 日外院行肺 CT 检查,提示双肺见多发片状高密度影。5 月 11 日根据血常规检验和血气分析结果,予以头孢呋辛静脉滴注 3 天,5 月 14 日出现发热,体温最高 37.8℃,调整抗生素为头孢米诺、左氧氟沙星静脉输液,经治疗后咳嗽、咳黄痰略有减少,逐渐出现气短症状,活动后明显。5 月 14 日行肺 CT 检查,提示双下肺影像较前略进展,经治疗后咳嗽、咳黄痰较前略有减少,气短症状未见好转。5 月 17 日行支气管镜检查,结核菌素纯蛋白衍化物(purified protein derivative tuberculin,PPD)试验(又称结核菌素皮肤试验)结果阴性,结核分枝杆菌 *rPOB* 基因检测阴性。灌洗液细胞学检查:可见一些淋巴细胞、中性粒细胞,未见癌细胞。灌洗液细胞 DNA 检测:未见 DNA 倍体异常细胞。5 月 21 日静脉滴注厄他培南、莫西沙星、更昔洛韦、氨溴索等药物,5 月 22 日静脉滴注莫西沙星 1 次,5 月 23 日口服莫西沙星片 1 次,其间发热 1 次,体温最高 37.5℃,咳嗽、咳黄痰,活动后气短,休息后好转,双肩关节、颞下颌关节酸痛,现为进一步治疗入院。入院查体:体温 36.3℃,脉搏 85 次/min,呼吸 18 次/min,血压 91/63mmHg,口唇无发绀,双下肺可闻及湿啰音,心率 85 次/min,各瓣膜听诊区未闻及病理性杂音,腹软,肝脾肋下未触及,双下肢无浮肿。辅助检查:肺部 CT 提示双肺斑片状高密度影,双下肺明显,纵隔内密度不均,纵隔内见小淋巴结。白细胞计数:10.9×10⁹/L;中性粒细胞百分比:79.2%;全血 CRP:27.61mg/L;血气分析提示:pH 7.423;二氧化碳分压:37.2mmHg;氧分压:71.8mmHg;钾:3.9mmol/L;乳酸:0.7mmol/L;实际碳酸氢根浓度:24.3mmol/L;血清白蛋白测定:37.5g/L;血清肌酸激酶(creatine kinase,CK):295U/L。入院诊断:①双肺病变待查;②低氧血症。

(二)药学查房前准备要点

1. 明确患者的疾病特点　多发性肌炎(polymyositis,PM)是一类自身免疫性慢性病,患者主要有对称性四肢近端肌无力、肌痛、干咳、活动后气促等临床表现,可伴内脏损害,累及肺脏较常见。抗合成酶抗体综合征(anti-synthetase syndrome,ASS)是多发性肌炎或皮肌炎的特殊类型,在与炎症疾病相关的自身抗体中有一类抗合成酶抗体,这类抗体阳性的患者具有较特殊的临床表现,如肌炎肺间质病变、对称性的多发性关节炎及发热、技工手、雷诺现象等,以糖皮质激素治疗为主。间质性肺疾病(interstitial lung disease,ILD)是 PM 患者常见并发症之一,其早期并无典型呼吸道症状,可发展至肺间质纤维化,增加感染风险,甚至因呼吸衰竭而死亡,因此对于多发性肌炎伴间质性肺疾病的合理用药手段非常重要。

2. 查看入院后病情和用药医嘱　患者以咳嗽、咳痰、气短、间断发热为主要症状。双肺可闻及湿啰音。肺 CT 提示双肺斑片状高密度影,双下肺明显。结合患者院外发病考虑其可能感染的病原体,兼顾覆盖非典型病原体,给予莫西沙星氯化钠注射液 250ml,1 次/d,静脉输液;不除外病毒感染,故予以奥司他韦胶囊 75mg,2 次/d,口服;同时给予患者祛痰治疗,氨溴索口服溶液 30mg,3 次/d,羧甲司坦片 0.5g,3 次/d,口服。

(三)药学查房工作要点

1. 初始药学查房及用药调整指导

(1)提醒护士在静脉滴注莫西沙星氯化钠注射液的时候应避光;且莫西沙星可能会延长某些患者心电图的 QT 间期,注意监测患者心电图变化。叮嘱患者用药期间注意避光,不要晒太阳。

(2)患者应用化痰药出现恶心、胃部不适、腹泻等消化道症状,结合患者既往有胃溃疡病史,嘱患者一旦出现类似情况应及时告知医师。如若咳嗽、咳痰、气短症状未缓解也应及时告知药师等医疗团队进行治疗方案调整。

2. 住院期间药学查房及用药调整

(1)入院第 2 天病情变化:患者咳嗽、咳痰症状无明显变化,仍咳黄痰。

临床药师查房后用药建议及监护:加用乙酰半胱氨酸泡腾片 0.6g,2 次/d,口服。继续监护患者的咳嗽咳痰症状、痰量及颜色变化。

(2)入院第 4 天病情变化:患者昨夜体温最高 38.1℃,咳嗽、咳黄痰较前减少,活动后感觉气短,频繁咳嗽。右肩关节疼痛不能做上抬动作,左肩关节疼痛较前好转,做咬合动作时颞下颌关节疼痛未见明显变化。复查血常规白细胞计数 10.4×10⁹/L;中性粒细胞百分比 73.4%;感染指标未见明显好转。肌电图提示:疑似肌源性受损。结合患者氧分压下降趋势,双肺多发间质改变,不除外风湿免疫相关疾病肺损害。

临床药师查房后用药建议及监护:加用甲泼尼龙琥珀酸钠粉针 80mg,1 次 /d,静脉输液,冲击治疗;奥美拉唑镁肠溶片 40mg,1 次 /d,口服,保护胃黏膜;碳酸钙 D$_3$ 片,1 次 /d,口服,补钙。甲泼尼龙会引起胃黏膜损伤,患者既往有胃溃疡病史,即使应用奥美拉唑保护胃黏膜仍需要监护患者有无出现消化系统不良反应。且激素冲击治疗容易导致人体出现血糖水平的升高,也会导致人体出现水钠潴留,引起血容量增加,出现血压水平的升高。因此需要定期监护患者的血糖、血压及离子情况,在出现不良反应时及时停药及纠正。

(3) 入院第 5 天病情变化:患者右肩上抬动作无明显受限,咳嗽、活动后仍有气短症状,双肺湿啰音较前无明显变化,排尿、排便正常。复查血常规白细胞计数 10.8×10^9/L,曲霉菌半乳糖甘露聚糖定量检测 <0.25μg/L,(1,3)-β-D 葡聚糖检测 <10.00pg/ml;化验 CK 295U/L、抗核抗体(antinuclear antibody,ANA)阳性(1∶3 200胞浆颗粒型)、抗 Ro -52 阳性,肌炎抗体谱提示 PL-7 抗体、SSA/Ro-52 阳性,患者自诉曾有一过性肌痛,平素无口眼干、腮腺肿大、手关节痛、双手遇冷变色。风湿免疫科会诊诊断为肌炎、肌炎相关性肺间质病变。

临床药师查房后用药建议及监护:继续给予糖皮质激素治疗,并且将甲泼尼龙琥珀酸钠粉针加大剂量为 80mg,每 8 小时一次。患者既往有胃溃疡病史,虽入院时便隐血正常,复查血常规显示血红蛋白未见下降,但全身激素用药量较大,调整为艾司奥美拉唑钠粉针静脉输液治疗以保护胃黏膜。口服骨化三醇胶丸 0.25μg,1 次 /d 及氯化钾缓释片 1g,2 次 /d,对应抗骨质疏松和补钾治疗。该患者在入院前及入院后已应用足量莫西沙星,感染指标及影像学均提示未明显好转,考虑莫西沙星可能不足以覆盖致病菌。入院后真菌相关检验指标均提示阴性,结合患者病情及感染部位常见病原体,该患者可能存在耐药革兰氏阴性菌(如肠杆菌科细菌)感染,因此,用药方案调整为对耐药革兰氏阴性菌敏感的厄他培南。具体方案是注射用厄他培南 1g,1 次 /d,静脉输液。厄他培南属于碳青霉烯类药物,有报道该类药物可能引起癫痫等神经精神症状,且该患者同时应用全身糖皮质激素,在用药期间应密切监护患者神经精神症状。

(4) 入院第 10 天病情变化:患者偶有咳嗽、咳白痰,活动后仍有气短症状,双肺湿啰音较前减少,双下肢无浮肿。复查血常规,白细胞计数 8.3×10^9/L;中性粒细胞百分比 65.0%。CRP、PCT 正常。

临床药师查房后用药建议及监护:停用奥司他韦与羧甲司坦,予以人免疫球蛋白 20g,静脉输液,1 次 /d。异丙嗪 25mg,肌内注射,1 次 /d,预防过敏。结合患者自身情况,将甲泼尼龙琥珀酸钠粉针减量至 80mg,1 次 /d,静脉输液。继续监护消化系统症状、血糖、血压及离子水平,避免发生较为严重的不良反应。

(5) 入院第 13 天病情变化:患者病情基本稳定。诊断为抗合成酶抗体综合征;肺间质病变(进展期)。

临床药师查房后用药建议及监护:调整糖皮质激素给药途径为口服,60mg,1 次 /d,清晨服药。加用口服他克莫司 0.5g,1 次 /d,治疗肌炎。停用人免疫球蛋白与异丙嗪。抗感染药物由厄他培南改为苹果酸奈诺沙星 0.5g,1 次 /d,口服。他克莫司在治疗自身免疫性疾病中能发挥积极作用,但与苹果酸奈诺沙联用可能增加延长 QT 间期的风险,注意监测心电图变化情况,嘱咐患者在用药过程中注意是否有心动过速等不适;他克莫司与激素联用可能加重诱发电解质紊乱的风险,特别注意患者血气分析指标。同时使用他克莫司会增加严重感染的风险,患者有基础感染,故应注意监护,避免加重。

3. **出院前药学查房及用药建议** 入院第 15 天,患者体温正常,咳嗽症状较前减轻,活动后气短较前有好转,活动后未吸氧指脉氧波动在 91% 左右,吸氧状态指脉氧波动在 95% 左右。双肺呼吸音较前好转,无明显胃部不适症状。病情稳定,出院。

临床药师查房后用药建议及监护:调整保护胃黏膜药物为奥美拉唑镁肠溶片 40mg,1 次 /d,口服。返家后继续目前抗肌炎、抗感染治疗策略,注意监控不良反应,一周后返院复查,不适随诊。

4. **临床用药及药学查房分析与讨论**

(1) 多发性肌炎的疗法:《中国多发性肌炎诊治共识》中指出,对于症状严重的患者,如出现吞咽困难、呼吸困难或同时合并其他脏器受累,如间质性肺炎等,可在口服之前进行甲泼尼龙冲击治疗,剂量可达 1 000mg/d 静脉滴注,每 3~5 天减为对半剂量,至相当于泼尼松的初始口服剂量时改为口服。糖皮质激素可以抑制多种细胞因子(IL-6、IL-8 等)的基因转录,促进 T 细胞的凋亡,阻断 B 细胞增殖分化和抗体分泌,同时减少炎性介质释放,降低自身组织对炎症的敏感性。他克莫司主要通过抑制蛋白磷酸酶来降低 T 细胞核因子的活性,从而降低 IL-2 的转录水平,发挥免疫抑制作用。此类疾病应用他克莫司未确定最佳血药浓度,因此若监测他克莫司血药浓度,一般参考器官移植患者的血药浓度,维持在 5~20ng/ml。本病例患者入院第 5 天经检查确诊为肌炎、肌炎相关性肺间质病变。考虑患者发病非急性,且尚未出现呼吸衰竭,故采用甲泼尼龙琥珀酸钠粉针 80mg,每 8 小时 1 次静脉输液冲击治疗。5 天后,将甲泼尼龙琥珀酸钠粉针减量至 80mg,1 次 /d 静脉输液。3 天后调整糖皮质激素给药途径为口服,剂量 60mg,1 次 /d,并联合免疫抑制剂治疗,他克莫司 0.5mg,1 次 /d。

(2) 抗菌药物应用方案调整:患者在外院多次应用头孢类、喹诺酮类抗菌药物,咳嗽症状好转后仍会出现活动后气短,考虑要覆盖非典型性病原菌。莫西沙星为第四代喹诺酮类抗菌药物,除对肺炎链球菌等革兰氏阳性球菌有良好的抗菌活性,对于非典型致病菌如衣原体、支原体和军团菌亦有广谱的抗菌活性。因此初始经验性选用抗菌药物莫西沙星能够覆盖菌群。患者应用莫西沙星抗感染 5 天后,其感染指标和肺部病灶未见明显好转,考虑莫西沙星可能不足以覆盖致病菌。入院后真菌相关检验指标均提示阴性,结合患者病情及感染部位常见病原体,推测该患者可能存在耐药革兰氏阴性菌(如肠杆菌科细菌)感染,因此,用药方案调整为对耐药革兰氏阴性菌敏感的厄他培南。厄他培南经验性治疗 8 天,患者症状及感染指标均好转,故将厄他培南粉针调整为苹果酸奈诺沙星胶囊口服继续治疗。苹果酸奈诺沙星是新型无氟喹诺酮药物,耐药菌的产生较少。

(四)药学查房后总结与跟踪

间质性肺疾病是多发性肌炎的常见并发症之一,本例患者以呼吸系统症状首发,经抗体谱检查发现肌源性受损,故考虑为肌炎相关性肺间质病变。患者应用了糖皮质激素治疗多发性肌炎,在用药过程中应注意可能出现的不良反应,如水、盐、糖、蛋白质及脂肪代谢紊乱、骨质疏松、精神症状等。患者既往有胃溃疡病史,且全身激素用药量较大,故给予 PPI 以预防胃黏膜的损伤,同时监护患者的消化系统不良反应。如有条件,服用他克莫司的多发性肌炎患者同样需要进行血药浓度监测,但是目前还没有研究报道这类人群的有效血药浓度,所以一般参考器官移植患者的血药浓度,维持在 5~20ng/ml。在治疗间质性肺炎的过程中用到了多种抗菌药物,应注意监护感染指标及肺部影像学变化情况。

综上,临床药师与治疗团队一起结合患者临床表现、实验室检验及辅助检查监控患者的病情变化,评价药物的疗效及不良反应,在激素及抗菌药物的选择和用量方面,临床药师提供了合理的用药建议,为患者制订个体化用药方案发挥了重要作用。

思考题

1. 何谓药学查房?请简述药学查房的目的和基本形式。

2. 以药学日常查房为例,描述一下药学查房有哪些基本程序?内容有哪些?

3. 与临床查房相比,药学查房有何不同?

(赵明沂)

第四章 药 学 会 诊

药学会诊是指医疗机构药师应临床科室的邀请,出于诊疗需要对患者的药物治疗方案进行制订、修订和开展药学监护的药学服务,是药师应用药学专业知识向患者提供直接的、负责任的、与药物使用有关的服务。药学会诊以促进科学合理用药为目的,既包括保护患者用药安全性,也包括用药便利性,具体包括保障患者用药安全、优化患者治疗效果、节约治疗费用、改善与提高患者的生命质量。药学会诊作为一种重要的药学服务模式,越来越多地受到关注与重视,不仅是临床药师参与患者药物治疗的重要途径,更是促进临床合理用药的关键环节。

第一节 概 述

一、药学会诊的发展历程

美国临床药学会(American College of Clinical Pharmacy,ACCP)在 1997 年曾就药师参与临床药物治疗过程发表声明,鼓励具有资质的临床药师积极参与临床药物治疗管理过程。鉴于临床药师进行药物治疗会诊已经成为医疗机构药师日常工作的重要内容之一,自 2008 年起,美国各州相继通过了协作药物治疗管理(collaborative drug therapy management,CDTM)的立法。到 2015 年,美国已有 48 个州正式通过相关法案,目的在于加强会诊工作中临床药师的管理,规范会诊过程中临床药师行为,明确临床药师治疗会诊的职责和责任。目前,在欧美等发达国家,临床药师制开展较为成熟,在临床开展工作的药师拥有深厚的可以改善患者的健康状况与生命质量的药物治疗知识及确保获取最佳治疗效果的药物治疗经验与判断能力。临床药师是药物治疗的专业人士,他们可提供药物治疗评估服务,如抗菌药物、抗凝药物、咳喘药及肠外肠内营养支持方案的使用等;可在会诊过程中为医师提供合理用药建议,提高慢性病患者用药依从性、改善患者生理和心理健康等;可在患者住院与出院时提供用药教育,并可在诸多方面帮助医院降低医疗风险。在美国,临床药师已成为实现安全、有效、经济、适当用药的不可缺少的力量。

在我国,随着临床药学工作的深入开展,临床药师参与临床治疗工作逐渐受到重视,其受邀参加患者用药会诊的机会逐日增多。相关政策的出台也为临床药师会诊工作的开展创造了有利条件。2011 年,卫生部等在《医疗机构药事管理规定》中指出,会诊工作是药师的工作职责之一,要求药师走进临床,参与临床团队治疗工作。2012 年,卫生部针对抗菌药物滥用现象,发起抗菌药物专项整治行动,并在《抗菌药物临床应用管理办法》中要求具有相应资格的药师参与特殊使用级抗菌药物的会诊工作,明确药师在抗菌药物会诊治疗团队中的作用。当前,医药卫生体制改革不断深入,以破除以药补医机制为切入点和突破口的公立医院综合改革措施逐步推进,医疗机构药学服务工作面临新的任务和挑战。为适应改革要求,进一步加强药事管理,促进药学服务模式转变,维护人民群众健康权益,2017 年国家卫生和计划生育委员会、国家中医药管理局联合发布《关于加强药事管理转变药学服务模式的通知》,指出推进药学服务从"以药品为中心"转变为"以病人为中心",从"以保障药品供应为中心"转变为"在保障药品供应的基础上,以重点加强药学专业技术服务、参与临床用药为中心"。强调临床药师要积极参与临床药物治疗,实施药学查房和药师会诊,提供或调整药物治疗方案,发挥在合理用药中的作用。然而,我国药学会诊工作较其他临床药学工作起步晚、发展慢且不均衡,涉及专业较局限、制度不完善,从会诊的思维模式到会诊意见的格式与内容,均无统一标准的格式与样板,临床药师的会诊行为主要依靠各医院自己制订的制度条例加以规范。此外,随着临床药学工作受到越来越多的重视,迅速增长的会诊需求和日益复杂的会诊问题,也给临床药师带来了巨大的挑战,因此亟须加强药师队伍建设,提升药师药学服务能力及水平,构建科学可行的药学会诊模式。

2022 年 12 月,中国医院协会发布了《医疗机构药事管理与药学服务》九项团体标准,其中"药学会诊"管理标准初步制定了针对医疗机构药师开展药学会诊工作各要素的管理规范,如基本要求、会诊准备、会诊过程和质量管理与评价改进。此标准于 2022 年 12 月 1 日起实施,为规范医疗机构药学会诊服务、保障药学会诊工作质量提供了参考。

二、药学会诊的目的和意义

现阶段药学会诊服务的主体从主要作为药物"提供者"的传统药师,逐渐演变为侧重于临床实践的用药"服务者"和"管理者"。药学会诊的目的与意义主要体现在以下几方面。

(一)保障患者用药安全

临床药师参与会诊服务,发挥药学专长,提出合理的药物治疗建议,可减少药物治疗方案的不恰当之处,包括因疏忽大意或用药不适宜等导致的不恰当。

在保证处方合理性的前提下,控制药物不良事件(adverse drug event,ADE)的发生是保证用药安全的又一重要举措。临床药师对 ADE 的监测是保证患者用药安全的关键点,可以减少 ADE 的发生,提高药物治疗水平。

(二)优化患者治疗效果

在用药安全的前提下,高质量医疗服务需要药师介入来达到药效的最优化。国内多项临床药师会诊情况的分析研究显示,临床药师在感染性疾病治疗、慢性病管理、特殊人群用药方案调整、药物相互作用的治疗方案优化等方面起到了关键作用,采用临床药师会诊意见能够明显改善患者的预后。

(三)节约治疗费用

临床药师在会诊过程中,可以通过对药品的了解和比较,或有效地审核医师的重复处方,为患者提供更具成本-效益的用药方案,减轻患者的经济负担,节约医疗资源,这将直接提高治疗方案的经济实用性。另外,临床药师还可通过传播新药专业信息,提高药物的可及性。

（四）提升生命质量

临床药师会诊提供相应的用药知识，可影响服务对象的依从性，提升其生命质量，从而影响服务对象对整个服务过程的满意度。用药依从性通常会随着时间的推移而降低。需要长期用药或用药体验感较差的患者，依从性一般较差。而患者不愿意遵循用药方案，最终将导致疗效降低、治疗失败甚至病情反弹。多项研究表明，临床药师干预患者的依从性将显著影响其整体治疗质量，体现在心血管疾病、哮喘治疗、疫苗接种及家庭肠外肠内营养等方面。

第二节　药学会诊模式

我国药学会诊工作仍存在管理制度不健全、工作模式不清晰、标准不统一、临床药师能力参差不齐和职责不明确等问题。为解决这些问题，药学会诊模式的构建显得尤为重要。药学会诊开展是一个系统化工程，至少应做好以下工作：

（1）建立专门团队，包括资深临床药师和专科药师，确保团队成员具备必要的专业能力和临床经验；其中人才培养和技能提升是关键。

（2）加强药师与其他医疗专业人员如医生、护士进行多学科协作，共同参与患者的药物治疗决策。

（3）建立标准化的工作流程，涵盖会诊请求、资料收集、讨论、方案制订和执行跟踪等关键步骤。

（4）建立药学会诊的质量控制和评价体系，定期评估会诊效果和药师的工作表现，以确保持续改进。利用信息技术，如电子健康记录和会诊系统，提高会诊效率和质量。识别和评估药学会诊过程中可能的风险，并制订相应的风险响应计划。

（5）根据质量评价结果和临床反馈，不断优化药学会诊模式。

北京某医院采用计划（plan，P）、执行（do，D）、检查（check，C）和处理（act，A）PDCA循环法构建标准化药学会诊模式，包括制度制（修）订、流程优化（图4-1）和模板建立等核心内容，从而规范药学会诊流程和会诊建议书写，提高药学会诊水平与效率，保障临床合理用药和医疗安全，也为同级别医疗机构药学会诊制度构建、流程优化、模板设计和质量评价等提供了实践经验。

参加会诊是临床药师融入治疗团队的重要方式之一，也是临床药学服务的重要内容，临床药师应认真对待每一次会诊，掌握会诊思路和会诊技巧。接到会诊邀请后，临床药师应立即深入临床，首先应认真阅读病历，了解患者的一般情况、既往病史、药物过敏史或不良反应情况、病情演变过程和治疗情况。及时探视患者，了解患者的第一手资料。明确会诊目的，必要时查阅相关文献，做到心中有底；参加会诊时，认真听取患者病情介绍，针对临床会诊问题，提出针对性的建议。当临床医生提出的问题超过了自己专业知识，切忌信口回答或敷衍了事；会诊后2~3天，应主动对患者进行随访，了解会诊意见采纳情况。若采纳，应从临床表现和实验室检查等方面评估治疗效果，同时注重监测不良反应的发生；若未采纳，应了解和评估医生新的治疗方案治疗效果。另外，临床药师应及时对会诊过的病例进行分析总结。

抗菌药物为目前国内药学会诊涉及的主要药物种类之一，有学者总结了一套术后感染药学会诊的工作模式，可供临床药学工作者参考。

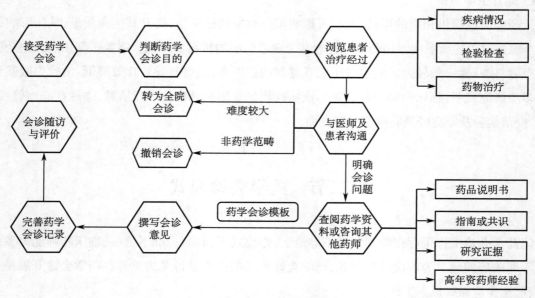

图 4-1   标准化药学会诊模式流程图

1. 首先判断术后发热是否为感染性发热,这是药学会诊的关键点和难点。对于术后发热的患者,首先要排除术后非感染性发热。在药学会诊时,药师需要结合患者的基础疾病、感染相关指标、手术部位、患者的症状和体征、影像学诊断及全身情况综合分析发热的原因,判断是否有术后感染。判断感染常见的指标有白细胞(WBC)计数、中性粒细胞百分比(NEU%)、C 反应蛋白(CRP)和降钙素原(PCT)。

2. 早期准确地判断感染部位是药学会诊经验性用药的重要依据。手术部位感染是术后最常见的并发症。而术后并发其他部位的感染,常与患者的基础疾病密切相关。只有明确感染部位,即使无病原菌检验结果,经验性选择抗菌药物治疗的成功率也会明显升高。

3. 及时评价术后感染程度、调整治疗方案。当患者术后感染后,出现血液循环不稳定如血压低、意识改变、多器官功能衰竭、感染相关指标明显升高及影像学急剧变化等情况时,应考虑术后感染加重。器官功能损伤的数量可以用于重症感染患者病情的评价。血乳酸的升高有助于早期识别重症感染的发生,并且提示重症感染患者的不良预后。乳酸和乳酸清除率的监测已经纳入感染性休克治疗指南,并且作为重症感染和感染性休克的重要监测指标进行推荐。严重感染在器官功能损伤前即出现微循环的改变,重症感染患者微循环的变化有助于重症感染的早期识别和预后的判断。

4. 结合患者的具体情况,制订个体化的抗感染治疗方案。病原学确诊后,可根据药敏试验结果,选用合适的"靶向"抗菌药物,避免长时间使用广谱或超广谱抗菌方案。对严重感染或需要立即控制的感染,通常采用"重拳出击"的策略,待感染控制后,行降级处理。在重症感染获得细菌培养结果之前,应早期给予广谱抗菌药物联合治疗,尽可能覆盖所有最可能的致病菌。对伴有脏器功能损害、脓毒症或免疫抑制的患者,应选择较广谱的抗感染药物如碳青霉烯类抗菌药物。特殊人群如血液透析、肝肾功能异常患者、免疫功能低下患者等选用治疗方案时,要考虑到抗菌药物的药效学和药动学特点、药物组织分布和常见的药品不良反应,选用安全合适的治疗方案。

5. 掌握药品的特点,监测患者相关指标的动态变化,关注患者的用药安全,制订个体化药学监护计划。会诊的患者通常病情危重,用药品种繁多,易发生药物相互作用。根据患者的脏器功能状况、抗菌药物的使用注意事项和药品不良反应情况,制订个体化药学监护计划,及时预防或发现药品不良反应,可有效减少或控制药品不良反应进一步发展,保障患者用药安全。

第三节　药学会诊基本要求及要点

一、药学会诊基本要求

(一) 组织管理

中国医院协会于 2022 年发布《医疗机构药事管理与药学服务》,规定药学会诊应纳入医疗机构医疗质量管理部门统一管理,由药学部门负责实施。医疗机构应建立完善的药学会诊服务相关管理制度,并为药学会诊提供相应软硬件支持。

(二) 人员要求

2011 年 3 月 1 日卫生部等发布实施的《医疗机构药事管理规定》指出,医疗机构药师工作职责包括"参加查房、会诊、病例讨论和疑难、危重患者的医疗救治,协同医师做好药物使用遴选,对临床药物治疗提出建议或调整建议,与医师共同对药物治疗负责"。2012 年 8 月 1 日实施的《抗菌药物临床应用管理办法》规定"特殊使用级抗菌药物会诊人员由具有抗菌药物临床应用经验的感染性疾病科、呼吸科、重症医学科、微生物检验科、药学部门等具有高级专业技术职务任职资格的医师、药师或具有高级专业技术职务任职资格的抗菌药物专业临床药师担任"。

2022 年中国医院协会发布的《医疗机构药事管理与药学服务》指出,医疗机构应规定会诊药师的准入条件并对符合资质的人员进行备案。参与药学会诊的药师应当具备会诊所需临床药学专业知识和相关临床药学工作经验,原则上应符合以下条件之一:①经临床药师规范化培训合格、具有主管药师及以上专业技术职务任职资格、专职从事临床药学工作 5 年及以上;②具有副主任药师及以上专业技术职务任职资格、连续从事临床药学工作 3 年及以上。

药学会诊药师职责主要包括:①全院会诊期间,高级职称临床药师准备会诊意见并发表药物治疗相关建议,主管或初级临床药师做会诊记录,主要记录会诊时间、地点、参与会诊医师、药师的建议;②完成会诊单,接到住院会诊记录单之日查看患者及其病历,并在规定时限内将会诊意见反馈至临床科室;③会诊后对患者随访,主要包括治疗结果的评估、全程用药教育和出院后随访,完成会诊记录;④会诊工作安排,由临床药学负责人安排人员及日程。

中国药师协会于 2017 年发布的《药师药学服务胜任力评价标准(试行)》中指出,要求药师掌握药物使用所需的给药剂量、浓度、单位转换、疗程等的计算,尤其针对特殊人群(儿童、老年人、孕妇及哺乳期妇女、肝肾功能不全患者等);不断学习、增加学识、提高技能,通过汲取自己或他人经验教训、科研成果等方式,获得有利于未来发展的能力;掌握基本医学相关知识并运用于药学服务实践中;掌握临床药物治疗学知识,参与和配合临床药物治疗;在药物使用过程中,通过对用药方案、用药过程、用药指导、药学监护计划、药物疗效及安全性、不良反应、治疗药物监测(therapeutic drug monitoring,TDM)、各种实验室检查数据、药物治疗的干预性意见及患者健康教育的适时跟进、分析、协调沟通和统筹规划,尽可能使患者获得最佳治疗效果的能力;对药物的有效性、安全性及经济性进行评价,制订适当的治疗方案,促进临床合理用药的能力;等等。

临床药师培训是院校教育的重要补充,临床药师培训作为一项解决目前医院药师紧缺和临床胜任力不足的应急措施,是一项开创性项目,目前乃至今后一段时间将继续发挥作用。临床药师培训基地在培养临床药师人才过程中,应坚持以岗位胜任力为导向,提升临床药师的临床实践能力,创新药学服务方式。使学员树立临床药学思维,能够掌握审核处方和用药医嘱、用药教育、药学查房、药学监护、案例分析及药历书写、规范记录和资料整理建档等技能,初步具有参与临床会诊、疑难疾病与危重患者救治,以及协助临床医师优化药物治疗方案等的能力。

（三）软硬件设施

医疗机构应配备合适的工作场所和设施,便于会诊药师获取患者医嘱病历等相关信息,进行药学信息检索等。必要时应配备投影设备和远程会诊设备等。

药学会诊是临床药师提供高质量临床药学服务的核心内容之一,一方面要求临床药师能熟练运用计算机和办公软件处理、分析及解决问题;能通过传媒、会议和人际交流等多种途径,快速获得大量信息,并经过归纳整理、综合分析,转化为系统的、具有较强操作性和指导性的意见及建议。另一方面要求医院从管理层面保障药师参与会诊,多方面促进临床药师提供高质量的会诊。

二、药学会诊要点

（一）服务对象

根据医疗核心制度,凡遇疑难病例、入院3天内未明确诊断、治疗效果不佳、病情严重等患者均应组织会诊讨论。药学会诊的服务对象是经临床治疗科室评估需临床药师会诊的住院患者,主要包括下列患者。

1. 治疗过程中出现因药物相关因素影响治疗的患者。这些因素包括预期或已出现药品不良反应、使用窄治疗窗药物治疗、可能存在药物相互作用等。

2. 特殊人群患者。包括有严重药物过敏史,存在脏器功能损害和/或合并症,儿童、老年人、妊娠及哺乳期患者等。

3. 接受体外生命支持可能影响用药的患者。如接受血液透析、血液滤过、血浆置换、体外膜肺氧合等治疗的患者。

4. 其他有药学会诊服务需求的患者。如重症感染、高血压危象、急性心力衰竭、急性心肌梗死、哮喘持续状态、癫痫持续状态、甲状腺危象、酮症酸中毒、凝血功能障碍、慢性心力衰竭、慢性阻塞性肺疾病、药物中毒患者等。

（二）会诊方式

药学会诊中,临床药师和患者的沟通以面对面服务为主。随着电子信息和通信技术的普及带动远程通信的发展,药学会诊服务方式逐渐多样化。目前药学服务方式有很多种,包括面对面服务、远程通信服务或两者结合等方式。

面对面服务,是指临床药师与服务对象当面沟通进行的药学会诊服务。面对面沟通的优点主要包括:①观察直观。临床药师可直接而全面地对服务对象进行审查,了解其精神面貌和性格特征,便于发现可能由药物引起的潮红、反应迟缓等相关体征,纠正不合理用药情况。②沟通方便。通过面对面沟通,临床药师能更直接、快速、全面获取患者信息,患者也可以更加清晰而高效地向药师咨询药物和医疗器械使用方法,咨询不良事件应对措施等。③增进感情。面对面直接交流,有利于临床药师专业水平和人格魅力的展现,便于拉近与患者间的距离。但受限于空间和时间,面对面服务需要耗费双方大量的精力,并可能出现患者隐私暴露的问题。

远程通信服务,是指临床药师利用通信软件、电话、视频通话、短信或其他形式的数字通信方式,即时地为患者提供远程的药学会诊服务和药学监护。远程通信服务主要是弥补了面对面服务空间和时间上有限制的缺陷,优化了临床药学专家资源配置,保证了药学服务的便捷和优质。但远程通信服务有可能出现沟通不够充分、对服务对象依从性监督力度不够大等问题。

（三）会诊范围及会诊时限

药学会诊根据涉及的科室和范围可分为单学科会诊、多学科会诊、全院会诊和院外会诊。按照病情紧急程度可分为急会诊和普通会诊。原则上,急会诊应当在请求发出后立即响应,普通会诊应在会诊发出后 24 小时内完成。

当患者病情疑难复杂且需要多科共同协作、突发公共卫生事件、重大医疗纠纷或某些特殊患者等应进行全院会诊。全院会诊由科室主任提出,报医务科同意或由医务科指定并决定会诊日期。会诊科室应提前将会诊病例的病情摘要、会诊目的和拟邀请人员报医务科,由其通知有关科室人员参加。会诊时由医务科或申请会诊科室主任主持召开。主管医师认真做好会诊记录,并将会诊意见摘要记入病程记录。

需要多学科会诊的患者往往同时患有多种疾病,病情复杂或危重,存在用药种类多、用药方案复杂、医疗交接频繁、药品不良反应和相互作用多等情况,因此药师参与多学科会诊的重要性日渐凸显。目前已有越来越多药师参与多学科会诊的报道,诸如耐药菌重度肺部感染伴支气管扩张患者的用药管理、心血管疾病患者管理、围手术期患者的血糖控制、下消化道手术患者的加速康复管理、老年患者多重用药管理、妊娠期哮喘管理、育龄期乳腺癌患者管理及儿童的肠外营养治疗管理等。但是,临床药师大多参与其专业内药物的会诊,对患者整体用药方案的关注度与会诊能力仍不足,多学科会诊的创新模式亟待完善。临床药师出于自身的教育背景、知识结构和职业敏感性,会更加关注药品不良反应的防范,通过进行药物重整、参与治疗方案制订、开展药学监护和患者用药教育等工作,与团队中其他医务人员密切配合,互相支持,提高疑难复杂病例药物治疗的安全性。

（四）工作内容

药学会诊服务应由临床药师在明确会诊目的和全面了解患者信息的基础上给出药学会诊意见,实施药学监护等。

1. 明确会诊目的　会诊药师接到临床发出的会诊邀请后,根据会诊申请或与主管医师沟通,明确会诊目的。

临床药师药学会诊一般是为患者制订个体化药物治疗方案或治疗效果欠佳、出现不良反应时对治疗方案进行调整。临床科室邀请临床药师进行药物治疗会诊的目的主要包括:协助选择或决定是否停用抗菌药物;是否使用抗真菌药物及使用品种;选择适当的给药途径;手术预防用药品种的选择;制订或调整抗感染方案;推荐替代药物;解决药疗矛盾;药品不良反应及药源性疾病的甄别;使用免疫调节剂;食物或药物中毒的救治;制订抗高血压或降血糖治疗方案;制订或调整肠外肠内营养方案;等等。

2. 全面了解患者信息　在进行药物治疗会诊前,临床药师需要进行一系列的准备工作。首先,做好临床知识及药学知识的储备,包括学习该科室常见疾病的治疗原则及国内外最新的治疗指南和专家共识,并且掌握该科室常用药物的说明书上的相关内容。其次,各级临床药师应充分了解患者诊断、症状、体征、辅助检查信息,全面了解患者疾病状况和相关药物治疗情况,并进行药学查房,听取负责医师对患者病情的介绍,掌握患者入院前后病情变化及各种检验检查结果和病理生理特征、正在进行的药物治疗和主要的矛盾问题,整理、汇总患者病历资料。

会诊药师可通过查阅病历资料、床旁问诊患者、与主管医师或护士沟通了解患者信息,着重了解与会诊目的相关的疾病和药物治疗信息,包括患者的基本信息(年龄、性别、身高、体重、用药依从性等)、疾病信息(现病史、既往史、伴发疾病、并发症、病情进展等)、用药信息(用药史、药物治疗反应、药品不良反应)等。

3. 给出药学会诊意见　根据本次会诊目的结合获取的患者信息,从药物治疗适应证、安全性、有效性、经济性、依从性等方面进行评估,基于患者具体情况和循证证据进行综合分析,最终给出会诊意见。

会诊意见可包括但不限于:①制订初始药物治疗方案。对于未予以药物治疗的患者,综合患者病情,以及药物的可及性、有效性和经济性,给出合理选药建议,推荐药物用法用量等。②对现有药物治疗方案进行优化。对现有药物治疗方案中的药物选择、用法用量、疗程等提出具体优化意见。③制订药学监护计划。根据药物治疗方案提出需临床医师重点关注的药学监护内容,包括确定疗效和安全性评价的时间点、观察患者用药后临床症状和体征变化、监测相关实验室检查指标及影像学检查、测定治疗药物浓度等。

临床药师给出的会诊建议作为临床用药的参考,最终用药方案由医师确定。

药学会诊的内容经常涉及的问题包括药物的选择、药品不良事件的识别与处理、药物相互作用等,以下就经常遇到的抗菌药物会诊内容需要给出的药学会诊意见作一阐述。

(1) 药物的选择:在临床实践中,由于药物品种繁多,加之临床医师工作繁忙,确实可能面临在有限时间内获取和处理全面药品信息的挑战。这在非本专业领域尤为明显,因为医师可能对某些药物的了解不如本专业领域的人深入。为了提高药物选择的合理性,药师可以通过加强药学教育、利用信息技术工具等方式来辅助医师作出更准确的决策。

常见的药物选择案例有制订患者多重耐药菌感染的个体化治疗方案,如铜绿假单胞菌、鲍曼不动杆菌、肺炎克雷伯菌、大肠埃希菌、耐甲氧西林金黄色葡萄球菌、肠球菌等感染的控制治疗方案;患者围手术期用药方案;疑难危重病例、患有多种并发症病例的用药方案。临床药师可以针对整体治疗方案,也可针对治疗方案的局部,或药物治疗方案的具体实施细节及出现的反应发表意见。

(2) 药品不良反应或药源性疾病的鉴别:在临床用药中,医师更关注药品的有效性,临床药师更关注药品的安全性。患者在临床上出现一些症状和体征,究竟是疾病所致还是药品所致,医师常用排除法,在根据临床各种检查不能确定是疾病所致,而怀疑患者使用的某些药物所致时,临床药师可以利用药学知识协助医师辨别诊断药物相关的疾病。常见的有患者药源性肝、肾功能损害,各种类型的药物过敏反应和药疹的诊断及处理,常用药品易忽视的药品不良反应的辨别。例如,某患者术后一直有不明原因的出血征象,参加会诊的临床专家基本排除了临床疾病和手术方面的原因后,邀请临床药师会诊,目的是希望临床药师提供更有效的止血药。临床药师从患者的基本情况,肝、肾功能和用药情况(头孢哌酮钠-舒巴坦钠的用药时间与凝血酶原时间改变有关联性)作出判断,出血的原因可能与患者使用头孢哌酮钠-舒巴坦钠有关,建议停用该药,停药后患者出血情况好转。这是由于头孢菌素类药物均能抑制肠道菌群产生维生素 K,具有潜在的致出血作用,而侧链中含甲硫四氮唑基团的头孢菌素类药物,如头孢哌酮钠,可在体内干扰维生素 K 的循环利用,阻碍凝血酶原的合成,干扰凝血机制,从而更易导致出血。

(3) 解答用药问题:在药学查房中发现,临床医师和护士常忽略药品说明书上对稀释药物溶剂的要求。溶剂选择不当,会影响药物疗效甚至引起输液中析出沉淀。临床药师可利用药物化学知识帮助临床医师和护士解答此类问题。如临床科室用氯化钠注射液稀释葡萄糖酸依诺沙星,输液析出沉淀。药师认为,葡萄糖酸依诺沙星 pH 为 3.5~5.0,常用酸性的葡萄糖注射液作溶剂并避光滴注,不宜与氯化钠注射液、葡萄糖氯化钠注射液等电解质类注射液配伍使用,否则会因离子效应而使本品的溶解度减少,产生的大量微粒可迅速凝聚成沉淀析出(即盐析)。临床科室采纳了临床药师意见,避免了此类问题的发生。

(4) 其他内容:医院住院患者大多数为参保患者,而现在医疗保险种类繁多,不同的险种及同一险种在不同地区的政策都有些差异,药物的选择和应用也有所不同,临床药师可利用药学知识协助医师做好参保患者的药物选择。目前,与用药有关的医疗纠纷偶有发生,临床药师需参与分析评价患者的用药合理性。

4. **实施药学监护** 临床药师应在会诊后对患者实施必要的药学监护,评估药物安全性和疗效,重点监护下列患者。

(1) 病理生理状态:存在脏器功能损害,儿童、老年人、存在合并症的患者,妊娠及哺乳期患者。

(2) 疾病特点:重症感染、高血压危象、急性心力衰竭、急性心肌梗死、哮喘持续状态、癫痫持续状态、甲状腺危象、酮症酸中毒、凝血功能障碍、出现临床检验危急值、慢性心力衰竭、慢性阻塞性肺疾病、药物中毒患者等,既往有药物过敏史、上消化道出血史或癫痫史等。

(3) 用药情况:应用治疗窗窄的药物、抗感染药物、抗肿瘤药物、免疫抑制剂、血液制品等,接受溶栓治疗,有基础病的患者围手术期用药,血药浓度监测值异常,出现严重药品不良反应,联合应用有明确相互作用的药物,联合用药 5 种及以上,接受静脉泵入给药、鼻饲或首次接受特殊剂型药物治疗。

(4) 特殊治疗情况:接受血液透析、血液滤过、血浆置换、体外膜肺氧合的患者。

药学监护包括下列内容。

(1) 疗效监护:判断药物治疗的效果,若疗效不佳或无效,临床药师应协助医师分析原因并讨论重新调整药物治疗方案。

(2) 药品不良反应监护:对可能发生的药品不良反应进行预防和监测,及时发现、判断并予以处置。

(3) 药物治疗过程监护:关注用药方案的正确实施,包括输液治疗的安全性监护和首次使用特殊剂型药物的用药指导。

(4) 患者依从性监护:对患者执行治疗方案的情况进行监护;应对患者出院带药进行用药指导。

(5) 临床药师应对用药相关基因检测、治疗药物监测等结果进行解读,并根据结果实施药学监护。

若患者疗效欠佳或治疗后出现药品不良反应,应及时评估并与临床医师沟通,根据病情变化调整治疗方案。通过与医师、护士、患者或家属沟通诊疗问题、药物治疗方案与治疗目标,达到优化给药方案、确保药品正确使用、降低用药差错或避免药品不良事件发生的目的。

（五）沟通技巧

掌握沟通技巧是保证交流顺利进行的重要手段,也是开展药学会诊的重要条件。目前,美国已经将沟通技巧学习纳入药师常规培训课程和合格评定依据。

临床药师与患者沟通时,会诊临床药师应基于患者的文化程度、精神状态及疾病情况,制订合适的沟通策略,对未成年人或无自主行为能力人员要与其监护人进行沟通;应具备与患者建立信任关系的能力,如能够采用患者能接受的语言表达方式和确保信息保密,以拉近与患者的距离,提升患者参与度和增加交流积极性等;应具备评估患者非语言暗示能力,如通过观察患者语气、动作和面部表情,分析患者心理活动,避免引起患者反感情绪导致的沟通失败;同时临床药师作为交流的主导者应掌握提问顺序和倾听技巧,如从简单普通询问向复杂敏感询问递进及抓住患者回答内容的重点进一步收集重要信息。临床药师与医师沟通时,应注意沟通形式及沟通态度。临床药师可选择医师最易接受的电话、邮件等沟通形式,以平等、自信、尊重、协作的态度和简洁明了的语言向医生说明患者问题,提供干预建议及其依据,积极解答医生提出的疑问。同时应注意沟通场所和沟通时间,确保医生能够接受干预建议。需要注意的是,医生与临床药师专业化程度不同,对同一问题的看法和见解存在差异,临床药师应当在保证患者安全用药的基础上,尊重和理解医师治疗决策。

（六）医疗文书管理

临床药师提供药学会诊服务应当书写医疗文书,原则上应与本机构临床会诊记录格式保持一致,具体格式可参考"药学会诊单"（图 4-2）,该文书纳入住院病历管理。

在国内外的临床药师教学药历书写中,SOAP 模式是药师遵循的主要思维模式。SOAP 是经过对患者主、客观资料进行全面总结分析,评估前期药物治疗效果,然后作出下一步的治疗计划的一种模式,具体内容如下。S（subjective）:主观性资料,包括患者的主诉、病史、药物过敏史、药品不良反应史、既往用药史等。这些信息来自患者,药师可通过与患者进行有效的沟通而获得。O（objective）:客观性资料,包括患者生命体征,临床各种生化检验值,影像学检查结果,血、尿及粪便培养结果,血药浓度监测值等。这些资料主要由查体与实验室检查而来,药师可通过仔细阅读患者病历而获得这些客观性资料。A（assessment）:即对临床诊断与前期药物治疗效果的分析与评价。药师通过对上述主、客观资料的了解,判断患者目前存在的主要问题,并分析前期药物治疗的效果,以便下一步作出恰当的治疗决定。P（plan）:即治疗计划,明确写出对患者的进一步治疗意见,包括具体的药物选择与应用方案（剂量、给药途径、给药间隔）、检查项目及患者用药过程中应注意的事项。关于会诊意见的填写,目前国内外尚无固定模式。国内有学者提出,会诊意见可采取临床药师教学药历的思维模式,按 SOAP 模式了解与思考患者的病情,分析以前用药效果,作出进一步的治疗计划,即以 SOAP 模式来书写会诊意见,从内容及思维逻辑关系,均会显得有理有据,有利于药师的建议被临床接受。

以对一位患者的会诊思维过程为例,说明 SOAP 会诊意见的书写模式。一例老年男性患者,因心血管疾病住院半月余。住院期间出现发热（38.9℃）、咳嗽、胸闷等症状,患者有痰但不易咳出,白细胞总数不高,中性粒细胞百分比高,听诊具有湿啰音,胸片示左肺有明显的炎性渗出。用头孢哌酮钠 - 舒巴坦钠联合阿奇霉素 4 天,病情不见好转。换用亚胺培南西拉司丁钠 1g,i.v.gtt.,q.12h.。用药 2 天后虽然体

科别		床号		ID号	
病人姓名		年龄		性别	
会诊类别				会诊科室	
诊断					

申请时间： 年 月 日 分
会诊原因：
医师签名：
会诊时间： 年 月 日 分
会诊意见：
会诊科室：
药师签名：

图 4-2 药学会诊单

温有所降低,呼吸道症状改善不明显。经与主治医师进行沟通,了解到患者目前存在发热、咳嗽、胸闷的临床症状(S),查看病历,复习病历中查体与实验室检查结果(O),从血常规、胸片及听诊结果可判断患者的确存在肺部感染。分析前期的药物治疗效果(A),此患者改用碳青霉烯类超广谱抗生素亚胺培南西拉司丁钠后,虽然咳嗽、胸闷症状无明显改善,但体温有所降低,痰较以前易咳出,认为亚胺培南西拉司丁钠还是有一定的效果。亚胺培南为时间依赖性抗生素,半衰期短(1小时),目前此患者肾功能正常,需一日多次给药才能保证疗效的发挥。另外,刚用药2天,老年人对药物的作用反应慢也有可能。于是会诊药师给出以下会诊意见(P):增加祛痰药氨溴索,使痰液易于咳出,送培养做药敏试验;继续用亚胺培南西拉司丁钠,但方案改成:0.5g,i.v.gtt.,q.6h.,且要慢滴(给药时间>1小时)。用药1周后,患者的肺炎得以控制。

（七）质量管理与评价改进

医疗机构应当将药学会诊纳入本机构医疗质量管理与控制体系,严格落实相关管理规范与规章制度,保障医疗质量和医疗安全。医疗机构药学部门应对药学会诊服务进行持续改进,定期总结相关工作,不断提高服务质量。

完善药学会诊质量评价体系,有利于临床药师绩效管理和人才梯队的建设。药学会诊的质量评价应综合考虑客观因素(如病情复杂程度、治疗结局等)和主观因素(如药师应答率、医师满意率和接受率等)。

临床药师接受临床邀请参与药学会诊及重症、疑难病患的用药方案制订,是临床对药师充分信任的体现,也是"以患者为中心"的"医、护、药"治疗团队合作模式中体现药师价值的重要行为。药学会诊考验临床药师解决实际问题的实战能力,需积累一定知识和经验的高年资临床药师才能承担此任务。药学会诊的产出结果,即患者的后续治疗结果,将直接体现临床药师的专业能力和实战能力。故对会诊质量进行及时的评价,有助于药师通过分析会诊质量,总结经验,进一步提升专业能力。国内某医院采用的药学会诊质量评价指标包括 4 个纬度,包括专科化程度、服务对象、治疗结果和复杂程度,每个纬度按难易程度设置 3 个系数。除与药物优化方案质量评价指标相同均设置"专科化程度""服务对象""治疗结果"纬度以体现科室主导的专科化发展方向、临床影响力和专业能力外,所提供会诊的患者在"复杂程度"纬度上设置"重症疾病""ICU 非重症疾病"和"普通疾病"3 个不同的质量系数,体现了临床药师在参与"疑难、危重患者的医疗救治,协同医师做好药物使用遴选,对临床药物治疗提出意见或调整建议"方面的专业能力。

目前,临床药师药学会诊服务的干预方案、评价方法、量化指标等还没有完全科学统一的标准,因此需要更全面系统地进行设计和研究,制订统一的评价模式或通用的评价模型。

建立健全药学会诊教育与培训体系,有助于药学会诊服务的持续改进。临床药师各阶段的教育,应加强以胜任药学会诊工作为导向的技能培训,如药学问诊、医护沟通、药学信息获取、提出药物治疗建议、SOAP 药历书写等,并采用客观化结构化临床考试(objective structured clinical examination,OSCE)的考核形式。

第四节　药学会诊实践案例

本节通过三个药学会诊的实例,探讨临床药师如何运用药学思维并与临床实际相结合来优化治疗方案,为药师开展药学会诊提供参考。

案 例 一

(一) 基本信息

患者,女性,81 岁,既往体质较差,有高血压病史 20 余年,平素不规律口服降压药,自诉血压控制尚可。5 个月前因结肠癌多发转移、肾积水行双侧输尿管支架置入术,本次以"反复胸闷 5 天"为主诉于 2021 年 8 月 5 日入住医院心内科。患者入院前 5 天无明显诱因出现胸闷症状,位于胸骨后,晨起时胸闷感较重,放射至后背部,呈后背部酸胀感,无心悸、气促等不适,持续数小时,休息后缓解。入院前 2 天无明显诱因出现发热,体温最高达 38.4℃,伴畏冷、寒战,伴呕吐,为胃内容物,伴有再发胸闷,性质较前相仿,伴尿痛症状,无心悸、气喘、头晕、头痛等症状,就诊外院,予以解热、头孢哌酮 - 舒巴坦抗感染等治疗,胸闷、发热、寒战等症状明显好转。查肌钙蛋白 I(troponin I,TNI):0.15μg/L;B 型利尿钠肽前体（pro-B-type natriuretic peptide，pro-BNP）：3 276pg/ml；血肌酐（creatinine，Cr）：471μmol/L；凝血酶原时间（prothrombin time，PT）：14.0s；活化部分凝血活酶时间（activated partial thromboplastin，APTT）：33.4s；国际标准化比值（INR）：1.25；D-二聚体（D-dimer）：7.14mg/L；心电图（electrocardiogram，ECG）示 II、III、aVF 导联 Q 波，V_2~V_4 导联 ST 抬高，考虑"急性心肌梗死"。予以抗血小板、抗感染、补充蛋白质、利尿、纠酸等治疗。1 天前再发胸闷，性质同前，复查 TNI 升高至 0.952μg/L，复查 ECG 示 V_1~V_6 ST 段可见 T 波倒置，仍可见上述异常 Q 波，考虑"急性心肌梗死"，予以氯吡格雷抗血小板、阿托伐他汀调脂稳斑等治疗，症状稍有好转，表现为胸闷不适感，伴后背酸胀感，伴尿痛，无发热、寒战、畏冷、咳嗽、咳痰等症状。

入院诊断：①急性 ST 段抬高型心肌梗死；②感染性发热；③复杂性尿路感染；④肾功能不全；⑤结肠恶性肿瘤（$cT_{4b}N_1M_1$）；⑥心力衰竭；⑦高血压 2 级。

（二）治疗过程

1. 8 月 5 日（入院第 1 天）患者急性心肌梗死诊断明确，诱因考虑与感染相关，治疗上继续用头孢哌酮-舒巴坦抗感染、氯吡格雷抗血小板、阿托伐他汀调脂稳斑等。但当天患者仍有发热，体温最高达 38.4℃，伴尿痛，复查血常规及炎症指标较外院明显升高。白细胞计数：23.52×10^9/L；中性粒细胞百分比（NEU%）：95.8%；C 反应蛋白（CRP）：236.05mg/L；降钙素原（PCT）：82.4ng/ml；且尿常规异常：白细胞酯酶（3+）、白细胞计数 >10 000 个 /μl。临床考虑抗感染效果欠佳，予以升级为美罗培南 1g，q.12h.，i.v.gtt.，并送检血培养、尿常规及尿培养。

2. 8 月 8 日（入院第 4 天）请临床药师会诊：建议可考虑降阶梯为 β-内酰胺酶抑制剂复合制剂，动态监测血常规及炎症指标、肝肾功能，复查尿常规及尿培养。医生采纳临床药师会诊建议，调整抗菌药物方案为头孢哌酮-舒巴坦 3g，q.8h.，i.v.gtt.。

3. 8 月 11 日（入院第 7 天）患者再次发热，伴畏冷寒战，体温最高达 39.4℃，无其他不适，查体未见明显异常，胸片提示肺纹理增多，复查血常规及炎症指标较前明显上升（白细胞计数：13.94×10^9/L → 16.48×10^9/L；NEU%：91.0% → 92.9%；CRP：224.5mg/L → 254.14mg/L；PCT：2.02ng/ml → 6.96ng/ml）。Cr：134μmol/L；肾小球滤过率（glomerular filtration rate，GFR）：32.03ml/min。同时血培养（8 月 5 日标本）回报大肠埃希菌（头孢哌酮-舒巴坦：敏感）。再次请临床药师会诊：建议加用万古霉素覆盖可能的革兰氏阳性菌。医生采纳临床药师建议，调整抗菌药物方案为：头孢哌酮-舒巴坦 3g，q.8h.，静脉滴注，加用万古霉素 0.5g，q.12h.，i.v.gtt.（首剂 1g）。

4. 8 月 16 日（入院第 12 天）患者无特殊不适，查体未见明显异常，复查血常规较前继续下降（白细胞计数：16.48×10^9/L → 10.0×10^9/L；NEU%：92.9% → 90.4%）。但凝血功能提示凝血异常（PT：15.3s → 51.1s；INR：1.38 → 5.48，APTT：40.04s → 82.0s）。同时万古霉素血药浓度回报提示超过治疗窗（血药浓度 32.2μg/ml，治疗窗 10~20μg/ml），故医生致电临床药师，临床药师建议改头孢哌酮-舒巴坦为哌拉西林-他唑巴坦，同时减少万古霉素使用剂量为 0.5g，q.d.。医生采纳临床药师会诊建议，调整抗菌药物方案为：哌拉西林-他唑巴坦 4.5g q.8h. i.v.gtt.+ 万古霉素 0.5g q.d. i.v.gtt.。

5. 8 月 22 日（入院第 18 天）患者主诉无明显不适，查体未见明显异常，复查常规及炎症指标，指标持续下降（白细胞计数：10.0×10^9/L → 7.94×10^9/L；NEU%：90.4% → 86.8%；CRP：254.14mg/L → 69.56mg/L；PCT：6.96ng/ml → 2.72ng/ml）。凝血功能基本正常（PT：12.5s，INR：1.1，APTT：37.9s）。万古霉素血药浓度 18.9μg/ml，继续予以哌拉西林-他唑巴坦 4.5g q.8h. i.v.gtt.+ 万古霉素 0.5g q.d. i.v.gtt. 抗感染治疗。

6. 8月25日(入院第21天)患者一般情况可,无明显不适,查体未见明显异常,复查血常规及炎症指标,基本正常,达到出院标准,予办理出院。

(三) 药师会诊分析

1. **患者初次发热(8月5日)原因分析** 患者起病时有尿痛、发热症状,同时尿常规异常[白细胞酯酶(3+),白细胞计数 >10 000 个 /µl],且入院时 PCT 较高(PCT:82.4ng/ml),结合患者有高血压及输尿管支架置入术等基础病史,不排除尿源性脓毒血症可能,尿源性感染常见的病原菌有肠杆菌科、铜绿假单胞菌、肠球菌等。临床经验性给予美罗培南抗感染治疗,美罗培南属于碳青霉烯类抗菌药物,可覆盖上述病原菌。8月8日复查血常规及炎症指标,均较前明显下降(白细胞计数:23.52×10^9/L → 13.94×10^9/L,NEU%:95.8% → 91.0%,PCT:82.4ng/ml → 2.02ng/ml),考虑阴性菌感染可能性较大,且患者会诊时已无发热 2 天,状态尚可,故建议可考虑降阶梯为 β- 内酰胺酶抑制剂复方制剂。

2. **患者再次发热(8月11日)原因分析** 患者考虑尿源性脓毒血症,在使用广谱抗菌药物头孢哌酮 - 舒巴坦抗感染治疗期间,再次出现发热,体温最高达 39.4℃,伴畏冷寒战,且血常规及炎症指标较前上升(白细胞计数:13.94×10^9/L → 16.48×10^9/L;NEU%:91.0% → 92.9%;CRP:224.5mg/L → 254.14mg/L;PCT:2.02ng/ml → 6.96ng/ml)。需警惕新发血流感染,革兰氏阳性菌不能排除,治疗上需广覆盖可能的病原菌,结合患者肾功能情况(Cr:134µmol/L;GFR:32.03ml/min),故建议加用万古霉素 0.5g q.12h. i.v.gtt.(首剂 1g,可使万古霉素迅速达到稳态浓度),并密切监测万古霉素血药浓度,后续根据血药浓度结果及时调整用药方案。

3. **万古霉素浓度偏高原因及处理分析** 由于药物体内过程存在个体差异性,特别是对于有基础肾功能不全等病史的老年患者更需进行万古霉素血药浓度监测(therapeutic drug monitoring,TDM),对于怀疑血流感染且使用万古霉素治疗的患者,万古霉素最佳血药浓度范围宜控制在 15~20µg/ml。该患者考虑革兰氏阳性菌血流感染可使用万古霉素,结合既往已有肾功能不全病史,初始经验性治疗剂量已根据患者肾功能情况(Cr:134µmol/L;GFR:32.03ml/min)调整,8 月 16 日万古霉素血药浓度结果回报超过治疗窗(32.2µg/ml),监测患者肾功能未见明显恶化(Cr 波动于 121~134µmol/L,GFR 波动于 32.03~36.24ml/min),且血培养结果未出,故仍建议在密切监测肾功能及万古霉素血药浓度的前提下,先暂停万古霉素一剂后调整万古霉素剂量为 0.5g q.d. i.v.gtt.,后续根据血培养结果、万古霉素血药浓度及时调整用药方案。

4. **凝血功能异常原因及选药分析** 该患者因急性心肌梗死入院,予以氯雷他定抗血小板治疗,入院初期凝血功能已存在异常(PT:14.0s)。鉴于头孢哌酮 - 舒巴坦与哌拉西林 - 他唑巴坦均可能会导致凝血功能进一步恶化,且哌拉西林 - 他唑巴坦对肠球菌作用明显强于头孢哌酮 - 舒巴坦,患者目前考虑尿源性脓毒血症且尿培养结果未出,理应广覆盖尿源性感染常见的病原菌;同时根据药物代谢特点,头孢哌酮 - 舒巴坦主要经肝肾双通道排泄,而哌拉西林 - 他唑巴坦主要经肾脏排泄,故临床药师认为临床若选择哌拉西林 - 他唑巴坦可能是更优选项,但需要密切监测凝血功能。患者经头孢哌酮 - 舒巴坦治疗数天后,复查凝血功能进一步恶化(PT:15.3s → 51.1s;INR:1.38 → 5.48,APTT:40.04s → 82.0s),不排除由头孢哌酮 - 舒巴坦引起的可能,故在临床医师致电临床药师时,临床药师建议改为哌拉西林 - 他唑巴坦 4.5g q.8h. i.v.gtt,继续抗感染治疗,同样还是要密切监测凝血功能。

案 例 二

（一）基本信息

患者，男性，72 岁，身高约 166cm，体重约 40kg，以"反复腹泻一年半余，加重 7 天"为主诉入院。一年半前无明显诱因反复出现腹泻，排糊状便或黄稀便，开始为 2~3 次 /d，每次量中等，就诊当地医院，给予黄连素、蒙脱石散止泻，地衣芽孢杆菌调整肠道菌群等，治疗后缓解，大便 1 次 /d，呈糊状便。此后腹泻反复发作，就诊当地医院（2020 年 6 月）。查胃镜：胃炎、胃溃疡；肠镜：乙状结肠溃疡、横结肠息肉；病理：腺瘤性息肉、低级别上皮内瘤变。经给予固肠止泻丸、制酸护胃、调节肠道菌群等治疗后，症状缓解，大便恢复 1 次 /d，遂出院。出院后再次腹泻，性质同前。2020 年 9 月就诊上海某院，考虑"慢性结肠炎、乙状结肠溃疡"，经给予美沙拉秦抗炎、制酸护胃、调节肠道菌群等治疗后腹泻次数减少，1 次 /d，糊状便。出院后至 2021 年 5 月规律服用美沙拉秦，仍反复腹泻，腹泻次数进行性增多，最高达每天 10 余次，自行服固肠止泻丸、蒙脱石散等止泻药治疗。半年前就诊上海某院，查胃镜：慢性萎缩性胃炎、十二指肠霜斑样溃疡。肠镜：未见明显异常，内痔，予以止泻、营养支持后，排便次数减少至 1 次 /d。此后腹泻反复发作。一周前再次腹泻，3~6 次 /d，糊状便或黄稀便，量中等。既往乙型肝炎 50 余年，两年前开始服用恩替卡韦，1 片 /d。40 余年前行阑尾切除术。8 年前行大腿骨折手术。半年前出现反复下肢凹陷性水肿，右侧为重，腹泻后可缓解，未诊治。3 天前出现反复咳嗽，咳黄色浓痰，量少，可咳出，未诊治。否认高血压、糖尿病史等。吸烟 30 余年，半包 /d，戒烟 2 年余，无饮酒史。自发病以来，精神、睡眠尚可，小便正常，大便如上所诉，发病前体重约 65kg，体重下降约 25kg，现体重约 40kg。

入院诊断：①腹泻；②肺部感染；③慢性胃炎；④十二指肠溃疡；⑤慢性乙型肝炎；⑥下肢水肿；⑦术后状态，其他特指的（阑尾切除术后、股骨骨折术后）。

（二）治疗过程

1. 患者入院后每日饮食为米粥、线面、鸡蛋、肉片汤等，量少，并辅以少量肠内营养粉剂（TP）（3~4 勺 /d）。每日仍排黄色稀水样便 7~8 次，量中等。2 月 21 日患者行经外周静脉置入中心静脉导管术（peripherally inserted central catheters，PICC）。患者 2 月 22 日入院即予以静脉营养支持，方案为：复方氨基酸注射液（18AA）250ml，q.d.，i.v.gtt.；脂肪乳注射液（C$_{14~24}$）250ml，q.d.，i.v.gtt.；葡萄糖氯化钠注射液 500ml+50% 葡萄糖注射液 60ml+10% 氯化钾注射液 15ml，b.i.d.，i.v.gtt.。2 月 22 日生化检查结果为：血清总蛋白 38.8g/L、血清白蛋白 27.2g/L、钙 1.71mmol/L、磷 0.26mmol/L、钾 2.92mmol/L、钠 130.7mmol/L、前白蛋白 41mg/L。

2 月 22 日请临床药师会诊：建议先纠正电解质紊乱，予以甘油磷酸钠注射液 15ml+10% 氯化钾注射液 15ml+5% 葡萄糖注射液 500ml，b.i.d.，i.v.gtt.，对症处理；并继续予以肠内营养粉剂（TP）进行口服营养补充；为预防韦尼克脑病，予以维生素 B$_1$ 注射液 100mg，t.i.d.，i.m.，持续 1 周。

2. 2 月 24 日临床药师进行药学监护，患者口服肠内营养粉剂（TP）后，腹泻仍较严重，复查电解质：磷 0.37mmol/L，钾 4.47mmol/L，钠 134.7mmol/L。临床药师调整营养治疗方案，改为肠外营养支持治疗，具体方案为：50% 葡萄糖注射液 100ml+ 葡萄糖氯化钠注射液 500ml+ 脂肪乳注射液（C$_{14~24}$）125ml+ 复方氨基酸注射液（18AA-Ⅱ）500ml+ 注射用水溶性维生素 1 瓶 + 脂溶性维生素注射液 10ml+ 多种微量元素注射液 10ml+10% 氯化钾注射液 40ml+25% 硫酸镁注射液 4ml+10% 葡萄糖酸钙注射液 10ml+ 甘油磷酸钠注射液 10ml，由静脉药物配制中心配制成全营养混合液经 PICC 输注，q.d.，i.v.gtt.，同时联合肠内营养混悬液（SP）1/5 袋进行滋养型喂养。

3. 2 月 28 日患者已使用肠外营养治疗 5 天，神志清醒，遂停用维生素 B_1 注射液，但血磷水平仍低于正常值。2 月 28 日生化检查结果：血清总蛋白 35.1g/L、血清白蛋白 22.5g/L、钙 1.46mmol/L、磷 0.63mmol/L、钾 3.66mmol/L、钠 135.8mmol/L、前白蛋白 45mg/L。临床药师继续调整肠外营养方案，调整为：50% 葡萄糖注射液 250ml+ 葡萄糖氯化钠注射液 500ml+ 脂肪乳注射液（$C_{14\sim24}$）250ml+ 复方氨基酸注射液（18AA-Ⅱ）750ml+ 注射用水溶性维生素 1 瓶 + 脂溶性维生素注射液 10ml+ 多种微量元素注射液 10ml+10% 氯化钾注射液 30ml+25% 硫酸镁注射液 4ml+ 甘油磷酸钠注射液 20ml+10% 葡萄糖酸钙注射液 10ml，由静脉药物配制中心配制成全营养混合液经 PICC 输注，q.d.，i.v.gtt.。

4. 4 月 6 日患者腹泻较前好转，进食量较前有所增加。4 月 6 日生化检查结果：血清总蛋白 60.9g/L，血清白蛋白 32.6g/L、钙 1.97mmol/L、磷 0.95mmol/L、钾 4.02mmol/L、钠 135.1mmol/L。肠外营养方案调整为：50% 葡萄糖注射液 200ml+ 脂肪乳注射液（$C_{14\sim24}$）250ml+ 复方氨基酸注射液（18AA-Ⅱ）750ml+10% 氯化钾注射液 30ml+10% 氯化钠注射液 40ml+10% 葡萄糖酸钙注射液 10ml+ 甘油磷酸钠注射液 10ml，q.d.，i.v.gtt.。肠内营养方案：在家庭饮食的基础上联合无渣的短肽型肠内营养粉剂，每次 1/5 袋 +100ml 米汤，每日 1~2 次经口啜饮；同时口服 1 片多维元素片（29）补充维生素、微量元素、矿物质。

5. 4 月 13 日，患者一般情况尚可，昨日排黄色糊状便 1 次，无腹痛、腹胀等。达到出院标准，予办理出院。

（三）药师会诊分析

再喂养综合征（refeeding syndrome，RFS）是指严重营养不良患者过快过量摄入营养物质（尤其是碳水化合物）后出现以低磷、低钾血症为特征的电解质紊乱，及由此产生的一系列症状，严重者可致死亡。严重营养不良患者给予肠外营养支持时 50% 会发生 RFS，半数发生在开始营养支持后的 3 天内。合理的营养支持对于 RFS 的预防和治疗都能起到重要的作用。

1. 首次会诊（2 月 22 日）方案分析　患者身高约 166cm，发病后体重由约 65kg 下降至约 40kg，现小腿围约 25.5cm，肌肉耗竭。营养风险筛查评分 2002（Nutritional Risk Screening 2002，NRS2002）评分为 6 分（疾病评分 2 分 + 营养评分 3 分 + 年龄评分 1 分），存在高营养风险；全球领导人营养不良倡议（Global Leadership Initiative on Malnutrition，GLIM）定为重度营养不良。对于有发生 RFS 危险因素的患者，营养治疗开始前应检查血电解质，纠正水电解质紊乱，可以因此延迟营养治疗 12~24 小时；经验性补充磷、钾、镁、维生素 B_1、复合维生素 B。营养支持第 1~3 天（液体复苏期，预防低血糖、低热量、脱水，评估补盐量和补液量的耐受情况，预防性补充维生素 B_1 等物质）：热量由 10kcal/(kg·d) 逐渐增加至 15kcal/(kg·d)，每天监测电解质，根据电解质情况进行补充。

该患者因进食后反复腹泻而长期摄入不足，现为重度营养不良，再喂养综合征高风险，入院后即给予静脉补充葡萄糖，可加重低钾、低磷、低镁，应停用静脉营养组，先纠正电解质紊乱。予以甘油磷酸钠注射液 15ml+10% 氯化钾注射液 15ml+5% 葡萄糖注射液 500ml，b.i.d.，i.v.gtt. 对症处理。经外周或 PICC 输注，每次输注时间 >3 小时。动态监测患者的血清电解质，根据监测情况调整方案。

患者诉经口啜饮肠内营养粉剂（TP）后未腹泻，故 2 月 22 日可予以肠内营养粉剂（TP）3 勺 +100ml 温水，每日 2~4 次，患者口腔溃疡，肠内营养粉剂（TP）可经吸管吸入；2 月 23 日起予以肠内营养粉剂（TP）3 勺 +100ml 温水，每日 5 次，经口或经吸管饮入。可提供能量约 625kcal，蛋白质约 22.5g。应继续监测患者腹泻情况,如腹泻次数逐渐减少,可在一周内增加肠内营养粉剂(TP)至目标量,即每次 6 勺 +200ml 温开水,混匀后经口饮入,每天 5 次。若腹泻未好转,应暂停或减少肠内营养,并请药师会诊制订肠外营养方案。

严重营养不良患者,在糖代谢和蛋白质合成增强时会大量消耗维生素 B_1,导致韦尼克脑病,故文献和指南推荐开始营养之前 30 分静脉补充维生素 B_1 200~300mg,开始后的前 7~10 天每日静脉或口服补充 200~300mg。目前维生素 B_1 注射液推荐用法是肌内注射,皮试阴性后可使用,故予以患者每日肌内注射补充 300mg。

2. **第二次会诊(2月24日)方案分析**　患者 2 月 23 日停用自备的固肠止泻丸,口服肠内营养粉剂(TP)3 勺(2 次 /d)后,排稀水样便约 6 次;今日口服肠内营养混悬液(SP)3 勺(2 次 /d)+ 固肠止泻丸,未腹泻。考虑患者胃肠道功能仍较差,应予以肠外营养支持。

根据预防和治疗成人患者 RFS 的文献和指南推荐,营养支持开始后第 4~6 天,能量控制在 15~20kcal/(kg·d),其中碳水化合物占 50%~60%,脂肪占 30%~40%,蛋白质占 15%~20%。可适当升高热量供应中脂肪的比例,因为脂质代谢不会直接引起高胰岛素血症,不需消耗磷。初始方案为保证全营养混合的稳定性和相容性,提供的电解质日剂量为患者每日生理需要量,并根据患者体重和血清浓度,通过外周途径及时调整。全肠外营养(total parenteral nutrition,TPN)中添加注射液用水溶性维生素 1 瓶、脂溶性维生素注射液(Ⅱ)10ml 及多种微量元素注射液(Ⅱ)10ml,以满足患者每日生理需要量。RFS 常导致患者体内水钠潴留甚至水肿或心力衰竭,因此营养治疗期间,补液量应量出为入,维持体液平衡,避免增加心脏负担,通常为 25~30ml/(kg·d)。但该患者因为胃肠道丢失大量液体,导致低钠血症和低血压,应扩充血容量,因此初始方案 TPN 液体量可适当控制在基础需要量[30~40ml/(kg·d)],为 34ml/(kg·d)。临床药师建议调整全肠外营养液:予以葡萄糖用量 75g、脂肪乳用量 25g、氨基酸用量 57g,供能比例分别约为 35%、34%、31%,TPN 提供能量 18.3kcal/(kg·d),氨基酸 1.4g/(kg·d)。

3. **第三次会诊(2月28日)方案分析**　营养开始后第 7~10 天为代谢异常恢复期,能量供给可以增加至 20~30kcal/(kg·d),三大营养素的供能比例同上述,电解质、微量元素和维生素与前相似,液体量应维持体液平衡,基本为 30~50ml/(kg·d)。患者已使用肠外营养约一周,现患者神志清醒,低蛋白血症,肠外营养方案可调整如下:予以葡萄糖用量至 150g、脂肪乳用量 50g、氨基酸用量 85.5g,供能比例分别约 38%、37%、25%,TPN 提供能量 33.8kcal/(kg·d),氨基酸 2.1g/(kg·d)。

4. **第四次会诊(4月6日)方案分析**　患者经相关治疗后现腹泻次数每日 2~3 次,较前明显减少。目前三餐饮食以蒸蛋、米汤、线面、豆腐、排骨汤为主,每次量为 150~200ml,每日 3 次;联合少量肠内营养混悬液(SP)(1 勺)和橙汁等。小腿围约 23cm,右手握力约 11.2kg,右手握力较前有所增加。患者进食量较前有所增加,临床药师建议调整补充性肠外营养方案:予以葡萄糖用量减至 100g、脂肪乳用量 50g、氨基酸用量 85.5g,补充性肠外营养(supplemental parenteral nutrition,SPN)提供能量 29kcal/(kg·d),氨基酸 2.1g/(kg·d)。患者腹泻情况有所好转,可在家庭饮食基础上联合口服营养补充,可每日口服 1 片多维元素片(29)补充维生素、微量元素、矿物质。

案 例 三

(一)基本信息

患者,男性,21 岁,军事训练跑中出现高热、意识不清、乏力、走路摇摆、恶心、呕吐等症状。发病 7 小时后入院,测体温 39.5℃,给予物理降温、扩容补液等对症处理,体温降至 38.6℃。恶心、呕吐 2 次,呕吐物未见明显异常。生化检查结果:谷丙转氨酶(GPT)20.4U/L,谷草转氨酶(GOT)35.9U/L,尿素氮 7.35mmol/L,肌酐值 154.47μmol/L,尿酸 361.9μmol/L,血清总蛋白 85.5g/L,血清白蛋白 50.9g/L,血钾 3.87mmol/L,二氧化碳总量 18.8mmol/L,肌酸激酶 440U/L,肌酸激酶同工酶 3 090U/L,乳酸脱氢酶 264.2IU/L,肌红蛋白 2 423.7ng/ml,全血肌钙蛋白 I 0.23ng/m。血常规:血红蛋白 158g/L,白细胞 13.10×10^9/L,血小板 249×10^9/L,中性粒细胞 11.77×10^9/L,中性粒细胞百分比 78.9%。凝血功能:D- 二聚体 314μg/L,纤维蛋白降解产物 1 300μg/L,纤维蛋白原 2.2g/L,凝血酶原时间 11.2s,活化部分凝血活酶时间 35.4s。

入院诊断:①热射病;②横纹肌溶解;③急性肾损伤;④心肌劳损;⑤代谢性酸中毒。

入院后予以冰毯物理降温、扩容补液、奥美拉唑抑酸、比阿培南抗感染等支持治疗,患者体温始终在 38.0℃左右波动,对症治疗 3 天后患者意识逐渐恢复正常,呼吸平稳,体温正常,肌红蛋白、肌酸激酶均较前明显下降,余指标未见异常,但血常规中部分指标持续减低,白细胞 2.70×10^9/L,中性粒细胞 1.31×10^9/L,中性粒细胞百分比 48.6%,血小板 67×10^9/L,请临床药师协助诊治,指导下一步用药。

(二)会诊意见

患者各项指标及病情好转后出现骨髓抑制和血小板减少,不排除比阿培南或奥美拉唑的不良反应。目前患者无明显感染征象,建议先停用比阿培南,停药后继续监测白细胞、中性粒细胞及血小板等指标变化,如无好转则停用奥美拉唑,换成 H_2 受体拮抗剂进行抑酸治疗。

(三)结果追踪

医师采纳临床药师意见,当日即停用比阿培南,患者一般情况良好。停用第 2 天白细胞 4.70×10^9/L,中性粒细胞 3.31×10^9/L,血小板 90×10^9/L。停用第 3 天白细胞 5.90×10^9/L,中性粒细胞 5.67×10^9/L,血小板 130×10^9/L。停用第 4 天白细胞 6.4×10^9/L,中性粒细胞 6.24×10^9/L,血小板 214×10^9/L。

(四)会诊意见分析

热射病是由于暴露于热环境和 / 或剧烈运动所致的机体产热与散热失衡,以核心温度升高(>40℃)和中枢神经系统异常为特征,并伴有多器官损害的危及生命的临床综合征。热射病后器官受损表现主要有中枢神经系统障碍、凝血功能紊乱、心脏及肝肾功能受损、呼吸急促、消化道出血等,但不包括骨髓抑制。该患者发病初期主要以意识障碍、心肌和横纹肌受损为主,凝血指标除血小板外始终正常,未见出血表现。热射病合并弥散性血管内凝血(disseminated intravascular coagulation,DIC)时,凝血功能障碍可表现为纤维蛋白原和血小板进行性下降,纤维蛋白降解产物和 D- 二聚体升高或阳性,凝血酶原时间和活化部分凝血活酶时间明显延长,抗凝血酶活性下降。这些常规凝血项目通常在热射病发生后 1~3 天出现异常,合并 DIC 患者亦可在数小时内出现明显异常。因此,临床药师认为,患者在病情和指标好转的基础上,血小板、白细胞、中性粒细胞持续减低应与原发病关联不大,不能排除是药物影响所致。该患者既往无药物及食物过敏史,此次应用的药物主要有注射用奥美拉唑、人血白蛋白、碳酸氢钠注射液、注射用比阿培南。临床药师认为可能引起骨髓抑制的药物为比阿培南和奥美拉唑。比阿培南是一种新型的 1β- 甲基碳青霉烯类抗菌药物,在血液系统的不良反应主要表现为溶血危象、白细胞减少、嗜酸粒细胞增多、血小板增多或减少、凝血酶原时间延长。文献报道比阿培南的不良反应较少,发生率约 10%,与其他碳青霉烯类药物差异无统计学意义,主要表现为药物性肝损伤、白细胞减少、胃肠道不适、中枢神经系统症状及皮疹,停药后大多可恢复。另一项多中心随机对照临床试验显示,比阿培南不良反应和药物相关化验指标异常的发生率分别为 4.65% 和 17.05%,停药后均可恢复。

奥美拉唑为抑制胃酸分泌的质子泵抑制剂,其不良反应主要表现为腹胀、恶心、消化不良、便秘及肝功能异常,血液系统的不良反应较为少见,主要表现为粒细胞、白细胞、血小板减少及溶血性贫血。目前,奥美拉唑导致血小板减少的机制尚不明确,可能与下列因素有关:①抑制巨核细胞生成或对其有直接毒性作用,引起造血干细胞数量减少和质的缺陷,导致造血障碍;②药物具有一定抗原性,机体可产生药物依赖性抗体,发生变态反应导致血小板减少。

本例患者的感染指标和症状明显好转,但血小板减少,机体处于应激状态,为避免出现应激性溃疡,奥美拉唑有更强的应用指征,同时奥美拉唑引起骨髓抑制的概率更低,因此临床药师建议先停用比阿培南,动态观察指标变化,再决定下一步药物调整方案。停药后连续 3 天,该患者血常规指标均逐步恢复正常,进一步验证可能是比阿培南导致了骨髓抑制的不良反应,也为临床使用该药时的药学监护点提供了新的临床依据。

思考题

1. 试述药学会诊的目的及意义。
2. 试述药学会诊药师的主要职责。
3. 试述药学会诊意见包括哪些内容。

（林翠鸿）

第五章 药历建立

在临床药师工作中,药历作为一种医疗文书,发挥着重要的作用。药历记录了患者药物使用情况,是药物治疗管理的核心文档。通过系统记录与跟踪药物使用后的疗效与不良反应,为优化药物治疗方案、减少药物不良反应的发生、提升患者治疗安全提供了有力支持。本章节将详细介绍药历的书写原则、关键内容及其在临床实践中的应用,帮助临床药师更好地理解和应用这一重要工具。

第一节 概 述

一、药历书写的目的及意义

随着药学事业的不断发展,我国的药学服务观念已经发生变化。医院药师的工作模式正从"以药品为中心"转变为"以患者为中心",即为患者提供全方位的药学服务。这就要求药师走出药房,深入临床,运用临床药学专业知识和视角参与疾病的预防、诊断和治疗全过程,从而减少药物不良反应和药物不良事件的发生,提高临床治疗效果,降低药物治疗成本,满足人民群众的医疗需求。在此过程中,药历(medication record)是临床药师进行药学服务必不可少的资料,药历具有多种重要意义。

药历是临床药师在为患者提供药学服务过程中,以合理用药为目的,采集临床资料,通过综合、分析、整理及归纳而书写形成的完整技术档案资料,是对患者进行个体化药物治疗的重要依据,也是开展药学服务的必备资料。在欧美一些国家,药师已被授予非独立处方权或处方权,为患者开具用药医嘱,有了一定的行政法规保障。在我国,有关法规中虽提及了医院药学管理,并列出了包括药历在内的临床药学工作中常用资料的规范表格形式,但缺乏明确的法规对药师的责任、权利及义务加以界定。

临床药师通过书写药历,可以促进以下工作的开展:

1. 促进医疗、药学及护理等专业的结合,让医生、药师、护士共同参与疾病的预防、诊断及治疗,定期对药物的使用和管理进行评估,更有效地指导临床合理地使用药物。

2. 有利于正确选用有效药物。药师结合药历中记载的临床诊断、检验结果、药物治疗史等信息,为临床治疗正确选用药物提供依据,从而保证安全有效地预防、治疗疾病,防止药源性疾病的发生。

3. 监测患者用药全过程,及时报告药物不良反应,降低药物不良反应及药物相互作用的发生率。

4. 有利于科学设计用药方案。药历可为药师提供年龄、性别、体重、过敏史和既往用药史等信息,针对老年人、儿童、妊娠期及哺乳期妇女、肝肾功能不全等特殊患者科学设计个体化用药方案,更好地为临床治疗提供用药保证。

5. 了解全院用药情况,将每年书写的药历作为资料进行保存,可用于对全院临床用药情况进行回顾性分析和总结,对促进全院合理用药、提高医疗水平具有重大意义。

通过书写药历,可达到以下目的:

1. 正确选择有效药物。依据药历可以准确记录患者的临床检验资料、病理诊断、药物治疗史等信息,为正确选择药物提供依据,从而达到安全有效地防治疾病、提高临床疗效、减少药源性疾病发生的目的。

2. 科学设计用药方案。依据药历如实记录患者的年龄、性别、体重、药物过敏史及治疗史等信息,为老年人、儿童、妊娠期及哺乳期妇女、肝肾功能不全等特殊患者科学设计个体化用药方案,从而减少药物过敏、耐药、成瘾等不良反应的发生。

3. 减轻患者经济负担。依据药历上记录的患者工作单位、职务及医疗保险类别等信息,为患者推荐适宜、经济且适合保险类型的药品,在不降低疗效的情况下选择性价比高的药品,减少大处方、不必要的进口药品和重复用药,从而降低治疗成本。

4. 准确评价疗效。在药历中及时记录患者的用药品种、规格、剂型、用法用量、用药时间、停药时间、治疗效果、不良反应等信息,对药物疗效进行分析评价,一旦发现问题,及时和医师联系,调整用药方案。

综上,药师通过书写药历,可以及时记录患者用药情况和病情变化,发现用药相关问题,和临床医疗团队共同解决问题,为患者提供更为细致周到的药学服务,在一定程度上降低患者因不合理用药而导致的医疗风险,还可以节约医疗支出,提高患者用药依从性并增进医患关系的和谐。对于药师自身而言,也是积累临床经验、提高药物治疗与科学研究水平的有效途径。

二、药历与病历的区别

病历是指医务人员在医疗活动过程中形成的文字、符号、图表、影像及病理切片等资料的总和,包括门(急)诊病历和住院病历。临床医师及护理、医技等医务人员根据问诊、体格检查、辅助检查、诊断、治疗及护理等医疗活动所获得的资料,经过归纳、分析、整理而完成病历。病历不仅记录病情,也记录医师对病情的诊断、分析、治疗及护士进行护理工作的过程,包含了医师对患者预后的估计、各级医师查房和会诊的意见。

药历是指药师、药品供应者或用药者在药品使用过程中记录的药品使用情况,包括医院保管的住院药历和个人携带的药品应用记录。医院的临床药师在医院主要通过药历管理、治疗药物监测(therapeutic drug monitoring,TDM)、药物不良反应(adverse drug reaction,ADR)监测、药物相互作用及输液配伍研究、药物经济学研究等方面的工作为患者提供药学服务;社会药店的执业药师主要使用药历本(卡)管理、药品使用登记等为患者提供药学服务,避免药物滥用,防止因药物不良反应、用量不适宜等对患者造成危害。

药历源于病历,但又与病历不相同。药历的重点在于用药,须全面、动态、客观地记录患者用药情况,对患者治疗方案提出药学监护计划,实施药学监护。当患者用药方案发生变化时,临床药师须针对新的治疗方案进行分析评估,提出相应的药学监护计划。药历中还须记录对患者开展的用药教育与指导、不良反应监测与处置、治疗药物监测结果与个体化给药方案,分析医学检验检查数据的临床意义与应对措施。通过药历,对患者治疗过程进行记录、分析、建议与监护,以确保患者药物治疗的安全、有效、经济、适当,并提高患者的用药依从性。

药历与病历的区别主要有以下几点:

1. 法律地位不同。病历是医疗法律上的重要文件,是维护患者利益、保护医护人员合法权益必不可少的法律文件,具有不可替代的作用。药历目前还不能作为法定医疗文书,不具有法律效力。

2. 目的不同。病历主要记录确立诊断、治疗的经过,从疾病的角度整体记录用药,达到治疗疾病的目的。药历的主要目的是促进合理用药,从药物的角度达到治疗目标,提高人体健康素质。病历中应含"五有一签名"(主诉、病史、体检、初步诊断、处理意见和医师签名),药历主要由临床药师签字。

3. 作用不同。病历是医务人员对患者疾病的发生、发展、转归,进行检查、诊断、治疗等医疗活动的记录,是临床实践工作的总结,也是探索疾病规律及处理医疗纠纷的法律依据。药历有其自身特色,主要内容侧重药物的使用分析,从用药方面为患者和医生提供合理用药咨询,要求翔实记录治疗患者疾病的药物使用情况,为合理使用药物提供参考依据。

4. 保存方法不同。门诊病历如大病历保存在医院,门诊手册在患者手中,容易续存。住院病历保存在医院,门(急)诊病历档案的保存时间自患者最后一次就诊之日起不少于 15 年。药历由临床药师保存,不列入病历资料存档。

第二节 药历的特点与分类

药历是临床药师参与药物治疗过程中记录的患者药物治疗相关问题的重要药学资料之一,是临床药师提供药物服务的医疗文书,是药师必备的工作资料。药历可以使药师条理清晰地了解患者的病情变化和药物使用情况,更好地为患者服务。药历具有固定的内容与结构,部分内容如患者基本信息和病历摘要等与病历类似,但却不是简单地重复病历内容,而是临床药师从药学角度对患者信息的关注,体现了药师的临床思维。药历的重点内容是结合患者的临床症状、检验检查指标,对药物治疗方案进行分析和评价,落实药学监护计划,这些是临床医师在病历书写中不易关注的内容。

药历的定义、与病历的区别及书写人群和书写目的决定了药历的特点。根据书写目的的不同,药历分为工作药历与教学药历。由临床药师在日常工作中书写的药历为工作药历,由临床药师培训学员书写的药历为教学药历。工作药历是临床药师为具体患者进行个体化药物治疗的日常医疗文书,可以体现药师在临床中的价值,考核药师的工作成效,还可以了解该院用药情况,进行回顾性分析总结,作为教学科研资料保存,从而更好地指导临床用药。教学药历是临床药师在实习期间或者培训阶段书写的教学资料,是一种以教和学为主要目的的特殊药历,除了具备工作药历的作用以外,还是培养学员临床思维、训练书面表达能力、为临床和患者提供药学服务的重要手段与有效途径。

通过书写教学药历,学员分析药物治疗方案,进行药学监护,为住院患者提供药学服务,可帮助学员建立临床思维,提高书面表达能力。教学药历的篇幅一般较大,内容随患者病情变化、药物治疗过程同步书写,是患者此次入院治疗全过程的完整治疗记录。中国医院协会药事专业委员会对教学药历书写的基本要求作了明确规定:教学药历书写内容必须体现出教与学的全过程,对患者病情的变化、药物治疗的观察分析要求全面、细致,书写过程中也需要不断与带教教师沟通。教学药历主要是为了帮助学员对治疗过程有完整的认识,一般不放入病历中,仅作为教学使用。教学药历中不需要注明参考文献,不可以公开发表。

为了更好地书写药历,我们先了解几种不同模式的国外药历。

1. SOAP模式 SOAP药历是美国卫生系统药师协会(ASHP)推荐的书写格式,主要以文字叙述为主。英文缩写代表的具体含义见第四章。

2. PH-MD-ROME模式 该药历是基于临床药师发现临床用药相关问题,建立药学诊断,从而解决相关问题,提高患者生活质量的模块式药历。英文缩写代表的具体含义是①P(patient introduction):包括姓名、年龄、民族、身高、体重、性别、主诉等;②H(health problem):包括病史、异常的症状或体征、医疗诊断、实验室检查结果及社会或经济状况等;③M(medications):包括现用药物清单和已用药物清单,可以用来筛查药物相互作用、重复治疗、是否过敏及剂量是否适当;④D(pharmaceutical diagnosis):主要叙述药物相关问题及其分析、鉴别,每一个诊断都应提供足够的证据,并应用药物治疗原则来解决该问题;⑤R(recommended orders):每条建议都应与上述药学诊断的编号对应,建议可能是药物治疗,也可能是非药物治疗或其他服务;⑥O(desired outcome):针对具体的监测指标提出治疗应达到的适当结果,并保证此过程中患者不会出现明显的药物不良反应,如果结果不能达到预定目标,则必须重新评估,并设定新的目标;⑦M(monitoring):所涉及的参数指标包括实验室检查及观察指标;⑧E(patient counseling and education):列出药师应提供给特定患者的重要的信息、建议、训练及鼓励。

3. 英格兰模式 该模式以表格为主。包括患者基本情况、住院信息、相关非药物治疗情况、临床处理(诊断和药学需求)、治疗药物、药学监护计划、实验室数据和治疗药物监测(TDM),分别设计成表格来体现。

第三节 教学药历书写要点及要求

一、教学药历基本格式

根据中国药学会医院药学专业委员会编纂的《中国药历书写原则与推荐格式》的建议和要求,教学药历的基本内容应包括如下。

(一)一般资料

主要包括患者的基本情况。具体包括患者姓名、性别、出生日期、住院号、住院时间、出院时间、籍贯、民族、工作单位、联系地址、邮编、电话、身高、体重或体重指数、婚姻状况、联系方式、血型、血压、体表面积和不良嗜好等。

(二)主诉和现病史

主诉是患者本次就诊和/或入院的最主要原因,一般为20字左右,包括患者最主要的不适,最明显

的症状、体征、性质及持续时间。现病史是对主诉的进一步扩展,包括:

1. 患者的发病情况即发病的时间、地点、环境、发病的急缓、本次发病的诱因或者原因、主要症状的部位和性质及持续的时间和程度等。

2. 疾病的发展和演变过程、诊断治疗过程。其中包括具体的药物治疗方案、药物治疗效果、是否出现不良反应等。

(三) 既往病史

既往病史是指患者此次发病前的健康及疾病情况,按时间先后记录。包括患者过去一般健康状况、精神病史、癫痫史、外伤及手术史,还包括预防接种及传染病史、输血史等。

(四) 既往用药史

指患者本次就诊和/或入院前药物的使用情况,包括处方药物,药店购买的非处方药及偶尔使用的中药制剂。尽量包括具体药物品种、用药途径、用药剂量、用药疗程、疗效及可能与药物相关的不良反应。

(五) 家族史、个人史、婚姻史等

家族史包括父母、兄弟姐妹健康情况,有无与患者类似疾病,家族成员疾病诊治情况,有无家族遗传性疾病。个人史包括出生地、经历地、长期居留地;生活习惯、饮食习惯、烟酒嗜好程度(若有注明多长时间、每日用量、是否戒除),有无麻醉毒品接触史;过去及目前职业及工作情况,工作环境有无粉尘、放射性物品及毒物等。婚姻史指配偶健康状况。生育史包括妊娠及生育次数,流产、节育或绝育史。月经史包括初潮年龄、周期、天数、闭经年龄;有无痛经、有无血块、量、色、末次月经日期、白带情况等。

(六) 伴发疾病与用药情况

指患者入院时除了主诉疾病以外需要治疗的慢性病的症状、发病时间、疾病演变过程,疾病诊断和治疗过程,如因急性心肌梗死入院治疗患者伴有高血压、糖尿病、肾功能不全等,需关注各伴随疾病症状之间尤其是与主要症状之间的关系。伴随用药指治疗伴随病的药物,可能会影响主诉药物治疗的疗效或者增加不良反应等。

(七) 过敏史

主要包括药物、食物及其他物品过敏史。

(八) 药物不良反应及处置史

指患者本次入院治疗中发生的药物不良反应、处置方法及处置结果。

(九) 入院诊断

指主管医师查看患者后,根据患者入院时情况,综合分析所作出的诊断。

(十) 出院诊断

指患者出院时临床医师根据患者所做的各项检查、治疗、转归及急诊诊断、入院诊断、手术前后诊断、病理诊断、院内感染诊断等综合分析得出的最终诊断。

(十一) 初始治疗方案分析

根据患者疾病的既往治疗情况、疾病发展与控制情况、入院检查指标等,分析本次治疗重点,给出初始治疗方案用药。针对患者本次入院诊断和初始治疗方案,参考疾病的诊疗指南、药品说明书、国内外相关文献,结合患者病理生理特点,从初始治疗药物的品种选择、剂型、给药途径、给药剂量、给药时间间

隔及联合用药等方面进行分析,评价药物治疗方案的合理性。治疗过程中新出现的临床诊断及药物治疗方案分析,在"药物治疗日志"中记录。

(十二)初始药学治疗监护计划

临床药师针对具体监护对象的病理生理特点实施全程化、规范化的药学监护,对药物治疗作出综合评价,主要内容包括药物不良反应监护、治疗效果的监护及用药依从性的监护等。

首先,药学治疗监护计划是根据具体的监护对象而定,以患者用药的安全性、有效性和依从性为思路,找准切入点,而不仅仅依据具体药品设计药学监护计划。其次,制订监护指标,需根据不同的监护内容,制订切实可行、具体全面的监护项目和指标,包括患者症状、体征、实验室检查结果等。例如针对肺部感染的患者,可制订监护指标为咳嗽、咳痰症状是否好转,黄痰有无转白,体温有无下降,肺部啰音是否减少,血常规中白细胞是否下降,胸片有无变化,痰培养结果有无变化等,同时观察是否发生药物相互作用,对肝肾功能是否有影响,必要时可进行肝肾功能的监测。

对于一些特殊的药物如万古霉素,其治疗窗窄、个体差异大、肾毒性大,临床使用中应监测血药浓度、肾功能指标。结合患者年龄、身体指数、肾功能,以及抗感染治疗效果,根据血药浓度监测结果给予个体化药物剂量调整方案。不同药物监测时间点的确定应根据相关指南文献,确定每个监测指标具体的监测频率,是每日、每3日还是每周复查一次肝肾功能或血常规。最后,监护结果是指用药监护计划的执行情况和结果,注意书写时内容上与药物治疗小结要前后呼应。

(十三)主要治疗药物

指初始治疗方案以外的主要治疗药物,包括针对主诉疾病的辅助治疗药物、预防某些疾病或者不良反应的药物和治疗伴发疾病的药物等。药物名称使用通用名规范书写,并随着患者病情变化随时增加或减少。

(十四)药物治疗日志

药物治疗日志是教学药历中最重要的组成部分,类似于病历,但又有别于病历,强调同步性、完整性,是临床药师提供药学服务重要的一部分。药学服务是临床药师在临床疾病治疗中与临床医护人员协同合作,在多学科协作综合考虑整体诊疗计划的前提下,从药学角度对药物治疗计划进行合理的设计、执行、监测和及时调整,实施过程需要与患者和医护人员紧密协作。药物治疗日志是最直观体现这一特征的部分,记录时间应与病历中的病程录同步,不遗漏,不晚点。患者此次治疗过程中新出现的临床诊断、变更的药物治疗方案及根据治疗方案所制订的药物治疗监护计划,都应在"药物治疗日志"中体现。

总体来说,药物治疗日志须与病程中出现的症状与体征描述相结合,记录患者此次治疗全过程中用药后的疗效、不良事件及新出现症状与所用药物的相关性,必要时向医生提出建议,对变更的药物治疗方案分析其合理性及相应的药学监护计划,确保患者整个药物治疗过程中安全、有效、经济、适当。

药物治疗日志的具体内容如下:

1. 患者入院后的首次药物治疗记录。应当在患者入院后48小时内完成,因入院后首次病程内容已经在首页各栏目中体现,日志部分只需记录患者姓名、年龄、性别、入院时间及入院诊断。

2. 患者住院期间病情变化与用药变更的情况记录。包含时间、患者症状体征、实验室检查结果、辅助检查结果、治疗过程中出现的新的疾病诊断、会诊情况、药物治疗方案的调整(包括具体药物通用名、剂量、剂型、用法、给药时间)。

3. 对变更后的药物治疗方案的评价、分析意见和药物治疗监护计划记录。病程治疗中药物治疗方案经常会有改动,如方案的中止或药物删减,应参考相关指南文献和参考书,结合患者病情变化、生理病理特征,梳理分析具体药物的药理作用、使用原因、用法用量、使用依据等,分析原本药物治疗方案中止或变化的原因,分析新方案的合理性等。然后根据新的药物治疗方案制订切实可行的药学监护计划,并开始执行新的监护计划。

4. 用药监护计划的执行情况与结果。包括药学监护计划是否顺利完成,临床药师的参与情况,药物治疗过程中存在或潜在的问题,治疗方案监测计划的变化和原因等。根据药物治疗监测计划中的指标、参数来评估治疗目标的实现程度,分析药物治疗的疗效和不良反应。若没有达到预期治疗目标,应该查找、分析原因,再与临床医师进行讨论分析,调整药物治疗方案。发现或遇到问题应及时与医护人员沟通交流,提出意见或建议,同时记录临床医师是否接受,最后获得了什么效果,对患者做了什么教育或指导,最后效果怎样等。

5. 出院带药情况和用药教育。主要包括对出院带药方案的分析、用药指导和随访计划。患者用药教育也是临床药师在工作中需要掌握的重要一项,不管对门诊患者还是住院患者住院期间和出院用药教育,均可以提高患者对疾病和药物的认知,更好地理解药物治疗目的和机制,显著提高患者用药知识,降低院内外用药错误,提高患者的依从性,最大限度发挥药物治疗作用。其中,主要包括向患者解释说明出院后药物治疗方案的重要性(目前患者病情缓解程度和存在的可能危险因素、出院带药与疾病关系、药物疗程的意义)、出院带药的用法用量、药物的保存等。告知患者应注意哪方面的变化和可能会出现的药物不良反应,同时注意避免患者的紧张恐惧心理,以及患者在家需要自我检测的项目和频率,叮嘱患者下次门诊复查和随访的时间。

(十五) 药物治疗总结

药物治疗总结主要包括以下内容:

1. 对完整治疗过程的总结性分析意见。总结分析在临床药师的参与下,药物治疗方案是否符合疾病特点、患者特点及药物特点,是否提高了疗效,缩短了患者住院时间,降低了治疗的费用。在此次参与中,是否有潜在的没有注意到的药物与药物之间、药物与食物之间、药物与实验室检查项目之间的相互作用。治疗过程中出现的不良反应是否得到处理,是否可以避免。在药学监护方面,是否遗漏重要监护指标而影响疗效评估,是否存在用药指导不佳而导致药物疗效减弱或导致不良反应发生。

2. 对参与药物治疗工作的总结。总结临床药师在参与药物治疗的过程中,向医护人员和患者提供了哪些药学服务、发挥了怎样的作用,提出的建议是否被医疗团队采纳,最后的结果是否令各方满意,以及是否有可以改进提高之处。

3. 对患者出院带药的用药指导。患者在出院后往往需要继续药物治疗巩固治疗效果,结合住院期间患者用药的经验教训,出院治疗方案可能会有所调整,药物品种剂量可能与在院时不同,且患者在院时由护士定时定量给药,缺乏对给药方案的主动了解,此外一些老年人记忆力减退,或者接受教育程度较低的患者,需要重点、合理、耐心地进行出院用药指导,包括用法用量、注意事项、使用疗程等。

4. 对随访计划和患者自行监测指标的教育。患者出院后需要自行掌握药物使用方法和自行监测指标,临床药师需要告知患者指标的具体检测方式、监测频率、异常情况,还应告知患者随访要求,即门诊随访间隔时间或者下次住院时间及门诊检查项目等。

(十六) 带教老师评语

治疗结束,由学员作出药物治疗总结,完善药历的全部内容,临床带教老师与药学带教老师分别就整份药历作出评语。评价标准可以参考中国医院协会药事专业委员会《教学药历质量缺陷评价表》。一份教学药历是否合格,主要根据质量缺陷评分表来打分。

教学药历的书写模板详见图 5-1。

教学药历首页

建立日期:　　　年　月　日　　　　　　　　建立人:

姓名　　性别　　　　出生日期　　年　月　日　　　　　住院号

住院时间　　年　月　日　　　　　　出院时间　　年　月　日

籍贯　　　民族　　　工作单位

家庭电话
手机号　　　　　　　　　　　联系地址邮编

身高 /cm　　　　　体重 /kg　　　　体重指数 /(kg/ m^2)

血型　型　　血压 /mmHg　　　　体表面积 /m^2

不良嗜好(烟、酒、药物依赖)

主诉和现病史:

既往病史:

既往用药史:

家族史、个人史、婚姻史等:

伴发疾病与用药情况:

过敏史:

药物不良反应及处置史:

入院诊断:

出院诊断:

初始治疗方案分析:

初始药学治疗监护计划:

主要治疗药物:

药物治疗日志

药物治疗日志记录内容应包括:
(1) 入院后首次病程内容已经在首页各栏目中体现,日志部分需记录入院时间和入院诊断。
(2) 患者住院期间病情变化与用药变更的情况记录(含治疗过程中出现的新的疾病诊断、治疗方案、会诊情况)。
(3) 对变更后的药物治疗方案的评价分析意见与药物治疗监护计划。
(4) 用药监护计划的执行情况与结果(包括药师参与情况与结果)。
(5) 出院带药情况。

药物治疗总结

药物治疗总结应包括：

（1）出院时对完整治疗过程的总结性分析意见。

（2）药师在本次治疗中参与药物治疗工作的总结。

（3）患者出院后继续治疗方案和用药的指导。

（4）治疗需要的随访计划和应自行检测的指标。

临床带教老师评语

药学带教老师评语

图 5-1　教学药历的书写模板

二、教学药历书写要点

教学药历书写的基本要求包括：①内容客观、真实、准确、及时、完整、规范，不能回顾性分析或者大篇幅照抄病历；②使用规范的中文和医药专业术语，对于通用的外文缩写和没有正确中文译名的症状体征、疾病名称等也可以使用外文，药品的名称必须使用通用名，不可以出现商品名；③文字工整，字迹清晰，表述准确，语句通顺，标点正确，语句完整；④书写过程中出现书写错误时，应当使用双线画在错字上，不应采用刮、涂、粘等方式掩盖或去除原来的字迹；⑤按照规定的内容、格式书写，并由临床药师签名，培训学员书写的药历，应当经过临床及药学带教老师审阅、修改并签名；⑥上级临床药师有审查修改下级临床药师书写药历的责任，药学带教老师和临床带教老师有定期点评、修改带教学员药历的责任，修改时应当注明修改日期，修改人员签名，并保持原记录清楚、可辨；⑦日期和时间书写一律采用阿拉伯数字，采用 24 小时制记录。

各部分具体要点如下：

（一）患者的基本信息

教学药历首页是患者的一般情况，需要记录详细、准确。如个人嗜好要明确吸烟饮酒史，特别是对于长期饮酒的患者。

（二）患者的基本情况和初步判断

主诉须简短，一般 15~20 字，现病史详细记录患者疾病发生、发展、诊治过程，不应直接抄写医生的病历，现病史、体格检查不能过于简单，要体现出疾病诊断的依据。既往用药史要详细记录，包括药品名称、剂量、服用方法、服用时间、服药后的疗效、有无服用其他保健品等。药食同源，患者的药物/食物过敏史描述要完整。既往用药史还包括相关的药物不良反应。伴发疾病指除了主要诊断以外的慢性病，伴随用药可能会影响主要疾病药物治疗时的疗效和不良反应。

（三）初始治疗方案确定和分析、药学监护和用药教育

临床诊断要点除病史、症状、体征外，还应包括对相关检查，如医学检验、影像学检查项目报告及分析,其中涉及许多医学基础知识,例如内科学和临床诊断学。学员应熟悉常见疾病的诊断要点,建立起对疾病和治疗的整体理解能力,才能更好地把握药物治疗的关键,也能更好地与医护人员交流沟通。

（四）药物治疗日志

药物治疗日志是整个药历最关键的部分,由学员书写,一般每 3 天写 1 次,但如果药物治疗方案有重大调整变化、患者为危重患者,应随时记录,同时不要忘记记录时间(年、月、日),病情危重有抢救记录应明确到几点几分。整个日志要体现临床药师对药物治疗方案的建议和干预,并记录建议是否被医生采纳。药物治疗日志的书写格式首先要注明日期,同时指出处于住院的第几天。在医嘱变更方面要记录停用、加用或改用其他药物。首次药物治疗记录要在入院 48 小时以内完成,这也是对药历时效性的要求。日志中对药物治疗方案的分析要有理有据,应灵活运用文献资料,同时结合患者实际情况,记录提供个体化给药和药学监护的过程,体现临床药师的作用。

（五）学员签名与带教老师批改

教学药历每次记录应有学员签名。药学带教老师每周不少于两次对药物治疗日志进行批改,并用红色笔填写点评意见(电子版可用批注形式),临床带教老师每周不少于一次对药物治疗日志进行批改,并用红色笔填写点评意见(电子版可用批注形式)。治疗结束后,由学员填写完成首页内容,并作药物治疗总结,临床带教老师与药学带教老师分别就整份药历作出评语。注意学员刚开始接触临床,很多地方都是边学边做,摸着石头过河,带教老师应及时批改药历,及时发现学生的问题,及时指出学生的错误,从而帮助学员更快地进入状态。特别强调的是,临床医生与临床药师的批改同等重要,两者的专业背景与角度无法互相替代。

三、教学药历书写与教学管理中常见问题

（一）思想认识问题

学员有时不能认识到书写教学药历的重要性,觉得教学药历一板一眼,篇幅太大,内容太多,把文字书写当成负担,觉得只要在临床上掌握好药物治疗技能,积累临床用药经验,自己有收获就达到了学习目的,不愿意花时间去认真书写药历和分析讨论。首先学员必须明确,书写教学药历是一种重要的学习手段和途径。临床药师学员参加一年培训期间要求完成教学药历 20 份,每个指定病种≥3 份教学药历,特殊人群≥5 例,学员要掌握 5 种以上疾病的临床表现、治疗原则、药物治疗方案的制订、药物治疗监护计划等。通过书写药历,记录参与药物治疗方案的制订、个体化药学监护方案的制订、给予患者用药指导的过程。学员在为患者提供药学服务的全过程中,学习与患者、医护人员沟通,学习收集临床资料,学习检索文献等都锻炼培养了学员的临床思维能力和科研能力。药学带教老师应在实习和规培期间帮助学员正确认识到书写教学药历的重要性,反复练习,打好书写教学药历这一基本功,才能在以后走上工作岗位时游刃有余地写好工作药历。

（二）写作过程问题

教学药历的书写必须与患者的病情和治疗同步,必须耳听心想手写,把治疗方案的分析、修改或者终止,药学监护结果的分析(疗效、不良反应、用药依从性等),出院带药等都及时记录在教学日历上,体现出动态的特点。不应在患者出院后,根据回忆回顾性地写或应付检查临时书写或照抄病历。刚开始写教学日历时,有些学员会因为不知道如何接触患者,不能独自接触患者,不能很好地发现、解决问题,

也不积极改变、被动等待，一直拖到患者出院后，再摘抄临床医师写的病历信息填写教学药历。实际上学员没有参与到患者药物治疗过程中，许多重要的药物应用细节都被忽略，完全没有达到锻炼自己的目的。

（三）内容问题

1. 未突出与病历不同的重点内容　临床药师与临床医师在诊疗活动中关注的重点是不同的，临床医师主要关注疾病的变化、总体治疗方案的调整及治疗效果评价，临床药师重点关注治疗方案中具体药物的选择，使用过程、疗效及不良反应。因为关注点的不同，学员在书写教学药历时，不应照搬医生病历的既往史、用药史、病程等。学员应了解书写教学药历中的现病史、既往史等是为了锻炼学员自主学习能力，理论与实践结合熟悉疾病相关基础知识，所以对于病历上简单的现病史和体格检查，学员应后续补充完整诊疗依据，完善自己的知识面。此外，学员应该有意识地关注药物治疗中医生不写、医生少写、医生知识面涉及不全的药物方面的内容。当今医疗模式需要具有系统药学知识并拥有一定医学背景，能解决药物与疾病治疗相关问题的临床药师，需要临床医师与临床药师齐心协力来保证临床合理用药。教学药历中，首次药物治疗方案分析及相对应的药学监护计划和用药指导，药物治疗日志中药学监护的用药执行情况，医疗病历的出院记录中出院带药分析、用药指导和随访计划都是临床药师应承担的工作。

2. 无精彩内容　临床药师可以从医生比较容易忽略的药学角度，眼光独到、心思细腻地去发现问题，通过查阅指南文献，分析临床资料，有必要时进一步接触患者了解相关情况，对临床资料进一步追问、复查、比较，从而更全面细致地给患者提供药学服务。学员应做到心中有数，哪些内容应该充分应用药学知识分析，哪些环节要积极体现临床药师的意义。临床医师对病史询问侧重于诊断，往往会忽略患者既往用药史，而这正是临床药师应该抓住的地方。用药后疗效、症状、不良反应可以反过来帮助诊断和鉴别诊断，了解患者用药史，还可以了解患者用药依从性情况、对疾病和药物使用的基本常识了解程度、对药物治疗的心理预期及患者潜在的合并用药等，这对后续治疗方案中具体药物品种的选择及后期的用药指导都可能产生影响。

学员应学会将书本、文献和指南中的一些具有群体性质、具有普遍性的药学知识，结合临床实践中患者的实际情况，具体问题具体分析，注意理论知识与实际临床药物治疗与监测的出入，做到治疗和监护的"个体化"。实际上由于种种原因，临床医师在用药和药物监测方面有时候会存在局限，临床药师应充分发挥药学知识优势，在参与药物治疗的全过程中提出自己的可靠建议，让患者能够切身体会到临床药师带来的益处，展现出临床药师的价值和魅力，学员应尽可能在教学药历中体现这一点。

3. 未反映临床药师参与情况及效果　学员应关注患者入院到出院的全过程，其中包括临床药师参与情况和效果。临床药师在此次提供药学服务过程中是否发挥了积极的作用，在药物治疗方案实施、监测过程中，向医疗团队提出自己的建议，接受度如何。如果没有接受，是何原因；如果接受了，是否有效提高了患者药物治疗的有效性、安全性、依从性，减少了治疗时间和费用。将积极有意义的临床药师参与结果记录下来也是对学员自己的一种肯定，有利于学员今后工作学习的积极性。

4. 存在错误观点　临床情况复杂多变，患者的病情一直在变化，各种疾病治疗药物组合繁多，对于一些复杂病例，学员在分析药物治疗方案和制订药学监护计划时有难度，有时可能因为临床用药经验不够,存在一些错误的理解。学员有疑惑可查找资料文献,也可以寻求带教老师帮助,教学日历中的内容应做到有理有据,文献指南、药品说明书中未提及的内容,不能草率下笔。

（四）文字表达问题

教学药历要求格式规范、字迹清晰、语句通顺、表述准确、标点正确。学员刚开始书写教学药历时存在不少文字表达问题,比如语句顺序混乱、生涩难懂、用词烦琐重复、前后不一致,医药学术语掌握不好、不规范用词、错别字多,还有标点符号错误等。学员须充分发挥主观能动性,有意识地在平时多观察、多揣摩,做一个有心人。在不断学习改正、重复书写中,完成一篇清楚、流畅、合格的教学药历。

四、教学药历的质量评价

为达到教学药历的教学效果,需要带教老师对教学过程进行全过程管理,以保证教学质量。在教学过程中,应首先告知学员书写教学药历的意义,提出具体要求,将教学目标和培训贯穿于教学的全过程。教与学是一个互动的过程,不仅有教的含义,还需要得到学员的反馈,以了解学员是否真正领会了带教老师的教学思路和意图。教学药历的质量评价有利于带教老师评估学员教学药历书写的掌握程度,并对发现的问题及时纠正,进行必要的帮助和指导。

在学员培训期间,带教老师参考中国医院协会药事专业委员会制订的"教学药历质量缺陷评价表"对教学药历进行质量评价,评出具体分数,评价学员培训效果。药学带教老师每周不少于两次对药物治疗日志进行批改,临床医师每周不少于一次对药物治疗日志进行批改,将学员出现的问题及时纠正。在治疗结束后,学员完成全部教学日历内容书写,临床带教老师和药学带教老师还要就整份药历作出点评,并用红色笔填写点评意见。对于教学药历的首页、药物治疗日志和总结的点评参考"教学药历质量缺陷评价表",详细要求见表5-1。

表 5-1 教学药历质量缺陷评价表

项目	缺陷内容
基本要求	（1）字迹潦草难以辨认、不能通读（重度缺陷）
	（2）有证据证明系拷贝行为导致的原则性错误（重度缺陷）
	（3）带教老师未按时修改或评语缺乏针对性（5分）
	（4）表格药历填写有漏项（2分）
	（5）药物名称未使用通用名（每出现一处为1分,>5处为重度缺陷）
	（6）带教老师无评语（重度缺陷）
首页	（7）入院诊断与出院诊断填写有缺陷（2分）
	（8）过敏史、药物不良反应史记述有缺陷（5分）
	（9）诊断要点分析有缺陷（2分）
	（10）治疗原则分析有缺陷（2分）
	（11）初始治疗方案记录有漏项（2分）
	（12）初始治疗方案监护计划缺监测指标和监测周期（5分）
	（13）有既往病史、既往用药史,但记录有漏项（5分）

续表

项目	缺陷内容
药物治疗日志	（14）主诉和现病史不能紧密结合（2分）
	（15）疾病发展变化过程描述不清（5分）
	（16）遗漏主要阳性体征（2分）
	（17）遗漏主要检查结果（2分）
	（18）有院前抢救史，但用药记述不清（2分）
	（19）未按规定日期书写药物治疗日志记录（1分）
	（20）病情变化时无分析、判断、处理及结果的记录（5分）
	（21）缺异常检查结果的分析及相应处理意见的记录（5分）
	（22）缺反映特殊检查（治疗）情况的记录（2分）
	（23）病情与治疗方案变化时未及时调整监护方案（5分）
	（24）缺药学监护计划执行情况与结果（5分）
	（25）缺出院继续治疗方案（5分）
总结	（26）缺本次入院治疗过程总结（5分）
	（27）对药物治疗中主要问题缺乏评价（5分）
	（28）缺临床药师在本次治疗中的作用总结（5分）
	（29）需随访，但未制订随访计划（2分）
	（30）缺继续治疗中对患者自行监测指标的指导（2分）

注：每份教学药历扣分<15分为优秀，扣分16~30分为合格，扣分>31分为不合格，发生任何一项重度缺陷，则该教学药历为不合格。

　　好的教学药历可以显示出学员对疾病治疗的掌握程度和药学监护能力，更重要的是培养学员主动管理患者的能力，而不仅仅是充当记录分析者的角色。带教老师在教学实践中可以适当给学员更多参与患者管理的空间，帮助学员从"记录者"转变为"药物治疗管理者"，在临床实践中不断成长，成为一名合格的临床药师。

第四节　教学药历实践案例

案 例 一

教学药历书写案例一如下：

姓名	×××	性别	男	出生日期	1954年××月××日	住院号	××××××
住院时间　2021年8月20日				出院时间	2021年9月10日		
籍贯 ××××		民族 汉族	工作单位	×××××××			
手机号138××××××××		联系地址：××省××市××区××巷××号楼×××室 邮编：××××××					

续表

身高 /cm	172	体重 /kg	65	体重指数 /（kg·m^{-2})	21.97
血型	A 型	血压 /mmHg	137/82	体表面积 /m^2	1.80
不良嗜好（烟、酒、药物依赖）		吸烟史，20 余年，20 支 /d，已戒烟 7 年；无饮酒史，否认药物依赖			

主诉和现病史：

主诉：咳嗽气喘 2 年余，发热 20 余天。

现病史：患者 2 年前受凉后出现咳嗽，初为干咳无痰，夜间为著，有发热，最高达 38.6℃，伴大汗，无畏寒寒战，当地查胸部 CT，双肺多发肺大疱，双肺间质性改变，双肺炎症；心脏彩超，射血分数（ejection fraction，EF）55%，肺动脉高压 62mmHg；血气分析，酸碱度（pondus hydrogenii，pH）7.46，血二氧化碳分压（partial pressure of carbon dioxide，PCO$_2$）39mmHg，血氧分压（partial pressure of oxygen，PO$_2$）47mmHg，血氧饱和度（SpO$_2$）85%。抗感染治疗效果不佳，2018-11-22 入住我院呼吸科监护室，自身抗体抗中性粒细胞胞浆抗体（antineutrophil cytoplasmic antibody，ANCA）阴性。予以无创呼吸机辅助呼吸，比阿培南抗感染，更昔洛韦抗病毒，复方磺胺甲噁唑预防肺孢子菌感染。并予以甲泼尼龙琥珀酸钠 500mg/d 冲击治疗 3 天。5 天后氧合指数逐渐改善。2018-12-14 复查胸部 CT，肺部实变影较前吸收。停用甲泼尼龙琥珀酸钠，改用醋酸泼尼松 20mg b.i.d. 口服，出院。患者咳嗽、气喘症状较平稳，平时鼻导管吸氧 4~5L/min，仍有活动后气喘，但生活可自理。2019 年 2 月初予以醋酸泼尼松减量为 25mg/d。2019-03-10 醋酸泼尼松减量为 20mg/d。2019-03-14 患者受凉后出现发热，体温最高 39.6℃，咳嗽明显加重。复查胸部 CT，双肺间质性肺炎，左肺磨玻璃影较前增多。患者再次入住我院监护室。外送外周血病原学检测为巨细胞病毒，痰培养为多重耐药的肺炎克雷伯菌及铜绿假单胞菌。先后予以比阿培南、哌拉西林钠 - 他唑巴坦钠 + 莫西沙星抗感染，复方磺胺甲噁唑预防肺孢子菌，帕拉米韦、更昔洛韦抗巨细胞病毒，使用甲泼尼龙琥珀酸钠 80mg b.i.d. 3 天，40mg b.i.d. 3 天，40mg q.d. 3 天后，调整为醋酸泼尼松 15mg b.i.d. 口服，卡泊芬净预防真菌治疗，患者好转出院，出院后口服醋酸泼尼松及泊沙康唑 2 个月。其间规律复诊，病情较平稳，醋酸泼尼松逐渐减量，2020-09-20 开始停用醋酸泼尼松，2021-07-07 门诊复诊查胸部 CT 示双肺间质性改变，左肺上叶炎症渗出较前（2020-06-16）新发，建议治疗后随诊复查。予以莫西沙星口服，患者 2021-07-27 出现发热，无明显咳嗽咳痰，无胸闷气喘，至当地医院抗感染及激素抗炎治疗后（具体不详），体温正常后出院。2021-08-14 患者再次出现发热，至当地医院治疗，体温好转，但患者咳嗽，胸闷，并有咯血，为暗红色，每日十余口，2021-08-17 患者为进一步诊治来我院急诊，急诊予以甲泼尼龙琥珀酸钠 80mg q.d. 1 天 + 40mg q.d. 1 天抗炎，莫西沙星、氟康唑抗感染治疗，患者仍有明显气喘，现为进一步诊治入住我院呼吸科。

入院查体：T 36.0℃，P 116 次 /min，R 18 次 /min，BP 137/82mmHg，神清，精神萎，呼吸促，颈软无抵抗，颈静脉无怒张，无皮肤瘀斑，气管居中，两肺呼吸音粗，两下肺可闻及捻发音，心律不齐，第一心音强弱不等，腹平软，无压痛及反跳痛，肝脾肋下未及，双下肢轻度凹陷性水肿，四肢肌力正常，病理征阴性。

辅助检查：

1. 血气分析（2021-08-17）：pH 7.468，PCO$_2$ 38.9mmHg，PO$_2$ 59.1mmHg。

2. 血常规（2021-08-17）：WBC 9.1 × 10^9/L，NEU% 73.6%。

3. B 型利尿钠肽（B-type natriuretic peptide，BNP）（2021-08-17）：493pg/ml。

既往病史：

患者既往有高血压 20 余年，口服氨氯地平片 5mg q.d.，治疗效果良好；心房颤动 5 年，口服利伐沙班片 10mg q.d.，2 年，已自行停药 2 个月。患者否认糖尿病、肝炎、结核病史。预防接种史不详。

既往用药史：

口服氨氯地平片 5mg q.d.；口服利伐沙班 10mg q.d.，2 年，已停药 2 个月。

家族史：

否认其他遗传性疾病史。

伴发疾病与用药情况：

患者既往有高血压 20 余年，心房颤动 5 年，用药详见既往用药史。

过敏史：

有甲硝唑过敏史，否认食物和其他物品过敏史。

药物不良反应及处置史：

患者本次住院期间未发生药物不良反应。

入院诊断：①特发性肺纤维化伴感染；②I型呼吸衰竭；③高血压3级(极高危)；④心房颤动；⑤心功能不全；⑥肺气肿；⑦陈旧性脑梗死；⑧左肾囊肿。

出院诊断：①特发性肺纤维化伴感染；②I型呼吸衰竭；③高血压3级(极高危)；④低蛋白血症；⑤肝功能受损；⑥心功能不全；⑦心房颤动；⑧肺气肿；⑨左肾囊肿；⑩高脂血症；⑪轻度贫血；⑫陈旧性脑梗死；⑬支气管扩张伴感染。

初始治疗方案分析：

患者，男性，67岁，因"咳嗽气喘2年余，发热20余天"入院。入院诊断：①特发性肺纤维化伴感染；②I型呼吸衰竭；③高血压3级(极高危)；④心房颤动；⑤心功能不全；⑥肺气肿；⑦陈旧性脑梗死；⑧左肾囊肿。入院后完善相关检查，进一步评估病情。

初始药物治疗方案：

开始时间	药物使用情况		
	名称	给药途径	频次
2021-08-20	0.9%氯化钠注射液 100ml 注射用哌拉西林钠-他唑巴坦钠 4.5g	静脉滴注	q.8h.
2021-08-20	0.9%氯化钠注射液 100ml 注射用伏立康唑 400mg	静脉滴注	q.12h.
2021-08-20	复方磺胺甲噁唑(每片含甲氧苄啶80mg、磺胺甲噁唑0.4g)2片	口服	b.i.d.
2021-08-20	0.9%氯化钠注射液 100ml 注射用更昔洛韦 0.25g	静脉滴注	q.d.
2021-08-20	0.9%氯化钠注射液 100ml 注射用甲泼尼龙琥珀酸钠 40mg	静脉滴注	b.i.d.
2021-08-20	0.9%氯化钠注射液 100ml 注射用兰索拉唑 30mg	静脉滴注	q.d.
2021-08-20	盐酸氨溴索注射液 30mg	静脉注射	b.i.d.
2021-08-20	孟鲁司特钠片 10mg	口服	q.n.
2021-08-20	云南白药胶囊 0.5g	口服	t.i.d.

1. 抗感染

(1)细菌感染：参考2016年版《中国成人社区获得性肺炎诊断和治疗指南》，该患者社区发病，2021-08-14出现发热，至当地医院治疗，体温好转，但患者出现咳嗽、胸闷，并有咯血。门诊复诊查胸部CT示双肺间质性改变，左肺上叶炎症渗出较前新发，符合社区获得性肺炎(community acquired pneumonia，CAP)的诊断。

2016年版《中国成人社区获得性肺炎诊断和治疗指南》指出：CAP病情严重程度评估对于选择适当的治疗场所、经验性抗感染药物选择和辅助支持治疗至关重要。CURB-65(C：意识障碍，U：尿素氮；R：呼吸；B：血压，65：年龄)和肺炎严重程度(pneumonia severity index，PSI)等评分可作为辅助评价工具，为临床诊治提供帮助。根据CURB-65评分：该患者67岁，PO_2 59.1mmHg，评分为2分，风险评估为中危。同时伴有特发性肺纤维化，长期激素治疗，免疫力下降，基础状况欠佳，建议住院治疗。

1)对于需入住ICU的有基础疾病的患者或老年患者，常见病原体主要是肺炎链球菌、军团菌、肺炎克雷伯菌等肠杆菌科细菌，金黄色葡萄球菌，厌氧菌，流感病毒，呼吸道合胞病毒等。该患者在2019年入院期间感染过铜绿假单胞菌,初始经验性抗感染治疗推荐:①青霉素类/酶抑制剂复合物、第三代头孢菌素或其酶抑制剂复合物、厄他培南等碳青霉烯类联合大环内酯类;②青霉素类/酶抑制剂复合物、第三代头孢菌素或其酶抑制剂复合物、厄他培南等碳青霉烯类联合呼吸喹诺酮类。

　　2)该患者高龄且合并多种基础疾病,有反复、长期住院史,曾使用第三代头孢菌素,对于此类住院 CAP 患者,产超广谱 β- 内酰胺酶(extended-spectrum β-lactamase,ESBL)细菌感染风险高,经验性治疗可选择哌拉西林 - 他唑巴坦、头孢哌酮 - 舒巴坦或碳青霉烯类。

　　3)该患者伴有特发性肺纤维化,且在 2019 年入院治疗期间感染过铜绿假单胞菌,常见病原体有铜绿假单胞菌、肺炎链球菌、军团菌、肺炎克雷伯菌等肠杆菌科细菌,金黄色葡萄球菌,厌氧菌等。初始经验性治疗可选择具有抗假单胞菌活性的 β- 内酰胺类、有抗假单胞菌活性的喹诺酮类,或联合用药。

　　综上所述,该患者入院后及时给予哌拉西林钠 - 他唑巴坦钠经验性抗感染治疗合理。哌拉西林为抗铜绿假单胞菌的 β- 内酰胺类抗生素,具有广谱杀菌作用,为时间依赖型抗菌药物,其杀菌能力在浓度达到 4~5 倍最小抑菌浓度(minimum inhibitory concentration,MIC)时基本达到饱和,且抗生素后效应短,此时血清药物浓度大于 MIC 的时间的百分率(%T>MIC)成为决定疗效的重要因素。根据药物的半衰期将日剂量分次给药,确保在给药间隔内有40%~60% 的时间血清药物浓度大于 MIC,能获得更好的临床疗效。他唑巴坦为 β- 内酰胺酶抑制剂,能有效抑制产该类酶的细菌。哌拉西林钠 - 他唑巴坦钠药品说明书推荐肾功能正常的成人每次 4.5g,每 8 小时给予一次,计算得到该患者肌酐清除率为 116.73ml/min,因此给予哌拉西林钠 - 他唑巴坦钠 4.5g,静脉滴注,q.8h.,给药方案合理。

　　(2)真菌感染:参考 2016 年美国感染病学会《曲霉病诊断处理实践指南》,长期使用糖皮质激素会导致免疫功能低下,这是曲霉菌感染的一大危险因素。对于免疫功能低下易发生侵袭性曲霉菌病的患者应给予相应预防措施进行保护,包括预防性给药,指南推荐的预防性药物有泊沙康唑、伏立康唑和米卡芬净。该患者 67 岁,特发性肺纤维化,长期使用激素治疗,免疫力低下易引起曲霉菌感染,给予静脉滴注伏立康唑预防,给药合理。注射用伏立康唑的说明书推荐成人负荷剂量为每 12 小时给药一次,每次 6mg/kg;维持剂量为每日给药两次,每次 4mg/kg。该患者体重为65kg,第一天给予 400mg,每 12 小时一次,给药剂量合理。

　　参考德国血液学和肿瘤学会(DGHO)2020 年版《DGHO 指南:恶性血液病和实体肿瘤患者细菌感染以及肺孢子虫肺炎的一级预防》,长期使用糖皮质激素或者免疫抑制剂将导致 CD4(cluster of differentiation 4 receptor,CD4)⁺T 细胞计数小于 200/μl 的患者为感染耶氏肺孢子菌的高危人群,建议使用甲氧苄啶 - 磺胺甲噁唑进行耶氏肺孢子菌肺炎(pneumocystis jiroveci pneumonia,PJP)的预防,可以有效降低死亡率。说明书推荐成人预防性初始用药剂量为甲氧苄啶 0.16g 和磺胺甲噁唑 0.8g,一日 2 次,继以相同剂量一日服 1 次,或一周服 3 次。该患者长期使用糖皮质激素,存在免疫力低下,给予复方磺胺甲噁唑预防 PJP 选药合理,甲氧苄啶 0.16g 和磺胺甲噁唑 0.8g,一天两次口服,初始预防用药给药剂量合理。

　　(3)病毒感染:该患者在 2019 年入院治疗期间感染过巨细胞病毒,且属于特发性肺纤维化患者,需要长期使用激素治疗,导致免疫力下降,参考 2019 年《器官移植受者巨细胞病毒感染临床诊疗规范》,巨细胞病毒感染的危险因素包括免疫力低下、高龄等,对于高危受者,普遍性预防通常利大于弊,普遍性预防最常用的是静脉滴注更昔洛韦和口服缬更昔洛韦。参考更昔洛韦的说明书,其用于预防器官移植受者的巨细胞病毒病的剂量为:初始剂量为 5mg/kg,每 12 小时一次,恒定速度静脉滴注,连用 7~14 天;维持剂量为 5mg/kg,每天一次,恒定速度滴注,每周 7 次,疗程根据患者情况进行调整。该患者体重为 65kg,给予 250mg,q.d.,给药剂量偏低。

　　2. 特发性肺纤维化的治疗　参考 2019 年《特发性肺纤维化急性加重诊断和治疗中国专家共识》,使用激素治疗的急性加重患者,建议根据特发性肺纤维化急性加重是否存在合并症、疾病严重情况等因素综合考虑制订激素治疗方案。激素的剂量范围从口服醋酸泼尼松[1mg/(kg·d)]到静脉滴注甲泼尼龙(500~1 000mg/d、连用 3 天),然后减为醋酸泼尼松或等效剂量。该患者已经长期使用过激素,本次入院先给予注射用甲泼尼龙琥珀酸钠 40mg b.i.d.,初期治疗,给药合理。

　　参考 2019 年《特发性肺纤维化急性加重诊断和治疗中国专家共识》,抑酸药的使用可降低特发性肺纤维化急性加重的发生风险,对于入院时未使用抑酸药的患者来说,应遵照应激性溃疡预防的指南,首选质子泵抑制剂。该患者给予兰索拉唑抑制胃酸,同时使用伏立康唑,两药同时使用存在相互作用,可导致兰索拉唑的血药浓度上升,建议使用雷贝拉唑或泮托拉唑,医师未接受建议,药师需关注兰索拉唑在使用过程中的不良反应。兰索拉唑说明书推荐成人剂量为一次 30mg,一日 1~2 次,疗程 1~2 周。该患者用药存在相互作用,给药剂量为一日一次,一次 30mg,给药合理。

　　3. 祛痰　根据 2021 年版《咳嗽的诊断与治疗指南》，祛痰治疗可提高咳嗽对气道分泌物的清除效率。氨溴索属于黏液溶解药，是溴己新在体内的代谢产物，能破坏类黏蛋白的酸性黏多糖结构，使分泌物黏滞度降低，还可促进纤毛运动。此外，氨溴索与抗生素合用，可增加抗生素在肺组织中的浓度，提高抗生素在肺内的细菌清除率和肺部感染的控制率，缩短抗生素的使用时间，并减少使用量。根据注射用盐酸氨溴索药品说明书，成人及 12 岁以上儿童：每天 2~3 次，每次 15mg，慢速静脉注射；严重病例可以增至每次 30mg。因此，予以该患者盐酸氨溴索 30mg，静脉注射，b.i.d.，给药剂量合理。

　　孟鲁司特钠片适用于 15 岁及 15 岁以上成人哮喘的预防和长期治疗，也可以减轻过敏性鼻炎引起的症状，该患者存在气喘使用该药是超说明书用药。临床药师提出停用该药建议，临床医师未予以采纳。

　　4. 止血　云南白药可活血化瘀、活血止痛、解毒消肿，用于吐血、咯血等，说明书推荐成人用量为一次 1~2 粒，一日 4 次。该患者存在咯血情况，给予云南白药口服，一次 2 粒，一天 3 次止血，给药方案合理。

初始药物治疗方案监护计划：

1. 该患者高龄，合并多种疾病，应密切关注患者生命体征、精神状态、营养状况等。
2. 每天监测患者血压，密切监测水电解质平衡，关注肠内营养耐受情况。
3. 尽量留取合格痰标本，及时追踪病原学结果。
4. 抗感染治疗期间需每天监测患者症状、体温，每 2~3 天监测 1 次血常规。
5. 用药期间每 2~3 天监测 1 次患者肝肾功能。
6. 注意药物不良反应的防治。哌拉西林钠 - 他唑巴坦钠最常见的不良反应是腹泻、皮疹、瘙痒等，最常见的化验异常是血红蛋白和血细胞比容降低、白细胞减少等；伏立康唑常见不良反应为视觉损害、发热、皮疹、肝功能异常等；复方磺胺甲噁唑常见不良反应为中性粒细胞减少、血小板减少、药疹、溶血性贫血、肝肾损害、恶心、呕吐等；注射用更昔洛韦的常见不良反应为消化性溃疡、视觉改变、咳嗽增加等，常见实验室检查异常为 GPT 升高、GOT 升高、肌酐升高；甲泼尼龙琥珀酸钠的常见不良反应为掩盖感染症状、潜在感染发作、机会性感染、免疫系统异常、内分泌异常、代谢和营养异常等；注射用兰索拉唑的常见不良反应为皮疹、恶心、头痛等，常见的实验室检查异常为白细胞减少、转氨酶升高；盐酸氨溴索注射剂可能引起的严重不良反应有过敏样反应、呼吸困难、过敏性休克寒战、高热、胸闷等；云南白药常见的不良反应为药疹（四肢及躯干出现荨麻疹）、胸闷、心慌、腹痛等

其他主要治疗药物：

名称	给药途径	频次	起止时间
0.9% 氯化钠注射液 100ml 注射用伏立康唑 200mg	静脉滴注	q.12h.	2021-08-21—2021-09-06
肠内营养混悬液 500ml	管饲	b.i.d.	2021-08-21—2021-08-30
0.9% 氯化钠注射液 250ml 酚磺乙胺注射液 1g 氨甲苯酸注射液 0.3g	静脉滴注	q.d.	2021-08-22—2021-08-26
苯磺酸氨氯地平片 5mg	口服	q.d.	2021-08-25—2021-09-10
0.9% 氯化钠注射液 100ml 注射用甲泼尼龙琥珀酸钠 80mg	静脉滴注	b.i.d.	2021-08-25—2021-08-30
0.9% 氯化钠注射液 100ml 注射用硫酸多黏菌素 B 50 万 U	静脉滴注	q.12h.	2021-08-26—2021-09-08
0.9% 氯化钠注射液 100ml 注射用甲泼尼龙琥珀酸钠 40mg	静脉滴注	b.i.d.	2021-08-30—2021-08-31

名称	给药途径	频次	起止时间
人血白蛋白 10g	静脉滴注	q.d.	2021-08-31—2021-09-06
呋塞米注射液 20mg	静脉注射蛋白后用	q.d.	2021-08-31—2021-09-01
注射用胸腺法新 1.6mg	皮下注射	每周 2 次	2021-08-31—2021-09-09
双环醇片 25mg	口服	t.i.d.	2021-09-01—2021-09-10
0.9% 氯化钠注射液 100ml 注射用甲泼尼龙琥珀酸钠 40mg	静脉滴注	q.d.	2021-09-01—2021-09-09
乳果糖口服溶液 30ml	口服	q.d.	2021-09-03—2021-09-07
头孢唑肟 2g	静脉滴注	q.12h	2021-09-06—2021-09-09
乙磺酸尼达尼布软胶囊 150mg	口服	b.i.d.	2021-09-07—2021-09-10
乳果糖口服溶液 30ml	口服	b.i.d.	2021-09-08—2021-09-10

药物治疗日志

2021-08-20（入院第 1 天）

患者,男性,67 岁,因"咳嗽气喘 2 年余,发热 20 余天"入院。入院诊断:①特发性肺纤维化伴感染;②I型呼吸衰竭;③高血压 3 级(极高危);④心房颤动;⑤心功能不全;⑥肺气肿;⑦陈旧性脑梗死;⑧左肾囊肿。入院后完善相关检查,进一步评估病情。用药分析与监护计划详见初始药物治疗方案。

2021-08-21（入院第 2 天）

患者入院第二天,仍诉咳嗽,伴痰中带血,仍有气喘,无畏寒发热,无胸痛,食纳一般,留置鼻肠管在位,小便正常。09:00 心电监护示:心率(HR)110 次/min,呼吸频率(R)17 次/min,血压(BP)121/69mmHg,SpO$_2$ 94%。昨日入院至今晨总入量 1 804ml,总出量 1 400ml,总尿量 1 200ml。面罩吸氧 15L/min。

查体:T 36.2℃,神清,精神萎,呼吸促,颈软无抵抗,颈静脉无怒张,无皮肤瘀斑,气管居中,两肺呼吸音粗,两下肺可闻及捻发音,心律不齐,第一心音强弱不等,腹平软,无压痛及反跳痛,肝脾肋下未及,双下肢无水肿,四肢肌力正常,生理反射存在,病理反射未引出。

辅助检查回报:

1. 血清 BNP(2021-08-20 急诊):366.0pg/ml ↑。

2. 降钙素原(2021-08-20 急诊):0.020ng/ml。

3. 尿常规(2021-08-20):尿比重 1.048 ↑。

4. 红细胞沉降率(仪器法)(2021-08-20):34mm/h ↑。

5. 血常规(2021-08-20):白细胞计数 8.4×10^9/L,中性粒细胞百分比 86.2% ↑,淋巴细胞百分比 9.7% ↓,嗜酸性粒细胞比率 0.0% ↓,中性粒细胞计数 7.2×10^9/L ↑,淋巴细胞计数 0.8×10^9/L ↓,嗜酸性粒细胞计数 0.00×10^9/L ↓,血红蛋白 122g/L ↑,平均血红蛋白浓度 300g/L ↓,血小板计数 354×10^9/L ↑,红细胞体积分布宽度 14.8% ↑。

6. 生化全套检测 + 心肌酶检测(2021-08-20):谷氨酰转肽酶 64.2U/L ↑,乳酸脱氢酶 332U/L ↑,血清总蛋白 60.8g/L ↓,血清白蛋白 35.9g/L ↓,低密度胆固醇 3.32mmol/L ↑,载脂蛋白 AI 0.90g/L ↓,C 反应蛋白 15.1mg/L ↑,肌酸激酶 19U/L ↓,α- 羟丁酸脱氢酶 218U/L ↑。

7. 凝血五项(2021-08-20):纤维蛋白原 4.1g/L ↑,D- 二聚体 1.29mg/L ↑。

8. 血淋巴细胞亚群计数(2021-08-20):淋巴细胞总数 0.80×10^9/L,CD3$^+$CD4$^+$ 细胞 0.414×10^9/L。

9. 大便常规(2021-08-20):未见异常。

10. 流感病毒核酸(2021-08-20):阴性。

处置:

1. 留置胃管加强营养,加用肠内营养混悬液 500ml b.i.d.,管饲。

2. 注射用伏立康唑剂量调整为 200mg,静脉滴注,q.12h.。

用药分析:根据 2016 年版《中国成人社区获得性肺炎诊断和治疗指南》,CAP 是感染性疾病的最主要死因,除了针对病原体的抗感染治疗外,营养支持等辅助治疗对 CAP 患者也是必要的。患者食纳差,营养状况欠佳,因此予以肠内营养混悬液进行营养支持治疗。

根据复方磺胺甲噁唑药品说明书,成人预防性应用的初始用药剂量为甲氧苄啶 0.16g 和磺胺甲噁唑 0.8g,一日 2 次,继以相同剂量一日服 1 次。该患者入院第 2 日,复方磺胺甲噁唑的用法用量仍为甲氧苄啶 0.16g 和磺胺甲噁唑 0.8g,一日 2 次口服,给药方案不合理。

药学监护:关注患者呼吸功能及生命体征;患者 D- 二聚体轻度偏高,注意预防血栓栓塞;患者痰中带血,关注患者的出血情况;患者既往有高血压,每日监测患者血压水平。

2021-08-22(入院第 3 天)

今日查房,患者仍有咳嗽气喘症状,仍痰中带血,昨日吐暗红色血痰数口,无寒战发热。09:00 心电监护示:HR 89 次/min,R 19 次/min,BP 126/84mmHg,SpO_2 96%。昨日总入量 2 298ml,总出量 1 500ml,总尿量 1 500ml,大便未解。

查体:T 36℃,较前无明显变化。

辅助检查回报:

1. 甲状腺功能检查三项(2021-08-20):游离三碘甲状腺原氨酸 2.17pmol/L ↓。

2. 肺癌三项(2021-08-20):非小细胞肺癌相关抗原 21-1 5.20ng/ml ↑,神经元特异性烯醇化酶 25.10ng/ml ↑。

处置:

1. 加用酚磺乙胺注射液 1g 联合氨甲苯酸注射液 0.3g 止血。

2. 继续目前抗感染、化痰、激素抗炎治疗方案。

用药分析:患者昨日仍咳数口血痰,今日痰中带血,加用酚磺乙胺注射液联合氨甲苯酸注射液止血。酚磺乙胺能增强毛细血管抵抗力,降低毛细血管通透性,并能增强血小板聚集和黏附性,促进血小板释放凝血物质,缩短凝血时间,达到止血效果,酚磺乙胺说明书推荐静脉滴注,一次 0.25~0.75g,一日 2~3 次。氨甲苯酸结构与赖氨酸结构相似,可竞争性阻止纤溶酶原吸附在纤维蛋白上,减少纤溶酶原的激活程度,减少出血。说明书推荐氨甲苯酸注射液静脉滴注或静脉注射,一次 0.1~0.3g,一日不超过 0.6g。使用酚磺乙胺 1g 联合氨甲苯酸注射液 0.3g,q.d.,静脉滴注,同时使用两种不同机制的止血药,给药方案合理。

药学监护:继续关注患者生命体征及出血、血压情况;关注药品的不良反应,氨甲苯酸的常见不良反应为恶心、呕吐、食欲缺乏、腹泻、胃灼热等。酚磺乙胺的常见不良反应为恶心、头痛、皮疹、暂时性低血压等,偶有静脉滴注后发生过敏性休克的报道。

2021-08-23(入院第 4 天)

今日查房,患者仍感气喘,无寒战发热,咳暗红色血痰数口,无胸闷胸痛,鼻肠管在位,睡眠食欲一般。09:00 心电监护示:HR 77 次/min,R 15 次/min,BP 130/88mmHg,SpO_2 92%。昨日总入量 2 988ml,总出量 2 300ml,总尿量 2 200ml,大便未解。持续无创机械通气:氧合指数(fraction of inspiration O_2,FiO_2)55%,潮气量 1 007ml,吸气压力(inspiratory positive airway pressure,IPAP)12cmH$_2$O,呼气压力(expiratory airway pressure,EPAP)4cmH$_2$O。今晨复查血气(FiO_2 55%)示:pH 7.463,PCO_2 41.4mmHg,PO_2 59mmHg,剩余碱(base excess,BE)6mmol/L,SpO_2 93%,Na 141mmol/L,K 4.4mmol/L,血红蛋白(Hb)11.2g/dl。

查体:T 36.3℃,神清,精神萎,双肺呼吸运动对称,双下肺可闻及捻发音,心律不齐,第一心音强弱不等,双下肢无水肿。

处置:继续前日治疗。

2021-08-24(入院第 5 天)

今日查房,患者无畏寒发热,仍有气喘,较前稍好转,昨日晚间咳暗红色血痰 2 口,无创呼吸机辅助通气,FiO_2 55%,潮气量 1 007ml,IPAP 12cmH$_2$O,EPAP 4cmH$_2$O。尿管、鼻肠管在位,通畅,睡眠食欲一般。09:00 心电监护示:

HR 81 次 /min,R 20 次 /min,BP 131/86mmHg,SpO$_2$ 95%。昨日总入量 3 229ml,总出量 3 400ml,总尿量 3 250ml,大便 150ml。

查体:T 36.5℃,神清,精神萎,呼吸促,颈软无抵抗,颈静脉无怒张,无皮肤瘀斑,气管居中,两肺呼吸音粗,两下肺可闻及捻发音,心律不齐,第一心音强弱不等,腹平软,无压痛及反跳痛,肝脾肋下未及,双下肢无水肿,四肢肌力正常,生理反射存在,病理反射未引出。

辅助检查回报:三次痰抗酸杆菌涂片、(1,3)-β-D 葡聚糖试验(G 试验)、半乳甘露聚糖(galactomannan,GM)、结核菌感染 T 细胞斑点检测(T-SPOT tuberculosis assay)、EB 病毒(epstein-barr 病毒)DNA、巨细胞病毒 DNA(2021-08-20)均为阴性。

处置:关注患者呼吸情况,继续之前治疗。

2021-08-25(入院第 6 天)

今日查房,患者仍感气喘同前,无寒战发热,咳暗红色血痰数口,无胸闷胸痛,尿管、鼻肠管在位,睡眠食欲一般。09:00 心电监护示:HR 69 次 /min,R 15 次 /min,BP 156/75mmHg,SpO$_2$ 95%。昨日总入量 3 353ml,总出量 3 750ml,总尿量 3 750ml,大便未解。持续无创机械通气:FiO$_2$ 50%,潮气量 768ml,IPAP 12cmH$_2$O,EPAP 4cmH$_2$O。

查体:T 36.3℃,双肺呼吸运动度对称,双下肺可闻及捻发音,心律不齐,第一心音强弱不等,双下肢无水肿。

辅助检查回报:外送痰液宏基因二代测序(next-generation sequencing,NGS)提示:检出肺炎克雷伯菌(哌拉西林耐药、头孢唑林耐药、头孢曲松耐药、亚胺培南耐药)、副流感嗜血杆菌、肺炎链球菌,流感嗜血杆菌、艰难梭菌,未见真菌及 DNA 病毒。

处置:

1. 增加甲泼尼龙琥珀酸钠,剂量为 80mg,b.i.d.。

2. 加用苯磺酸氨氯地平片 5mg,口服,q.d.,降压。

3. 查血常规、生化全套。

用药分析:患者目前予以无创呼吸机辅助通气,氧合指数较前无明显改善,炎症加重暂未控制,激素加量为甲泼尼龙琥珀酸钠 80mg b.i.d.,继续观察患者肺部症状体征变化。

参考《中国高血压防治指南》(2023 年修订版),将高血压定义为:在未使用降压药物的情况下,非同日 3 次测量诊室血压,诊室收缩压(systolic blood pressure,SBP)≥140mmHg 和 / 或舒张压(diastolic blood pressure,DBP)≥90mmHg,定义为单纯收缩期高血压;既往有高血压史,目前正在服用降压药物,血压虽然低于 140/90mmHg,仍定义为高血压。患者既往有高血压(3 级)20 余年,口服氨氯地平片 5mg q.d.,治疗效果尚可,住院初期监测患者血压正常范围,未给予药物治疗,今日监测为 156/75mmHg,血压升高,建议继续口服入院前降压药物。氨氯地平为一种二氢吡啶类钙通道阻滞剂,直接作用于外周血管平滑肌,从而降低外周血管阻力和血压,说明书推荐成人初始治疗剂量为 5mg,每日 1 次,最大剂量为 10mg,每日 1 次,该患者为老年肝功能正常患者,给予 5mg 每日 1 次降压,给药合理。

药学监护:继续关注患者呼吸情况,关注患者血压、出血情况。甲泼尼龙琥珀酸钠增加了一倍剂量,关注药物不良反应;氨氯地平片常见的不良反应为头痛、水肿、心悸等。

2021-08-26(入院第 7 天)

今日查房,患者仍有气喘,痰多,痰中带少量血丝,无畏寒寒战,无胸闷胸痛,无头晕头痛,尿管、鼻肠管在位,管饲肠内营养,睡眠食欲尚可。09:00 心电监护示:HR 69 次 /min,R 15 次 /min,BP 156/75mmHg,SpO$_2$ 95%。昨日总入量 3 863ml,总出量 4 000ml,总尿量 4 000ml,大便未解。予以高流量经鼻吸氧,FiO$_2$ 50%。

查体:T 36℃,神清,精神可,浅表淋巴结未及肿大,双肺呼吸运动度对称,双下肺可闻及捻发音,心律不齐,第一心音强弱不等,腹软,无压痛反跳痛,双下肢无水肿。

辅助检查回报:

1. 血常规(2021-08-25):白细胞计数 9.6×10^9/L ↑,中性粒细胞百分比 93.6% ↑,淋巴细胞百分比 4.5% ↓,单核细胞百分比 1.7% ↓,嗜酸性粒细胞比比 0.1% ↓,中性粒细胞计数 9.0×10^9/L ↑,淋巴细胞计数 0.4×10^9/L ↓,嗜酸性粒细胞计数 0.01×10^9/L ↓,血红蛋白 122g/L ↓,血细胞比容 38.4% ↓,红细胞体积分布宽度 14.5% ↑。

2. 生化全套(2021-08-25):乳酸脱氢酶 364U/L↑,血清总蛋白 51.9g/L↓,血清白蛋白 32.9g/L↓,球蛋白 19.0g/L↓,尿素 9.6mmol/L↑,总钙 2.17mmol/L↓。

处置:

1. 加用多黏菌素 B 抗感染,继续抗真菌、抗病毒预防用药。

2. 停用酚磺乙胺和氨甲苯酸止血,继续云南白药口服止血。

用药分析:今日查患者血常规指标偏高,痰症状缓解不明显,结合外送痰液病原菌检测,提示患者为肺炎克雷伯菌感染可能性大。参考 2018 年《中国成人医院获得性肺炎与呼吸机相关性肺炎诊断和治疗指南》,医院获得性肺炎(hospital-acquired pneumonia,HAP)的常见耐药细菌包括耐碳青霉烯类的肺炎克雷伯菌。该患者已被给予哌拉西林-他唑巴坦治疗一周,未见改善,加用多黏菌素 B 抗感染,参考 2021 年《中国多黏菌素类抗菌药物临床合理应用多学科专家共识》,多黏菌素类物主要用于碳青霉烯类耐药革兰氏阴性杆菌引起的血流感染、尿路感染、下呼吸道感染、中枢神经系统感染及皮肤软组织感染。硫酸多黏菌素 B 说明书推荐成人静脉滴注用量为每天 50 万~100 万 U,分 2 次给药。给予该患者硫酸多黏菌素 B 50 万 U,b.i.d.,静脉滴注,给药合理。

药学监护:继续关注患者呼吸情况,关注患者血压、出血情况。关注硫酸多黏菌素 B 的常见不良反应,包括蛋白尿、管型尿、面部潮红、头晕、药物热、荨麻疹等。

2021-08-27(入院第 8 天)

今日查房,患者诉胸闷气喘较前好转,无发热,无胸痛,无头晕头痛,痰中仍带少量血丝,较前好转,尿管、鼻肠管在位,管饲肠内营养,睡眠食欲尚可。09:00 心电监护示:HR 69 次/min,R 15 次/min,BP 156/75mmHg,SpO_2 95%。昨日总入量 3 863ml,总出量 4 000ml,总尿量 4 000ml,大便未解。予以高流量经鼻吸氧,FiO_2:47%。今晨复查血气(FiO_2:47%)示:pH 7.463,PCO_2 41.4mmHg,PO_2 67mmHg,BE 6mmol/L,SpO_2 93%,Na 141mmol/L,K 4.4mmol/L,Hb 11.2g/dl。

查体:T 36.2℃,神清,精神可,浅表淋巴结未及肿大,双肺呼吸运动度对称,双下肺可闻及捻发音,心律不齐,第一心音强弱不等,腹软,无压痛反跳痛,双下肢无水肿。

处置:继续之前治疗。

2021-08-30(入院第 11 天)

今日查房,患者无畏寒发热,气喘咳嗽较前稍好转,痰量减少,昨日晚间咳暗红色血痰 2 口,目前予以高流量经鼻给氧,氧浓度 50%。尿管、鼻肠管在位、通畅,睡眠食欲可。09:00 心电监护示:HR 79 次/min,R 16 次/min,BP 120/82mmHg,SpO_2 95%。昨日总入量 3 538ml,总出量 3 400ml,总尿量 295ml,大便 150ml。

查体:神清,精神可,颈软无抵抗,颈静脉无怒张,无皮肤瘀斑,气管居中,两肺呼吸音粗,两下肺可闻及捻发音,心律不齐,第一心音强弱不等,腹平软,无压痛及反跳痛,肝脾肋下未及,双下肢无水肿,四肢肌力正常,生理反射存在,病理反射未引出。

处置:

1. 查血常规、生化全套、BNP、血淋巴细胞亚群计数。

2. 甲泼尼龙琥珀酸钠减量为 40mg b.i.d.,静脉滴注,其他治疗同前。

用药分析:患者近两日气喘咳嗽较前稍好转,痰量减少,给予甲泼尼龙琥珀酸钠减量治疗。

药学监护:继续关注患者呼吸情况,关注患者血压、出血情况。关注药物不良反应。

2021-08-31(入院第 12 天)

患者无发热,气喘较前稍好转,未见血痰,目前予以经鼻给氧,氧浓度 50%。尿管、鼻肠管在位、通畅,睡眠食欲可。09:00 心电监护示:HR 74 次/min,R 16 次/min,BP 120/90mmHg,SpO_2 95%。昨日总入量 2 808ml,总出量 3 390ml,总尿量 2 970ml,大便 400ml。

查体:T 36.3℃,神清,精神可,两肺呼吸音粗,两下肺可闻及捻发音,心律不齐,第一心音强弱不等,腹平软,无压痛及反跳痛,肝脾肋下未及,双下肢无水肿,四肢肌力正常,生理反射存在,病理反射未引出。

辅助检查回报:

1. 血常规(2021-08-30):白细胞计数 10.3×10^9/L↑,中性粒细胞百分比 94.1%↑,淋巴细胞百分比 3.4%↓,中性粒细胞计数 9.7×10^9/L↑,血红蛋白 109g/L↓,血小板计数 175×10^9/L。

续表

2. 生化全套(2021-08-30)：谷丙转氨酶 55.7U/L ↑，谷草转氨酶 32.2U/L，碱性磷酸酶 68.4U/L，谷氨酰转肽酶 84.7U/L ↑，乳酸脱氢酶 342U/L ↑，总胆红素 11.2μmol/L，直接胆红素 3.5μmol/L，胆碱酯酶 4.0kU/L，血清总蛋白 42.3g/L ↓，血清白蛋白 28.4g/L ↓，球蛋白 13.9g/L ↓，尿素 8.9mmol/L ↑，肌酐 41μmol/L ↓，总钙 2.03mmol/L ↓，磷 0.82mmol/L ↓，钾 4.48mmol/L，钠 141.2mmol/L，氯 104.5mmol/L，C 反应蛋白 2.6mg/L。

3. BNP(2021-08-30)：210pg/ml ↑。

4. 血淋巴细胞亚群计数(2021-08-30)：CD3$^+$ 细胞占淋巴细胞比率 57.1% ↓，B 淋巴细胞占淋巴细胞比率 28.4% ↑，余均正常。

处置：

1. 加用人血白蛋白 10g q.d.，静脉滴注。

2. 加用胸腺法新，1 周 2 次，皮下注射。

3. 加用双环醇片 25mg，t.i.d.，口服，保肝。

4. 加用呋塞米注射液 20mg，q.d.，静脉注射，利尿，降低心力衰竭风险。

5. 停用注射用兰索拉唑。

6. 停用鼻饲营养液，改低盐低脂软饭。

7. 其他治疗同前。

用药分析：

1. 参考 2000 年美国医院联合会《人血白蛋白、非蛋白胶体及晶体溶液使用指南》，对于需要营养干预的患者，白蛋白不能作为蛋白质的补充来源，该患者白蛋白 28.4g/L，虽然较低，营养较差，但不在使用范围内。说明书也推荐增加氨基酸和蛋白质等营养液补充剂，同时治疗原发疾病比输注白蛋白溶液能更有效地恢复血浆白蛋白水平。呋塞米说明书适应证为水肿性疾病、高血压危象和高钙血症，该患者昨日总入量 2 808ml，总出量 3 390ml，总尿量 2 970ml，但该患者 BNP 值一直偏高，2021-08-30 检查结果回报为 210pg/ml ↑，存在心力衰竭风险，有使用呋塞米的指征，说明书推荐成人常规给予 20mg，一次静脉注射，该患者被给予 20mg 静脉注射，每日 1 次，给药合理。

2. 该患者被给予注射用胸腺法新 1.6mg，皮下注射，周二、周五各一次。说明书推荐用于 18 岁或以上的慢性乙型肝炎患者的治疗，也可用于免疫损害病者的疫苗增强剂，免疫损害病者为免疫系统功能受到抑制者，包括接受慢性血液透析患者和老年患者。该患者只是老年免疫力低下，属于无说明书适应证使用该药。

3. 该患者高龄，同时使用伏立康唑、更昔洛韦、兰索拉唑等可能引起肝功能异常的药物，2021-08-30 的生化全套回报谷丙转氨酶 55.7U/L ↑，谷草转氨酶 32.2U/L，碱性磷酸酶 68.4U/L，谷氨酰转肽酶 84.7U/L ↑。参考 2020 年版《双环醇临床应用专家共识》，双环醇有助于稳定肝细胞膜和细胞器膜，改善线粒体功能，保护肝细胞核 DNA 结构和功能，抑制肝细胞凋亡和坏死，对化学性肝损伤有保护作用，给予双环醇片口服保肝给药合理。双环醇说明书推荐的成人使用剂量为一次 25mg，必要时增加到 50mg，一日 3 次，给予该患者 25mg，1 日 3 次，给药合理。

4. 参考 2018 版《应激性溃疡防治专家建议》，当患者病情稳定，可耐受肠内营养或已进食，临床症状好转或转入普通病房后应将静脉用药调整为口服，并逐渐停药，减少药物不良反应，该患者病情较前进一步好转，化验回报各项指标也较前好转，开始停用鼻饲营养液，改低盐低脂软饭，停用静脉滴注兰索拉唑，疗程合理。

药学监护：继续关注患者呼吸情况，关注患者血压、出血、肝功能情况。关注药物不良反应，双环醇常见的不良反应为皮疹、头晕、腹胀、恶心等。

2021-09-01(入院第 13 天)

今日查房患者精神可，气喘较前好转，静卧位无明显不适，未诉明显咳嗽及咳痰，目前予以经鼻给氧，氧浓度 40%。尿管、鼻肠管在位、通畅，睡眠食欲可。09:00 心电监护示：HR 88 次/min，R 21 次/min，BP 126/85mmHg，SpO_2 92%。昨日总入量 2 651ml，总出量 5 420ml，总尿量 5 020ml，大便 400ml。复查动脉血气分析(FiO_2 46%)示：pH 7.442，PCO_2 41.5mmHg，PO_2 67mmHg，BE 4mmol/L，SpO_2 94%，Na 139mmol/L，K 3.8mmol/L，Hb 112g/L。

查体：T 36℃，神清，精神可，两肺呼吸音粗，两下肺可闻及湿啰音，心律不齐，第一心音强弱不等，腹平软，无压痛及反跳痛，肝脾肋下未及，双下肢无水肿，四肢肌力正常，生理反射存在，病理反射未引出。

处置：

1. 停更昔洛韦抗病毒。

2. 停用云南白药止血。

3. 甲泼尼龙今日起减量为 40mg，q.d.，静脉滴注。

用药分析：患者病情进一步好转，且存在肝功能异常，已预防使用更昔洛韦抗病毒 12 天，停用该药，继续观察病情。

药学监护：继续关注患者呼吸情况，关注患者血压、肝功能情况。关注药物不良反应。

2021-09-02（入院第 14 天）

患者精神可，气喘较前明显好转，静卧位无明显不适，未诉明显咳嗽及咳痰，目前予以经鼻给氧，氧浓度 40%。尿管、鼻肠管在位、通畅，睡眠食欲可。08:00 心电监护示：HR 76 次 /min，R 21 次 /min，BP 120/82mmHg，SpO_2 93%。昨日总入量 2 158ml，总出量 4 600ml，总尿量 4 600ml。09:00 心电监护示：HR 69 次 /min，R 15 次 /min，BP 156/75mmHg，SpO_2 95%。昨日总入量 3 863ml，总出量 4 000ml，总尿量 4 000ml，大便未解。予以高流量经鼻吸氧，FiO_2 50%。

查体：T 36.2℃，神清，精神可，两肺呼吸音粗，两下肺可闻及湿啰音，心律不齐，第一心音强弱不等，腹平软，无压痛及反跳痛，肝脾肋下未及，双下肢稍有水肿，四肢肌力正常，生理反射存在，病理反射未引出。

处置：继续抗细菌、抗真菌、特发性肺纤维化治疗、化痰治疗。

2021-09-03（入院第 15 天）

患者精神可，无发热，气喘较前明显好转，静卧位无明显不适，未诉明显咳嗽及咳痰，目前予以经鼻给氧，氧浓度 40%。睡眠食欲可，大便干燥不易解。08:00 心电监护示：HR 88 次 /min，R 20 次 /min，BP 110/80mmHg，SpO_2 95%。

查体：T 36.3℃，神清，精神可，两肺呼吸音粗，两下肺可闻及湿啰音，心律不齐，第一心音强弱不等，腹平软，无压痛及反跳痛，肝脾肋下未及，双下肢稍有水肿，四肢肌力正常，生理反射存在，病理反射未引出。

辅助检查回报：

胸部 CT（2021-09-03）：①两肺间质性肺炎，局部实变，较前（2021-08-18），左肺稍吸收，建议治疗后复查。②两肺肺气肿。③心影增大，肺动脉增宽；主动脉及冠状动脉钙化。④纵隔多发淋巴结，部分轻度肿大。⑤双侧胸膜增厚；双侧胸腔少量积液，较前吸收。⑥肝脾钙化灶；胆囊壁毛糙，随诊。⑦左肾囊肿可能。

处置：

1. 加用乳果糖口服溶液 30ml，q.d.，口服。

2. 继续前日治疗。

用药分析：乳果糖口服后几乎不被吸收，可以原型到达结肠，在结肠中被消化道菌丛转化成有机酸，刺激结肠蠕动，恢复结肠的生理节律；其可引起内容物排空，促进胃舒张，这种机械性刺激可引起小肠充血，小肠分泌活动在进食后逐渐增强，改善长期卧床患者的排便情况。说明书推荐成人服用剂量为每日 30ml，早餐时一次性服用，如两天后未取得明显效果可考虑加量。该患者给予 30ml，q.d.，口服，给药剂量合理。

药学监护：患者病情较前好转，但考虑该患者高龄，且使用激素免疫力低下，需要继续关注患者生命体征、排便情况及长时间用药后药物不良反应，乳果糖初始使用会有腹胀情况，通常继续治疗后可消失。

2021-09-06（入院第 18 天）

患者入院第 18 天，精神可，无发热，气喘较前明显好转，静卧位无明显不适，未诉明显咳嗽及咳痰，目前予以经鼻给氧，氧浓度 40%。睡眠食欲可。24 小时入量：3 058ml；出量：3 520ml。09:00 心电监护示：HR 68 次 /min，R 16 次 /min，BP 127/91mmHg，SpO_2 98%。

查体：T 36.3℃，神清，精神可，两肺呼吸音粗，两下肺可闻及湿爆裂音，心律不齐，第一心音强弱不等，腹平软，无压痛及反跳痛，肝脾肋下未及，双下肢不肿。四肢肌力正常，生理反射存在，病理反射未引出。

辅助检查回报：

1. BNP（2021-09-05 急诊）：120.0pg/ml ↑。

2. 血常规（2021-09-05）：白细胞计数 9.9×10^9/L ↑，中性粒细胞百分比 92.3% ↑。

3. 生化全套（2021-09-05）：谷丙转氨酶 93.5U/L ↑，谷草转氨酶 30.1U/L，碱性磷酸酶 76U/L，谷氨酰转肽酶

249.7U/L↑,乳酸脱氢酶 263U/L↑,总胆红素 10.7μmol/L,直接胆红素 3.9μmol/L,胆碱酯酶 4.5KU/L,总蛋白 53.7g/L↓,白蛋白 38.2g/L↓,球蛋白 15.5g/L↓,尿素 8.4mmol/L↑,肌酐 39μmol/L↓,磷 0.89mmol/L↓,C 反应蛋白 2.2mg/L。

4. $CD4^+$ 细胞(2021-09-05):0.254×10^9/L。

处置:

1. 停用伏立康唑。

2. 停用哌拉西林 - 他唑巴坦,加用头孢唑肟 2g,q.12h.,静脉滴注。

3. 停用白蛋白。

用药分析:哌拉西林 - 他唑巴坦的说明书推荐常规疗程为 7~10 天,治疗医院获得性肺炎的推荐疗程为 7~14 天,患者已使用哌拉西林 - 他唑巴坦治疗 18 天,治疗医院获得性肺炎的疗程延长会增加耐药风险,故停用哌拉西林 - 他唑巴坦。该患者为老年患者,病情复杂,加用头孢唑肟继续联合多黏菌素 B 抗感染治疗。头孢唑肟为第三代头孢菌素类抗生素,可以覆盖患者 NGS 报告中的副流感嗜血杆菌、肺炎链球菌,流感嗜血杆菌等,具有广谱杀菌作用,为时间依赖型抗菌药物,其杀菌能力在浓度达到 4~5 倍最小抑菌浓度(MIC)时基本达到饱和,且抗生素后效应短,此时血清药物浓度大于 MIC 时间百分率(%T>MIC)成为决定疗效的重要因素。根据半衰期将日剂量分次给药,确保在给药间隔内有 40%~60% 的时间血清药物浓度大于 MIC,能获得更好的临床疗效。头孢唑肟药品说明书推荐成人一次 1~2g,每 8~12 小时 1 次,严重感染者可增至一次 3~4g,每 8 小时 1 次,计算得到该患者肌酐清除率为 142.35ml/min,因此给予头孢唑肟 2g,静脉滴注,q.12h.,给药方案合理。

药学监护:继续关注患者生命体征、肝功能情况;关注药物不良反应,头孢唑肟常见不良反应为皮疹、药物热等,常见的实验室化验异常有碱性磷酸酶、谷丙转氨酶升高、白细胞减少等。

2021-09-07(入院第 19 天)

患者入院第 19 天,气喘较前明显好转,静卧位无明显不适,未诉明显咳嗽及咳痰,昨日换鼻氧管吸氧,氧浓度 33%,血氧饱和度 96%。睡眠食欲可。24 小时入量:1 898ml;出量:3 650ml。09:00 心电监护示:HR 69 次 /min,R 14 次 /min,BP 117/79mmHg,SpO_2 98%。

查体:T 36.1℃,神清,精神可,两肺呼吸音粗,两下肺可闻及爆裂音,心律不齐,第一心音强弱不等,腹平软,无压痛及反跳痛,肝脾肋下未及,双下肢不肿。四肢肌力正常,生理反射存在,病理反射未引出。

处置:加用乙磺酸尼达尼布软胶囊 150mg,b.i.d.,口服,抗肺纤维化。

用药分析:参考 2019 年《特发性肺纤维化急性加重诊断和治疗中国专家共识》,在特发性肺纤维化急性加重病情缓解、影像学吸收好转后开始使用抗纤维化药物,有两种新型抗纤维化制剂吡非尼酮和尼达尼布可缓解特发性肺纤维化患者的肺功能下降情况,选用尼达尼布,给药合理。本品说明书推荐剂量为每次 150mg,每日 2 次,间隔时间大约为 12 小时,与食物同服,用水送服整粒胶囊,给予该患者 150mg,b.i.d.,口服,建议调整为每 12 小时 1 次。

药学监护:继续关注患者生命体征;关注药品的不良反应,尼达尼布的常见不良反应为腹泻、恶心、呕吐、食欲减退、肝药酶升高等。

2021-09-08(入院第 20 天)

患者入院第 20 天,精神可,气喘较前明显好转,静卧位无明显不适,未诉明显咳嗽及咳痰,睡眠食欲可,大便仍觉干燥难解。昨日换鼻氧管吸氧,氧浓度 33%,血氧饱和度 96%。09:00 心电监护示:HR 84 次 /min,R 18 次 /min,BP 114/76mmHg,SpO_2 96%。

查体:T 36℃,神清,精神可,两肺呼吸音粗,两下肺可闻及爆裂音,心律不齐,第一心音强弱不等,腹平软,无压痛及反跳痛,肝脾肋下未及,双下肢不肿。四肢肌力正常,生理反射存在,病理反射未引出。

处置:

1. 停用多黏菌素 B。

2. 增加乳果糖口服溶液给药量,增加至 30ml b.i.d.,口服。

用药分析:该患者使用多黏菌素 B 抗感染已 14 天,患者情况好转,各项感染指标均有下降,CT 显示肺部改变和胸腔积液均较前吸收,疗程已足量,遂于明日停用多黏菌素 B。

药学监护:关注患者病情进展、排便情况;关注药物不良反应。

2021-09-09（入院第 21 天）

患者入院第 21 天，精神可，咳喘较前明显好转，未诉明显咳嗽及咳痰，鼻导管吸氧，氧浓度 33%，血氧饱和度 95%。睡眠食欲可，大便已解。24 小时入量 1 758ml，出量 3 120ml。09:00 心电监护示：HR 68 次 /min，R 19 次 /min，BP 113/76mmHg，SpO_2 96%。

查体：T 36.1℃，神清，精神可，两肺呼吸音粗，两下肺可闻及爆裂音，心律不齐，第一心音强弱不等，腹平软，无压痛及反跳痛，肝脾肋下未及，双下肢不肿。四肢肌力正常，生理反射存在，病理反射未引出。

处置：患者病情稳定，定于明日出院。

出院宣教：

1. 出院带药用法用量　复方磺胺甲噁唑片（每片含磺胺甲噁唑 0.4g、甲氧苄啶 80mg）2 片，b.i.d.，口服（每日 2 次，每次 2 片，饭后口服，一个月后复诊调整剂量）。

醋酸泼尼松片 15mg，b.i.d.，口服（每日 2 次，每次 3 片，饭前口服，一个月后复诊调整剂量）。

双环醇片 25mg，t.i.d.，口服（每日 3 次，每次 1 片，饭后口服，一个月后复诊调整剂量）。

乙磺酸尼达尼布软胶囊 150mg，b.i.d.，口服（每日 2 次，每次 1 粒，饭后口服，长期使用）。

兰索拉唑片 30mg，q.d.，口服（每天 1 次，每次 2 片，饭前口服，与激素同服）。

苯磺酸氨氯地平片 5mg，q.d.，口服（每天 1 次，每次 1 片，早晨口服，长期使用）。

碳酸钙 D_3 片 0.6g，q.d.，口服（每天 1 次，每次 1 片，睡前服用）。

用药期间若出现任何不适，及时与医生或药师联系。

2. 注意休息，避免受凉、感冒，定期监测血压，长期家庭氧疗（鼻导管吸氧 3~4L/min）。

3. 1 个月后门诊复查血常规、生化全套、血淋巴细胞亚群、胸部 CT。

4. 如有不适，及时就诊。

药物治疗总结

患者，男性，67 岁，因"咳嗽气喘 2 年余，发热 20 余天"入院。入院诊断：①特发性肺纤维化伴感染；②I 型呼吸衰竭；③高血压 3 级（极高危）；④心房颤动；⑤心功能不全；⑥肺气肿；⑦陈旧性脑梗死；⑧左肾囊肿。入院后完善相关检查，全面评估病情，予以哌拉西林 - 他唑巴坦、多黏菌素 B、头孢唑肟、伏立康唑、更昔洛韦抗感染，盐酸氨溴索祛痰，甲泼尼龙琥珀酸钠抑制炎症因子释放，乙磺酸尼达尼布治疗特发性肺纤维化，兰索拉唑抗应激性溃疡，苯磺酸氨氯地平降压，酚磺乙胺、氨甲苯酸止血，双环醇保肝，营养支持等对症治疗，目前患者一般情况可，准予出院。出院诊断：①特发性肺纤维化伴感染；②I 型呼吸衰竭；③高血压 3 级（极高危）；④低蛋白血症；⑤肝功能受损；⑥心功能不全；⑦心房颤动；⑧肺气肿；⑨左肾囊肿；⑩高脂血症；⑪轻度贫血；⑫陈旧性脑梗死；⑬支气管扩张伴感染。现对患者住院期间的药物治疗情况进行分析总结。

1. 适应证分析

（1）抗感染

1）细菌感染：参考 2016 年版《中国成人社区获得性肺炎诊断和治疗指南》，该患者社区发病，2021-08-14 出现发热，至当地医院治疗，体温好转，但患者出现咳嗽，胸闷，并有咯血；门诊复诊查胸部 CT 示双肺间质性改变，左肺上叶炎症渗出较前新发，符合社区获得性肺炎（CAP）诊断，有抗感染治疗指征。

2）真菌感染：该患者 67 岁，特发性肺纤维化，长期使用激素治疗，免疫力低下，易引起曲霉菌、耶氏肺孢子菌的感染，有预防性应用抗真菌药物的指征。

3）病毒感染：该患者在 2019 年入院治疗期间感染过巨细胞病毒，并因特发性肺纤维化需长期使用激素治疗，导致免疫力下降，易感染病毒，有预防性应用抗病毒药物的指征。

（2）祛痰：根据《慢性气道炎症性疾病气道黏液高分泌管理中国专家共识》，患者入院时存在肺部感染，伴有咳嗽咳痰，具有祛痰治疗指征。

（3）抗特发性肺纤维化：患者入院时存在特发性肺纤维化伴感染，处在急性加重期，需要进行治疗。

（4）应激性溃疡：参考 2019 年《特发性肺纤维化急性加重诊断和治疗中国专家共识》，抑酸药的使用可降低特发性肺纤维化急性加重的发生风险，对于入院时未使用抑酸药的患者来说，应遵照应激性溃疡预防的指南，首选质子泵抑制剂。

(5) 降血压：患者既往有高血压 20 余年，需要使用抗高血压药。

(6) 止血：该患者入院之前咯血多日，入院后痰中带血，需要进行止血治疗。

(7) 保肝：该患者高龄，同时使用伏立康唑、更昔洛韦、兰索拉唑等可能引起肝功能异常的药物，2021-08-30 的生化全套回报谷丙转氨酶 55.7U/L ↑，谷草转氨酶 32.2U/L，碱性磷酸酶 68.4U/L，谷氨酰转肽酶 84.7U/L ↑，需要进行保肝治疗。

2. 药物治疗方案与疗效分析

(1) 抗感染

1) 抗细菌感染：对于需入住 ICU 的有基础疾病的患者或老年患者，常见病原体主要是肺炎链球菌、军团菌、肺炎克雷伯菌等肠杆菌科细菌，金黄色葡萄球菌，厌氧菌，流感病毒，呼吸道合胞病毒等。同时该患者在 2019 年入院期间感染过铜绿假单胞菌，初始经验性抗感染治疗推荐：①青霉素类 / 酶抑制剂复合物、第三代头孢菌素或其酶抑制剂复合物、厄他培南等碳青霉烯类联合大环内酯类；②青霉素类 / 酶抑制剂复合物、第三代头孢菌素或其酶抑制剂复合物、厄他培南等碳青霉烯类联合呼吸喹诺酮类。

该患者高龄且合并多种基础疾病，有反复、长期住院史，曾使用第三代头孢菌素，对于此类住院 CAP 患者，产 ESBL 菌感染风险高，经验性治疗可选择哌拉西林 - 他唑巴坦、头孢哌酮 - 舒巴坦或碳青霉烯类。该患者同时伴有特发性肺纤维化，且在 2019 年入院治疗期间感染过铜绿假单胞菌，常见病原体有铜绿假单胞菌、肺炎链球菌、军团菌、肺炎克雷伯菌等肠杆菌科细菌，金黄色葡萄球菌，厌氧菌等。初始经验性治疗可选择具有抗假单胞菌活性的 β- 内酰胺类、喹诺酮类或联合用药。综上所述，该患者入院后及时给予哌拉西林 - 他唑巴坦经验性抗感染合理。

初始抗感染治疗后，患者情况改善不明显，痰 NGS 回报存在耐碳青霉烯的肺炎克雷伯菌感染，加用多黏菌素 B 抗碳青霉烯类耐药肠杆菌科细菌（Carbapenem-resistant Enterobacteriaceae，CRE），足疗程后停药，患者情况好转，咳嗽咳痰症状好转，血常规指标及炎症因子下降，胸部 CT 炎症情况较前好转，感染得到控制，考虑到患者高龄且基础差，哌拉西林 - 他唑巴坦足疗程后停用，改用头孢唑肟抗感染，治疗有效。

2) 预防真菌感染：参考 2016 年美国感染病学会《曲霉病诊断处理实践指南》，曲霉菌预防性药物有泊沙康唑、伏立康唑和米卡芬净。该患者 67 岁，特发性肺纤维化，长期使用激素治疗，免疫力低下易引起曲霉的感染，给予静脉滴注伏立康唑预防，住院期间患者未发生曲霉菌感染，预防用药有效。

参考 2020 年版《DGHO 指南：恶性血液病和实体肿瘤患者细菌感染以及肺孢子虫肺炎的一级预防》，使用复方磺胺甲噁唑进行耶氏肺孢子菌肺炎（PJP）的预防，可有效降低死亡率。该患者入院后预防性使用复方磺胺甲噁唑，未发生耶氏肺孢子菌感染，预防有效。

3) 预防病毒感染：参考 2019 年《器官移植受者巨细胞病毒感染临床诊疗规范》，巨细胞病毒感染的危险因素包括免疫力低下、高龄等，对于高危受者，普遍性预防通常利大于弊，普遍性预防最常用是静脉滴注更昔洛韦和口服缬更昔洛韦。该患者住院期间预防性使用更昔洛韦，未发生巨细胞病毒感染，预防有效。

(2) 祛痰：氨溴索为黏液溶解药，是溴己新在体内的代谢产物，能破坏类黏蛋白的酸性黏多糖结构，使分泌物黏滞度降低，还可促进纤毛运动。此外氨溴索与抗生素合用，可增加抗生素在肺组织中的浓度，提高抗生素在肺内的细菌清除率和肺部感染的控制率，缩短抗生素的使用时间并减少使用量。

(3) 抗特发性肺纤维化：参考 2019 年《特发性肺纤维化急性加重诊断和治疗中国专家共识》，使用激素治疗急性加重患者，建议根据特发性肺纤维化急性加重是否存在合并症、疾病严重情况等因素综合考虑制订激素治疗方案。激素的剂量范围从口服泼尼松［1mg/（kg·d）］到静脉滴注甲泼尼龙（500~1 000mg/d，连用 3 天），然后减为泼尼松或等效剂量激素。本次入院先给予注射用甲泼尼龙琥珀酸钠急性加重期治疗，给药合理。

参考 2019 年《特发性肺纤维化急性加重诊断和治疗中国专家共识》，推荐在特发性肺纤维化急性加重病情缓解、影像学吸收好转后开始使用抗纤维化药物，给予该患者尼达尼布，给药合理。

(4) 预防应激性溃疡：参考 2019 年《特发性肺纤维化急性加重诊断和治疗中国专家共识》，抑酸药的使用可降低特发性肺纤维化急性加重的发生风险，对于入院时未使用抑酸药的患者来说，应遵照应激性溃疡预防的指南，首选质子泵抑制剂，该患者被给予兰索拉唑抑制胃酸，同时使用伏立康唑，两药同时使用存在相互作用，可导致拉索拉唑的血药浓度上升，建议使用雷贝拉唑或泮托拉唑，临床医师未接受建议。

(5) 降血压：患者既往有高血压(3级)20余年，口服氨氯地平片5mg q.d.，治疗效果尚可，住院初期监测患者血压处于正常范围，未给予药物治疗，2021-08-25监测血压为156/75mmHg，建议继续口服入院前降压药。氨氯地平为一种二氢吡啶类钙通道阻滞剂，直接作用于外周血管平滑肌，从而降低外周血管阻力和血压，患者被给予苯磺酸氨氯地平片后血压有所下降，给药有效。

(6) 止血：云南白药可活血化瘀、活血止痛、解毒消肿，用于吐血、咯血等，初期该患者存在咯血情况，给予云南白药口服止血，给药方案合理。患者两日后咳数口血痰，痰中带血，加用酚磺乙胺注射液联合氨甲苯酸注射液止血。酚磺乙胺能增强毛细血管抵抗力，降低毛细血管通透性，并能增强血小板聚集性和黏附性，促进血小板释放凝血物质，缩短凝血时间，达到止血效果；氨甲苯酸结构与赖氨酸结构相似，可竞争性阻止纤溶酶原吸附在纤维蛋白上，减少纤溶酶原的激活程度，减少出血。同时使用两种不同机制的止血药，给药后患者咯血和痰中带血的情况均有好转，止血有效。

(7) 保肝：参考2020年版《双环醇临床应用专家共识》，双环醇有助于稳定肝细胞膜和细胞器膜，改善线粒体功能，保护肝细胞核DNA结构和功能，抑制肝细胞凋亡和坏死，对化学性肝损伤有保护作用，给予双环醇片口服保肝，给药合理。患者在服药期间肝功能仍在变化，需要继续监测肝功能。

3. 用法用量与疗程

(1) 抗感染

1) 抗细菌感染：哌拉西林为抗铜绿假单胞菌的β-内酰胺类抗生素，具有广谱杀菌作用，为时间依赖型抗菌药物，其杀菌能力在浓度达到4~5倍最小抑菌浓度(MIC)时基本达到饱和，且抗生素后效应短，此时血清药物浓度大于MIC的时间百分率(%T>MIC)成为决定疗效的重要因素。根据半衰期将日剂量分次给药，确保在给药间隔内有40%~60%的时间血清药物浓度大于MIC，能获得更好的临床疗效。他唑巴坦为β-内酰胺酶抑制剂，能有效抑制产该类酶的细菌。哌拉西林-他唑巴坦药品说明书推荐肾功能正常的成人每次4.5g，每8小时给予一次，该患者肌酐清除率为116.73ml/min，因此给予哌拉西林-他唑巴坦4.5g，静脉滴注，q.8h.，足疗程后停用，给药方案合理。头孢唑肟为第三代头孢菌素类抗生素，也为时间依赖型抗菌药物，药动学、药效学同哌拉西林-他唑巴坦，头孢唑肟说明书推荐成人一次1~2g，每8~12小时1次，严重感染者可增至一次3~4g，每8小时1次，该患者肌酐清除率为142.35ml/min，因此给予头孢唑肟2g，静脉滴注，q.12h.，用至患者出院，给药方案合理。硫酸多黏菌素B说明书推荐成人静脉滴注用量为每天50万~100万U，分2次给药。给予该患者硫酸多黏菌素B 50万U，b.i.d.，静脉滴注，足疗程后停用，给药剂量疗程合理。

2) 预防真菌感染：注射用伏立康唑的说明书推荐成人负荷剂量为每12小时给药一次，每次6mg/kg；维持剂量为每日给药两次，每次4mg/kg。该患者体重为65kg，第一天给予400mg，每12小时一次；第二天开始给予200mg，每12小时一次，足疗程停药，给药剂量疗程合理。

根据药品说明书，复方磺胺甲噁唑成人预防耶氏肺孢子菌肺炎的初始用药剂量为甲氧苄啶0.16g和磺胺甲噁唑0.8g，一日2次，继以相同剂量一日服1次，或一周服3次。该患者长期使用糖皮质激素，存在免疫力低下，给予甲氧苄啶0.16g和磺胺甲噁唑0.8g，一天两次口服预防用药，给药剂量合理，但该剂量持续用至患者出院，不合理。

3) 预防病毒感染：参考更昔洛韦的说明书，用于预防器官移植受者的巨细胞病毒病的剂量为：初始剂量为5mg/kg，每12小时一次，恒定速度静脉滴注，连用7~14天；维持剂量为5mg/kg，每天一次，恒定速度滴注，每周7次。该患者体重为65kg，给予250mg，q.d.，给药剂量偏低。根据患者病情，该药共使用12天，疗程合理。

(2) 祛痰：根据注射用盐酸氨溴索药品说明书，成人及12岁以上儿童：每天2~3次，每次15mg，慢速静脉注射；严重病例可以增至每次30mg。因此，予以该患者盐酸氨溴索30mg，静脉注射，b.i.d.，用至患者出院，给药剂量和疗程合理。

(3) 抗特发性肺纤维化：患者急性加重期给予甲泼尼龙琥珀酸钠多种剂量治疗，病情稳定后加用乙磺酸尼达尼布软胶囊。该药说明书推荐剂量为每次150mg，每日2次，间隔时间大约为12小时，与食物同服，用水送服整粒胶囊，给予该患者150mg，b.i.d.，口服，建议调整为每12小时1次。

(4) 预防应激性溃疡：兰索拉唑说明书推荐成人剂量为一次30mg，一日2次，疗程超过7天。该患者用药存在相互作用，给药剂量为一日1次，一次30mg，患者恢复饮食后停用该药，给药剂量和疗程合理。

(5) 降血压：苯磺酸氨氯地平说明书推荐成人初始治疗剂量为5mg，每日1次，最大剂量为10mg，每日1次，该患者为老年肝功能正常患者给予5mg每日1次降压，需要长期给药，给药剂量和疗程合理。

(6) 止血：云南白药说明书推荐成人用量为一次1~2粒，一日4次。给予该患者云南白药口服，一次2粒，一日3次止血，给药方案合理。

酚磺乙胺说明书推荐静脉滴注，一次 0.25~0.75g，一日 2~3 次；氨甲苯酸注射液说明书推荐静脉滴注或静脉注射，一次 0.1~0.3g，一日不超过 0.6g。使用酚磺乙胺 1g 联合氨甲苯酸注射液 0.3g，q.d.，静脉滴注，同时使用两种不同机制的止血药，给药 5 天后患者出血情况好转停药，给药剂量和疗程合理。

（7）保肝：双环醇说明书推荐的成人使用剂量为一次 25mg，必要时增加到 50mg，一日 3 次，给予该患者 25mg，一日 3 次至出院，给药剂量疗程合理。

4. 药物不良反应及药物相互作用分析　患者所用药物中，大多数药物有腹泻、恶心、呕吐、皮疹等常见不良反应。需关注以下几种特殊不良反应：

（1）哌拉西林-他唑巴坦：血红蛋白和血细胞比容降低、白细胞减少等。

（2）硫酸多黏菌素 B：蛋白尿、管型尿等。

（3）伏立康唑：视觉损害、肝功能异常等。

（4）甲泼尼龙琥珀酸钠：内分泌异常、代谢和营养异常等。

（5）盐酸氨溴索：过敏样反应、呼吸困难、过敏性休克寒战、高热、发绀、胸闷等。

（6）酚磺乙胺：头痛、暂时性低血压、过敏性休克。

患者住院治疗期间，未发生药物不良反应，也未见明显药物相互作用。

5. 药学监护

（1）该患者高龄，合并多种疾病，应密切关注患者生命体征、精神状态、营养状况等。

（2）每天监测呼吸、血压、咯血情况，关注肠内营养耐受情况。

（3）抗感染治疗期间需每天监测患者症状、体温，每 2~3 天监测 1 次血常规。

（4）老年患者脏器功能减退，用药期间每 2~3 天监测 1 次患者肝肾功能，避免副作用发生。

（5）注意药物不良反应的防治。

（6）对患者进行用药教育及健康教育，向患者及家属解释药物使用的原因和必要性，提高药物治疗的依从性。

6. 出院教育　出院教育参见药物治疗日志部分。

临床带教老师评语

略

药学带教老师评语

略

案　例　二

教学药历书写案例二如下：

姓名	×××	性别	女	出生日期	1948 年 ×× 月 ×× 日	住院号	××××××
住院时间　2020 年 5 月 7 日				出院时间	2020 年 5 月 14 日		
籍贯 ××××		民族 汉族		工作单位 无			
手机 139××××××××		联系地址	×× 省 ×× 市 ×× 区 ××××××××××				
身高 /cm		148.5	体重 /kg	52	体重指数 /(kg·m²)		23.58
血型		未知	血压 /mmHg	152/86	体表面积 /m²		1.46
不良嗜好（烟、酒、药物依赖）		否认吸烟、饮酒嗜好，否认药物依赖。					

主诉和现病史：

主诉：发作性胸闷、胸痛 2 天。

现病史：

患者于 2020-05-05 晚上 7 点在步行时，突然出现胸闷、胸痛症状，位于胸骨后中下段，憋闷感明显，伴出汗，症状持续约 1 小时，休息后症状完全缓解。于 2020-05-06 晚 6 点钟在步行时，再次出现之前症状，症状持续约 1 小时。患者于 2020-05-07 在外院就诊，心电图(06:42)示窦性心律，Ⅱ、aVF 导联压低 0.1mV，V_2、V_3 导联压低 0.1mV，V_4、V_5、V_6 导联压低 0.15mV，部分导联 U 波明显，心室率 75 次 /min。心肌三项(06:39)示肌红蛋白 19.6ng/ml，肌钙蛋白 I 0.27ng/ml，肌酸激酶同工酶(CK-MB)8.0ng/ml。立即口服阿司匹林 300mg+ 替格瑞洛 180mg 负荷。患者于 2020-05-07 上午 9 点来我院就诊，心电图(09:35)示窦性心律，V_2~V_6 导联 ST 段压低 0.1mV，心室率 86 次 /min。肌钙蛋白 T(10:04) 0.044ng/ml，CK-MB(10:04)23ng/ml。为求进一步诊治，拟为不稳定型心绞痛、冠心病收住冠心病监护病房。

入院查体：

体温 36.9℃，脉搏 85 次 /min，呼吸 18 次 /min，血压 152/86mmHg，体重指数 23.58kg/m²。神清，精神可，全身皮肤黏膜无黄染，唇无发绀，浅表淋巴结未及肿大。颈静脉无充盈，肝颈静脉回流征(−)。两肺呼吸音清，未及干湿性啰音。心界无明显扩大，心率 85 次 /min，心律齐，各瓣膜听诊区未闻及明显杂音。腹软，无压痛、反跳痛，肝脾肋下未及，移动性浊音 (−)，双下肢无水肿。

辅助检查：

1. 心电图示：窦性心律，V_2~V_6 导联 ST 段压低 0.1mV，心室率 86 次 /min。

2. 肌钙蛋白 T 0.044ng/ml，CK-MB 23ng/ml。

既往病史：

平素健康状况：良好。既往无结核病史。无肝炎史。无外伤史。无手术史。过敏史：无。无糖尿病病史。有高血压病史 3 年，最高收缩压达到 160mmHg，服用硝苯地平控释片，治疗效果尚可。无急性心肌梗死病史，无肺功能异常史，无恶性肿瘤病史，无炎症性肠病病史，无静脉血栓栓塞病史。近 1 个月内无脓毒症状，无严重肺病史，无充血性心力衰竭病史，无卒中史。无易栓症。既往无输血史。既往无其他慢性病史。无特殊药物服用史。预防接种史：不详。

既往用药史：

硝苯地平控释片。

家族史：

父母已故，家族中无类似患者，否认家族遗传病。无静脉血栓栓塞家族史。

过敏史：

否认食物、药物过敏史。

药物不良反应及处置史：

患者本次住院未发生药物不良反应。

入院诊断：①急性非 ST 段抬高型心肌梗死；②心功能 I 级（Killip 分级）；③冠心病；④高血压 2 级（极高危）；⑤陈旧性脑梗死。

出院诊断：①急性非 ST 段抬高型心肌梗死；②心功能 I 级（Killip 分级）；③冠心病；④高血压 2 级（极高危）；⑤陈旧性脑梗死；⑥高胆固醇血症。

入院初始治疗

患者，女性，72 岁，因"发作性胸闷、胸痛 2 天"入院。入院诊断：①急性非 ST 段抬高型心肌梗死；②心功能 I 级（Killip 分级）；③冠心病；④高血压 2 级（极高危）；⑤陈旧性脑梗死。入院后完善相关检查（三大常规、生化、凝血 5 项、传染病 8 项、胸部 CT、超声心动图），动态观察心电图及心肌坏死标志物变化，进一步评估病情，暂定治疗方案如下。

续表

初始治疗方案

开始时间	药物使用情况		
	名称	给药途径	频次
2020-05-07	阿司匹林肠溶片 100mg	p.o.	q.d.
2020-05-07	替格瑞洛片 90mg	p.o.	b.i.d.
2020-05-07	硝苯地平控释片 30mg	p.o.	q.d.
2020-05-07	单硝酸异山梨酯缓释片 60mg	p.o.	q.d.
2020-05-07	阿托伐他汀钙片 20mg	p.o.	q.d.
2020-05-07	氯化钾缓释片 1.0g	p.o.	t.i.d.
2020-05-07	氯化钾注射液 30ml：3g	p.o.	t.i.d.
2020-05-07	酒石酸美托洛尔片 12.5mg	p.o.	s.t.
2020-05-07	琥珀酸美托洛尔缓释片 23.75mg	p.o.	q.d.
2020-05-07	0.9% 氯化钠注射液 100ml 注射用泮托拉唑钠 40mg	i.v.gtt.	q.d.

初始治疗方案分析：

1. **明确诊断与用药方案**

（1）患者既往有高血压病史，需要使用降压药。患者 2020-05-05 晚 7 点步行时出现胸闷、胸痛症状，位于胸骨后中下段，憋闷感明显，伴出汗，症状持续约 1 小时，休息后症状完全缓解。2020-05-06 晚 6 点钟步行时，再次出现之前症状，症状持续约 1 小时。2020-05-07 清晨患者于外院就诊，心电图（06：42）示窦性心律，Ⅱ、aVF 导联压低 0.1mV，V_2、V_3 导联压低 0.1mV，V_4、V_5、V_6 导联压低 0.15mV，部分导联 U 波明显，心室率 75 次 /min。心肌三项（06：39）示肌红蛋白 19.6ng/ml，肌钙蛋白Ⅰ 0.27ng/ml，CK-MB 8.0ng/ml，立即口服阿司匹林 300mg+ 替格瑞洛 180mg 负荷。2020-05-07 上午 9 点患者来我院就诊，心电图（09：35）示窦性心律，V_2~V_6 导联 ST 段压低 0.1mV，心室率 86 次 /min。肌钙蛋白 T（10：04）0.044ng/ml，CK-MB（10：04）23ng/ml。

（2）根据《非 ST 段抬高型急性冠脉综合征诊断和治疗指南（2024）》，诊断非 ST 段抬高型心肌梗死（non-ST-segment elevation myocardial infarction，NSTEMI）包括以下几点：①新发心绞痛，持续时间为 1 小时，表现为自发性心绞痛或劳力性心绞痛［加拿大心血管病学会（Canadian Cardiovascular Society，CCS）Ⅱ或Ⅲ级］；②特征性的心电图异常，ST 段压低；③心肌坏死标志物，肌钙蛋白 T（Troponin T，TnT）升高。该患者符合非 ST 段抬高型心肌梗死的诊断。

非 ST 段抬高型心肌梗死的处理是根据危险分层采取适当的药物治疗和采用冠状动脉血运重建策略，以改善严重的心肌耗氧与供氧失衡，缓解缺血症状；稳定斑块，防止冠状动脉血栓形成发展，降低并发症和病死率。药物治疗是非 ST 段抬高型急性冠脉综合征（non-ST elevation acute coronary syndromes，NSTE-ACS）的基础措施和最重要的内容之一，不仅可以改善缺血症状，更重要的是改善预后，提高远期生存率。根据《非 ST 段抬高型急性冠脉综合征诊断和治疗指南（2024）》，治疗药物的组成方案包括以下几类：①抗血小板治疗，药物有阿司匹林、替格瑞洛、氯吡格雷等；②抗凝治疗，药物有肝素、低分子肝素钠、磺达肝癸钠、比伐芦定等；③抗心肌缺血治疗，药物有硝酸酯类、β 受体阻滞剂、钙通道阻滞剂、伊伐布雷定、尼可地尔等；④调脂治疗，药物有他汀类、依折麦布、前蛋白转化酶枯草溶菌素 9（proprotein convertase subtilisin/kexintype 9，PCSK9）抑制剂等。

（3）该患者入院后给予阿司匹林肠溶片、替格瑞洛片抗血小板，阿托伐他汀钙片调脂稳定斑块，单硝酸异山梨酸缓释片、美托洛尔缓释片抗心绞痛和心肌缺血，注射用泮托拉唑钠抑酸护胃，硝苯地平控释片控制血压，氯化钾缓释片和氯化钾注射液预防低钾血症。

2. 用药方案分析

(1) 双联抗血小板治疗：冠状动脉内斑块破裂诱发局部血栓形成，是导致 NSTE-ACS 的主要原因。在急性血栓形成过程中血小板活化十分重要，抗血小板治疗已经成为 NSTE-ACS 的常规治疗。阿司匹林通过抑制血小板环氧合酶使血栓素 A_2 合成减少，达到抑制血小板聚集的作用。氯吡格雷和替格瑞洛主要抑制二磷酸腺苷（adenosine diphosphate, ADP）诱导的血小板聚集。阿司匹林是抗血小板治疗的基石，如无禁忌证，均应口服首剂负荷剂量 150~300mg，并以 75~100mg/d 的剂量长期维持。除非有高出血风险禁忌证，在阿司匹林的基础上应联合应用 1 种 $P2Y_{12}$ 受体拮抗剂，并至少维持 12 个月。包括替格瑞洛（180mg 负荷剂量，90mg 2 次 /d 维持剂量），或者硫酸氢氯吡格雷（300~600mg 负荷剂量，75mg/d 维持剂量）。硫酸氢氯吡格雷是一种前体药物，替格瑞洛是一种直接的、可逆的 $P2Y_{12}$ 受体拮抗剂。相比硫酸氢氯吡格雷，替格瑞洛具有更快速、更强效抑制血小板的特点，用于中国冠心病人群安全有效。该患者选用阿司匹林联合替格瑞洛双联抗血小板治疗方案合理。

(2) 预防消化道损伤：患者预防性使用质子泵抑制剂（PPI）泮托拉唑，依据《冠心病双联抗血小板治疗中国专家共识》，在双联抗血小板（dual antiplatelet therapy, DAPT）基础上联合使用 PPI，可减轻阿司匹林治疗患者的消化道损伤，也可降低 DAPT 相关的消化道出血的发生率。因此，该患者在阿司匹林与替格瑞洛 DAPT 治疗基础上，联合泮托拉唑注射液预防消化道出血方案合理。

(3) 抗心肌缺血：硝酸酯类是非内皮依赖性血管扩张剂，具有扩张外周血管和冠状动脉血管的效果，并通过减少心肌需氧和改善心肌灌注改善心绞痛症状。其中长效硝酸酯药物用于降低心绞痛发作的频率和程度，增加运动耐量。单硝酸异山梨酯缓释片属于长效硝酸酯类药物。该患者入院后胸痛症状好转，给予口服硝酸异山梨酯缓释片，用于扩张冠状动脉血管，降低心绞痛发作的频率和程度，使用合理。

另一方面，《非 ST 段抬高型急性冠脉综合征诊断和治疗指南（2024）》还推荐，对于存在持续缺血症状的 NSTE-ACS 患者，如无禁忌证，推荐早期使用（24 小时内）β 受体阻滞剂。β 受体阻滞剂从小剂量开始应用并逐渐增加至患者最大耐受剂量，争取达到静息心率 55~60 次 /min。患者入院心率 85 次 /min，未达标。故临时开具美托洛尔片 12.5mg，于当天晚上服用，与指南推荐相符。

(4) 他汀类药物治疗：根据《非 ST 段抬高型急性冠脉综合征诊断和治疗指南（2024）》推荐，NSTE-ACS 患者如无禁忌证，应尽早启动中等强度他汀类药物治疗，并长期维持。根据《中国血脂管理指南（2023 年）》，中等强度他汀类药物治疗方案包括阿托伐他汀 10 ~20mg q.d.、瑞舒伐他汀 5 ~10mg q.d. 等，该患者入院使用阿托伐他汀剂量为 20mg，q.d.，符合指南推荐。

(5) 降压药：硝苯地平是 1,4 二氢吡啶类钙通道阻滞剂。钙通道阻滞剂能减少钙离子经过慢钙通道进入细胞。硝苯地平特异性作用于心肌细胞、冠状动脉及外周阻力血管的平滑肌细胞。对于高血压患者，硝苯地平的降压作用尤为显著。患者既往有高血压 2 级，服用硝苯地平控释片，血压控制尚可，暂定继续服用硝苯地平，之后综合病情、血压情况调整药物，方案合理

初始药物治疗方案监护计划：

1. 治疗效果的监护 本例为急性非 ST 段抬高型心肌梗死合并高血压患者使用阿托伐他汀降血脂，注意复查低密度脂蛋白胆固醇（low density lipoprotein-cholesterol, LDL-C）、总胆固醇（total cholesterol, TC）以及甘油三酯（triglyceride, TG），根据血脂水平和患者耐受情况调整剂量。使用单硝酸异山梨酯和美托洛尔抗心肌缺血，注意患者胸闷胸痛缓解程度，监测患者血压、心率变化，同时复查患者心肌坏死标志物 TnT 值。使用氯化钾补钾，查患者电解质水平，防止电解质紊乱。使用硝苯地平控释片降压，监测血压控制水平。

2. 药物不良反应的监测

(1) 患者服用阿司匹林和替格瑞洛，虽联合 PPI 抑酸护胃，但同时也应注意观察患者有无出血发生，包括观察口腔、牙龈有无出血迹象，是否有黑便、皮下淤青等出血症状。

(2) 阿托伐他汀不良反应一般较轻，主要为胃肠道反应、失眠和皮疹，严重不良反应少见，主要包括 GPT、GOT 及胆红素升高等。心肌损伤本身也会引起 GPT、GOT 升高，注意与阿托伐他汀之间不良反应的区别。另外，阿托伐他汀有可能导致横纹肌溶解，注意检测肌酸激酶（CK）水平。若有明显的肌肉症状或磷酸肌酸激酶高于正常上限 5 倍，或 GPT、GOT 高于正常上限的 3 倍，应及时减量或停药。阿托伐他汀长期使用可增加新发糖尿病的风险，使用一段时间后注意监测血糖水平。

（3）硝酸酯类药物的不良反应：头痛，面部潮红，心率加快，低血压可伴随头晕、恶心，长期大剂量使用可致罕见高铁血红蛋白血症，少见皮疹。

（4）硝苯地平控释片不良反应：常见的是头痛、水肿、便秘等。

3. 宣教及其他

（1）单硝酸异山梨酯缓释片整片或半片服用前应保持完整，用半杯水吞服，不可咀嚼或碾碎服用。

（2）临床现在常用的阿司匹林剂型是肠溶片。肠溶阿司匹林在阿司匹林药片外包一层肠溶膜，能抵抗胃内的酸性环境，在十二指肠的碱性环境中才能分解，因此可避免胃黏膜的损伤，减少阿司匹林在胃内吸收是降低胃肠道副作用的重要途径。因此，对于长期服药者，阿司匹林应远隔进餐时间空腹服用。

（3）接受 β 受体阻滞剂的患者应该监测其心率、血压。在服用 β 受体阻滞剂期间应密切观察药物的副作用，监测有无低血压、体液滞留、心力衰竭恶化、心动过缓和房室传导阻滞。心动过缓（静息心率在 55 次 /min 以下）、有明显的体液滞留应及时调整药物用法。长期服用美托洛尔不能突然停药，因长期使用 β 受体阻滞剂治疗，会使 β 受体上调，此时如果突然中断 β 受体阻滞剂，会促进心脏和血管的收缩，易形成血压反弹，诱发心绞痛的发作。如果停用 β 受体阻滞剂，可以每 3 天减少 50%，教育患者服药期间不应自行减量或停药。琥珀酸美托洛尔缓释片由微囊化的颗粒组成，每个颗粒是一个独立的贮库单位。可以掰开服用，不影响药物的恒速释放。

（4）硝苯地平控释片服药不受进餐时间的限制，但是不能咀嚼或者掰断后服用，应该整片吞服。

药物治疗日志

2020-05-07（入院第 1 天）

患者，女性，72 岁，因"发作性胸闷、胸痛 2 天"入院。入院诊断：①急性非 ST 段抬高型心肌梗死；②心功能 I 级（Killip 分级）；③冠心病；④高血压 2 级（极高危）；⑤陈旧性脑梗死。入院后完善相关检查（三大常规、生化、凝血 5 项、传染病 8 项、胸部 CT、超声心动图），动态观察心电图及心肌坏死标志物变化，予以心电监护，进一步评估病情，用药分析和药学监护计划详见初始药物治疗方案。

2020-05-08（入院第 2 天）

患者无胸痛不适，无畏寒、发热。患者昨日 24 小时内总入量 1 840.5ml，总出量 2 300ml。心电监护示窦性心律，心率 62~82 次 /min，呼吸 18~19 次 /min，血压 114~134/56~79mmHg，血氧饱和度 95%~99%。

查体： 神清，双肺呼吸音清，两肺未闻及干湿性啰音，心律齐，各瓣膜区未闻及病理性杂音，腹软，全腹无压痛、反跳痛，双下肢无水肿。

辅助检查：

1. 超声心动图示：射血分数（EF）58%，左心房偏大，左室心肌稍增厚，二尖瓣、三尖瓣、主动脉瓣轻度反流，左室舒张功能减退。

2. 肾功能 + 电解质：钠 138.7mmol/L，钾 3.97mmol/L，氯 101.5mmol/L，尿素氮 5.23mmol/L，肌酐 44.0μmol/L，尿酸 234μmol/L。

处置：

1. 行经皮冠状动脉介入治疗（PCI）术后常规处理。

2. 加用：磺达肝癸钠注射液 2.5mg，皮下注射，q.d.。

药学监护： 磺达肝癸钠是人工合成的、活化因子 X 选择性抑制剂，其抗血栓活性是抗凝血酶Ⅲ（antithrombin Ⅲ，AT Ⅲ）介导的对凝血因子 Xa 选择性抑制的结果。通过选择性结合于 AT Ⅲ，磺达肝癸钠增强了（大约 300 倍）AT Ⅲ对因子 Xa 原来的中和活性。磺达肝癸钠可用于治疗不稳定型心绞痛或非 ST 段抬高型心肌梗死。患者 PCI 术后急性期，考虑多支血管病变，且血脂高，预防使用抗凝药 3~5 天。注意监测凝血五项，有无出血和血栓形成的风险。

2020-05-09（入院第 3 天）

患者诉有轻度胸闷，无胸痛，无畏寒、发热。患者昨日 24 小时内总入量 1 840.5ml，总出量 2 300ml。心电监护示窦性心律，心率 62~82 次 /min，呼吸 18~19 次 /min，血压 114~134/56~79mmHg，血氧饱和度 95%~99%。

查体： 神清，双肺呼吸音清，两肺未闻及干湿性啰音，心律齐，各瓣膜区未闻及病理性杂音，腹软，全腹无压痛、反跳痛，双下肢无水肿。

辅助检查：

1. 血脂：低密度脂蛋白胆固醇 7.04mmol/L，胆固醇 9.23mmol/L。

2. 2020-05-08 肌钙蛋白 T 0.056μg/L，2020-05-09 肌钙蛋白 T 0.063μg/L。

处置：

1. 建议强化他汀类药物治疗，建议患者家属购买依洛尤单抗注射液进一步降胆固醇治疗。

2. 加用盐酸曲美他嗪缓释片 35mg，口服，b.i.d.。

药学监护： 曲美他嗪属于其他类抗心绞痛药物。曲美他嗪通过保护细胞在心肌缺氧或缺血的情况下的能量代谢，阻止细胞内 ATP 水平的下降，从而保证离子泵的正常功能和透膜钠 - 钾流的正常转运，维持细胞内环境的稳定。曲美他嗪的适应证为心绞痛发作的预防性治疗，眩晕和耳鸣的辅助对症治疗。说明书注意事项特别强调此药不作为心绞痛发作时的对症治疗用药，也不适用于对不稳定型心绞痛或心肌梗死的初始治疗，此药不应在入院前或入院后最初几天应用，心绞痛发作时，对冠状动脉病况应重新评估，并考虑治疗方案的调整（药物治疗和可能血运重建）。该患者 7 日因心绞痛发作入院，8 日行 PCI 手术，9 日给予曲美他嗪治疗，给药时间略早。药师建议出院前给予曲美他嗪缓释片，医生未采纳，认为该患者术后恢复良好，可以给药。曲美他嗪可引发某些运动障碍，如帕金森病症状、不宁腿综合征、震颤、步态不稳，患者服用期间应注意此药相关的运动障碍风险。

2020-05-10（入院第 4 天）

患者无胸闷、胸痛不适，无畏寒、发热。患者昨日 24 小时内总入量 1 030ml，总出量 2 260ml。心电监护示窦性心律，心率 70~88 次 /min，呼吸 17~19 次 /min，血压 104~128/57~79mmHg，血氧饱和度 95%~99%。昨日四点血糖：早餐前 13.9mmol/L—早餐后 10.1mmol/L—午餐后 15.7mmol/L—晚餐后 17.6mmol/L。

查体： 神清，双肺呼吸音清，两肺未闻及干湿性啰音，心律齐，各瓣膜区未闻及病理性杂音，腹软，全腹无压痛、反跳痛，双下肢无水肿。

辅助检查： 心电图示窦性心律，II、III、aVF 导联 T 波倒置，V_3~V_6 导联 T 波倒置，心室率 79 次 /min。

处置：

1. 建议患者购买依洛尤单抗注射液进一步降胆固醇治疗。

2. 磺达肝癸钠注射液使用 3 天，于明日停用。

3. 停用静脉 PPI，改口服兰索拉唑抑制胃酸治疗。

2020-05-11（入院第 5 天）

患者无胸闷、胸痛，无呼吸困难，无心悸，无畏寒发热，无咳嗽咳痰，睡眠食欲尚可，大小便无明显异常。24 小时总入量 1 100ml，总出量 1 750ml。心电监测示窦性心律，心率 65~82 次 /min，血压 105~151/57~78mmHg，呼吸 17~20 次 /min，血氧饱和度 96%~98%。

查体： 神清，双肺呼吸音清，两肺未闻及干湿性啰音，心律齐，各瓣膜区未闻及病理性杂音，双下肢无水肿。

辅助检查： TnT 恢复正常，其他正常。

处置： 建议停用硝苯地平缓释片，换用血管紧张素转化酶抑制剂（ACEI）类药物培哚普利：培哚普利叔丁胺片 2mg，口服，q.d.。

药学监护： ACEI 不具有直接发挥抗心肌缺血的作用，但是通过阻断肾素 - 血管紧张素系统（renin-angiotensin system，RAS）发挥心血管保护作用。EUROPA、HOPE、PEACE 研究既往有荟萃分析显示，ACEI 能显著降低冠心病高危患者的心血管死亡、非致命性心肌梗死和卒中的联合终点，并使全因死亡率降低 14%。《非 ST 段抬高型急性冠脉综合征诊断和治疗指南（2024）》推荐，所有 EF<40% 的患者，以及合并高血压、糖尿病或稳定的慢性肾脏病患者，如无禁忌证，应长期持续使用 ACEI。对于不能耐受 ACEI 的患者，可考虑使用血管紧张素 II 受体阻滞剂（angiotensin II receptor blocker，ARB）。培哚普利应从小剂量开始逐渐递增，直至达到目标剂量。该患者起始给予培哚普利 2mg/d，通过监测患者的血压、血钾和肾功能，慢慢调整给药剂量，长期维持，改善心肌。

2020-05-12（入院第 6 天）

患者无特殊不适，睡眠食欲尚可，大小便无明显异常。24 小时总入量 1 150ml，总出量 1 800ml。心电监测示窦性心律，心率 61~77 次 /min，血压 107~131/61~78mmHg，呼吸 16~21 次 /min，血氧饱和度 92%~95%。

查体： 神清，双肺呼吸音清，两肺未闻及干湿性啰音，心律齐，各瓣膜区未闻及病理性杂音，双下肢无水肿。

处置:

1. 加用依折麦布片 10mg,口服,q.d.。

2. 调整剂量:调整为琥珀酸美托洛尔缓释片 71.25mg,口服,q.d.。

药学监护:患者非 ST 段抬高型心肌梗死 PCI 术后,血脂极高,LDL-C 为 7.04mmol/L,是动脉粥样硬化性心血管疾病(atherosclerotic cardiovascular disease,ASCVD)极高危人群。根据《非 ST 段抬高型急性冠脉综合征诊断和治疗指南(2024)》,这类患者的血脂控制目标为 LDL-C≤1.8mmol/L。为达降脂目标,可首先使用中等强度剂量他汀类药物,降低 LDL-C 大约 25~50%。在此基础上应进一步联合依折麦布,依折麦布是胆固醇吸收抑制剂,对 GPT 和 GOT 的影响比他汀类药物小。他汀类药物联合依折麦布可降低降低 LDL-C 大约 65%。对于该患者,联合他汀类药物与依折麦布也无法得到降脂目标,因此推荐患者加用新型降脂药 PCSK9 抑制剂。三药联合使用可以降低 85% LDL-C。

2020-05-13(入院第 7 天)

患者无特殊不适,无畏寒、发热。患者昨日 24 小时内总入量 1 290ml,总出量 2 000ml,心电监护示窦性心律,心率 64~82 次 /min,呼吸 16~20 次 /min,血压 102~132/62~82mmHg,血氧饱和度 95%~98%。

查体:神清,双肺呼吸音清,两肺未闻及干湿性啰音,心律齐,各瓣膜区未闻及病理性杂音,腹软,全腹无压痛、反跳痛,双下肢无水肿。

2020-05-14(入院第 8 天)

患者无特殊不适,无畏寒、发热。患者昨日 24 小时内总入量 1 290ml,总出量 2 000ml,心电监护示窦性心律,心率 64~82 次 /min,呼吸 16~20 次 /min,血压 102~132/62~82mmHg,血氧饱和度 95%~98%。

查体:同前,未见明显新增阳性体征。

处置:停用所有在院医嘱。

出院宣教:

1. 出院带药　阿司匹林肠溶片 100mg q.d.(每天 2 次,每次 2 粒,建议长期服用,注意有无消化道出血,如有不适,及时就诊)。

替格瑞洛片 90mg b.i.d.(每天 2 次,每次 2 粒,预防支架内血栓的形成,但注意有无消化道出血,如解黑便,需及时就医,至少吃 1 年,何时停用根据门诊调整)。

阿托伐他汀钙片 40mg q.n.(每天 1 次,每次 2 粒,晚上 8 点吃,长期口服,稳定斑块,降胆固醇,预防心肌梗死,注意有无食欲下降、肌肉酸痛,定期复查血脂、CK、肝功能)。

依折麦布片 10mg q.d.(每天早上一次,每次 1 片,在口服他汀类药物的基础上进一步降低胆固醇水平,降低心脑血管事件的发生率)。

兰索拉唑肠溶片 15mg q.d.(每天 1 次,每次 1 片,早上空腹,抑制胃酸,建议口服至少 2 个月,预防消化道出血)。

美托洛尔缓释片 71.25mg q.d.(每天 1 次,每次 1.5 片,控制心室率,有减慢心率作用,平时需要监测心率)。

盐酸曲美他嗪缓释片 35mg b.i.d.(每天 2 次,每次 1 片,改善心肌能量代谢)。

单硝酸异山梨酯缓释片 60mg q.d.(每天 1 次,每次 1 片,扩张冠状动脉,改善心肌供血,注意有无头痛症状)。

培哚普利叔丁胺片 2mg q.d.(每天 1 次,每次 1/4 片,晨起口服,降血压药物,平时注意监测血压,注意监测肾功能 + 电解质,看心内科门诊,根据血压情况调整)。

依洛尤单抗注射液 140mg q.2w.(每两周皮下注射一次)。

2. 低盐低脂饮食,注意休息,避免劳累。

3. 按时服药,禁烟禁酒,避免二手烟。

4. 注意监测血压、心率。

5. 定期复查 GPT、GOT 及胆红素。

6. 如有胸痛、胸闷、解黑便等不适,及时就诊。

药物治疗总结

患者,女性,72 岁,因"发作性胸闷、胸痛 2 天"入院。入院诊断:①急性非 ST 段抬高型心肌梗死;②心功能 I 级(Killip 分级);③冠心病;④高血压 2 级(极高危);⑤陈旧性脑梗死。经过择期 PCI 手术,完善相关检查、调整用药方案,患者心功能恢复情况较好,准予出院。出院诊断为:①急性非 ST 段抬高型心肌梗死;②心功能 I 级(Killip 分级);③冠心病;④高血压 2 级(极高危);⑤陈旧性脑梗死;⑥高胆固醇血症。现对患者住院期间的药物治疗情况进行分析总结。

1. 适应证分析

(1) 抗血小板:冠状动脉内斑块破裂诱发局部血栓形成,是导致 NSTE-ACS 的主要原因。在急性血栓形成过程中血小板活化十分重要,抗血小板治疗已经成为 NSTE-ACS 的常规治疗。阿司匹林通过抑制血小板环氧合酶使血栓素 A_2 合成减少,达到抑制血小板聚集的作用。替格瑞洛和硫酸氢氯吡格雷主要抑制 ADP 诱导的血小板聚集。阿司匹林是抗血小板治疗的基石,如无禁忌证,均应长期服用。$P2Y_{12}$ 受体抑制剂常用替格瑞洛或者硫酸氢氯吡格雷,除非有高出血风险禁忌证,在阿司匹林的基础上应联合应用 1 种 $P2Y_{12}$ 受体抑制剂,并至少维持 12 个月。硫酸氢氯吡格雷是一种前体药物,替格瑞洛是一种直接的、可逆的 $P2Y_{12}$ 受体抑制剂。相比硫酸氢氯吡格雷,替格瑞洛具有更快速、更强效抑制血小板的特点,用于中国 ACS 人群安全有效。该患者选用阿司匹林联合替格瑞洛双联抗血小板治疗方案,给药合理。

(2) 调脂、稳定斑块:参考《非 ST 段抬高型急性冠脉综合征诊断和治疗指南(2024)》,NSTE-ACS 患者如无禁忌证,应尽早启动中等强度他汀类药物治疗,并长期维持。他汀类药物是羟甲基戊二酰辅酶 A 还原酶(hydroxy methylglutaryl coenzyme A reductase,HMG-CoA)抑制剂,不仅可以降低 LDL-C、TC、TG,升高高密度脂蛋白胆固醇(high density lipoprotein cholesterol,HDL-C),还具有稳定斑块、减轻炎症反应等作用。该患者入院选用阿托伐他汀,符合指南推荐,给药合理。

10 日的血脂检查显示 LDL-C 为 7.04mmol/L,且该患者非 ST 段抬高型心肌梗死 PCI 术后,是 ASCVD 极高危人群。这类患者的血脂控制目标为 LDL-C≤1.8mmol/L,为达降脂目标,可首先使用中等强度他汀类药物,降低 LDL-C25%~50%。在此基础上应进一步联合依折麦布,依折麦布是胆固醇吸收抑制剂,对 GPT 和 GOT 的影响比他汀类药物小。他汀类药物联合依折麦布可降低 LDL-C 大约 65%。对于该患者,联合他汀类药物与依折麦布也无法得到降脂目标,因此推荐患者加用新型降脂药 PCSK9 抑制剂。三药联合使用可以降低 LDL-C85%。

(3) 抗心绞痛和心肌缺血:硝酸酯类是非内皮依赖性血管扩张剂,具有扩张外周血管和冠状动脉血管的效果。通过减少心肌需氧和改善心肌灌注改善心绞痛症状。其中长效硝酸酯药物用于降低心绞痛发作的频率和程度,增加运动耐量。单硝酸异山梨酯缓释片属于长效硝酸酯类药物。该患者入院后胸痛症状好转,给予口服硝酸异山梨酯缓释片,用于扩张冠状动脉血管,降低心绞痛发作的频率和程度,使用合理。

另外,《非 ST 段抬高型急性冠脉综合征诊断和治疗指南(2024)》还推荐,对于存在持续缺血症状的 NSTE-ACS 患者,如无禁忌证,推荐早期使用(24 小时内)β 受体阻滞剂。β 受体阻滞剂从小剂量开始应用并逐渐增加至患者最大耐受剂量,争取达到静息心率 55~60 次 /min,患者入院心率 85 次 /min,未达标。因此该患者使用美托洛尔片,符合指南推荐。

曲美他嗪属于其他类抗心绞痛药物。曲美他嗪通过保护细胞在心肌缺氧或缺血的情况下的能量代谢,阻止细胞内 ATP 水平的下降,从而保证离子泵的正常功能和透膜钠 - 钾流的正常转运,维持细胞内环境的稳定。曲美他嗪的适应证为心绞痛发作的预防性治疗,眩晕和耳鸣的辅助对症治疗。说明书注意事项特别强调此药不作为心绞痛发作时的对症治疗用药,也不适用于对不稳定型心绞痛或心肌梗死的初始治疗,此药不应在入院前或入院后最初几天使用。该患者 7 日因心绞痛发作入院,8 日行 PCI 手术,9 日给予曲美他嗪治疗,给药时间略早。药师建议出院前给予曲美他嗪缓释片,医生未采纳,认为该患者术后恢复良好,可以给药。

(4) 抗凝:磺达肝癸钠是人工合成的、活化因子 X 选择性抑制剂,其血栓活性是抗凝血酶Ⅲ(AT Ⅲ)介导的对因子 Xa 选择性抑制的结果。通过选择性结合于 AT Ⅲ,磺达肝癸钠增强了(大约 300 倍)AT Ⅲ对因子 Xa 原来的中和活性。磺达肝癸钠可用于治疗不稳定性心绞痛或非 ST 段抬高型心肌梗死。该患者 PCI 术后,使用磺达肝癸钠抗凝,给药合理。

(5) 控制血压:患者既往有高血压 3 年,服用硝苯地平控释片,血压控制尚可,暂定继续服用硝苯地平,给药合理。

根据既往荟萃分析结果:ACEI 显著降低冠心病高危患者的心血管死亡、非致命性心肌梗死和卒中的联合终点,并使全因死亡率降低 14%。因此除非不能耐受,所有 NSTE-ACS 患者应接受 ACEI 治疗。对于不能耐受 ACEI 的患者,可考虑使用 ARB。因此该患者在 11 日停用硝苯地平,换用 ACEI 类药物培哚普利叔丁胺片,其兼具降血压和心血管保护作用。患者住院期间血压控制良好,给药有效。

（6）抑酸护胃：泮托拉唑是 PPI 类药物,通过特异性地与胃壁细胞上的质子泵结合,抑制胃酸分泌。该患者阿司匹林联用替格瑞洛 DAPT 治疗,联合泮托拉唑预防消化道出血,给药合理。患者病情稳定后将泮托拉唑注射液调整为口服制剂兰索拉唑,给药合理。患者在住院期间未出现腹痛、腹泻、反酸、黑便等消化道不适,以及口腔、牙龈出血等,提示给药有效。

（7）补钾：患者没有补钾指征,故氯化钾缓释片和注射液使用不合理。

2. 用法用量与疗程

（1）抗血小板：参考《非 ST 段抬高型急性冠脉综合征诊断和治疗指南(2024)》,如无禁忌证,阿司匹林均应口服首剂负荷剂量 150~300mg,并以 75~100mg/d 的剂量长期维持。替格瑞洛首剂负荷剂量 180mg,维持剂量 90mg,2 次/d 长期维持。阿司匹林联合应用替格瑞洛的疗程至少维持 12 个月。该患者 7 日清晨于外院就诊时立即口服阿司匹林 300mg+ 替格瑞洛 180mg 负荷,7 日来我院后予阿司匹林 100mg q.d.、替格瑞洛 90mg b.i.d.,出院后嘱患者继续服用至 12 个月,给药剂量和疗程合理。

（2）调脂、稳定斑块：根据《中国血脂管理指南(2023 年)》,中等强度他汀类药物治疗方案包括阿托伐他汀 10 ~ 20mg q.d.、瑞舒伐他汀 5 ~10mg q.d. 等,该患者入院使用阿托伐他汀剂量为 20mg,q.d.,属于中等强度降胆固醇治疗。使用剂量符合指南推荐。

根据依折麦布的说明书,依折麦布的推荐剂量为每天 1 次,每次 10mg,可单独服用,或与他汀类药物或非诺贝特联合应用。该患者在阿托伐他汀的基础上联用依折麦布 10mg q.d.,给药剂量和疗程合理。

根据依洛尤单抗注射液的说明书,推荐皮下给药剂量为 140mg 每两周 1 次或 420mg 每月 1 次注射。该患者住院期间使用依洛尤单抗注射液 140mg i.h. s.t.,给药剂量合理。

（3）抗心绞痛和心肌缺血：单硝酸异山梨酯缓释片的说明书推荐最初用药的 2~4 天使用 30mg 每日 1 次,以避免头痛,然后增至正常剂量 60mg 每日 1 次。该患者直接应用 60mg q.d. 的用量,且患者用药后无头痛不良反应,故用法用量合理。单硝酸异山梨酯可用于冠心病的长期治疗,故该患者出院后继续服用,疗程合理。

美托洛尔为 β 受体阻滞剂,应从小剂量开始服用,缓慢加量至合适剂量长期服用。因此,在 7 日临时开具美托洛尔片 12.5mg 给该患者,于当天晚上吃,第 2 日开始给予琥珀酸美托洛尔缓释片 23.75mg q.d.,12 日调整剂量为 71.25mg q.d.。给药剂量和疗程合理。

盐酸曲美他嗪缓释片的说明书推荐剂量为每日 2 次,每次 35mg,3 个月后评价治疗效果。该患者出院后仍服用盐酸曲美他嗪缓释片 35mg b.i.d.,给药剂量和疗程合理。

（4）抗凝：磺达肝癸钠注射液的说明书对于 NSTEMI 患者的推荐剂量为 2.5mg,每日 1 次皮下注射。治疗持续最长为 8 天。该患者在 PCI 术后应用磺达肝癸钠注射液 2.5mg,皮下注射,每日 1 次,持续注射 3 天,给药剂量和疗程合理。

（5）控制血压：硝苯地平控释片(规格为 30mg)说明书推荐成人用量为每日 1 次,每次 30mg。患者初始服用硝苯地平控释片 30mg q.d.,用法用量合理。

培哚普利叔丁胺片说明书推荐老年人应从小剂量 2mg 开始逐渐递增,一个月后增至 4mg。该患者起始给予培哚普利 2mg q.d.,出院带药继续 2mg q.d.,给药剂量和疗程合理。

（6）抑酸护胃：注射用泮托拉唑钠说明书推荐一次 40~80mg,每日 1~2 次静脉滴注,溶媒用 100~250ml 0.9% 氯化钠注射液。该患者使用 0.9% 氯化钠注射液 100ml+ 注射用泮托拉唑钠 40mg,q.d.,静脉滴注,给药剂量合理。

兰索拉唑肠溶片的说明书推荐成人剂量为每日 1 次,每次 15~30mg。该患者给药剂量为 15mg q.d.,需要长期给药,给药剂量和疗程合理。

3. 药物不良反应及药物相互作用分析 患者所用药物中,大多数药物有腹泻、恶心、呕吐、皮疹等常见不良反应。需关注以下几种特殊不良反应。

（1）阿司匹林、替格瑞洛和磺达肝癸钠：口腔、牙龈出血,皮下淤青,黑便等。

（2）阿托伐他汀、依折麦布：肌酸,肌痛,肝脏转氨酶 GPT、GOT 升高等。

（3）单硝酸异山梨酯：头痛、面部潮红、心率加快等。

（4）美托洛尔：低血压、心动过缓、房室传导阻滞、体液潴留等。

（5）硝苯地平：常见的是头痛、水肿,便秘等。

（6）曲美他嗪：运动障碍，如帕金森病症状、不宁腿综合征、震颤、步态不稳等。

（7）培哚普利叔丁胺片：低血压、头晕、头痛、咳嗽、呼吸困难、肌肉痉挛等。

患者住院治疗期间，未发生药物不良反应，也未见明显药物相互作用。

4．药学监护

（1）密切关注患者临床症状、生命体征、精神状态、营养状况等。

（2）每天监测患者的血压、心率等情况，关注药物疗效。

（3）监测患者的电解质水平，防止电解质紊乱。

（4）注意药物不良反应的防治。

（5）对患者进行用药教育及健康教育，向患者及家属解释药物使用的原因和必要性，提高药物治疗的依从性。

5．出院教育　出院教育参见药物治疗日志部分。

临床带教老师评语

略

药学带教老师评语

略

思考题

1. 根据书写目的不同，药历分为哪几类？分别具有哪些作用？

2. 进行药物治疗方案分析时，可以从哪些方面评价治疗方案的合理性？

3. 药学监护的主要内容有哪些？

4. 临床药师可以从哪些方面发挥其专业优势？

5. 药物治疗日志是临床药师提供药学服务的重要证明，书写中有哪些要求？

6. 教学药历书写中常见的问题有哪些？

（张晋萍）

第六章　治疗药物监测

治疗药物监测(therapeutic drug monitoring,TDM)是一门研究个体化药物治疗的机制、技术、方法和临床标准,并将研究结果转化应用于临床治疗,以达到最大化合理用药的药学应用学科。TDM 的实施不仅提供检测数据结果,更重要的是通过科学解读检测数据以提出合理的药物治疗建议,保障患者用药安全、有效、经济和适当。TDM 是药师尤其是临床药师,独立开展的药学服务,是其体现专业价值的重要工作内容。因此,掌握 TDM 的概念、理论基础及研究方法,明确 TDM 学科含义及工作范围,规范实施 TDM 的分析检测、临床干预及质量控制的技术环节,对保障检测结果的准确性和用药干预的合理性极为重要,而基于模型引导的精准用药等个体化给药技术的不断发展,也将 TDM 的临床应用逐步推向深入。本章将详细介绍 TDM 相关的概念、理论与方法、技术、基本程序与主要内容,以及 TDM 与个体化治疗实践的基本要求和注意事项等。

第一节　概　　述

一、治疗药物监测的相关概念

通过测定患者体内的药物暴露、药理标志物或药效指标,利用定量药理模型,以药物治疗窗为基准,制订适合患者的个体化给药方案。其核心是个体化药物治疗。

TDM 工作内容主要包括(药物及其代谢产物、药理标志物)分析、定量计算、临床干预三部分。TDM 始于 20 世纪 50 年代末,随着分析技术的发展逐渐被医药工作者广泛接受并应用于临床。我国在 20 世纪 70 年代末期开始了 TDM 工作,经历了四十余年的历程,TDM 逐渐成为指导临床个体化给药的重要依据。

临床干预是开展治疗药物监测、达到个体化治疗目的的最主要的手段。TDM 临床干预的基本条件包含合格的技术、专业的药师、符合监测指征的患者、合理的药物治疗优化方案等。医疗机构可以结合各自特色,依据安全、有效、经济的临床药物治疗原则,制订具体的 TDM 指征及以药物个体化治疗为核心的 TDM 目标、临床干预各个环节的标准流程,建立由医学、药学、护理、信息等多学科共同参与的临床干预指南(或临床路径),开展临床干预。

国家法律及药政法规是指导 TDM 工作的法理依据,应在其许可范围内制定适应的 TDM 规章制度。经国家及地方政府部门和行政机构依法批准的药品、试剂及仪器设备等产品说明书,是开展 TDM 的依据之一。我国教育部门组织编制的统一专业教材或认可的教学工具书,可作为开展 TDM 的重要参考。国家一级学术或行业团体、全国二级专业学术组织依照国家法规制定并发布的团体标准,可以作为开展 TDM 的依据和遵循标准。国际卫生组织、发达国家卫生/药品监督管理部门发布的政策法规及指导性文件,及其批准的相关产品说明书,可以作为国内依据空白的补充,用于指导必要的 TDM 工作开展。国内外专业学术组织和行业团体制定的专业指南、专家共识,可以作为国内依据缺乏时的有益补充,用于 TDM 开展指导。此外,TDM 作为医疗活动中药物治疗的重要药事内容,必须纳入医疗机构药事管理与医疗质量控制体系中。

二、治疗药物监测的临床意义

TDM 主要通过测定血清、血浆等生物样本中的药物浓度、生物标志物或基因型,应用相关的药代动力学参数对药物浓度数据进行合理的解释。药物吸收差或代谢变异等原因,可导致药物疗效差,TDM 有助于发现这一现象。零、较低及多变浓度,通常是依从性差的指标。然而,低浓度也可由快代谢型所致,TDM 有助于发现依从性差的患者。某些生理病理情况可影响药物的代谢和消除,如:尿毒症及肝脏疾病;特殊人群用药,包括老年人、儿童、孕妇,需要通过 TDM 调整剂量,因此 TDM 可指导个体化用药。通过 TDM 可以有效避免或降低毒性或不良反应的发生。从药物经济学角度考虑,TDM 有助于缩短患者治疗时间、降低治疗费用。因此,TDM 的临床意义在于能够优化药物治疗方案,提高药物疗效、降低毒副作用,可节省药物治疗费用。TDM 是临床药师开展临床药学服务、实施药学监护的重要依据。

三、治疗药物监测的常见药物

患者存在遗传背景差异、药物治疗窗窄、药物毒性反应难以判断、药物暴露受多种因素影响等是开展 TDM 的主要临床指征。血药浓度只是药效的间接指标。尽管 TDM 的实施对合理用药十分必要,但需要进行 TDM 的药物仅占很小比例,而这些药物也并非在任何情况下都需要进行 TDM。当药物本身具有客观而简便的效应指标时,就不必进行血药浓度监测。一个良好的临床指标总是优于血药浓度监测。临床上需要进行 TDM 的药物常具有以下特点或情况:

1. 单凭临床指征难以判断,或缺乏明确参数判断治疗效应与毒性效应的药物。

2. 血药浓度高低与给药剂量大小缺乏相关性。

3. 治疗窗狭窄、毒副作用大且不易鉴别的药物。

4. 血药浓度个体差异大;有非线性动力学特性,尤其是非线性动力学过程发生在有效血药浓度范围内或小于最低有效血药浓度时。

5. 肝、肾功能不全或衰竭的患者使用主要经肝代谢消除或肾排泄消除的药物时。

6. 胃肠道功能不良的患者口服某些药物时。

7. 长期用药的患者用药依从性下降,长期用药可能积蓄的药物。

8. 合并用药产生相互作用而可能影响疗效时。

9. 常规剂量下易出现毒性反应的药物,为诊断和处理药物过量中毒及为医疗事故提供法律依据时。

10. 怀疑患者药物中毒,尤其是药物中毒与剂量不足的症状相似,而临床又不能明确辨别时。

临床需要进行 TDM 的常用药物见表 6-1。

表 6-1 临床需要进行 TDM 的常用药物

作用类别	药物
抗癫痫与惊厥药物	苯妥英钠、苯巴比妥、丙戊酸钠、乙琥胺、卡马西平、拉莫三嗪、托吡酯、加巴喷丁、氨己烯酸、唑尼沙胺、奥卡西平、左乙拉西坦
抗抑郁药物	阿米替林、多塞平、去甲替林、丙米嗪、地昔帕明、普罗替林
抗精神病药物	氯氮平
抗躁狂药物	碳酸锂
强心苷类药物	洋地黄毒苷、地高辛
抗心律失常药	普鲁卡因胺、利多卡因、奎尼丁、胺碘酮、英卡胺
抗细菌药物	庆大霉素、妥布霉素、卡那霉素、链霉素、万古霉素、去甲万古霉素
抗真菌药物	伊曲康唑、酮康唑、伏立康唑、泊沙康唑、两性霉素 B
抗哮喘药物	茶碱、氨茶碱
免疫抑制剂	环孢素、他克莫司、西罗莫司、依维莫司、吗替麦考酚酯
抗肿瘤药物	甲氨蝶呤、顺铂
镇痛药	对乙酰氨基酚、水杨酸盐

第二节 治疗药物监测理论与方法

一、治疗药物监测基本理论

(一) TDM 理论基础

患者、药物、药效/不良反应的关系问题是 TDM 研究的主要内容,其依据的主要理论及方法主要包括:①药代动力学(简称药动学),是研究药物在机体内吸收、分布、代谢、排泄处置过程的学科,药物浓度 - 时间曲线(简称药 - 时曲线)是其主要表观标志;②药效动力学(简称药效学),是研究药物随暴露量变化在机体内产生药理效应定量变化的学科,是药理学的主要内容,量效曲线是其主要表观指征;③定量药理学,是基于生理学、药理学和治疗学,研究药物和疗效之间数学关系的药理学分支学科,常以建立模型来描述和量化药物在体内的处置和产生药效的过程;④循证药学,是指运用循证医学的理念和方法解决药学各领域实践和研究中的问题,是流行病学的主要内容和药学边缘学科,TDM 将其用于方法、标准和效益评价等,并获得最佳证据;⑤药物分析学,是研究药物化合物定性、定量测定方法及其应用技术和质量标准的药学学科,为 TDM 分析体内药物(包括代谢产物)及药理效应标志物暴露提供理论和方法;⑥分子生物学,是研究核酸和蛋白质等生物大分子结构及其在遗传信息传递和细胞信号转导中作用的学科,是 TDM 考虑遗传因素影响的重要理论和方法工具;⑦其他学科,如生物信息学、药物经济学、药物治疗学、中药学等,都对 TDM 具有基础理论支撑作用。

(二) TDM 相关术语

1. **药物暴露**(drug exposure) 药物在人体内滞留的量和时间程度,一般用药代动力学参数"药 - 时曲线下面积(AUC)"来表示。血、尿、组织中的药物浓度都可在数学关系明确的情况下作为药物暴露的标示物,用于日常的有效浓度范围标示。

2. **有效浓度范围**(effective concentration range) 也称治疗窗(therapeutic window),是指药物治疗过程中,根据研究结果确定的最小有效浓度与最低中毒浓度之间的范围,最常用有效血药浓度范围。在临床药物治疗实践中受人体生理病理状态、合并用药等复杂因素的影响,这个阈值是一个统计学概念区间值,符合多数人体和多数情况下的量效关系,一般作为治疗的参考范围。

3. **数学模型**(mathematical model) 指药物治疗中描述量效数学关系的定量药理模型。是指针对一定群体患者的药物治疗,通过试验研究建立起的剂量—药物暴露—药效之间的多层次数学关系式。依据药物到达部位的速度快慢建立起的有模拟性质的"房室模型",根据实际测定值和药物在体内的滞留时间建立起的有"非房室模型",还有"统计矩模型""生理模型"等。

4. **峰谷现象**(peak and trough phenomenon) 血管外给药后,药物峰浓度与谷浓度之间相差超出有效浓度范围,在治疗效果上易出现毒性或无效的现象。

5. **有限采样策略**(limited sampling strategy,LSS) 在治疗药物监测常规工作中,不可能像人体药代动力学试验一样通过采集过多时间点(一般为 13 个时间点以上)的样本数据来获得药 - 时曲线,而是以尽可能少的时间点数据获得相关性最好的药 - 时曲线下面积计算方程,像这样以最少的时间点采样获得相关性最好的药物暴露的监测方法称有限采样策略。

6. **药代动力学**(pharmacokinetics,PK) 研究动物和人体的药物吸收、分布、代谢和排泄,以及相应的药理、治疗和毒性反应的动力学。药代动力学的应用研究领域包含生物利用度测定,生理、病理因素对药物吸收、分布的影响,疾病状态下或必要时药物剂量的调整,药理效应与给药剂量的相关性,药物相互作用评价,临床预测(运用药代动力学参数制订个体化用药方案,以此提供最有效的药物治疗)。

7. **药效动力学**(pharmacodynamics,PD) 研究机体对药物反应的科学,揭示药物在人体内的量效关系。

8. **房室模型**(compartment model) 按体内药物分布的速度(血流速度)将机体划分为一个或多个独立的抽象概念单元,可对药物在体内的吸收、分布、消除特性做出模式图,以建立数学模型,揭示其动态变化规律。

9. **首过效应**(first pass effect) 又称首过消除、首关效应。某些口服药物吸收透过胃肠壁,进入门静脉。在胃肠壁或肝脏内被广泛代谢、消除,发生首过效应。一般来讲,首过效应使得药物代谢增强,生物利用度降低,导致药物暴露减少而疗效下降。

10. **肝肠循环**(hepato-enteral circulation) 指经胆汁或部分经胆汁排入肠道的药物在肠道中又重新被吸收,经门静脉又返回肝脏的现象。此现象主要发生在经胆汁排泄的药物中,如氯霉素、酚酞、吗替麦考酚酯等。在药代动力学上表现为药 - 时曲线出现双峰现象,而在药效学上表现为药物的作用时间明显延长。

11. **药代动力学参数(pharmacokinetic parameters)** 是反映药物在体内的动态变化规律的一些常数,定量描述药物在体内经时过程的动力学特点及作用变化规律。

12. **生物利用度(bioavailability,BA)** 是反映药物活性成分吸收进入体内的程度和速度的指标。可分为绝对生物利用度和相对生物利用度,前者用于比较血管外给药途径相对于静脉给药的吸收差异,后者用于评价两种制剂的吸收差异。

13. **生物等效性(bioequivalence,BE)** 在含有相同活性成分的仿制产品要替代它的原创制剂进入临床使用时,鉴于药物浓度和治疗效果相关,假设在同一受试者,相同的药-时曲线意味着在作用部位能达到相同的药物浓度,并产生相同的疗效,那么就可以药代动力学参数作为替代的终点指标来建立等效性,称为生物等效性。

二、治疗药物监测常用的分析技术

(一)TDM 检测技术

药物暴露是 TDM 的基础指标,是优化药物治疗方案的物质基础。血药浓度、生物标志物、药物基因等,在明确定量药理学关系的基础上,才能作为个体化用药参考指标。测定生物样本中药物浓度(血药浓度、尿药浓度、其他组织液或匀浆药物浓度)的分析技术主要有光谱分析、色谱分析、液相色谱-质谱联用技术、免疫学检测技术等,从药物专属性上推荐采用液相色谱-质谱联用技术和高效液相色谱技术。测定药物功能蛋白质(酶)推荐使用免疫学技术、凝胶色谱技术和液相色谱-质谱联用技术等。检测药物相关基因推荐使用荧光定量聚合酶链反应、荧光原位杂交、基因芯片、基因测序技术及飞行时间质谱技术等。样本测定应建立 TDM 实验室及技术员相关的系列标准操作规程(standard operation procedure,SOP),SOP 应符合行业相关标准。从事 TDM 的实验室需符合临床实验室建设规范要求,具有临床实验室生物安全防护设施、设备和防护用品。

TDM 检测技术还应包括适宜的采样技术及正确的采样时间。一般而言,若观察当前给药方案的稳态药物浓度,特别是长半衰期的药物,血液样品在 5 个左右半衰期后采集。药物剂量改变后,应依据药物的半衰期确定优化的血样采集时间间隔。对于大多数口服给药,当监测的血药浓度用于疗效评估,且期望治疗浓度在最小范围内波动时,一般在谷浓度时间点采样。相反,当怀疑药物中毒时,峰浓度采样是优选方式。还有一些药物往往需要测定并计算 AUC,评价药物疗效和发生不良反应的风险。可采用单点浓度法和有限采样法,建立 AUC 与最佳时间点和浓度的简化公式,计算 AUC 指导临床用药。

此外,TDM 检测项目实施前要通过专业组织和机构专家的可行性评估,提倡建立技术、风险评价等级指标,保证方法的科学、有效,符合伦理道德要求。从治疗作用、学科发展、成本控制方面考虑,要有临床必要性。从技术操作,医、药、护、患依从性,经济成本承受诸方面考虑,要有可行性。TDM 涉及临床医师、护士和临床药师的工作,应考虑他/她们对方法的意见和评价,其方法应随着学科发展和工作实践验证,通过规范的程序持续完善或修订。

质量控制是 TDM 检测项目有效实施的重要保证。药物体内分析技术应包括专属性(特异性)、灵敏度、准确度、重现性和稳定性等指标考察,及分析测定方法的室内、室间质控指标,专业人员上岗资格认定,TDM 相关 SOP 和临床路径。TDM 实验室应设有专门质量控制负责人和/或质控员,参加 TDM 专业组织或政府授权的相关质量管理机构的质评活动,并达到要求。开展 TDM 应制订相关技术指导文件、质量控制方案和临床干预指南(或临床路径)。质量控制文件应由岗位技术人员起草、部门负责人审核批准、药事管理与药物治疗学委员会通过,方可在 TDM 工作中开展实施。

(二)TDM 常用分析方法

1. 光谱分析 基于物质发射的电磁辐射,或物质与辐射相互作用后产生的辐射信号或信号变化来测定物质的性质、含量和结构的一类仪器分析方法。在 TDM 应用上有一定局限性。

2. 色谱分析 利用物质在两相中吸附或分配系数的微小差异达到分离及分析的目的。目前色谱法是 TDM 适用性最强、性价比最高的一种方法。这类方法较光谱法主要优势在于它不仅具有优越的定量作用,更具有一次分离多种样品的作用,加之这种方法灵敏度高,能够测到的药物质量浓度可达 1ng/ml,尤其是近年来质谱的发展使得监测范围更加扩展。

(1)高效液相色谱法(high performance liquid chromatography,HPLC):HPLC 是 20 世纪 60 年代末发展起来的一种新技术,其结合了液相色谱法和气相色谱法的分析分离原理,一方面,由于该方法不需要对样品进行高温汽化,一般不必进行衍生化处理;另一方面,HPLC 的固定相种类较多,流动相通过改变其组成成分及比例,可以对绝大多数有机化合物药物进行分离测定。HPLC 具有灵敏度高、特异性强、重复性良好,可对多种药物同时检测等优点,目前已经成为药物检测的重要监测技术。但同时也具有技术要求高、预处理烦琐、通量不够的缺点。

(2)液相色谱 - 串联质谱法(liquid chromatography-tandem mass spectrometry,LC-MS/MS):液相色谱和质谱联用技术也被简称为液质联用,是由具有高效分离能力的液相色谱法和具有高准确分析能力的质谱串联,实现化合物鉴定和定量的重要分析技术,在环境、药物及食品分析等相关领域得到非常广泛的应用。LC-MS/MS 技术拥有高灵敏度、高分辨率、高特异性和高效分离等特点。但由于仪器设备昂贵,后期维护成本高,需要进行样本前处理,且需要专业人员操作,目前在国内只有三级以上医院使用较多。用于治疗药物实时监测时,可监测抗免疫排斥类药物、抗抑郁和抗精神病类药物、抗人类免疫缺陷病毒(human immunodeficiency virus,HIV)药物、抗肿瘤药物等治疗浓度小需要精确定量的药物。此外,在其他生物样本分析中也有广泛应用,如在新生儿筛查中,可一次性筛查 30~40 种遗传代谢病,包括氨基酸、肉碱、有机酸、胆汁酸、脂肪酸及各种代谢产物等。

(3)超高效液相色谱法(ultra-high performance liquid chromatography,UPLC):UPLC 是在 HPLC 的基础上孕育而生的。2004 年美国推出了第一台超高效液相色谱仪,标志着该技术的诞生。UPLC 采用了 <2μm 的色谱柱填料,从而能够提高分离效率。因此,UPLC 的主要优点是分析速度快、分离度好、检验准确率高,减少了基质效应,提高了检验的重现性和敏感性。在 TDM 工作中,UPLC 常常和串联质谱法同时用于检测药物浓度,近年来在 TDM 中有着越来越多的应用。

3. 免疫分析法 免疫分析法是指以特异性抗原 - 抗体反应为基础的分析方法。由于免疫分析试剂在免疫反应中体现出独特的选择性和极低的检测限,使这种分析手段在临床、生物制药和环境化学等领域中得到广泛应用,在临床应用中为仅次于 HPLC 的 TDM 主流分析方法。免疫分析法具有重复性好、灵敏度高、特异性强、样品需要量少、前处理简单等优点。采用免疫分析法进行 TDM,能满足临床样品批量大和及时监测的需求。目前,免疫分析法在免疫抑制剂、抗癫痫药、抗肿瘤药物中应用较多。根据标记物的不同,可分为放射免疫分析、酶免疫分析、荧光免疫分析、化学发光免疫分析等。

(1)放射免疫分析(radio immunoassay,RIA):RIA 是放射性核素测量的高度灵敏性和免疫学抗原 - 抗体反应的高度特异性相结合的一种超微量分析方法,属竞争性免疫分析方法。优点为灵敏度高、特异性强、应用范围广、操作简单、成本低、性价比高、测量体系完善。缺点是只能测量具有免疫活性的物质,操作繁杂,不易实现自动化,同位素的半衰期使货架期短,试剂盒不易贮存,测试场所需要放射性核素防护设备,且放射性具有潜在的危害性及废物处理困难等。

(2) 酶免疫分析(enzyme immunoassay,EIA):EIA 是在 RIA 的基础上用一种酶代替放射性同位素发展起来的一种新的免疫分析方法。基本原理是在抗体或抗原分子上连接酶分子,进行免疫反应,免疫复合物上的酶将特定的底物转化为特定的颜色,用分光光度计测定,由颜色的深浅确定待测物的量,其催化底物可与核素一样起到信息放大作用,具有很高的灵敏度。按照是否将结合的酶标物与游离的酶标物分离,EIA 可分为均相 EIA 和非均相 EIA。

1) 均相 EIA:是一种竞争结合的分析方法,利用酶标记物与相应的抗原或抗体结合后,标记酶的活性发生改变,在不用分离结合酶标记物和游离酶标记物的情况下,通过测定标记酶活性的改变即可确定待测物的含量。均相 EIA 的优点为特异性强、定量准确,灵敏度高,可达到每毫升匹克水平,精密度高,批内、批间变异系数均小于 5%,检测时间短、通量高,操作简便、自动化程度高,可在开放式生化分析仪进行检测。但测定时对温度及反应实际的要求较严格,酶标记的操作过程及偶联结合物的精制纯化需要专门的技术,试剂价格比较昂贵。临床上常用于药物、毒品和兴奋剂等的检测。目前可用均相 EIA 进行临床 TDM 的药物见表 6-2。

表 6-2　目前可用均相 EIA 进行临床 TDM 的药物

类别	品种
抗癫痫药	丙戊酸、卡马西平、苯巴比妥、苯妥英钠、乙琥胺
免疫抑制剂	环孢素、他克莫司、西罗莫司、吗替麦考酚酸
心血管药	利多卡因、地高辛、普鲁卡因胺、奎尼丁
抗生素	阿米卡星、万古霉素、庆大霉素、妥布霉素
抗哮喘药	茶碱
抗肿瘤药	甲氨蝶呤
镇痛药	吗啡、美沙酮
镇静催眠药	苯二氮䓬类、甲喹酮
麻醉药	可卡因
抗风湿药	水杨酸
抗抑郁药	安非他明

2) 非均相 EIA:在非均相 EIA 中,发生抗原 - 抗体结合的酶标记物与游离酶标记物具有相同的活性,必须进行分离后再测定。非均相 EIA 分析最重要的条件是选择分离方法,以固相法最常用。这类固相免疫测定技术是 1971 年由 Engvall 等人首先建立,现通常被称作酶联免疫吸附测定(enzyme-linked immunosorbent assay,ELISA)。

(3) 荧光免疫分析(fluorescent immunoassay,FIA):FIA 是以荧光物质作为标记物与待测药物结合,所形成的荧光标记药物与抗体发生免疫反应,引起荧光强度发生变化的一种分析方法。FIA 灵敏度高、无辐射伤害、无环境污染及易实现自动化分析,近年来在生物、医药、环境、食品污染等领域得到广泛应用。FIA 按产生荧光的方式不同,可分为底物标记物荧光免疫分析、荧光增强免疫分析、荧光淬灭免疫分析、荧光偏振免疫分析、时间分辨荧光免疫分析。下面主要介绍后两种方法。

1) 荧光偏振免疫分析(fluorescence polarization immunoassay,FPIA):其测定血药浓度的原理是将荧光素标记的药物、患者体内待测药物与有限量药物的特异性抗体混合。若体液中待测药物浓度低,则标记的药物与抗体的结合就多,由于抗体分子大,荧光素标记药物与抗体的复合物分子亦大,转动速度减慢,荧光偏振程度就高;反之,若体液中的药物浓度高,则荧光素标记药物与抗体的结合少,与荧光素标记药物—药物抗体这一复合物相比,单纯的标记药物分子较少,转动速度快,荧光偏振程度就低。利用此原理,可测定体内药物浓度。

目前,FPIA 已在国内的一些大型医院得到较广泛使用。优点是操作简便,分析快速、灵敏、准确,适用于急诊 TDM,并且一机可分析多种药物;缺点是成本较高,开展监测的药物种类有限。

2) 时间分辨荧光免疫分析(time-resolving fluorescence immunoassay,TRFIA):以稀土离子螯合物作为抗原或抗体的标记物,将时间分辨荧光与免疫分析技术相结合的方法称为时间分辨荧光免疫分析。稀土离子螯合物的荧光寿命较长(100~1 000 微秒),其发出的荧光称为时间分辨荧光,如果延迟一定时间(如 200 微秒)后再进行测量,可有效消除本底荧光(1~10 纳秒)的干扰,极大提高检测的灵敏度和准确性,TRFIA 已成为免疫分析法中公认的最有发展潜力的含量测定方法。TRFIA 可检测血清中的醋酸甲地孕酮、醋酸甲羟孕酮、异黄酮和水痘 - 带状疱疹免疫球蛋白 G。

(4) 化学发光免疫分析(chemiluminescence immunoassay,CLIA):是将化学发光反应(氧化反应)的高度灵敏性和免疫反应的高特异性结合起来建立的一种抗原或抗体的检测技术,是目前免疫分析法发展较快和应用较多的免疫测定技术之一。根据化学发光所用的标记物和发光原理的不同一般可分为 3 类,直接化学发光免疫分析、酶促化学发光免疫分析和电化学发光免疫分析。CLIA 特点为灵敏度高,可达 10^{-22}mol/L,能检出 RIA 和 EIA 等方法无法检出的物质;线性动力学范围宽,发光强度在 4~6 个数量级之间与测定物质浓度间呈线性关系;试剂安全、稳定,与 RIA 相比,CLIA 不需使用放射性物质,避免了对环境的污染和对人体健康的损害;试剂稳定,保存期可达 1 年以上。

近年来,随着免疫分析方法发生新进展,如毛细管电泳免疫分析、生物传感器免疫测定、半合成生物发光传感器、特异性抗体的竞争性化学发光免疫分析等,TDM 领域也在不断探索新技术。

第三节　治疗药物监测与个体化治疗

一、个体化给药方案设计

TDM 的最终目的是对患者进行个体化给药,获得最好的疗效,达到最优的治疗。以群体药代动力学参数设计给药方案,给药后测定药物浓度,可用于计算个体药代动力学参数,进而计算并调整患者给药剂量。在给药个体化的实施过程中,必须明确目标血药浓度范围及有关药代动力学参数的意义,按所期望的治疗浓度如稳态时最大血药浓度($C_{ss,max}$)、稳态时最小血药浓度($C_{ss,min}$)、平均稳态血药浓度($C_{ss,av}$)

拟订给药剂量和给药间隔（τ）。制订具体的个体化给药方案时，还需考虑其肝、肾、心功能，有无酸、碱中毒，尿液 pH 等。给药后，根据临床观察并按需要监测血药浓度，再根据患者药代动力学参数对剂量和给药间隔进一步调整，使之最终适合于所期望的治疗浓度范围。

（一）初始给药方案设计

1. **负荷剂量和维持剂量**　反复用药时，在体内药物积蓄达到稳态浓度后，摄入量等于消除量，此时摄入量即为维持剂量（D_M），若要迅速达到治疗有效浓度，必须计算初始用药剂量，即负荷剂量（D_L），负荷剂量为维持剂量与给药间隔末体内残留量之和，因而在确定 D_M 的情况下，D_L 可以式（6-1）表示：

$$D_L = D_M \times \frac{1}{1-e^{-K\tau}} \qquad\qquad 式（6-1）$$

式中，K 为消除速率常数，表示单位时间内机体能消除的药物的固定比值，单位为时间的倒数。

给药方案可设计成维持血药浓度在治疗窗内。这一窗口可定义为下限（$C_{ss,min}$）、上限（$C_{ss,max}$）。则最大给药间隔（τ_{max}）和最大维持剂量（$D_{M,max}$）的关系为

$$C_{ss,min} = C_{ss,max} \cdot e^{-K\tau}_{max} \qquad\qquad 式（6-2）$$

即：

$$\tau_{max} = \frac{\ln\left(\dfrac{C_{ss,max}}{C_{ss,min}}\right)}{K} = 1.44 \times t_{1/2} \times \ln\left(\frac{C_{ss,max}}{C_{ss,min}}\right) \qquad\qquad 式（6-3）$$

得到最大维持剂量为

$$D_M = (D_{M,max}/\tau_{max}) \cdot \tau \qquad\qquad 式（6-4）$$

2. **给药间隔**　以上计算 D_M 和 D_L 为理论上的给药方案，在临床实践中给药间隔取易于控制的时间，如每 4 小时、6 小时、8 小时、12 小时或 24 小时给药一次，药物的半衰期是给药间隔的时间依据，据此调节相应的维持剂量。

（1）半衰期短（$t_{1/2} < 6$ 小时）的药物：要维持有效血药浓度水平，对于治疗指数低的药物如肝素等，为减少血药浓度波动，最好静脉滴注；而对于治疗指数大的药物，为了给药方便，可采用大剂量长间隔方法，初始剂量等于维持剂量。

（2）半衰期中等（$t_{1/2}$ 在 6~24 小时之间）的药物：主要考虑治疗指数和给药是否方便。治疗指数高的药物，给药间隔通常与半衰期相当，负荷剂量大约为维持剂量的 2 倍；治疗指数低的药物，则要求加大给药频率并减少维持剂量，以减少给药间隔期间的血药浓度波动。

（3）半衰期长（$t_{1/2} > 24$ 小时）的药物：一般每天给药一次，给药间隔小于 $t_{1/2}$，初始剂量高于维持剂量的 2 倍。

（二）利用血药浓度调整给药方案

1. **稳态一点法**　建立某种药物的 TDM 方法时，多数情况下，仅获得单一点血药浓度，如谷浓度或峰浓度。当药物的浓度与效应的相关性已确定，并获得有效浓度范围时，测定药物的谷浓度是合适的，如糖肽类、抗反转录病毒药物等。此外，为了获得更好的疗效而提高给药剂量时，需要测定峰浓度（如氨基糖苷类药物）。

多次用药，当血药浓度达到稳态血药浓度（C_{ss}）时，可根据治疗需要分别在血药浓度达峰或谷时

采一次血样测定血药浓度；如希望获得 C_{ss}，则可于给药后适当时间采一次血样，采血时间(T)可通过式(6-5)计算。

$$T = \frac{1.44 \times t_{1/2}}{\tau}$$ 式(6-5)

对于多次用药，当血药浓度达到稳态水平时，采血测定血药浓度，若此浓度与目标浓度相差较大，可根据式(6-6)对原有的给药方案进行调整。

$$D' = D \times C'/C$$ 式(6-6)

式(6-6)中，D'为校正剂量，D为原剂量，C'为目标浓度，C为测得浓度。

注意：①使用该公式的条件是血药浓度与剂量呈线性关系；②采血必须在血药浓度达到稳态后进行，通常在下一次给药前采血，所测得的浓度即为偏谷浓度。

当药物效应与整个给药期间药物暴露总量相关时，稳态一点法就存在一些难以解决的实际问题，如环孢素、他克莫司和吗替麦考酚酯等。在这样的情况下，AUC 可很好地反映整个给药期间药物的暴露情况，被认为是一个更好的指标。

2. 重复一点法 对于一些药代动力学参数偏离正常值或群体参数较大的患者，往往需要根据其个体参数值来设计给药方案。测定和求算患者药代动力学参数的系统方法是在给药后采取一系列血样(取血点 >11 个)，并应用计算机拟合相应的房室模型及算出数据，所得参数齐全、准确，但费时费力、不便采用。

由 Ritschel 于 1978 年提出的重复一点法是比较实用、经典的个体化给药计算方法，利用此方法只需采血两次，即可求算出给药方案相关的两个重要参数：消除速率常数(K)和表观分布容积(V_d)。

$$K = \frac{\ln\left[\dfrac{C_1}{C_2 - C_1}\right]}{\tau}$$ 式(6-7)

$$V_d = \frac{D \times e^{-K\tau}}{C_1}$$ 式(6-8)

式(6-7)、式(6-8)中，C_1 和 C_2 分别为第一次和第二次所测血药浓度值，D 为试验剂量，τ 为给药间隔。

重复一点法因引进了患者的个体药代动力学参数计算给药剂量，准确度比稳态一点法高，而且比传统的模型拟合求算药代动力学参数法的采血点少，患者易于接受，且医护人员工作量不大，容易在临床推广。需要注意：①该方法只适合于第一、二次给予实验剂量，且采血时间应选在消除相，而不能在血药浓度达稳态时使用；②血管外给药时，应注意在消除相时采血；③血样测定务求准确，否则计算的参数误差较大。

由此可见，如果已经给过药而没有取到第一、二次血样，则不能应用此法。另外，本方法的计算中引入了两个药代动力学参数，即 K 和 V_d。当患者有肥胖、水肿、心肌梗死、肝肾功能不全和低蛋白血症等时，V_d 有较大的变化，而肝肾功能不全时还会引起 K 的变化，这些都会影响计算的结果。

3. Bayesian 反馈法 Bayesian 反馈法是以群体药代动力学参数为基础，将患者 1~2 点血药浓度的信息与已知的群体药代动力学参数信息相结合，估算出个体的药代动力学参数。此法优点是取血点少、获得的个体药代动力学参数准确性高；由于可同时考虑心、肝、肾功能的影响，对于药代动力学参数偏离群体值的个体,如老年人、婴幼儿、孕妇、心力衰竭或肝肾功能不全患者尤为适用。具体步骤如下。

(1) 根据大量患者 1~4 点血药浓度数据,建立群体数据库,此数据库应有代表性,如包括各种年龄,体重,心、肾、肝功能;另外数据库应包括各个时段如吸收相、分布相、消除相,以囊括各时相信息。

(2) 使用群体药代动力学计算机程序,如非线性混合效应模型(nonlinear mixed effects modeling,NONMEM),估算出群体药代动力学参数。

(3) 患者反馈 1~2 个血药浓度点,将相应血药浓度和时间输入 Bayesian 反馈程序,即可得到该个体患者准确的药代动力学参数。

(4) 应用该个体的药代动力学参数重新调整给药剂量,如此反复,直到达到最佳剂量。

(三) 肾衰竭时的给药方案

肌酐清除率是评价肾功能的常用指标,肌酐清除率可由血肌酐值求得:

$$Cl_m=(140A) \times BW/72 \times Scr \qquad\qquad 式(6\text{-}9)$$

$$Cl_f=Cl_m \times 0.9 \qquad\qquad 式(6\text{-}10)$$

式(6-9)、式(6-10)中,Cl_m 和 Cl_f 分别为男性和女性的肌酐清除率,A 为年龄,BW 为体重(kg),Scr 为血肌酐值。

对于一些以肾排泄为主的药物,如地高辛,当肾功能严重受损时,其消除能力明显降低,消除半衰期 $t_{1/2}$ 显著增大,应根据肾功能校正参数调整剂量,避免毒性反应。

肾衰竭时的消除速率常数 K 可按式(6-11)校正。

$$K'=K\left[(Cl'_{Cr}/Cl_{Cr}-1) \times F_u\right] \qquad\qquad 式(6\text{-}11)$$

式(6-11)中,K' 和 K 分别为肾衰竭和正常情况下的药物消除速率常数,Cl'_{Cr} 和 Cl_{Cr} 分别为肾衰竭和正常情况下的肌酐清除率,F_u 为药物由尿中排泄的分数。

另外,还可以采用前面已经介绍过的重复一点法求 K'。用此法无须测定患者 Cl_{Cr} 就可以较精确地估算患者 K'。

当获得了肾衰竭患者的 K' 后,可根据稳态一点法调整给药方案。即给予患者一个初始剂量 D_0。在消除相的某时刻 t_x 测定血药浓度 C_x,即可求得此时的最低稳态浓度($C_{ss,min,x}$)为

$$C_{ss,min,x}=C_x\,\mathrm{e}^{-K'\tau}/\mathrm{e}-K't_x/1-\mathrm{e}^{-K'\tau}) \qquad\qquad 式(6\text{-}12)$$

进一步根据需达到的 $C_{ss,min,x}$ 调整剂量 D_M:

$$D_M=C_{ss,min}D_0/C_{ss,min,x} \qquad\qquad 式(6\text{-}13)$$

二、药物基因组学与个体化用药

药物基因组学(pharmacogenomics)是 20 世纪 90 年代在遗传学、基因组学、遗传药理学基础上发展起来的一门新兴的交叉学科,可通过研究人类基因组信息与药物反应之间的关系,利用基因组学信息解答不同个体对同一药品反应上存在差异的原因,预测可能的用药结果,根据基因的特性为某个群体甚至个体选择药物的种类和剂量,实现临床意义上的"个体化用药"。可提高药物的特异性、有效性,降低或避免不良反应,节约医疗费用,降低研发成本等。

药物基因组学的主要研究任务有以下四个方面:一是构建全基因组基因多态性图谱,根据基因组结

构和传统药物的作用靶点,结合计算机辅助设计、组合化学及其他手段进行新药高通量筛选;二是根据某些基因多态性和表达谱的特异性改变,对人群或患者进行疾病易感性和药物反应分类,为个体化治疗提供依据;三是发现各种疾病和各种药物反应表现型差异与基因多态性的统计关联,寻找药物的新作用靶点;四是进行药理作用机制的研究。

国内外与药物反应有关的遗传多态性的研究进展,无论是研究范围还是研究方法都发展十分迅速,其中基因多态性研究是药物基因组学开展最早,研究成果用于指导个体化治疗比较充分的领域。基因多态性常分为三大类:限制性片段长度多态性、DNA重复序列多态性和单核苷酸多态性(single nucleotide polymorphism,SNP)。人体内大多数的遗传变异是由SNP造成的。据估计,平均每300bp就有一个SNP发生。个体化用药基因多态性检测是更为直接的个体化诊疗措施。可采用聚合酶链反应(polymerase chain reaction,PCR)、限制性片段长度多态性(restriction fragment length polymorphism,RFLP)和基因芯片(gene chip)技术,测序技术,基于高通量生物技术和信息技术的生物医学大数据技术等,直接分析基因变异,快速、准确地诊断出有药物代谢或受体活性异常的个体,开展TDM,为个体化精准用药的开展提供依据与指导。

基因多态性可能造成药物代谢相关酶、转运蛋白或受体功能损害或完全丧失,进而引起药物反应性状的变异(少数情况下也可能通过不同的机制,如基因多拷贝生成过量的酶引起功能增强)。某些决定药物反应变异的蛋白和相关基因也同时与某些疾病的病理生理有关。而且,某些疾病可能由多基因决定(如动脉粥样硬化、某些癌症、神经退行性疾病),阐明这些疾病的病因也是个体化治疗的重要方面。然而,药物的总效应并不仅取决于单基因性状,而是由多种基因编码的参与药物代谢、药物转运和药物效应的多种蛋白的若干基因等共同决定的。因此,在评价药物在个体中产生的总效应时,应综合考虑各种影响因素。

随着现代分子遗传学技术的飞速发展和人类基因组计划的完成,药物基因组学得到了迅速的发展,不仅对多种药物代谢酶的基因多态性现象和本质有了更加深入的认识,也对各种药物转运体、药物靶点的遗传药理学性质和特征进行了广泛研究。特别是基因组学技术的进展使研究者对患者特定药物反应表型(如毒副反应或疗效指标)的研究从候选基因研究进入到"零假设"的全基因组关联分析阶段,某分子标志物和药物反应表型之间的显著关联进入临床转化后,为临床医生提供患者风险基因型发生时的有效替代方案,如指导具体药物处方的算法(如剂量公式)或者直接提供电子化的临床自动化决策支持系统,这些配套系统或指导可有效帮助医生完成药物基因组学的临床转化,使得临床药物治疗"量体裁衣"的个体化药物治疗的新医疗模式得以实现。

目前,已经有包括美国临床药物遗传学实施联盟(the Clinical Pharmacogenetics Implementation Consortium,CPIC)、荷兰药物遗传学工作组(Dutch Pharmacogenetics Working Group,DPWG)、加拿大药物遗传学药物安全网络(Canadian Pharmacogenomics Network for Drug Safety,CPNDS)等多家机构,编写了可用于临床的个体化药物剂量调整指南,为临床药师、临床医师提供了切实可行和便于实施的基于基因多态性的个体化用药剂量调整方案。CPIC发布了药物剂量推荐指南,致力于解决药物遗传学检测结果在临床实施中的障碍问题。说明书中带药物基因组学标签的药物比例在不断上升,这些信息也是开展临床药学实践、开展个体化药物治疗的重要依据。

此外,近年来,生物标记的遗传多态性与药物疗效及毒性的研究获得了突破性进展,搭建以药物基因组学为基础的药物研究平台,通过遗传药理学和药物基因组学研究,可发现决定药物效应差异的功能基因的变异及其分类。采用 DNA 阵列技术、高通量筛选技术,以及生物信息学手段,发现新药物靶标、筛选和优化新候选化合物、在临床前和临床研究中精确评价药物安全性和有效性,将大大改善和加快新药的研发过程,节省研发费用,开发出更多更安全有效,甚至针对特定人群的个体化药物。目前,应用药物基因组学已成功开发出了曲妥珠单抗、吉非替尼、维莫非尼等抗肿瘤靶向药物。随着药物基因组学的不断进展,将深刻地影响和改变未来的医疗行为、药物研发和药物使用。

药物基因组学的研究内容主要包括药物代谢酶(drug metabolism enzyme)、转运蛋白(transporter)和受体(receptor)遗传多态性与合理用药的关系。目前已明确知道了许多药物代谢酶、转运蛋白和受体具有遗传多态性,而其中一些的临床意义也得到了阐明。

（一）药物代谢酶基因多态性

药物在体内的生物转化包括 I 相反应和 II 相反应两个过程。参与 I 相反应的主要药物代谢酶为细胞色素 P450 酶(cytochrome P450,CYP450)等,参与 II 相反应的主要药物代谢酶有葡糖醛酸转移酶、*N*- 乙酰基转移酶、谷胱甘肽 -*S*- 转移酶等。人类药物代谢酶类有 30 多个家族,其中大多数都有基因变异,除了单基因多态性外,也存在多基因多态性。药物代谢酶基因变异引起表达的酶蛋白功能发生改变,导致表型多态性,在代谢其作用底物药物时,引起药物体内清除率改变而产生不同的药物浓度。目前,许多影响药代动力学的相关基因已经被克隆和鉴定。

1. I 相代谢酶基因多态性

（1）CYP450 氧化酶基因多态性:CYP450 是由一群基因超家族编码的酶蛋白组成。CYP450 成员现已经达到 500 多种。在人类群体中,比较有功能意义的 CYP450 同工酶约 50 种,其中 CYP3A、CYP2C、CYP2D 和 CYP2E 亚家族几乎代谢了 90% 的药物。CYP450 的不同基因型可影响其对药物的代谢能力,从而产生超强代谢者(ultraextensive metabolizers,UEM)、强代谢者(extensive metabolizers,EM)、中间代谢者(intermediate metabolizers,IM)和弱代谢者(poor metabolizers,PM)四种不同表型,因此,当个体应用药物常规剂量时会表现出不同的药理效应和毒副反应。CYP450 酶系还参与了许多内源性物质如类固醇、脂肪酸、维生素 D_3、儿茶酚胺,以及外源性物质如药物、杀虫剂、毒物、致癌物等代谢。

CYP450 具有遗传多态性,大量研究表明 CYP1A1、CYP1A2、CYP2A6、CYP2C9、CYP2C19、CYP2D6 和 CYP2E1 酶活性的人群分布特征呈遗传多态性。药物代谢酶基因多态性导致酶活性降低甚至缺陷的分子机制,包括基因片段重复复制、核苷酸重复、剪接位点突变引起外显子跳位、点突变导致基因转录水平过早终止其编码、氨基酸置换改变蛋白质的稳定性或催化活性和基因缺失等。本节重点介绍 CYP2C9、CYP2C19、CYP2D6、CYP3A 基因多态性。

1）CYP2C9:CYP2C9 是 CYP2C 第二亚家族中的重要成员,占肝微粒体 CYP450 蛋白总量的 20%,大约 10% 的临床常用药物经由 CYP2C9 代谢,包括抗凝血药、抗惊厥药、降血糖药、非甾体抗炎药、抗高血压药及利尿剂等多类药物,其中华法林、甲苯磺丁脲、苯妥英等治疗窗比较窄,*CYP2C9* 基因型对药物的安全使用有比较大的影响。

CYP2C9 基因在人群中存在遗传多态性。*CYP2C9* 存在三种等位基因:*CYP2C9*1*(Arg144/Ile359)、*CYP2C9*2*(Cys144/Ile359)、*CYP2C9*3*(Arg144/Leu359),基因型的不同对药物的代谢能力也不同。*CYP2C9*2* 基因编码的酶因为 Arg144Cys(C416T 外显子 3)突变,降低该酶与 CYP450 的亲和力,从而改

变该酶的催化活性。而 *CYP2C9*3* 基因编码的酶因为 Ile359Leu（A1061C 外显子 7）替换造成该酶对底物亲和力降低，从而改变该酶的底物特异性及对底物的催化活性。*CYP2C9*3* 纯合子个体酶活性仅为该位点野生型纯合子基因型个体（携带 *CYP2C9*1* 或 Arg144/Ile359 等位基因）的 4%~6%。

CYP2C9 的遗传多态性存在种族差异。按基因型计算，*CYP2C9*1*、*CYP2C9*2* 和 *CYP2C9*3* 在高加索人中发生频率分别为 70%、22% 和 8%（酶活性异常达 30%），在亚洲人中分别为 92%、0% 和 8%（酶活性异常 8%）；按等位基因频率计算，*Arg144*、*Cys144* 和 *Leu359* 等位基因在高加索人中发生率分别为 79%~86%、8%~13% 和 6%~9%，在亚洲人中频率为 97%~98%、0% 和 2%~3%。*Cys144* 在亚洲人中罕见，在美国黑人中也仅约 1%。

个体化用药：CYP2C9*3 纯合子对 S- 华法林清除率仅为 CYP2C9 野生型的 10%，因此，应用华法林抗凝治疗的患者，明确 *CYP2C9* 基因型对预测最佳用药剂量十分重要。如对 *CYP2C9*3* 纯合子患者只需每天较低的剂量即能达到治疗目的。此外，*CYP2C9*3* 基因型还会影响 CYP2C9 酶其他底物的体内清除率，如塞来昔布、苯妥英、甲苯磺丁脲和氯沙坦等，*CYP2C9*1/*3* 基因型个体氯沙坦的降压作用会降低，需适当增加用药剂量达到治疗疗效。尽管 CYP2C9 酶缺陷发生率很低，但因缺陷导致临床用药的毒副反应严重，在药学监护中必须给予足够的重视。

2）CYP2C19：参与代谢多种已知的治疗窗狭窄药物，其突变基因主要分为两种类型，降低酶活性的如 *CYP2C19*2*、*CYP2C19*3*，增加酶活性的如 *CYP2C19*17* 等，参与多种临床药物代谢。*CYP2C19* 基因位于第 10 号染色体 q24.1~q24.3 区带上，编码 490 个氨基酸，有 9 个外显子。*CYP2C19* 至少存在 5 种突变基因和 9 种等位基因。*CYP2C19*2* 在第五外显子 681 位发生 G—A 的突变，导致 mRNA 的剪切缺陷，生成不成熟的酶蛋白，结果导致酶活性的缺陷。*CYP2C19*2* 等位基因在亚洲人（25%）中的出现频率大于高加索人（13%）。*CYP2C19*3* 是由于第四外显子发生 636 位 C—A 的突变，导致终止密码子提前出现，产生无功能的蛋白质。*CYP2C19*3* 出现频率亚洲人为 8%，高加索人小于 1%。罕见突变基因有 *CYP2C19*5*。蛋白含量与其酶活性呈正相关。中国人 *CYP2C19* PM 表型几乎均为 *CYP2C19*2* 和 *CYP2C19*3*，EM 个体只携带 *CYP2C19*1* 等位基因，IM 个体携带 *CYP2C19*2* 或 *CYP2C19*3* 杂合子基因型；PM 个体包括 *CYP2C19*2/*2*、*CYP2C19*2/*3*、*CYP2C19*3/*3* 基因型。

个体化用药：CYP2C19 可代谢临床上许多药物，如 CYP2C19 为抗癫痫药物 S- 美芬妥英羟化酶，S- 美芬妥英的 4′- 羟化代谢在人群中呈二态分布，即 S- 美芬妥英 4′- 羟化强代谢者（EM）和弱代谢者（PM）。除了美芬妥英外，CYP2C19 的代谢底物包括抗抑郁药阿米替林、丙米嗪等，抗惊厥药苯妥英、苯巴比妥等，质子泵抑制剂奥美拉唑、兰索拉唑等，药物基因检测对指导这些药物的合理使用常具有重要价值。

CYP2C19 基因与氯吡格雷的代谢和药理学作用相关，*CYP2C19* 不同位点的等位基因对氯吡格雷代谢的作用强度不同，在各等位基因中，*CYP2C19*1* 为正常功能等位基因，*CYP2C19*2~CYP2C19*8* 为功能缺失或是降低等位基因，*CYP2C19*17* 为功能增强等位基因。*CYP2C19*1/*1* 基因型个体应用氯吡格雷通常有效，而 *CYP2C19*2* 或 *CYP2C19*3* 基因型个体对氯吡格雷疗效降低，*CYP2C19*2* 或 *CYP2C19*3* 突变型纯合子个体应用氯吡格雷效果差，建议换用普拉格雷或替卡格雷，携带 *CYP2C19*17/*17* 或 *CYP2C19*1/*17* 基因型的患者，由于出血风险增加，需要密切观察出血事件是否发生。阿米替林为 *CYP2C19* EM 和 IM 基因型个体，可应用常规起始剂量的阿米替林，而 *CYP2C19* PM 基因型的个体阿米替林的起始剂量可能需降低至常规剂量的 50%，并进行治疗药物监测。应用伏立康唑时，*CYP2C19* EM

与 PM 基因型个体间的血药浓度存在显著差异,PM 个体在应用常规剂量药物时可能出现毒副反应,建议减少剂量,EM 和 IM 个体可给予常规剂量。在常规剂量治疗时,若 EM 个体出现毒副反应或 PM 疗效不佳,均应考虑更换药物。

3) CYP2D6:为异喹胍氧化酶,是在抗高血压药异喹胍的代谢缺陷现象中第一个被发现存在基因多态性的 CYP450 酶。*CYP2D6* 是研究最广泛的 *CYP* 系列基因之一,CYP2D6 酶的表达水平很低,占人肝脏中 CYP450 蛋白总量的 2%~4%。但其大约是 25% 药物的代谢酶,尤其是碱性药物,包括布非洛尔、帕罗西汀等,与可待因、他莫昔芬等药物剂量的调整密切相关。在参与药物代谢的 CYP450 基因家族中,CYP2D6 是少有的不能被诱导的酶,其基因多态性对酶的个体活性有重要影响。

CYP2D6 基因由 497 个氨基酸组成,至少存在 48 个核苷酸变异,这些变异形成 53 个 *CYP2D6* 等位基因,*CYP2D6* 存在多种形式的基因突变,这些突变导致酶活性降低。在欧美人中,*CYP2D6* 最常见的突变是 *CYP2D6A*、*CYP2D6B*、*CYP2D6D* 和 *CYP2D6T*;中国人以 *CYP2D6J*(*CYP2D6*10A*)等位基因的发生率最高。

个体化用药:尽管 *CYP2D6* 多态性表型在中国人中的发生率低于 1%,但因为 CYP2D6 代谢的底物或药物很多,且许多药物治疗浓度范围窄,低浓度时疗效不佳,而较高浓度时易出现毒性作用。CYP2D6 代谢的药物包括抗心律失常药、β 受体阻滞剂、抗高血压药、抗心绞痛药、镇痛药和三环类抗抑郁药等。*CYP2D6* 基因多态性还与某些疾病的易感性有关,*CYP2D6* 弱代谢者易发生红斑狼疮和帕金森病,而 *CYP2D6* 强代谢者较易发生肺癌、膀胱癌、肝癌和胃肠癌。

导致 CYP2D6 酶活性缺失的多态性可影响安替比林、可待因、β 受体阻滞剂如美托洛尔和卡维地洛、氯米帕明、去甲替林、地昔帕明、多塞平、丙米嗪、马普替林、奥匹哌醇、昂丹司琼、曲马多和他莫昔芬等的体内代谢,从而影响这些药物的疗效和不良反应。临床需根据个体的基因型进行剂量的调整。

CYP2D6 酶活性下降可导致他莫昔芬的疗效下降。CYP2D6 可将三环类抗抑郁药阿米替林代谢为无活性的代谢产物,因此 IM 和 PM 个体血浆中阿米替林的浓度升高。CPIC 指南中建议 EM 基因型个体使用常规剂量的阿米替林,IM 基因型个体使用阿米替林起始剂量的 75%,PM 基因型个体选用不经 CYP2D6 代谢的药物,或将阿米替林的起始剂量降低至常规剂量的 50%,以避免不良反应的发生。使用昂丹司琼时,*CYP2D6* UM 个体由于体内携带 3 个拷贝的 *CYP2D6* 基因,药物代谢加速,昂丹司琼预防恶心呕吐的作用减弱。

4) CYP3A:是一种重要的 CYP450 酶,代谢临床中约 60% 的药物,CYP3A 也能催化许多内源性物质,如睾酮及可的松的 6-β- 羟化代谢。在人类中,*CYP3A* 家族包括 *CYP3A4*、*CYP3A5*、*CYP3A7* 和 *CYP3A43* 等多种亚型。其在成人肝和肠中主要表现为 CYP3A4 和 CYP3A5,二者与底物的结合特征相似,但是 CYP3A5 酶活性较 CYP3A4 低。CYP3A4 酶主要在肝脏(95%)和小肠中表达,参与大约 30% 药物的全身前代谢和全身代谢。

CYP3A 基因位于人类第 7 号染色体 q21.3~q22.1,包含 13 个外显子。*CYP3A* 基因包括 *CYP3A4*、*CYP3A5*、*CYP3A7* 和 *CYP3A43* 四个基因和 *CYP3AP1*、*CYP3AP2* 两个假基因。个体 CYP3A4 活性差异 85% 是由遗传因素决定。现已发现 30 多个 *CYP3A4* 单核苷酸多态性,其突变等位基因从 *CYP3A4*2* 至 *CYP3A4*19*,以及十多个 *CYP3A5* 单核苷酸多态性。目前发现 *CYP3A4* 基因多态性的变异率较低,而 *CYP3A5* 更为常见。在 *CYP3A5* 多个基因变异型中,*CYP3A5*3* 是最常见的。*CYP3A5* 基因第 3 内含子

内 22893 位存在 6986A>G 的突变（rs776746，*CYP3A5*3*），该 SNP 可导致 *CYP3A5* mRNA 异常的剪接，引起终止密码子过早剪切 CYP3A5 蛋白，从而使其失去酶的活性，因此 *CYP3A5*3* 纯合子个体肝脏和肠道 CYP3A5 蛋白表达和活性均显著下降，与野生型相比代谢能力降低。

个体化用药：CYP3A 在临床上代谢大约 60% 的药物，包括免疫抑制剂、大环内酯类抗生素、降脂药、抗肿瘤药、钙通道阻滞剂和抗抑郁药等。CYP3A 酶的诱导或抑制可明显影响 CYP3A 底物与药物间相互作用，例如抗结核药物利福平可诱导 CYP3A4 酶的活性，因此免疫抑制剂环孢素与此药物合用时应加大剂量。因此，对于治疗窗较窄且由 CYP3A 催化代谢的药物在与其他药物合用时，一定要注意药物间的相互作用及药物浓度的监测。此外，CYP3A 基因多态性与多种疾病易感性有关，CYP3A 基因多态性与前列腺癌、肝癌、白血病、膀胱癌及乳腺癌发生存在相关性。由于 CYP3A4 催化代谢睾丸激素生成 2β、6β 或 15β- 羟化睾丸激素，而雄性激素的代谢与作用已被证明与前列腺癌的发病有关，因此 *CYP3A4* 基因分型有助于前列腺癌的临床诊断及疾病发展的预测。

他克莫司（tacrolimus，FK506）为大环内酯类免疫抑制剂，临床上广泛用于肝、肾、心、肺、胰等器官移植患者的免疫抑制治疗。器官移植患者应用他克莫司后血药浓度偏低可导致急性排斥反应和药物敏感性降低，血药浓度偏高则容易发生肾毒性、神经毒性、糖尿病、高脂血症、高血压和胃肠道紊乱等不良反应，导致他克莫司毒副作用的发生。*CYP3A5* 在他克莫司的代谢中起重要作用，其酶活性降低可导致他克莫司的血药浓度升高，不良反应增加。CPIC 指南建议携带 *CYP3A5*3/*3* 基因型的移植患者减少他克莫司的用药剂量，以避免发生药物不良反应。

（2）非 CYP450 的 I 相酶基因多态性：除 CYP450 外，还存在其他 I 相药物代谢酶，这些代谢酶对维持机体正常生理功能及药物和外源性化学物质的生物转化发挥重要作用。人体内其他非 CYP450 的 I 相药物代谢酶主要包括乙醇脱氢酶、乙醛脱氢酶、含黄素单氧化酶和二氢嘧啶脱氢酶等，下面主要讲乙醛脱氢酶与二氢嘧啶脱氢酶。

1）乙醛脱氢酶：乙醛脱氢酶（aldehyde dehydrogenase，ALDH）的生理意义主要在于它对乙醛的解毒作用。目前发现 ALDH 同工酶至少有 12 种，但具有遗传多态性的目前发现主要有 ALDH2。ALDH2 同时具有乙醛脱氢酶和酯酶活性，参与乙醇、硝酸甘油等药物的代谢。

ALDH2 位于 12 号染色体，是线粒体 ALDH 的主要编码基因。*ALDH2* 有野生型 *ALDH2*1* 和突变型 *ALDH2*2*（G1510A）两种等位基因。*ALDH2*1/*1* 具有 ALDH 酶活性，而 *ALDH2*2* 会导致所编码蛋白质 504 位谷氨酸被赖氨酸所取代，携带突变等位基因（*ALDH2*2*）的个体 ALDH2 酶活性下降，杂合子个体酶活性仅为野生型个体的 10%，突变纯合子个体酶活性缺失。*ALDH2* 多态性存在明显的种族差异。朝鲜人 *ALDH2*1* 和 *ALDH2*2* 的发生频率分别为 84% 和 16%；日本人为 73% 和 27%。

个体化用药：ALDH 具有对乙醛的解毒作用，ALDH2 代谢可活化硝酸甘油成其活性代谢产物一氧化氮。因此，携带 *ALDH2*2* 等位基因的个体乙醇代谢能力下降，少量饮酒即出现脸红、心跳加速等不适；代谢硝酸甘油的能力下降，硝酸甘油抗心肌缺血的效应减弱。亚洲人 *ALDH2*2* 等位基因的携带率为 30%~50%。携带 *ALDH2*2* 等位基因的心绞痛患者应尽可能改用其他急救药物，避免硝酸甘油含服无效。

2）二氢嘧啶脱氢酶：二氢嘧啶脱氢酶（dihydropyrimidine dehydrogenase，DPD）是氟尿嘧啶（fluorouracil，5-FU）催化代谢的限速酶，约 80% 的药物经过其代谢后变成无活性代谢产物，因此，该酶的遗传变异可以致使药物代谢发生变化和严重的毒副反应。DPD 由 *DPYD* 基因编码。

DPYD 位于 1 号染色体短臂,迄今已经发现了超过 30 种 SNP 和缺失突变,其中,最常见的是位于 14 号外显子的 1986 位 A 到 G 的改变(*DPYD*2A*),引起酶活性下降,等位基因携带率为 3%。

个体化用药:5-FU 是当前使用较为广泛的抗肿瘤药物之一,用于多种实体瘤,如结直肠癌、乳腺癌等的治疗。它可使部分患者获得显著疗效,但却常伴有严重的胃肠道和血液学毒副反应。5-FU、卡培他滨和替加氟都为嘧啶类似物,属抗代谢类抗肿瘤药物。卡培他滨为 5-FU 的前体,在体内可活化代谢为 5-FU,替加氟为 5-FU 的衍生物,在体内经肝脏活化转变为 5-FU 而发挥抗肿瘤作用。85% 的 5-FU 经 DPYD 代谢灭活。DYPD 酶活性低下的结肠癌和胃癌患者应用 5-FU、卡培他滨或替加氟后出现体内 5-FU 蓄积,引起严重黏膜炎、粒细胞减少症、神经系统症状甚至死亡。有研究表明约 40% 低 DPYD 酶活性的个体携带 *DPYD*2A* 等位基因,其中有 60% 的患者应用 5-FU 治疗后出现 4 级严重的粒细胞减少;而在 DPYD 酶活性正常患者中,5-FU 所致严重毒副反应的发生率仅为 10%。因此,对 *DPYD*2A* 多态性进行检测可预测 5-FU 治疗导致致命性毒性反应发生风险。FDA 已批准在 5-FU 说明书中增加在用药前对 *DPYD* 多态性进行检测的建议。CPIC 指南也建议在应用 5-FU、卡培他滨和替加氟前对 *DPYD* 多态性进行检测,携带 *DPYD*2A* 等位基因的患者慎用 5-FU、卡培他滨和替加氟,或降低用药剂量,以避免严重不良反应或毒性的发生。

2. **Ⅱ相代谢酶基因多态性** Ⅱ相(结合)反应药物代谢酶催化基团结合到药物母体及氧化产物上,增大其水溶性,使其更容易从体内排出。主要包括尿苷二磷酸葡糖醛酸转移酶、*N*-乙酰基转移酶、磺基转移酶、甲基转移酶、谷胱甘肽 -*S*- 转移酶等。

(1) 尿苷二磷酸葡糖醛酸转移酶(UDP-glucuronosyltransferase,UGT)家族:是人体最大的Ⅱ相药物代谢酶系统。UGT 在多种组织内都有表达,但是肝脏是 UGT 表达量最高的器官。UGT 可将亲脂性小分子如胆红素、激素和药物转化为水溶性的葡糖醛酸苷,随后通过肾脏、胆汁及肠道排出。

UGT1A1、*UGT1A6*、*UGT1A7*、*UGT2B4*、*UGT2B7*、*UGT2B15* 基因编码区都发现了遗传病变异,但 *UGT1A1* 的药物基因组学研究最为深入。*UGT1A1* 基因具有多态性,最常见的是位于其启动子区 TATA 盒(TATA box)内的 TA 重复序列增加,*UGT1A1*28* 等位基因的存在显著影响对伊立替康的解毒作用。野生型等位基因含 6 次 TA 重复(TA6,*UGT1A1*1*),突变型个体含 7 次重复(TA7,*UGT1A1*28*,rs3064744)。

个体化用药:编码尿苷二磷酸葡糖醛酸转移酶,携带转化能力低(即活性低)的 *UGT1A1* 基因型的个体对药物清除能力降低,应相应减少用药剂量。伊立替康为喜树碱类抗肿瘤药物的前药,在体内经羧酸酯酶代谢为活性代谢产物 7- 乙基 -10- 羟基喜树碱(SN-38)。SN-38 作用靶点为 DNA 拓扑异构酶Ⅰ,抑制 DNA 的合成,伊立替康广泛应用于结肠癌、肺癌、子宫颈癌、卵巢癌等实体瘤的治疗。伊立替康可导致严重的延迟性腹泻和粒细胞缺乏,3~4 级迟发性腹泻的发生率可达 40% 以上,中性粒细胞减少症的发生率约 10%,可导致化疗提前终止。

SN-38 在肝脏和肝外组织中,进一步被 UGT1A1 等葡糖醛酸化灭活,生成葡糖醛酸化 SN-38(SN-38G)。*UGT1A1*28* 杂合子基因型个体 SN-38 葡糖醛酸化活性下降,突变纯合子个体 SN-38 葡糖醛酸化活性仅为野生型纯合子的 35%。在接受伊立替康治疗过程中,野生型 *UGT1A1*(6/6)基因型患者出现严重毒性作用风险较低,*UGT1A1*28* 杂合子(6/7)和突变型纯合子(7/7)患者出现毒性作用的概率分别为 12.5% 和 50%。*UGT1A1*6*(G71R,211G>A)是亚洲人群中特有的突变,等位基因频率为 13%,该等位基因使 UGT1A1 的活性下降 70%,伊立替康毒性作用的发生风险增加,与伊立替康所致中性粒细胞减少症可能有关,可使 4 级中性粒细胞减少症的发生率升高约 3 倍。

(2) *N*- 乙酰基转移酶(*N*-acetyltransferase, NAT):是大多数哺乳动物体内具有的参与Ⅱ相乙酰化反应的代谢酶。人体内 NAT 有两种亚型:NAT1 和 NAT2,两者具有 87% 的同源性。NAT1 表达于人体大多数组织(红细胞和淋巴细胞分布最多),催化对氨基水杨酸和对氨基苯甲酸等物质的乙酰化代谢。NAT2 仅表达于肝脏和肠道,在体内参与异烟肼、普鲁卡因胺、磺胺等多种肼类化合物和具有致癌性的芳香胺或杂环胺类化合物的代谢。

NAT 活性在人群中呈多态分布,根据乙酰化表型的不同可将人群分为三类:慢型乙酰化代谢者、快型乙酰化代谢者和中间型乙酰化代谢者。*NAT1* 基因具有高度多态性,其中 *NAT1*4* 是 *NAT1* 的野生型等位基因。*NAT1*20*、*NAT1*21*、*NAT1*23*、*NAT1*24*、*NAT1*25*、*NAT1*27* 与 *NAT1*4* 功能类似,*NAT1*14A*、*NAT1*14B*、*NAT1*15*、*NAT1*17* 和 *NAT1*22* 导致慢乙酰化表型,*NAT1*10* 和 *NAT1*11* 导致酶活性升高。通常将 *NAT1*10* 和 *NAT1*11* 纯合子和杂合子基因型视为快型乙酰化代谢基因型,而其余等位基因的组合则被认为是慢型乙酰化代谢基因型。因此,对 *NAT1* 基因进行分型不能局限于单个 SNP,而应同时对多个 SNP 进行检测和分型。*NAT2* 基因有 7 个点突变:G191A、C282T、T341C、C481T、G590A、A803G 和 G857A;4 个同义突变:T111C、C282T、C481T、C759T。*NAT2* 基因型与表型有良好的相关性。*NAT* 表型多态性存在显著的种族差异和地域差异。

个体化用药:异烟肼、肼屈嗪、氨苯砜、柳氮磺吡啶和普鲁卡因胺等多种药物在体内经乙酰化代谢,*NAT* 多态性通过影响这些药物的血药浓度而影响其疗效和不良反应。如异烟肼受 *NAT1* 多态性影响显著,快型乙酰化代谢者口服药物后血浆半衰期为 45~110 分钟,而慢型乙酰化代谢者口服药物后,血浆半衰期可长达 45 小时。慢型乙酰化代谢者反复给药后易引起蓄积中毒,引起周围神经炎。FDA 已将 *NAT1* 基因列为药物基因组生物标记。此外,*NAT* 基因多态性与膀胱癌、直肠癌、乳腺癌、头颈部癌、肺癌及前列腺癌发病风险相关。

(二)药物转运体基因多态性

药物转运蛋白在调节药物的吸收、分布、排泄中扮演非常重要的作用。研究较多的有两种转运体家族:溶质载体超家族(the solute carrier family, SLC)和三磷酸腺苷结合盒转运体(ATP-binding cassette transporter, ABC 转运体),前者多数属于摄入转运体,后者属于外排转运体。摄入转运体主要是将内、外源性物质摄入细胞内,包括有机阴离子转运多肽(organic anion-transporting polypeptide, OATP)、有机阳离子转运体(organic cation transporter, OCT);相对于 OATP, OCT 基因多态性研究较少,其中 OAT1、OAT2、OAT3 基因多态性研究较早,目前已发现存在 Arg256Trp、Pro104Leu、Arg50His、Ile226Thr 等多种非同义突变。外排转运体包括 P- 糖蛋白、多药耐药相关蛋白、乳腺癌耐药蛋白等。人类 ABC 转运体由 7 个亚家族组成,共有 49 个成员;SLC 家族由 43 个亚家族组成,共有 298 个成员。相对于药物代谢酶的基因多态性,目前临床上经过确认的转运体相关的显著基因多态性并不多见,但是其研究也愈来愈受到关注。

1. ABCB1 转运体多态性 ABCB1,又名 P- 糖蛋白(P-glycoprotein, P-gp)、多药耐药蛋白 l(multidrug resistance 1, MDR1),是最早在肿瘤细胞中发现的转运蛋白,可以导致肿瘤细胞对抗肿瘤药物出现多药耐药现象。ABCB1 的功能主要表现在以下三方面:①ABCB1 是一种细胞膜 ATP 依赖泵,可结合并以耗能方式排出多种药物,降低细胞内药物浓度而产生耐药性;②ABCB1 是钙离子通道的一部分,钙调蛋白抑制剂可与 P-gp 结合,提高细胞内的药物浓度,增加多药耐药蛋白(multidrug resistance,MDR)细胞对抗肿瘤药物的敏感性;③ABCB1 具有外排泵的功能,可向胞外排出食物中的天然毒物、内源性代谢产物和细胞毒性物质,是细胞防御毒物的一道生理屏障。

到目前为止,共发现 50 多个 SNP 和 3 个插入或缺失突变,其中 19 个位于外显子区域,8 个位于内含子区,11 个为非同义突变。近年来,大部分 ABCB1 SNP 功能已得到阐明。例如,位于启动子(外显子 1b)T129C 非编码区突变可导致胎盘 P-gp 表达减少了一半;T307C(外显子 5)突变导致 ABCB1 蛋白结构改变;外显子 12 G2677T/A 错义突变导致 893 位丝氨酸变成苏氨酸,并导致 P-gp 表达降低;外显子 24 G2995A 突变导致 999 位丙氨酸到苏氨酸改变;这些基因突变均能影响 P-gp 的结构和功能。

个体化用药:ABCB1 遗传多态性可以显著地影响药物的处置,是药物浓度存在个体差异的另一重要因素。例如,单次口服非索非那定 180mg 后,ABCB1 TT 3435 个体的血浆药物浓度较 CT 3435 和 CC 3435 低,同样,TT 2677 个体的非索非那定血浆浓度也低于 GG 2677 个体;ABCB1 CC 3435 和 GG 2677 个体服用单剂量地高辛后,血浆药物浓度低于 GT 2677 和 CT 3435 或 TT 3435 和 TT 2677 个体;单剂量口服苯妥英钠后,ABCB1 TT 3435 个体血浆药物浓度明显高于 CT 3435 和 CC 3435 个体。

2. **有机阴离子转运多肽(OATP)** 隶属于溶质载体超家族,其编码基因统称为 *SLCO*(solute carrier organic anion transporter family member,溶质载体有机阴离子转运蛋白家族成员)基因。OATP 家族已经拥有 11 名成员,主要成员是 OATP1A2、OATP1B1、OATP1B3、OATP2B1。OATP1B1(编码基因 *SLCO1B1*)和 OATP1B3(编码基因 *SLCO1B3*)是最重要的有机阴离子转运体,能转运多种内源性物质和药物进入肝细胞,进而代谢和清除。OATP1B3 在氨基酸组成上与 OATP1B1 相似,其基因多态性主要影响伊马替尼、睾酮、他克莫司等药物的体内过程。OATP1B1 特异地表达在肝细胞基底膜上,在肝细胞摄取和清除内源性和外源性物质如胆汁酸、非结合型胆红素、甲状腺素、他汀类药物。到目前为止,OATP 转运体的特征和功能尚未完全清楚。由于 OATP1B1 基因研究相对透彻,下文主要介绍 OATP1B1 基因多态性及其临床意义。

OATP1B1 由 *SLCO1B1* 基因编码,三种非保守的遗传变异为 A388G(Asn-130>Asp)、G455A(Arg-152>Lys)、G721A(Asp-24>Asn),他们的等位基因命名为 *OATP1B1*1a*(AB026257)、*OATP1B1*1b*(AF205071)、*OATP1B1*1C*(AF060500)。突变基因频率具有明显的种族差异,亚洲人中最常见的突变为 388A>G(74%)和 521T>C(14%)。

个体化用药:OATP1B1 基因多态性对 HMG-CoA 还原酶抑制剂(他汀类)普伐他汀、瑞舒伐他汀和匹伐他汀的肝选择性摄取、组织特异性分布、治疗效应具有重要影响。例如,OATP1B1 基因单倍型(*OATP1B1*1a/*1a*、*OATP1B1*1a/*1b*、*OATP1B1*1b/*1b*、*OATP1B1*1a/*5*)显著影响普伐他汀的体内分布,其中 *OATP1B1*5* 个体 $AUC_{(0-6)}$ 显著高于 *OATP1B1*1b* 个体,从而使普伐他汀的肝细胞摄取延迟,而 *OATP1B1*1b* 等位基因则可加快该药物的分布和代谢。*SLCO1B1* 521T>C(174Val → Ala)突变是瑞格列奈体内血药浓度的独立预测因子,该突变纯合子个体的体内瑞格列奈的血浆 AUC 较 521T/C 杂合子和 521T/T 野生型纯合子分别高出 107% 和 188%。

3. **有机阳离子转运体(OCT)** 包括 OCT1、OCT2 和 OCT3。OCT1(编码基因 *SLC22A1*)、OCT2(编码基因 *SLC22A2*)和 OCT3(编码基因 *SLC22A3*)的体内分布不同。OCT1 主要存在于肝细胞基侧膜,与

肝细胞对有机阳离子底物的摄取有关;OCT2 主要位于近端肾小管细胞,与阳离子底物从血中摄取进入肾上皮细胞有关,是肾脏排泄毒物的主要转运体;OCT3 分布于大动脉、骨骼肌、前列腺、唾液腺、肾上腺和胎盘等组织和器官,其中胎盘的组织分布最高。OCT 转运的主要药物有二甲双胍、奥沙利铂、金刚烷胺和西咪替丁等。

目前发现白种人 OCT1 基因编码区存在 4 个错义突变(61Arg → Cys、88Cys → Arg、160Phe → Leu、401Gly → Ser)和一个缺失突变(420Met → del),发生率分别为 9.1%、0.6%、22.0%、3.2% 和 16.0%。有研究者在不同的种族人群中又发现多个新的基因多态性,说明 OCT1 基因多态性存在种族差异。对OCT1 全部 11 个外显子和内含子区的多种族、大样本人群筛查,发现多个基因多态性位点,其中165Met → Ile、270Ala → Ser、400Arg → Cys、432Lys → Gln 四个位点的发生率均大于 1%。最近又有多个新的多态位点在日本人群中发现。有关 OCT3 基因多态性的报道较少。

个体化用药:研究发现,61Arg → Cys、401Gly → Ser 和 420Met → de1 等基因变异的携带个体血浆二甲双胍的 C_{max}、AUC 明显增高,而表观分布容积明显降低,说明 OCT1 基因多态性是影响二甲双胍药代动力学的一个独立决定因素;另一项单卵双生子研究发现,OCT2 基因多态性影响二甲双胍的血药浓度,为其药代动力学参数的巨大差异提供了新的合理解释。欧美人群中 OCT 基因多态性与二甲双胍疗效研究表明,41C>T(S14F)、262T>C(R61C)、566C>T(S189L)等七个位点的变异均与二甲双胍摄入减少有关,因此其疗效随基因型不同而不同。

(三)药物靶点基因多态性

药物与机体分子结合部位称为药物靶点,药物的靶点多为受体、酶,也包含离子通道和核酸等。受体蛋白的结构完整性是其正常功能所必需的。药物靶点的改变使药物的结合、药效发生变化。编码受体蛋白的基因变异可导致受体蛋白氨基酸序列的改变,而受体许多重要功能区的单个氨基酸替代都可导致受体空间构象的改变,从而改变受体的稳定性、药物与受体的亲和力,以及受体之间的相互调节。目前受到广泛关注的有肾上腺素受体、血管紧张素Ⅱ- 型受体、组胺受体、5- 羟色胺受体、阿片受体、多巴胺受体等。如肾素 - 血管紧张素系统(renin-angiotensin system,RAS)基因多态性与血管紧张素转化酶抑制剂(ACEI)卡托普利、依那普利、培哚普利和赖诺普利的降压效果显著相关。醛固酮合成酶 C-344T 位的基因多态性也与 ACEI 的疗效有关。患者在接受 ACEI 治疗后,344C 与 344T 基因型患者相比,左心室射血分数有明显提高。载脂蛋白 E 基因多态性在他汀类药物引起的低密度脂蛋白胆固醇下降的过程中起到了关键的作用等。

1. β 肾上腺素受体基因多态性 β 肾上腺素受体(β-adrenoceptor,β-AR)为肾上腺素受体的一个亚家族,属于 G 蛋白偶联受体超家族。β-AR 是由 350~500 个氨基酸残基组成的多肽链,氨基酸序列具有高度的同源性与保守性。目前认为至少存在 β1、β2、β3 三种不同的肾上腺素受体亚型。β 受体编码基因ADRB1,β-AR 受体的基因多态性通过改变受体蛋白的表达水平或结构等影响个体的生理与药理特征。

β1 肾上腺素受体(β1-AR):对 β1-AR 基因多态性与药物反应相关研究最多的是 Al45G 多态性和G1165C/Gly389Arg 多态性。Al45G 突变使 Ser 突变为 Gly。1165C>G 突变使 Gly 突变为 Arg。

个体化用药:β 受体阻滞剂抗高血压的治疗效果与 β1 肾上腺素受体 Ser49Gly 及 Gly389Arg 多态性突变的单倍型相关。β 受体编码基因 ADRB1 多态性可影响 β 受体阻滞剂如美托洛尔的疗效,如 ADRB1Gly389Arg(rs1801253)多态性导致 Arg389 和 Gly389 两种类型的受体,其中 Arg389 型受体与 G 蛋白偶联效率高于 Gly389 型受体。Arg389 纯合子高血压患者应用美托洛尔后血压下降的程度是 Gly389Arg 杂合子基因型个体的 3 倍。Arg389 纯合子基因型心力衰竭患者应用卡维地洛和美托洛尔治疗后左室射血分数改善情况更佳。建议临床医师在应用 β 受体阻滞剂前进行 *ADRB1* 多态性检测,并根据其基因型调整用药剂量,以提高疗效,减少不良反应的发生。此外,与健康人群相比,高血压患者 1165G>C 突变频率变高,提示该受体多态性可能参与疾病的发生发展进程。

2. *ACE I/D* 基因多态性 血管紧张素转化酶(angiotensin-converting enzyme ACE)是肾素 - 血管紧张素系统的关键酶,也是 ACEI 的作用靶点。*ACE* 基因位于 17 号染色体 17q23,其内含子 16 存在 288bp 的 Alu 插入(insertion)/ 缺失(deletion)多态性,导致三种基因型:*ACE I/I*(插入纯合子)、*ACE I/D*(插入缺失杂合子)和 *ACE D/D*(缺失纯合子)型。

个体化用药:有研究证明,*ACE I/D* 多态性可影响血浆 ACE 的水平,还与多种心血管病变和治疗药物相关。*ACE D/D* 基因型个体血浆 ACE 的活性升高,依那普利治疗后 ACE 活性下降更为明显。在初治的高血压患者中,*ACE D/D* 型患者福辛普利的降压疗效增强;在高血压合并左心室肥大和舒张期充盈的障碍患者中,*ACE D/D* 基因型患者服用依那普利和赖诺普利后心功能改善程度优于 *ACE I/D* 和 *ACE I/I* 基因型患者;携带 *ACE I/I* 基因型的高血压个体对依那普利、咪达普利的敏感性高于贝那普利和福辛普利。此外,*ACE D/D* 纯合子对 ACEI 的反应好于钙通道阻滞剂,而 *ACE I/I* 纯合子采用钙通道阻滞剂更为有效。为取得最佳疗效,建议临床上在选择 ACEI 类药物治疗前对 *ACE I/D* 多态性进行检测,以指导选用合适的 ACEI 类药物。

3. *VKORC1* 基因多态性 维生素 K 环氧化物还原酶(vitamin K epoxide reductase complex 1,VKORC1)是抗凝药物华法林的作用靶点。VKORC1 的编码基因 *VKORC1* 的遗传变异可通过影响 VKORC1 表达,从而影响华法林的敏感性。位于该基因启动子区(1 639G>A)的单核苷酸突变 rs9923231 可影响 *VKORC1* 的表达,是导致华法林用药剂量个体差异的主要原因之一。

东亚和南亚地区人群具有 *VKORC1*-1639A/*VKORC1*-1173T 等位基因的占 74.0%~92.0%,亚洲其他地区的人群占 14.0%~56.0%。中国人群中 AA 型者较多,与该位点 AA 基因型患者相比,1639GA 和 GG 基因型患者平均华法林剂量分别增加 52%(95%CI:41%~64%)和 102%(95%CI:85%~118%)。*VKORC1* 多态性同时也影响华法林用药的临床后果。临床上也可根据 *VKORC1* 和 *CYP2C9* 基因型、年龄、身高、体重、种族、是否合用肝药酶诱导剂、是否合用胺碘酮等因素的剂量计算公式确定华法林初始用药剂量。

(四)药物结合蛋白基因多态性

血浆蛋白可分为白蛋白、α_1 球蛋白、α_2 球蛋白、β 球蛋白、γ 球蛋白和纤维蛋白等。血浆蛋白可与药物结合,将其运输分布到靶部位,是影响药物体内分布的重要因素。

个体化用药:已知白蛋白变异包括 Lys313Asn、His218Arg、Asp365His、Asp269Gly 等,Lys313Asn 变异者对华法林、地西泮等高血浆结合率药物的结合能力下降,从而使游离药物浓度增加。α_1 酸性球蛋白含量较少,但如 β 受体阻滞剂、抗心律失常药及黄体酮、红霉素、氯丙嗪等众多药物皆与 α_1 酸性球蛋白结合显著,其基因多态性也是用药后个体差异产生的重要原因。

整体来说,药物代谢酶、药物转运体、药物受体或靶点及药物结合蛋白基因多态性的综合作用造成了个体和种族之间较大疗效的差异性,这一观点目前在糖尿病、高血压、高脂血症等方面都得到了系统的研究。

（五）药物反应差异的表观遗传学

药物反应相关基因表达水平差异是药物反应个体差异的原因之一,这种差异可表现为药物代谢酶表达差异、药物转运体表达差异、药物作用靶点及靶点后信号转导分子表达差异。然而,个体间药物反应性的差异并不能完全被 DNA 序列变异所解释。表观遗传就是 DNA 序列不发生变化但基因表达却发生了可遗传的改变,它是环境因素和细胞内遗传物质间交互作用的结果,具有动态变化和可逆性的特点,其效应通过调节基因表达,控制生物学表型来实现,因此已成为药物设计和治疗方案设计的研究热点,也是个体化给药研究进展比较迅猛的领域。表观遗传主要通过以下几种调节模式对药物的效应产生影响。

1. DNA 甲基化　DNA 甲基化(DNA methylation)是指在 DNA 甲基转移酶(DNA methyltransferase, DNMT)的催化下,以 S- 腺苷甲硫氨酸(S-adenosylmethionine,SAM)为甲基供体将甲基转移至 DNA 碱基上的一种表观遗传修饰方式。DNA 甲基化在调控基因表达、维持基因组和染色体结构稳定性、基因印记和 X- 染色体失活等方面发挥重要作用。一般 DNA 甲基化与基因沉默相关联,非甲基化与基因活化相关联,而去甲基化往往与沉默基因的重新激活相关联。

越来越多的研究表明,DNA 甲基化在药物代谢和药物转运中发挥重要调控作用。如代谢酶 *CYP1A1* 基因的 DNA 甲基化水平被发现与吸烟者的吸烟程度相关,其中重度吸烟者、轻度吸烟者及非吸烟者的甲基化程度分别为 33%、71% 和 98%,而吸烟者在戒烟 7 天后甲基化程度仍有所增加,*CYP1A1* 表达下调。MDR1 是 ABC 转运体家族成员之一,*MDR1* 基因的甲基化状态决定了柔红霉素和依托泊苷等药物作用后 P- 糖蛋白的表达。当 *MDR1* 基因的启动子区出现明显的低甲基化时,上述化疗药物对 *MDR1* 基因的转录起到激活作用。

2. 组蛋白修饰　组蛋白修饰(histone modification)是指组蛋白的基础氨基末端尾部突出于核小体,常在转录后发生变化,包括甲基化(methylation)、乙酰化(acetylation)、磷酸化(phosphorylation)和泛素化(ubiquitination)等翻译后的修饰。这些修饰构成了丰富的"组蛋白密码"(histone code),能影响染色质的压缩松紧程度,因此在基因表达中起重要的调节作用。

组蛋白修饰在调控药物反应相关酶和药物靶点上起重要的作用,是表观遗传研究的重要内容。组蛋白的多种修饰方式可诱导或沉默基因表达,一般来说,组蛋白乙酰化与转录启动相关,组蛋白去乙酰化则参与抑制基因表达。甲基化是组蛋白重要的修饰方式,多发生于组蛋白 H3、H4 的赖氨酸和精氨酸残基上,组蛋白赖氨酸甲基化既可以导致基因转录的激活,也可以导致抑制,通常取决于它所位于的残基情况。

3. 非编码 RNA　非编码 RNA(non-coding RNA)是指不能翻译为蛋白的功能性 RNA 分子,其中具有调节作用的非编码 RNA 按其大小主要分为两类:短链非编码 RNA(small non-coding RNA, sncRNA),包括小干扰 RNA(small interfering RNA,siRNA)、小分子 RNA(microRNA,miRNA);长链非编码 RNA(long non-coding RNA,lncRNA)。非编码 RNA 在表观遗传学修饰中扮演重要的角色,能在基因组水平及染色体水平对基因表达进行调控,决定细胞分化的命运。

miRNA 是一类内源性的长度为 22 个核苷酸的非编码单链 RNA 分子。药物可引起 miRNA 表达的改变,通过调节药物相关基因的蛋白表达,影响药物作用,达到调控药物疗效的目的。miRNA 表达的个体差异可能是药物反应差异的重要因素。如 miR-27b 或 mmu-miR-298 可以通过直接靶向 CYP3A4

的 3'UTR 或靶向维生素 D 受体(vitamin D receptor,VDR)的 3'UTR,而在转录后水平和转录水平上调控 CYP3A4 表达。

(六) 药物基因组学的实际临床应用

近期,CPIC 提出具有高风险双倍型个体百分比的 12 个基因,影响最重要的 30 种药物,包括临床常用的奥美拉唑、舍曲林、辛伐他汀、西酞普兰、氯吡格雷等。截至 2021 年 12 月,美国 FDA 更新的涉及药物基因组学标签的药物已达 343 种,包含 190 种生物标记,在减少药物不良反应、调整药物剂量、选择靶向制剂等方面,具有重要的临床指导意义。

1. **减少药物不良反应**　遗传变异导致药物严重不良反应为药物撤市的重要原因,也是各国药品说明书中重点提示的内容。人类白细胞抗原(human leucocyte antigen,HLA)基因是人类基因组中高度多态的基因。HLA 分子通过向 T 细胞表面受体递呈抗原肽,激活 T 细胞,启动免疫反应。一些药物与 HLA 分子的相互作用,诱导免疫超敏反应,成为住院和死亡的常见原因之一。

HLA 基因突变常引起严重皮肤药物不良反应,如中毒性表皮坏死松解症(toxic epidermal necrolysis,TEN)/ 史 - 约综合征(Stevens-Johnson syndrome,SJS)、药物超敏综合征 / 药物反应伴嗜酸性粒细胞增多和全身症状、无全身特征的迟发性皮疹等。与 HLA 关联的药物严重皮肤不良反应可通过基因筛查预测,*HLA-B*5701* 筛查预防阿巴卡韦超敏反应综合征、*HLA-B*1502* 预测卡马西平皮肤毒性已在临床广泛应用。

携带 *HLA-B*1502* 等位基因的患者,接受卡马西平治疗,更易发生 SJS 和 TEN 等严重皮肤反应。在中国、泰国、马来西亚、印度尼西亚、菲律宾等国家和地区,7%~15% 患者携带 *HLA-B*1502* 基因,远高于欧美人群(2%),在卡马西平治疗前,检测 *HLA-B*1502* 等位基因突变情况可极大可能避免卡马西平不良反应的发生,增加卡马西平治疗的安全性。正常个体阿托伐他汀肌酸激酶活性改变与 *CYP3A5* 基因 A6096G 多态性无关,但对于肌痛患者,*CYP3A5* 纯合子(GG)个体肌酸激酶活性明显高于杂合子(AG)个体,揭示携带 *CYP3A5* 纯合子基因个体,服用阿托伐他汀更易发生肌肉损伤。因此,临床治疗时,医生可以参考患者 *CYP3A5* 基因型来指导个体化治疗。

2. **调整药物剂量**　华法林因治疗窗窄,导致其药效在不同个体之间的差异可达到 20 倍,因此大大限制了其临床应用。*CYP2C9*3* 和 *VKORC1C*-1639T 为华法林的两个基因相关位点,华法林主要经 CYP2C9 代谢失活,该基因突变时可导致华法林在体内蓄积,因此该基因型突变者服用华法林时应减量;VKORC1 为华法林作用靶点,该基因突变者对华法林敏感性增加,因此 VKORC1 基因突变患者服用华法林时应减量。因此,利用相关技术检测患者的 *CYP2C9*3* 和 *VKORC1C*-1639T 基因位点是否突变,并利用相关模型计算出华法林的最适用量,可降低华法林不良反应发生率。同时,性别、体重及服用胺碘酮等因素也可影响机体对华法林的吸收代谢。华法林个体化用药模型的建立对临床药物基因组学向临床转化应用起到了极大的推动作用,是临床药物基因组学研究中的一个里程碑式的进步。

氯吡格雷为前体药物,主要经由 CYP2C19 代谢为活性产物发挥治疗作用,*CYP2C19*2*、*CYP2C19*3* 是常见的 2 个突变等位基因,*CYP2C19*2* 等位基因分布频率在黄种人、白种人和黑种人中分别为 29%、12% 和 15%。*CYP2C19* 基因的突变体对氯吡格雷的药代动力学及药效动力学均有不同程度的影响。有些变异可使药效下降,有些则可增加出血的风险。另外,氯吡格雷主要经肠道吸收,多药耐药基因 *ABCB1* 对吸收过程有一定的影响。因此,通过测定氯吡格雷相关基因突变情况,在检测出 CYP2C19 代谢快慢的同时,也可通过检测 *ABCB1* 基因,测出氯吡格雷在肠道的吸收强弱,进而评估氯吡格雷在临床上应用的风险,指导调整用药剂量,减少心血管不良事件的发生率。

3. **选择靶向制剂** 肿瘤分子靶向药物是为攻击特异性靶分子而设计,所以用药前,须检测患者是否存在对应的靶点,以保证能发挥其疗效。首个乳腺癌分子靶向制剂曲妥珠的上市,极大地推动了分子靶向药物的研究,也促进了临床药物基因组学与个体化治疗的发展。在人类表皮生长因子受体 2(human epidermal growth factor receptor 2,HER-2)阳性的乳腺癌患者中,使用曲妥珠单抗效果优于 HER-2 阴性的乳腺癌患者。进一步的研究也发现,曲妥珠单抗对 *HER2* 阳性的胃癌患者也有效。吉非替尼为首个小分子表皮生长因子受体酪氨酸激酶抑制剂,其通过与人类表皮生长因子受体(epidermal growth factor receptor,EGFR)胞内的激酶区结合,抑制酪氨酸激酶的活性,发挥抗肿瘤作用。肺腺癌患者中 *EGFR* 突变比例较高,在 *EGFR* 基因第 19 外显子缺失、第 21 外显子突变(L858R)和第 18 外显子突变(G719X)的患者中,使用小分子酪氨酸激酶抑制剂效果较好。IPASS 研究成果不仅开创了非小细胞肺癌靶向治疗的时代,也提示了小分子靶向制剂使用的种族差异。目前在我国使用的肿瘤分子靶向药物主要有小分子酪氨酸激酶抑制剂、抗 EGFR 的单克隆抗体、抗 HER-2 单克隆抗体、BCR-ABL(Breakpoint Cluster Region-Abelson)酪氨酸激酶抑制剂、间变性淋巴瘤激酶(anaplastic lymphoma kinase,ALK)抑制剂等。

综上所述,随着基因分析技术,如灵敏快速的高通量基因检测技术的飞速发展,越来越多的药物效应及体内处置过程的个体差异与基因多态性间的关系被阐明,从而使应用分子诊断技术准确地选择药物和剂量成为可能,使以药物基因组学为基础的个体化给药模式得以实现。

三、模型引导的精准用药

(一)概述

模型引导的精准用药(model-informed precision dosing,MIPD)是通过数学建模与模拟技术,将患者、药物和疾病等相关信息进行整合,为患者精准用药提供依据。相较于经验用药,MIPD 是一种基于患者生理、病理、遗传、疾病等特征制订给药方案的新方法,可提高药物治疗的安全性、有效性、经济性和依从性。近年来,随着临床精准用药需求的日益增长,基于定量药理学理论的"建模与模拟"方法和技术在临床实践中得到越来越广泛的重视和应用,成为个体化药物治疗重要的实现方式与发展方向。

目前,MIPD 应用较为广泛的药物治疗领域主要包括抗感染、器官移植术后抗免疫排斥、抗癫痫、抗精神病、抗血栓等,并有一定的临床循证依据。国内外的专家共识或治疗指南推荐,针对抗菌药物万古霉素和伏立康唑、免疫抑制剂他克莫司、A 型血友病的Ⅷ治疗等,应采用群体 PK/PD 模型结合 MAPB 的方法进行给药方案的设计和调整。MIPD 的应用可贯穿于整个药物治疗的过程之中,包括患者评估和初始给药方案的制订、用药后的患者再评估和后续给药方案调整、药物治疗的依从性判断和提高,以及依从性不佳时的补救给药方案设计等。在用药的有效性、安全性、经济性和依从性等方面,MIPD 均发挥了巨大的作用。

一般而言,由于体内药物暴露量比剂量能更好地预测药物效应,故通过优化药物在体内的暴露量调整给药方案,可快速、持续地达到预期的治疗效果,保证用药安全,使患者获益。由此,通过构建药物的剂量—暴露—效应关系数学模型,定量描述药物、人体和疾病三者之间的关系,可以实现精准用药。MIPD 可定量分析个体差异对药物 PK/PD 的影响,并结合患者的个体特征和治疗目标,制订最佳的个体化给药方案。MIPD 包括数据收集、模型构建、模型评价和模型应用四大环节,且是一个不断循环和改进完善的过程,见图 6-1。

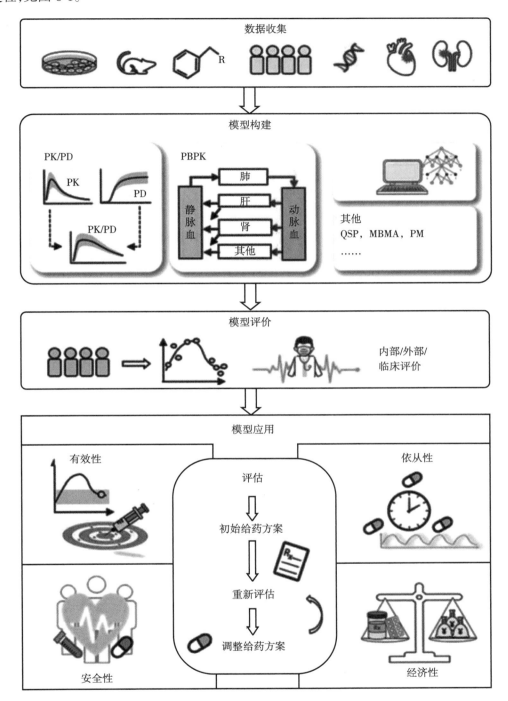

图 6-1　模型引导的精准用药流程图

注:PK/PD,药代动力学 / 药效学;PBPK,生理药代动力学;QSP,定量系统药理学;MBMA,基于模型的荟萃分析;PM,药物经济学模型。

(二) 建模与模拟技术

建模与模拟技术是通过数学和统计学等理论方法,汇总并分析药物已有的研究数据,结合相关学科知识,定量预测药物治疗结果的工具。基于研究技术和应用场景,常用的模型包括但不限于群体药代动力学(population pharmacokinetic,PopPK)模型、药代动力学/药效学(pharmacokinetic/pharmacodynamic, PK/PD)模型、群体药代动力学/药效学(population pharmacokinetic/pharmacodynamic)模型、生理药代动力学(physiologically based pharmacokinetic,PBPK)模型、人工智能(artificial intelligence,AI)等。不同的建模分析技术具有不同的特点,且发展程度和临床应用场景各不相同。

1. **群体药代动力学/药效学** 群体 PK/PD 是将群体分析理论与药代动力学、药效学理论相结合,定量研究剂量—暴露—效应的经时变化及其变异程度,以及影响 PK/PD 变异的因素,这些影响因素(也称为协变量)可包括人口统计学(如年龄、性别、体质量指数、种族、基因型)、生理和病理学因素(如肝、肾功能)、合并用药和生活方式(如吸烟、嗜酒)等。群体 PK/PD 模型描述了目标群体的药代动力学、药效学参数的典型特征及其变异性。目前,该方法是精准用药中最成熟、应用最为广泛的技术手段。该方法结合最大后验贝叶斯法(maximum a posteriori-Bayesian,MAPB)已有众多的应用案例,并在多个治疗领域获得了成功应用。

采用群体 PK/PD 建模与模拟方法,可根据特定人群 PK/PD 参数的群体典型值和协变量制订个体化的药物治疗方案,依据已建立的群体 PK/PD 模型和患者的药物浓度、生物标志物水平或治疗效果,应用 MAPB 计算患者个体的 PK/PD 参数,调整给药方案,以期达到目标药物暴露量、生物标志物水平或目标疗效。应用群体 PK/PD 建模与模拟技术,不仅可为用药有效性和安全性提供保障、帮助判断患者药物治疗的依从性,还可比较不同药物治疗方案的经济性、优化治疗路径等。

2. **生理药代动力学** PBPK 模型是建立在机体的解剖、生理、生化和药物理化性质等基础上的模型。利用 PBPK 模型,可研究药物在体内的处置过程,预测组织器官中母体药物与代谢产物的经时过程,定量描述机体的病理、生理参数的变化对药物处置过程的影响。在一定程度上,PBPK 模型可基于体外实验数据或动物实验结果实现外推,预测药物在人体内的药代动力学行为。目前,PBPK 模型广泛应用于药物相互作用评价、药物毒性和风险评估、特殊人群的药代动力学研究和精准用药等。

传统的经验性 PK 模型中的房室没有具体的解剖学和生理学含义,模型参数也没有具体的生理或生化意义,难以解释药物在体内处置过程的机制。而 PBPK 模型可以把机体的每个组织器官视为是一个独立的房室或者多个房室。各个房室以体循环相连接,是一种依照"自下而上"思路建立的机制模型,能更好地描述药物在体内的吸收、分布、代谢、排泄过程。

采用 PBPK 建模与模拟方法预测个体化药物治疗方案的一般步骤如下:

(1)根据系统特异性参数(如健康人群的人口统计学数据、生理解剖学参数、基因多态性和酶活性参数等)和药物特异性参数(如药物的电离参数、分子量、油/水分配系数和血浆蛋白结合率等)建立 PBPK 基础模型。

(2)应用已有的 PK 数据对所建立的 PBPK 模型进行评价,考察模型预测值与实测值的相符程度,采用敏感性分析明确影响药物 PK 的因素,并对建立的 PBPK 模型进行优化。

(3)根据目标人群的生理和病理等特征信息,通过调整模型中人口统计学、靶组织器官体积、血流量、酶动力学等参数,建立目标人群的 PBPK 模型。

(4)模拟不同给药方案下目标人群体内的 PK 过程,并制订用药方案。

PBPK 建模与模拟方法具有以下优势:

(1)具有基于数据的合理外推能力,根据目标人群的特征参数,可预测各类人群的 PK 行为。

（2）根据获得的体外或体内数据，可对已有模型进行灵活的更新。

（3）可与药效学模型结合，更准确地预测不同给药方案下药物在体内的 PK/PD 过程。

（4）可考察建模人群以外的生理和病理等因素对药物在体内 PK 行为的影响。

近年来，PBPK 模型在预测药物相互作用、特殊人群（如儿童、孕妇、肝肾功能不全的患者等）中的给药方案制订等领域有较为成功的应用。

但是，PBPK 建模与模拟方法也有不足之处：

（1）建立 PBPK 模型常需获取较多的模型参数值，如体内靶组织或靶细胞内的药物浓度或生物标志物水平等，而囿于生物分析技术的局限性，部分参数包括生理和病理的参数难以获取，所以 PBPK 模型的应用是否成功，很大程度上取决于模型参数是否准确和全面。

（2）PBPK 模型的参数多为群体或亚群体的均值，由于个体间参数的变异度通常比较高，限制了 PBPK 模型对于个体 PK 行为预测的准确性。

（3）由于个体的生理参数难以获取，PBPK 模型多应用于初始给药方案的制订。

3. **人工智能**　AI 是研究开发用于模拟、延伸和扩展人的智能的理论方法及应用系统的一门新兴科学。AI 通过开发和使用复杂的计算机算法，执行通常需要人类才能执行的任务，如视觉感知、模式识别、决策和解决问题等。目前，AI 在医学影像、病理诊断、药物研发和健康管理等医疗领域获得了广泛应用。随着医疗大数据时代的到来，经临床充分验证的 AI 技术可在精准用药中发挥愈来愈重要的作用。

AI 主要包括模式识别、机器学习、数据挖掘和智能算法等。机器学习（machine learning, ML）是 AI 的一个重要分支。ML 模拟人类的学习方式，利用已有数据或既往经验，用先进的算法推断出计算机自己的逻辑规则，最后作出预测和支持决策。ML 使用的算法种类繁多，在医疗领域较为经典的算法包括人工神经网络、决策树、梯度提升决策树、极端树、支持向量机等。

虽然各种 ML 算法的原理不同，但应用 ML 制订个体化药物治疗方案的步骤相似：①收集研究群体的人口统计学信息、实验室检验指标和遗传信息等作为特征值数据，将药物特征相关的检测数据（如药物浓度、疗效等）作为目标值数据，并将总的研究数据划分为"训练集"和"测试集"；②基于"训练集"数据，运用 AI 算法，考察影响给药方案的协变量，建立剂量预测模型；③采用"测试集"数据，比较和评价候选模型的预测性能，选择预测性能最佳的模型，并在建模数据以外的群体中进行外部验证，评价预测性能；④基于构建的模型和患者个体特征信息，制订给药方案。

AI 是一种经验性的"建模与模拟"方法，可综合考虑疾病进程、药物和患者特征，准确地预测药物疗效，从而为患者确定最佳的个体化药物治疗方案。不同的机器学习算法都有各自的优缺点。但是，何种算法的预测性能最佳，目前尚无定论。此外，现有报道的算法仍需要严格的临床验证，以利广泛应用。

4. **其他**　除了上述建模与模拟技术之外，近年来发展的新理论和新技术方法为临床精准用药提供了更多的方法和手段，如定量系统药理学（quantitative systems pharmacology, QSP）、基于模型的荟萃分析（model based meta-analysis, MBMA）、虚拟双胞胎（virtual twin）、药物经济学模型（pharmacoeconomic modeling, PM）等。同时，多种模型技术联用，相互取长补短，也是解决临床实际问题的重要手段。例如，将机器学习和群体药代动力学相结合，利用 ML 筛选协变量，进而提高模型的预测准确性。又如，当目标人群的 PK/PD 信息比较少，可利用更为机制性的建模方法（如 PBPK、QSP 等）进行预测和给药方案的制订；随着实践应用的深入、相关信息的积累越来越充分时，可以采用经验性的建模与模拟方法（如群体

PK/PD、AI 等)对治疗方案进行进一步修正和完善。

5. **临床决策支持系统** 临床决策支持系统(clinical decision support system/computer-assisted decision support system, CDSS)是一种协助医护人员进行医疗决策的交互式专家系统,可连接临床观察与临床知识,影响临床决策,改善临床结果。CDSS 按是否基于知识库系统结构分为两类,应用场景比较广泛,如辅助诊断、计算药物剂量、药物相互作用核查、药物不良反应警示等。

国内外专业期刊报道了众多可靠、具有临床价值的数学模型,但这些模型大多数停留在"模型构建"的层面,而为患者制订精准的临床用药方案才是 MIPD 的终极目标之一,这关键一步离不开 CDSS 的开发和应用。目前,群体 PK/PD 是应用最多且最成熟的方法,现有的 CDSS 大多基于群体 PK/PD 的原理。相关的专业软件如 NONMEM、Phoenix NLME、Lixoft、MATLAB 等虽然有强大的建模和计算功能,可以实现个体化药物治疗方案的预测,但使用难度大,专业性强,需长时间的学习与训练,对于大多数临床医生和临床药师而言不易普及和推广。

近年来,国内外学者和研究机构研发了多款 CDSS,主要包括计算机平台、网页平台、移动设备应用三种形式。在通用属性、专业属性等方面各有特点,如在计算机平台中,MwPharm++ 的通用属性和专业属性较佳;在网络平台中,DoseMe 的通用属性较佳,SmartDose 的专业属性较佳;在移动设备应用中,Antibiotic Kinetics 的通用属性和专业属性较好。然而大多数 CDSS 采用了封闭的框架,覆盖药物种类和模型有限,难以大范围推广与应用。此外,国外开发的 CDSS 中的模型和特征参数多来自国外的患者人群,可能存在种族、疾病和环境等多方面的差异,未经充分验证不宜直接应用于中国患者。目前,MIPD 及其辅助决策系统仍未被广泛应用于日常的临床实践。

随着计算机和通信技术的迅猛发展、智能移动终端的快速普及,医务工作者和患者越来越倾向于使用智能移动设备。研制开发便于携带和移动的系统,更利于目标患者人群的应用。将经过标准化、实现数据互认的 CDSS 集成入医院信息系统,可直接读取和导入患者的特征信息,并实时获取患者的医嘱信息和实验室检验结果,更有利于给药方案的设计与调整。另外,随着智能终端在线计算的发展,MIPD 实施的"床旁化"也将广泛普及和应用。基于区块链技术,借助智能医疗手段,实现对患者诊疗信息进行全面管理,既能提高模型 MIPD 预测的准确性,又有助于信息跨机构传送与共享,将成为未来 CDSS 发展的重要组成部分。总之,随着样本采集和分析技术的革新,如床旁检测、可穿戴设备、家庭采样设备、生物传感器、纸喷雾质谱和纳米技术,以及先进的建模分析方法的发展和普及,将会有越来越多易于使用、计算准确可靠、涵盖多种药物的 CDSS 问世,指导临床实施精准治疗,使更多的患者受益。

第四节 治疗药物监测报告与实践

一、治疗药物监测报告与结果解读

TDM 的实施不仅提供检测数据结果,更重要的是通过科学解读检测数据以提出合理的药物治疗建议,保障患者用药安全、有效、经济和适当。目前,TDM 的报告尚缺乏统一的规则,TDM 结果解读工作的专业性和规范性还需要在实践中探索总结。

（一）解读主体及资质

建议药师作为解读工作的主体。解读人员应须具备 TDM 结果解读相关知识，如 TDM 基本原理和方法、药代动力学、定量药理学、药物分析、病理生理学、遗传药理学及临床诊断学、临床药物治疗学、统计学等，熟悉相关检验检查结果，同时应接受相关专业的持续培训。建议解读人员还应满足以下至少一个条件：

1. 取得临床药师岗位培训证书。

2. 具有临床药学工作经验 2 年以上，且具备中级及以上专业技术职称。

（二）解读原则

1. 基于患者生理病理、遗传、环境等因素，个体化解读检测结果。

2. 体现解读工作的专业性、规范性、及时性和临床适用性。

（三）建议重点解读的情况

为兼顾专业性与时效性，解读人员应综合多方因素判断哪些监测需重点解读，建议重点解读情形如下：

1. 检测结果不在目标治疗范围内，且出现或很可能出现临床疗效不佳或不良反应时。

2. 检测结果在目标治疗范围内，但临床疗效不佳或出现不良反应时。

3. 需要通过遗传标志物检测来指导临床用药时。

4. 其他情况，如临床实践者提出解读需求时。

（四）解读流程与报告内容

TDM 结果解读基本流程包括患者信息重整、监测结果分析、提出推荐意见、出具解读报告等。

1. **患者信息重整**　解读前应对患者信息进行整理，整理内容主要包括患者基本信息、监测目的、待测物、检测结果、现有治疗方案、临床特殊诊疗操作、患者依从性评估、临床疗效与安全性评估、其他情况（如合并用药、肝肾功能、生活饮食特征）等，患者信息重整表见表6-3。患者信息可通过查询病历系统、患者问询等途径获取。

表 6-3　患者信息重整表

患者基本信息
□门诊　　□住院　　　患者 ID:_____　姓名 :_____　年龄 :_____
□男　　　□女　　　　身高 :_____　体重 :_____　电话 :_____
病情摘要 :（可包括目前诊断、简要病史、症状、重要辅助检查结果等）

监测物及监测目的
监测物 :_____
监测目的描述 :□常规监测　　□剂量调整　　☑药物选择　　□其他

监测结果
本次检测值 :_____
历次检测值 :_____

续表

现有治疗方案

目前患者所处治疗阶段:□调整期;□维持稳定期

当前治疗方案_____

其他_____

合并用药

可能影响待测物 PK 的合并用药情况:

药品名称	用法用量及用药时间	简述理由

病理、生理状态

患者所处的特殊生理状态:□儿童　　　□老年　　　□妊娠期,孕周_____　　　□哺乳期

对待测药物血药浓度的预期影响及影响_____

患者所处的病理状态

□肝功能不全,Child-Pugh 分期:_____级

□肾功能不全,eGFR _____ml/(min·1.73m²);CKD 分期:____期

□肾功能亢进(ARC)

□特殊状态:□血液透析(HD)_____;□腹膜透析(PD)_____

□连续性肾脏替代治疗(CRRT)_____;□体外膜肺氧合(ECMO)_____

□其他影响 PK 的情况:_____

生活饮食特征

可能影响监测药物的生活饮食特征:_____

疗效评估

疗效指标 1:_____

疗效指标 2:_____

不良反应评估

□无;□有,不良反应具体表现:_____

严重程度:□轻度　　　　　　□中度　　　　　　□重度

不良反应与待测药物关联性分析:

□肯定　　　□很可能　　　□可能　　　□可能无关　　　□待评价　　　□无法评价

遗传药理学

是否建议进一步检测患者基因多态性以明确代谢表型:□是　　　□否

若需检测,应关注的位点:_____

  2. 监测结果分析　解读人员应首先排除因给药方式及时间不适宜、采样方式及时间不适宜、样品保存与转运不当、实验室检测等因素导致的检测结果异常后,利用药代动力学、药效学、临床药物治疗学、遗传药理学等知识,结合不同的检测方法,综合分析产生该结果的原因;同时评估该结果对药物治疗效果、安全性及用药依从性等方面的影响。

监测结果分析应包括但不限于：

（1）阐述监测指征与监测目的：应根据最新指南、共识或药品说明书等，并结合患者的临床诊断、临床指征、用药情况及不良反应等情况，阐述监测指征与目的。

（2）分析原因：结合患者的现有治疗方案、合并用药、依从性、肝肾功能、饮食、遗传学特征等，综合分析可能导致该结果的原因。

（3）结果评价：结合监测目的、监测结果、原因分析等评价患者用药安全性、有效性或依从性等情况。

当出现疑难病例时，建议根据需要组织相关专业的临床医师等治疗团队进行多学科讨论。

3. **提出推荐意见**　为药物治疗管理及患者自我管理提供参考，推荐意见应包括但不限于：

（1）临床诊疗方案建议：基于可获得的最佳证据，结合监测目的及结果分析，提出干预建议。有条件的机构可利用定量药理学、遗传药理学等方法给出推荐剂量。

（2）监护与随访建议：结合患者个体情况、药物治疗特点、疾病特征等制订个体化监护与随访计划。

（3）患者自我管理建议：为患者提供自我管理（依从性、有效性、安全性）、饮食等方面的建议。

4. **出具解读报告**　解读人员应依据监测结果分析提出推荐意见，为临床医师确定药物治疗方案。药师出具 TDM 解读报告内容应包括患者基本信息、监测结果、解读原因、结果分析与推荐意见等，TDM解读报告模板见表 6-4。其他非重点解读情况及解读报告发放形式视各家医疗机构实际情况而定。

表 6-4　TDM 解读报告模板

患者类型	□门诊　□住院	患者 ID		TDM 报告编码	
姓名		性别	□男　□女	年龄 / 岁	
临床诊断					
特殊状态	□无　　□有　　□血透　　□ CRRT　　□其他，请详述：				
待测物					
监测目的	□常规监测　　□剂量调整　　□药物选择　　□其他				
检测结果	检测时间		检测结果		
解读原因	□检测结果不在目标治疗范围内，且出现或很可能出现临床疗效不佳或不良反应； □检测结果在目标治疗范围内，但出现临床疗效不佳或出现不良反应； □需要通过遗传标志物检测来指导临床用药； □其他，如临床实践者提出解读需求				
结果解读	1. 阐述监测指征与监测目的 2. 分析原因 3. 结果评价与结论				
推荐意见	1. 临床诊疗方案建议 2. 监护与随访建议 3. 患者自我管理建议				

申请科室：　　　　　　　申请医师：　　　　　　　　　报告日期：

本建议仅供参考，请结合临床及其他相关检查确定诊疗方案！

解读人：＿＿＿＿＿＿＿　审核人：＿＿＿＿＿＿＿

5. **文档管理**　TDM结果解读文档包括患者信息重整记录、解读报告(电子档)等。应做好文档的保存工作,保存时限同医疗文书的保存要求,鼓励进行信息化管理。

6. **质量保证**

(1) 应建立TDM结果解读相关工作制度、流程等。

(2) 解读人员应参加TDM相关学习培训与继续教育,资质应符合要求。

(3) 解读报告内容应全面、准确、规范。

(4) 相关文档资料应齐全等。

(5) 推荐意见与临床治疗结果的符合率。

二、治疗药物监测实践应用示例

TDM作为一个出色的精准医学工具,用于优化患者个体的药物治疗方案。在过去的数十年里,在肿瘤治疗、抗感染、移植治疗等领域,运用TDM的相关信息,可以更合理地调整给药剂量,更好地协调疗效、耐受性及治疗费用之间的关系。本部分将以神经、精神药物的治疗药物监测为示例,展现TDM在优化神经、精神药物个体化治疗中的作用及实施路径。

(一) 神经、精神药物实施TDM的指征

1. **常规情况**　针对精神和神经疾病的治疗,60余年来已有200余种药物问世,治疗指数低、安全范围狭窄的药物(如锂盐、卡马西平)的剂量确定及优化,应常规实施TDM,在多国指南中已获高等级推荐。

2. **进行TDM的特定指征**　通常包括不确定患者用药依从性时;推荐治疗剂量下临床疗效较差;维持剂量下病情复发;当患者达到预期临床疗效时,确定患者的最佳个体化治疗浓度;足量治疗下症状复发;推荐剂量下治疗有效的同时出现了不良反应;合并使用已知具有潜在或可疑药物相互作用的药物进行治疗;患者使用了假药;存在与药物代谢相关的基因突变(基因缺失、基因多倍体);具有不同种族特点的患者;异常高或低体重患者;孕妇或哺乳期患者;儿童和青少年患者;老年患者(大于65岁);智力残疾患者;涉法精神病患者;与使用神经、精神药相关的法律诉讼;患有药代动力学相关合并症者(肝或肾功能不全及心血管疾病);患有急、慢性炎症或感染的患者;限制性胃肠切除术或减肥手术的患者;由原研药改用仿制药或由仿制药改用原研药后出现问题;使用非处方药的患者;药物警戒项目。

(二) 需要实施TDM的主要药物

主要药物包括:锂盐、丙戊酸、卡马西平、苯巴比妥、苯妥英钠;阿米替林(去甲替林)、氯米帕明、丙米嗪、西酞普兰;氟哌啶醇、奋乃静、氟奋乃静、氯氮平(去甲氯氮平)、奥氮平等。

(三) 神经、精神药物TDM的基本理论

1. **神经、精神药物的药代动力学特点**　大多数神经、精神药物具备下列药代动力学共性:①胃肠道吸收良好,血浆药物浓度达峰时间在1~6小时;②全身生物利用度差异大,从5%到近100%;③由血浆快速分布至中枢神经系统,脑中的水平大多高于血液中的水平;④表观分布容积大,为10~50L/kg;⑤稳态血浆谷浓度低(多数精神药物为0.1~500ng/ml;神经药物可达20μg/ml);⑥主要通过肝脏代谢消除,消除半衰期多为12~36小时;⑦在治疗剂量下呈线性药代动力学,日剂量加倍,血浆药物浓度也会加倍;⑧CYP450酶和尿苷二磷酸葡糖醛酸转移酶(UGT)是主要代谢酶系。

除了以上共性的特点外,神经、精神药物还有些例外情况:①短半衰期药物(2~10小时)有阿戈美拉汀、文拉法辛、曲唑酮、反苯环丙胺、吗氯贝胺、喹硫平、卡巴拉汀和齐拉西酮;长半衰期药物:阿立哌唑72小时,氟西汀及其活性代谢产物去甲氟西汀3~15天。②肝代谢弱,主要经肾脏消除的药物有氨磺必利、米那普仑、美金刚、加巴喷丁或舒必利,对于肝损伤的患者来说,这些药物具有优势。③帕罗西汀呈非线性药代动力学特征,因为它的一个代谢产物可以不可逆地与其代谢酶结合,使其失活,最终导致其自身代谢被抑制。

2. **血药浓度** 绝大多数药物的TDM都以稳态谷浓度(C_{min},即固定剂量治疗至少4~6个半衰期后的浓度)为标准。治疗参考浓度范围是通过临床研究将稳态谷浓度与临床效应进行关联分析确定的。与治疗参考浓度范围相关的给药方案对于TDM结果的正确解释至关重要。

3. **脑药浓度** 精神药物和神经药物的药理作用取决于其在脑内靶部位的可利用程度。脑脊液可以采样,用于测定非结合药物的浓度。然而,采用脑脊液样本分析脑中非结合药物浓度的意义仍有争议。

尽管不同神经、精神药物的脑药浓度与血药浓度比值的差异很大,动物研究却表明,其稳态血药浓度与脑部药物浓度的相关性良好,而且比其与剂量的相关性好得多。这一点已经在三环类抗抑郁药、曲唑酮和奥氮平等药物的相关研究中被证实。一般情况下神经、精神药物的血药浓度可被视为脑中药物浓度的有效指标。

4. **遗传药理学相关因素** 遗传药理学因素在神经、精神药物药代动力学和药效学方面的临床意义越来越受到重视。药物代谢酶如CYP1A2、CYP2C9和CYP2C19等的基因多态性具有重要的临床意义。此外,基因因素也会影响药效学过程,比如药物在受体、酶、转运体、载体蛋白、结构蛋白或离子通道上的相互作用,在精神障碍的治疗中起关键作用,对于情感障碍,5-羟色胺转运体(*5-HTT*;*SLC6A4*)基因是研究得最为广泛的基因。

药效学方面的遗传药理学分析在揭示精神活性药物相关不良反应的遗传学基础方面取得了富有前景的初步结果,研究报道一致认为,对接受卡马西平治疗的亚裔患者,人类白细胞抗原标志物*HLA-B*1502*和*HLA-A*3101*是预测发生史-约综合征的高危因素。与抗精神病药导致的肌张力障碍/迟发性运动障碍相关的基因变异发现已得到多次重复,如调节多巴胺受体信号转导的有重组人G蛋白信号调节器2(regulator of G-protein signaling,*RGS2*)基因变异、5-羟色胺受体基因变异,可能还有*HTR2A*基因变异。5-羟色胺受体基因*HTR1A*(rs62295;C-1019G)变异与抗精神病药治疗精神分裂症阴性症状的疗效具有一定的相关性。

(四)TDM方法及流程

1. **TDM血药浓度测定的申请** TDM只有在有证据提示其结果能够解答特定问题时才有申请的必要。有效TDM服务的基本要求是要有适宜的分析检测方法,并能在合理的时间内(从血样到达实验室直到发布检测结果,以及由掌握药代动力学和药物治疗学知识的人员对治疗提供专业意见所需要的时间)获得血药浓度测定结果。TDM申请单必须具备完整的格式要求,这是有效测定血药浓度和合理进行结果解释的基础。

2. **样本采集** 一般情况下,TDM样本为血浆或血清。干血斑采血可以作为常规静脉采血的一种替代手段。高灵敏度的现代分析技术,如LC-MS/MS、UPLC-MS/MS,使得用干血斑进行TDM成为通用性好且经济有效的替代方法,需要临床常规TDM实验室进行进一步的临床验证。

采血时间必须考虑到 TDM 指导神经、精神药物治疗多依赖 C_{min}。固定剂量下连续用药经过 4~6 个消除半衰期后达到稳态。在临床实践中,对大多数神经、精神药物而言,最佳的采血时间为固定剂量用药 1 周后的清晨服药前,通常为末次服药后的 12~16 小时(如果是 1 次 /d,清晨服药,则为 24 小时)。抗帕金森病药和用于治疗注意缺陷多动障碍的药物哌甲酯需要在药物达到峰浓度(C_{max})时,即 t_{max} 时采血,这些药物大多数消除半衰期较短,其临床效应多与 C_{max} 有关。

3. 血样的保存与转运 除少数情况外,血清或血浆样本可以在 4℃ 避光贮存最少 24 小时,多数药物的样本可以在非冷冻条件下运送。当样本必须冷冻保存及运送时必须在冷冻前就分离好血清或血浆。

4. 实验室测定 药物及其代谢产物定量分析方法的选择性和灵敏度是成功实施 TDM 的基本条件,神经、精神药物的检测应优先选用配备适当检测方法的色谱技术(首选 HPLC)。也可选用另一类高通量色谱技术如 LC-MS、LC-MS/MS 等。在怀疑药物中毒时,TDM 方法必须保证在 1~2 小时内获得药物分析结果,LC-MS/MS 的高选择性使其在这方面的应用更具优势。分析手性异构体时需要在定量分析前对药物进行立体选择性衍生化,或通过手性柱分离,串联质谱是首选检测方法。当今,LC-MS/MS 成为许多专业实验室进行神经、精神药物 TDM 优先选择的分析方法。

5. 稳态谷浓度的计算 预期谷浓度可以采用下面的公式推算出来:

$$C_{min}=C_t \times e^{-k_e}(t_{min}-t) \qquad\qquad 式(6-14)$$

式(6-14)中,C_t 是时间为 t 时的药物浓度,t_{min} 是 C_{min} 的时间,k_e 是消除速率常数($k_e=\ln2/t_{1/2}$)。

式(6-14)也可以用于取血时间在吸收相之后,达到 t_{min} 之前的情况下 C_{min} 的估算。

6. 结果的解释、沟通及建议 专业的结果解释并充分利用相关信息,是能否保证 TDM 报告临床获益充分与否的关键。结果报告中的剂量调整建议及其他意见必须以能够获得的最佳证据为依据。如果 TDM 结果提示患者可能需要检测基因型,就应该咨询相关专家。

任何不在剂量相关参考浓度范围的药物浓度都提示 TDM 实验室应主动寻找可能存在的药物—药物相互作用或基因多态性导致的慢代谢或超快代谢、肝和肾等器官的功能改变、年龄或疾病相关的患者药代动力学改变、依从性问题、未达稳态,甚至患者未告知处方医师正在服用其他药物等原因。还应该考虑患者的日用药剂量是单次还是多次给药。

此外,TDM 申请单必须具备完整相关信息,这是有效测定血药浓度和合理进行结果解释的基础,申请单应该包括患者的姓名、病历号、人口学数据、诊断、用药情况、申请原因、待检药物的商品名和通用名及给药剂量、复方制剂、最后一次改变药物剂量的时间、服药时间、取血时间,还应提供对临床表现的简短评价以方便结果的解释。常推荐使用症状评定量表如临床总体印象(clinical global impression, CGI)量表,临床总体印象 - 疾病严重程度量表(clinical global impressions-severity of illness scale,CGI-S)和临床总体印象 - 病情改善(clinical global impressions-improvement,CGI-I)量表;简明 UKU(Udvalg for Kliniske Undersogelser)精神科药物不良反应量表对评价药物不良反应及其严重程度也非常有用。实验室检测结果结合患者的这些信息进行分析,综合判断,才能给出较科学的解释,提出有价值的干预措施。

(五)神经、精神药物 TDM 的常用检测指标

1. 治疗参考浓度范围 假设药理学效应与药物浓度相关,且药物存在一个疗效最佳,而且安全性可接受的血药浓度范围,即治疗参考浓度范围。治疗参考浓度范围是依据患者群体的研究资料确定的,不一定适用于所有患者。实际工作中要考虑该药物是用来治疗何种疾病的,应注意一些患者的个体化"最佳治疗浓度"。

2. **剂量相关参考浓度范围**　剂量相关参考浓度范围是指某种药物在稳态浓度下谷浓度均值 ±SD。均值 ±SD 包含了服用药物的"正常"患者群体浓度的 68%。所谓"正常"患者一般是指年龄在 18~65 岁,体重 70kg,没有药代动力学相关合并症、合并用药或影响药物代谢的遗传变异的患者,剂量相关参考浓度范围可由剂量相关浓度(dose relates concentration,DRC)因子低因子(DRC 因子 –SD)和 DRC 因子高因子(DRC 因子 +SD)乘以日剂量获得。DRC 因子根据药物的表观清除率(total clearance/bioavailability,Cl/F)和 $t_{1/2}$ 计算而来。剂量相关参考浓度范围是辨别血药浓度异常患者的识别性参考范围。

3. **血药浓度与剂量的比值**　血药浓度与剂量的比值(C_{min}/D,常缩写为 C/D)是分析药代动力学异常的又一个参数。采用 TDM 数据,用药物的稳态谷浓度除以患者的用药剂量可以很容易地计算出 C/D 比值。C/D 比值与总消除率成反比,高 C/D 比值表明药物消除慢,低 C/D 比值表明药物消除快。通过不同患者组别的比较,C/D 比值可以辨别药物—药物相互作用等。个体内 C/D 比值的变异应小于 20%。超过 20% 的变异常提示存在依从性问题或药物—药物、药物—食物或药物—疾病相互作用导致的药代动力学改变。C/D 比值还可以用于估算达到预期靶值血药浓度所需要的剂量。

4. **代谢产物与药物的比值**　神经、精神药物经 I 相代谢酶作用的生物转化可以产生与药物具有相似或不同药效学特性的代谢产物。代谢产物与药物的比值(metabolite to parent compound ratio,MPR)是对体内代谢酶活性的直接测量。当特定的 CYP450 同工酶是参与 I 相代谢的主要酶时,MPR 甚至可以反映这种 CYP450 酶的表型。MPR 可以鉴别药代动力学相互作用与遗传变异导致的异常代谢。如就文拉法辛和利培酮而言,MPR 低是 CYP2D6 酶 PM 基因型的指标,该指标区分 PM 基因型与 EM 基因型的敏感度是 91%;高 MPR 代表酶活性增强,表明患者处于 UEM 状态。另外,酶诱导效应,如吸烟诱导 CYP1A2,也可以依据 MPR 的增强效应辨别出来。已有多篇文章报道了如何运用 N- 去甲舍曲林与舍曲林的 MPR 鉴别患者对舍曲林的依从性。采用 MPR 确定患者的代谢表型时,必须严格控制混杂因素,以免得出错误的结论,特别是当药物和代谢产物的消除半衰期不同时,正确的采样时间至关重要。

（六）**遗传药理学检测等与 TDM 相结合**

需将药物代谢酶基因型检测与 TDM 相结合的最主要的指征如下:药物的治疗指数窄,并且遗传学上的代谢缺陷会增加中毒风险;患者所用药物在代谢方面的个体差异大,过量给药的中毒风险大,应优先检测基因型,如三环类抗抑郁药;患者在服用一种药物后呈现出药物或其代谢产物血药浓度异常的,再使用另外一种药物前需确定患者的代谢状态,应考虑进行基因型分析。

三、**治疗药物监测报告示例**

治疗药物监测报告示例见表 6-5。

表 6-5　治疗药物监测报告示例

TDM 结果解读报告单

申请科室：＿＿＿＿＿＿＿＿＿　　申请医师：＿＿＿＿＿＿＿　　报告日期：＿＿＿＿＿＿

患者类型	☑门诊　□住院	患者 ID	×××××××	样本号	×××××
姓　名	李××	性　别	☑男　□女	年龄 / 岁	52
特殊状态标识	无	身高 /cm	176	体重 /kg	70
吸烟情况	□不详　　□不吸烟　　□中度吸烟者（<10 支 /d）　　☑重度吸烟者（≥10 支 /d）				
临床诊断	偏执型精神分裂症				
监测药物	氯氮平				
监测目的	疑似依从性不佳或剂量过低				
样本核收	采血时间：2021-11-12 08:30　　样本核收时间：2021-11-12 09:50，核收人：＿＿＿＿＿				

检测结果	项目名称	实测值 （ng·ml⁻¹）	参考范围 （ng·ml⁻¹）	实验室预警值 （ng·ml⁻¹）
	氯氮平（谷浓度）	224	350~600	1 000
	N- 去甲基氯氮平	175	—	—

给药方案	氯氮平，250mg/d； 上次剂量调整时间：2 周前；　末次服药时间：2021-11-11 20:00
临床疗效	临床症状改善情况（与开始用药前相比）： □明显改善　□改善　□轻度改善　☑无变化　□轻度恶化　□恶化　□重度恶化
不良反应	无
肝、肾功能	患者肝、肾功能均正常
结果解读	（1）根据神经精神药理学与药物精神病学协会（AGNP）《神经精神药理学治疗药物监测共识指南：2017 版》，患者因患有偏执型精神分裂症服用奥氮平，目前病情严重（CGI-S 6 分），病情无变化（CGI-I 4 分），奥氮平的临床疗效、不良反应与其血药浓度密切相关，且会导致粒细胞缺乏等严重的不良反应等，患者有行 TDM 指征。 （2）患者被给予氯氮平 250mg/d 的治疗剂量，临床症状无改善。TDM 有助于鉴别导致当前临床治疗失败的原因是患者用药依从性不佳，还是当前用药剂量不足。 （3）患者氯氮平的血药浓度为 224ng/ml，低于参考浓度范围 350~600ng/ml。氯氮平用药剂量为 250mg/d，当前用法用量下，氯氮平和 N- 去甲基氯氮平的血药浓度均在预期浓度范围内（氯氮平的预期浓度为 108~398ng/ml，N- 去甲基氯氮平的预期浓度为 125~313ng/ml）。N-去甲基氯氮平与氯氮平的血药浓度比值为 0.78，在参考比值范围内（0.45~0.78）。 （4）该患者为重度吸烟者，吸烟可以诱导 CYP1A2 酶（氯氮平的重要代谢酶）活性，加快氯氮平的体内代谢。
推荐处理意见	（1）增加用药剂量以提高临床疗效。为达到参考浓度 350~600ng/ml，推荐剂量调整为 400mg/d。 （2）建议患者戒烟，调整生活作息方式，坚持规律服药。

解读人：＿＿＿＿＿＿＿　　　　　审核人：＿＿＿＿＿＿＿

思考题

1. 试述临床上需要进行 TDM 的药物常具有的特点或情况。
2. 试述 TDM 常用分析方法。
3. 简述药物基因组学的主要研究任务。
4. 简述 TDM 结果解读基本流程。

（朱君荣）

第七章　药品不良反应监测与
药源性疾病处置

药物作用于机体时可呈现多种不同的效应,加上个体差异等原因,使得药物在发挥有效作用的同时常伴随不良反应的发生,在某些特殊人群中尤为明显。世界卫生组织(World Health Organization,WHO)统计资料显示,住院患者药品不良反应发生率可达 10%~20%。临床药学实践以合理用药为使命,用药安全是合理用药的首要内涵,对药品不良反应进行严格监测、积极有效处置药源性疾病是临床药学实践和研究的重要内容。

《中华人民共和国药品管理法》明确规定药品管理应当以人民健康为中心,坚持风险管理、全程管控、社会共治。药品不良反应监测是药品监测管理和药品上市后再评价的主要内容,包括主动收集、跟踪分析疑似药品不良反应信息,以及对已识别风险的药品及时采取风险控制措施。

第一节　药品不良反应概述

一、药品不良反应的定义

WHO 将药品不良反应(adverse drug reaction,ADR)定义为一种有害的和非预期的反应,这种反应是在人类预防、诊断或治疗疾病,或为了改变生理功能而正常使用药物剂量时发生的。

根据我国《药品不良反应报告和监测管理办法》,药品不良反应是指合格药品在正常用法用量下出现的与用药目的无关的有害反应。药品不良反应是药品固有特性所引起的,任何药品都有可能引起不良反应。

二、药品不良反应相关概念

1. **新的药品不良反应**　是指药品说明书中未载明的不良反应。说明书中已有描述,但不良反应发生的性质、程度后果或者频率与说明书描述不一致或者更严重的,按照新的药品不良反应处理。

2. **严重药品不良反应**　是指因使用药品引起以下损害情形之一的反应:①导致死亡;②危及生命;③致癌、致畸、致出生缺陷;④导致显著的或者永久的人体伤残或者器官功能的损伤;⑤导致住院或者住院时间延长;⑥导致其他重要医学事件,如不进行治疗可能出现上述所列情况的。

3. **药品群体不良事件**　是指同一药品在使用过程中,在相对集中的时间、区域内,对一定数量人群的身体健康或者生命安全造成损害或者威胁,需要予以紧急处置的事件。

4. **药品不良反应监测**　药品不良反应监测(adverse drug reaction monitoring)是指对上市药品不良反应的发现、报告、评价和控制的过程。《中华人民共和国药品管理法》明确规定,国家实行药品不良反应监测制度,规定了药品上市后要继续进行不良反应监测和再评价。

5. **药品不良反应信号**　是指报告药品不良反应与药物间的因果关系,此关系是以前未知或记录不全的。信号的作用为提示一种可能性,尚不是肯定的结论。依据不良事件的严重性和信息的质量,一般需要多个报告才能产生一个信号。

6. **用药差错**　用药差错(medication error)是指药物使用过程中出现的任何可能导致用药不当或患者受损的可预防或避免的事件。一些用药差错事件的发生可能与专业实践、药物本身、操作程序及管理体系有关,包括处方、医嘱、药品标签、包装、药品命名、药品混合、配方、发药、给药、用药教育、监测及应用等过程。

7. **药源性疾病**　药源性疾病(drug-induced disease,DID)是指药品毒性作用所致人体组织器官功能性或器质性损害,以及由此产生的系列症状或体征。DID亦包括因超量用药、误用或错服药物所致疾病。

8. **药物警戒**　WHO将药物警戒(pharmacovigilance)定义为:发现、评估、理解和预防药品不良反应或其他任何可能与药物相关问题的科学研究与活动。我国对药物警戒的定义是与发现、评价、理解和预防不良反应或其他任何可能与药物有关问题的科学研究与活动。药物警戒不仅包括药品不良反应监测,还应包括发生的所有不良作用、中毒、药源性疾病等,同时也包括由于医疗、调剂工作引发问题的调查研究,并在全面分析的基础上作出药物安全性评价。药物警戒的最终目标是合理用药;对已上市药品进行风险/效益评价和交流;对患者进行培训、教育,并及时反馈相关信息。

三、药品不良反应分类

1. **按身体系统分类**　从总体上来说,药品的不良反应可能涉及人体的各个系统、器官、组织,其临床表现与常见病、多发病的表现很相似,如表现为皮肤附件损害(皮疹、瘙痒等)、消化系统损害(恶心、呕吐、肝功能异常等)、泌尿系统损害(血尿、肾功能异常等)、全身损害(过敏性休克、发热等)等。据2023年《国家药品不良反应监测年度报告》统计,报告的药品不良反应/事件中,累及器官系统排名前3位依次为胃肠系统疾病、皮肤及皮下组织类疾病、全身性疾病及给药部位各种反应。

2. **按与药理作用的关系分类**

(1) A类药品不良反应(量变型异常):此类药品不良反应是由于药品本身的药理作用增强所致,常与剂量或合并用药有关。多数能预测,发生率较高而死亡率较低。临床上常见的副作用与毒性反应均属此类,如抗血凝药所致出血等。

(2) B类药品不良反应(质变型异常):此类药品不良反应是与药品的正常药理作用完全无关的异常反应。B类药品不良反应难预测,发生率低而死亡率高,临床上常见的变态反应属于此类,如青霉素引起的过敏性休克等。

(3) C类药品不良反应:又称迟现型药品不良反应,为与药品本身药理作用无关的异常反应,一般在长期用药后出现,潜伏期较长,药品和不良反应之间没有明确的时间关系,特点为背景发生率高、用药史复杂、发生机制不清晰。临床上常见的主要有致畸、致癌、致突变作用等。

3. 按损害的严重程度分类　药品不良反应一般分为轻度、中度及重度:①轻度,指轻微的反应或疾病;②中度,指药品不良反应症状明显,重要器官或系统有一定损伤,但可恢复;③重度,指重要脏器如心、脑、肝、肾、脊髓等器官的损害,致残、致畸、致癌、危及生命或引起后遗症的不良反应。

第二节　药品不良反应监测、报告、评估和防范

一、药品不良反应监测方法

我国从 1988 年开始试点药品不良反应报告工作,并于 1998 年成立国家药品不良反应监测中心,同年加入 WHO 国际不良反应监测合作计划,其后各省相继成立了省、市级药品不良反应监测中心。1999 年发布了《药品不良反应监测管理办法(试行)》,这标志着我国正式开始实施药品不良反应报告制度。各级药品不良反应监测中心依托医疗机构、药品生产企业、药品检验所等机构开展工作,负责药品不良反应报告的收集与上报。医疗机构报告不良反应的程序,一般由医师或临床药师填写报告表上交本院药学部门,由药学部门对收集的报表进行统计整理,对疑难病例由院药品不良反应监测组专家分析评定,然后上报区域不良反应中心。区域不良反应中心定期向各医院反馈本地区不良反应发生的情况,并将收集到的不良反应报告上报国家药品不良反应监测中心。

(一) 药品不良反应监测及研究方法

药品不良反应监测方法有自愿报告系统、重点药物监测、重点医院监测、处方事件监测、医院集中监测、病例对照研究、队列研究、记录联结、记录应用等。

1. 自愿报告系统　自愿报告系统(spontaneous reporting system,SRS)又称黄卡制度(yellow card system),早在 20 世纪 60 年代初就用于药品不良反应监测,因英国的报告卡为黄色而得名。这是一种自愿而有组织的报告制度,如果医务人员或制药企业怀疑某种药物与服药者的某种不良事件有关,就应当填写药品不良反应报告卡片,并向上级主管部门报告。自愿报告系统分为正式和非正式自愿报告两种形式。

正式自愿报告:由国家或地区设立专门的药品不良反应登记处,成立有关药品不良反应委员会或监测中心,负责收集、整理分析自发呈报的药品不良反应资料并反馈。WHO 于 1963 年倡导各国建立药品不良反应监测报告制度,设立相应机构并开展国际交流。1970 年正式设立国际药物监测合作中心,目前包括我国在内已有 104 个成员国。该中心成立以来,每年收到报告数不断增加,对加强药品管理、指导临床合理用药发挥了重要作用。

非正式自愿报告:无正式登记处,也不设监测中心等组织,大多由医生发现可疑的药品不良反应后向医药生产和销售企业通报或向医药期刊投稿,是直接来自临床的报告,结论可靠,但延误时间较长。

自愿呈报系统是药品不良反应监测最基本的方式。随着国家制度上的建立和医务人员的培训等方

面的改进和加强,自愿呈报系统提供的资料在加强药品管理、指导临床合理用药等方面将会发挥更加重要的作用。

2. **重点药物监测**　重点药物监测(intensive medicines monitoring)主要是对一部分新药进行上市后监测,以便及时发现一些未知或非预期的不良反应,并作为这类药品的早期预警系统。确定何种药物需要重点监测,往往根据该药物是否为新型药物、其相关药品是否有严重的不良反应,并估计该药是否会被广泛应用,最后由药品不良反应专家咨询委员会决定。

3. **重点医院监测**　重点医院监测(intensive hospital monitoring)即医院集中监测系统,系指定有条件的医院,对药品不良反应进行系统监测研究。该方法的目的:①提供医院药物使用的模式;②获得医院药品不良反应的发生情况,并确定某些人群亚组是否更容易发生不良反应;③获得住院患者发生某些严重的威胁生命事件的频率及其与药物的关系;④确定住院前用药与引起住院的疾病或不良事件直接的关联。具体做法是监测者,通常是护士在患者入院时收集常规的人口学、社会和医疗信息,入院后短时间内尽快使用标准问卷调查患者入院前的详细用药史,然后参加查房和讨论,收集任何由医生提到的可能与药物使用有关的事件。是否为药品不良反应则由医生或临床药师独立判断。这种方法覆盖面虽然较小,但针对性和准确性会提高,能反映一定范围内某些药品不良反应的发生率和药物利用模式。主要缺点是花费较高,多用于临床常用药物,而对目前关心的一些重点药物,尤其是新药的问题无法提供及时回答。如通过波士顿药物监察协作计划,确定了"静脉滴注依地尼酸引起胃肠道出血""苯妥英钠致血尿素氮增高""水合氯醛增加华法林的活性""肝素可使妇女尤其老年妇女发生出血倾向"等问题。

4. **处方事件监测**　处方事件监测(prescription-event monitoring,PEM)属于一种断面研究,是对上市药品的一种重点监测制度。实施方法是首先选定研究药物,在一定范围内搜集含此药的处方,保存处方资料并向开处方的医生发放调查表,征询暴露于该药后患者的结果,并对资料进行分析。其目的是对新上市药品进行重点监测,以弥补自愿报告制度的不足。它的优点是:能计算药品不良反应的发生率;由于记录了所有的药品不良事件,能识别其他监测方法难以识别的药品不良反应。

处方事件监测强调对药物不良事件(adverse drug event,ADE)的报告,不论是否确认为不良反应,凡是确认有不良反应症状、怀疑有不良反应症状或发现症状到医院就诊的,都包含在不良事件之列。研究者在患者病例中抽出客观的事件,并对其用药相关性进行分析与判断。

处方事件监测始于1981年,首先由英国推行。现已对雷尼替丁、吲哚美辛、地尔硫䓬、依那普利等许多药物进行了监测。药品调查中心将与药品有关的处方资料贮存起来。如果在不良反应报告方面发现某药问题值得进一步调查,就向处方过该药的医师发出调查表,调查主要内容有:患者的出生日期、性别、用药指征、用药的开始日期、药物是否停用、用药后的任何事件及结果、停药后的任何事件等。遇有严重或危及生命的不良反应事件应立即填卡并送回药品调查中心。

5. **医院集中监测**　医院集中监测(intensive hospital monitoring)指在一定时间、一定范围内监测某一医院或某一地区内所发生的药品不良反应及用药纪录,以探讨药品不良反应的发生规律。研究对象是住院患者或门诊患者,以患者为线索,了解用药及药品不良反应发生情况。医院集中监测可以是患者源性集中监测或药物源性集中监测,也可以是专科性集中监测。其优点是资料详尽、数据准确;缺点是由于检测局限于一定的范围、一定的时间,故得出的数据代表性较差,缺乏连续性,费用较高。

医院集中监测根据监测的对象不同,可分为住院患者和门诊患者的监测。根据研究方法可分为患者源性和药物源性监测,前者以患者为线索,了解用药情况和药品不良反应发生情况,后者是以药物为线索对某一种或几种药物的不良反应的监测。根据监测范围可分为一般性全面监测和重点监测。一般性全面监测是在一定时间内对所有住院患者进行药品不良反应全面监测,可以得到各种药品的不良反应的发生情况,此法针对性不强,适用于医院对药品使用和药品不良反应进行调查和管理。重点监测是对某种肯定的或不能肯定的药品不良反应做重点监察,其目的是搞清楚药品广泛使用后这种已肯定的不良反应的发生率及其严重程度;而对尚未肯定的不良反应则是为了查清是否存在着这种不良反应及其发生率。重点监测一般应在有经验的多家医院同时进行,以保证足够的病例,以及数量、数据的可靠性,此法常用于对新药及新发现的药品不良反应的研究。

6. 病例对照研究 病例对照研究(case-control study)是将研究对象按疾病的有无分成病例组和对照组,搜集各种可疑致病因素的暴露史,测量并比较病例组与对照组各因素的暴露情况,进而推断可能的致病因素或验证病因假说。换言之,病例对照研究就是比较病例组和对照组暴露于可疑危险因素的历史,对可疑危险因素的暴露率进行比较,推断该暴露与疾病的联系。如将曾用雌激素预防先兆流产孕妇及未用药孕妇的子代少女阴道癌的发生率进行比较,发现使用雌激素预防先兆流产与子代少女发生阴道癌的联系。

病例对照研究有下列特点:①研究对象分为病例组和对照组并非随机分配,而是按有无被研究的疾病或临床事件分组,因此病例组与对照组是自然形成的,不受研究者主观控制;②所调查研究因素包括危险因素、预后因素及诊疗措施,是由研究者对过去的回顾获得,属于回顾性研究;③从因果关系看,是先有疾病再去调查暴露情况,分析暴露和疾病的联系。由于病例对照研究由结果查找原因,是由果推因的研究,因此又称为回顾性研究。

在相同人群中随机选择病例及对照可从理论上保证两组间的可比性。但实际上,考虑到潜在混杂因素的影响,通常还要采取匹配、调整、分层等措施。病例对照研究在判定某些因果关系不明显或延迟发生的药品不良反应时,能发挥显著的作用,而如果采用队列研究的方法,则需要很大的样本量和长时间的随访。

7. 队列研究 队列研究(cohort study)又称群组研究、定群研究,是将一个范围明确的人群按是否暴露于某可疑因素及暴露程度分为暴露组和未暴露组。随访发病结局,比较两组间差异,从而判断暴露因子与结局之间是否存在因果关联及关联程度大小的研究方法。

队列研究的特点是:①研究对象按暴露与否分组,其暴露与否客观上已存在,不受研究者控制,并且是暴露在前,疾病在后,是由因找果的研究;②研究需有一段纵向随访期,两组样本在随访期内逐渐自然形成,未经选择,因此是一种前瞻性的研究或纵向的随访研究;③能直接计算两组的发病率、死亡率和相对危险度,并且可以调查一个暴露因素和多个结局(疾病或临床事件)的关系。

队列研究与病例对照研究一样,均属于分析性研究。两者的根本区别在于病因判断的时间顺序不同。病例对照研究是从结果查找原因,从时间上是回顾性的,是由"果"及"因"的研究;而队列研究首先确定暴露情况,再前瞻性收集发病结果,是一种由"因"及"果"的研究,检验病因假说的能力强于病例对照研究。

队列研究分为前瞻性队列研究(prospective cohort study)、回顾性队列研究(retrospective cohort study)

及双向性队列研究（ambispective cohort study）。前瞻性队列研究按暴露与否分组，研究开始时暴露已经存在，通过一段时间的观察得到研究结果，即从因追踪其果；回顾性队列研究开始时暴露和疾病均已发生，根据已掌握的历史纪录确定暴露组和非暴露组发病结局；回顾性队列研究之后，继续进行一段时间的前瞻性观察，即为双向性队列研究，因此双向性队列研究具有回顾性队列研究和前瞻性队列研究的双重特点。

队列研究可阐明暴露与疾病的时间先后关系，对暴露因素进行全面系统的评价。与病例对照研究相比，队列研究具有资料更可靠、能够直接计算关联程度指标、检验病因假说能力强等优点。但队列研究所需样本量比病例对照研究大得多，失访率高。

8. **记录联结**　记录联结（recorded linkage）通常是指通过一种独特方式把分散在不同数据库里的相关信息联合起来，以发现与药物有关的不良事件的方法。它可以充分利用计算机技术和现有的医疗信息资源，高效率地获取药品不良反应监测所需的数据，而且不干扰正常的医疗活动。

9. **记录应用**　记录应用（recorded use）是指在一定范围内通过记录使用研究药物的每个患者的全部有关资料，以提供没有偏性的抽样人群，从而了解药品不良反应在不同人群中的发生情况，以计算药品不良反应发生率，寻找药品不良反应的易发因素。

（二）药品不良反应监测的报告范围

1. **监测的药品**　主要是经卫生行政部门审查、批准，由取得药品生产企业许可证和药品生产批准文号的企业所生产的药品（西药、中药和生物制品）及由取得进口药品许可证的企业所进口的药品。中药汤剂在我国的药物治疗中占很大比重，同样会产生药品不良反应。中药汤剂的药理活性成分复杂，组方变化大，炮制方法各异，更要注意监测。药师应仔细分析因果关系，在报告中要注明药物的组分及炮制方法等。

根据我国颁布的《药品不良反应报告和监测管理办法》的要求，新老药品的不良反应报告内容和要求有所不同。具体为：①新药监测期内的产品，报告所有可疑的药品不良反应，包括轻度及已知的不良反应；②新药监测期已满的产品，主要报告该药所引起的严重的、罕见的或新的不良反应。

2. **监测的内容**　药品不良反应监测报告制度主要收集药品在预防、诊断和治疗疾病的过程中，在正常用法、用量情况下所出现的与用药目的无关的有害反应。药品不良反应监测范围具体可包括：有关新药的任何可疑的不良反应；明显影响患者治疗的可疑不良反应；引起患者死亡或危及生命的可疑药品不良反应；导致患者住院或延长住院期的可疑药品不良反应；导致明显丧失劳动力的可疑药品不良反应；导致增加住院费用或调查费用的可疑药品不良反应；引起罕见的或尚未有过报道的可疑药品不良反应；妇女妊娠期，服用药物和引起畸胎的详细情况；可疑的药物相互作用。

（三）药品不良反应监测信息的反馈

药品不良反应监测中心将收集到的药品不良反应病例资料进行分析统计，并评价因果关系，进而通过编印通信、出版杂志或通过互联网等形式，反馈给医务人员、药品生产企业及药品监督管理部门，进行宣传教育。另外，还可以进行国内外信息交流。

二、我国药品不良反应监测的机构和报告主体

《药品不良反应报告和监测管理办法》规定：药品生产企业（包括进口药品的境外制药厂商）、药品经营企业、医疗机构应当按照规定报告所发现的药品不良反应；国家药品监督管理局主管全国药品不良反

应报告和监测工作,地方各级药品监督管理部门主管本行政区域内的药品不良反应报告和监测工作;各级卫生行政部门负责本行政区域内医疗机构与实施药品不良反应报告制度有关的管理工作;地方各级药品监督管理部门应当建立健全药品不良反应监测机构,负责本行政区域内药品不良反应报告和监测的技术工作;国家鼓励公民、法人和其他组织报告药品不良反应。

(一)药品不良反应报告的主体

药品上市许可持有人、药品生产企业(包括进口药品的境外制药厂商)、药品经营企业、医疗机构是药品不良反应报告的主体,应当建立药品不良反应报告和监测管理制度。药品生产企业应当设立专门机构并配备专职人员,药品经营企业和医疗机构应当设立或者指定机构并配备专(兼)职人员,承担本单位的药品不良反应报告和监测工作。

(二)药品不良反应监测管理行政部门

1. 国家药品监督管理部门　负责全国药品不良反应报告和监测的管理工作,并履行以下主要职责:①与卫生行政部门共同制定药品不良反应报告和监测的管理规定和政策,并监督实施;②与卫生行政部门联合组织开展全国范围内影响较大并造成严重后果的药品群体不良事件的调查和处理,并发布相关信息;③对已确认发生严重药品不良反应或者药品群体不良事件的药品依法采取紧急控制措施,作出行政处理决定,并向社会公布;④通报全国药品不良反应报告和监测情况;⑤组织检查药品生产、经营企业的药品不良反应报告和监测工作的开展情况,并与卫生行政部门联合组织检查医疗机构的药品不良反应报告和监测工作的开展情况。

2. 省、自治区、直辖市药品监督管理部门　负责本行政区域内药品不良反应报告和监测的管理工作,并履行以下主要职责:①与同级卫生行政部门共同制定本行政区域内药品不良反应报告和监测的管理规定,并监督实施;②与同级卫生行政部门联合组织开展本行政区域内发生的影响较大的药品群体不良事件的调查和处理,并发布相关信息;③对已确认发生严重药品不良反应或者药品群体不良事件的药品依法采取紧急控制措施,作出行政处理决定,并向社会公布;④通报本行政区域内药品不良反应报告和监测情况;⑤组织检查本行政区域内药品生产、经营企业的药品不良反应报告和监测工作的开展情况,并与同级卫生行政部门联合组织检查本行政区域内医疗机构的药品不良反应报告和监测工作的开展情况;⑥组织开展本行政区域内药品不良反应报告和监测的宣传、培训工作。

3. 设区的市级、县级药品监督管理部门　负责本行政区域内药品不良反应报告和监测的管理工作,与同级卫生行政部门联合组织开展本行政区域内发生的药品群体不良事件的调查,并采取必要控制措施;组织开展本行政区域内药品不良反应报告和监测的宣传、培训工作。

4. 县级以上卫生行政部门　负责加强对医疗机构临床用药的监督管理,在职责范围内依法对已确认的严重药品不良反应或者药品群体不良事件采取相关的紧急控制措施。

(三)药品不良反应监测技术机构

1. 国家药品不良反应监测中心　负责全国药品不良反应报告和监测的技术工作,并履行以下主要职责:①承担国家药品不良反应报告和监测资料的收集、评价、反馈和上报,以及全国药品不良反应监测信息网络的建设和维护;②制定药品不良反应报告和监测的技术标准和规范,对地方各级药品不良反应监测机构进行技术指导;③组织开展严重药品不良反应的调查和评价,协助有关部门开展药品群体不良事件的调查;④发布药品不良反应警示信息;⑤承担药品不良反应报告和监测的宣传、培训、研究和国际交流工作。

2. 省级药品不良反应监测机构　负责本行政区域内的药品不良反应报告和监测的技术工作,并履行以下主要职责:①承担本行政区域内药品不良反应报告和监测资料的收集、评价、反馈和上报,以及药品不良反应监测信息网络的维护和管理;②对设区的市级、县级药品不良反应监测机构进行技术指导;③组织开展本行政区域内严重药品不良反应的调查和评价,协助有关部门开展药品群体不良事件的调查;④组织开展本行政区域内药品不良反应报告和监测的宣传培训工作。

3. 设区的市级、县级药品不良反应监测机构　负责本行政区域内药品不良反应报告和监测资料的收集、核实、评价、反馈和上报;开展本行政区域内严重药品不良反应的调查和评价;协助有关部门开展药品群体不良事件的调查;承担药品不良反应报告和监测的宣传、培训等工作。

三、药品不良反应的因果关系评价

因果关系评价是药品不良反应监测工作中非常重要的步骤。对于发现的用药后不良后果,要从复杂背景中判断是否由药物所引起,或者在多种药物中判定哪个药物是诱发因素,以确定药品不良反应的因果关系。目前世界上使用的药品不良反应因果关系评价方法有 20 多种,世界各国进行因果关系分析评价的方法和标准各不相同,就准确性和可靠性而言,尚无公认的最好方法。其中 Karch-Lasagna 评定方法被各种评价方法引为基本准则,该法将因果关系的确实程度分为肯定、很可能、可能、条件、可疑五级。我国原卫生部药品不良反应监测中心拟定的方法就是在此方法基础上发展而来。这个标准包括五条评定原则,并将因果关系确实程度分为五级。

(一) 五条评定原则

1. 开始用药时间和不良反应出现的时间有无合理的先后关系。不仅要存在用药在前、反应在后的顺序关系,而且要看间隔时间是否合理。各种药品不良反应的潜伏期长短不一,要根据不同药物、不同的反应具体情况判断,报告时均应列明。

2. 可疑的不良反应是否符合该药已知的不良反应类型,此有助于确定因果关系,即使不符也不能轻易否定,可能是发生了新的药品不良反应。

3. 可疑的药品不良反应是否可以用患者的疾病状况、合并用药、治疗干预等来解释,此为排除标准。

4. 停药或减量后可疑的不良反应是否减轻或消失,减轻或消失有利于因果关系的判断。

5. 再次接触可疑药品后是否再次出现类似反应,不良反应的再次出现可肯定因果关系。再给药试验有一定风险,对可疑严重的不良反应不宜做此试验。有时不存在再次给药试验,但通过仔细询问患者的既往用药史也有助于作出判断。

(二) 因果关系分级

根据上述五条评定原则的肯定(+)或否定(−),我国把因果关系分为五级:肯定、很可能、可能、可疑、不可能,见表 7-1。

表 7-1 药品不良反应因果关系分级

	1	2	3	4	5
肯定	+	+	−	+	+
很可能	+	+	−	+	?
可能	+	+	±	±	?
可疑	+	−	±	±	?
不可能	−	−	+	−	−

注:1、2、3、4、5 分别指上述五条评价原则;+ 为肯定;− 为否定;± 为难以肯定或否定;? 为情况不明。

目前,我国多采用 WHO 国际药物监测合作中心建议使用的方法,将"药品"和"不良事件"的关系分为肯定、很可能、可能、可能无关、待评价、无法评价六个等级。

药品不良反应因果关系评为"可能"时需同时满足以下三个条件:①用药及反应发生时间顺序合理;②同时有文献资料佐证;③停药以后反应停止,或迅速减轻或好转(根据机体免疫状态某些不良反应可出现在停药数天以后)。

药品不良反应因果关系为"很可能":满足上述"可能"所有条件的同时必须排除原患疾病等其他混杂因素影响。

药品不良反应因果关系为"肯定":在"很可能"基础上,再增加一个条件,即再次使用,反应再现,并可能明显加重(即激发试验阳性)。

不满足以上所有条件,药品不良反应因果关系评价为"可能无关"。

药品不良反应报表内容填写不齐全,等待补充后再评价,或因果关系难以定论,缺乏文献资料佐证为"待评价"。

药品不良反应报表缺项太多,因果关系难以定论,资料又无法补充为"无法评价"。

(三) 药品不良反应评价

药品不良反应评价一般分为两步:个例评价与集中评价。

1. **个例评价**(individual case evaluation) 是指运用药品不良反应评价准则,对每一份报表进行评价,包括①与药物警戒目的相关性:未知的、严重的、新的、报告次数多的,或有科学价值或教育意义的药品不良反应;②报告的质量:数据是否完整,包括药品不良反应表现过程、重点阳性体征、转归和有关临床检验结果等;③可疑药品的信息:生产企业、批号、剂型、用法和用量及用药原因;④不良反应分析及关联性评价。

2. **集中评价**(centralized evaluation) 是指对一批同类报表经系统研究和分析后统一评价,可产生信号、采取措施等。药品不良反应的发现过程可分成三期。①不良反应潜伏期:发现疑问,也称信号出现期;②信号增强期:为数据加速积累的时期,即可在期刊、信息刊物中见到相应的报道;③评价期:为大量信号产生需对该产品采取相应措施的时期,即不良反应可被确认/解释与定量,也可以说是信号检验期或随访期,一般需通过深入研究,如进行药物流行病学调查、专题研究、作出结论并发布公告等。这一工作多由国家药品监督管理局来完成。

在药品不良反应评价第一步,个例评价实际上是归因或关联度的评价,并不是真正意义上的评价。

只有在药品不良反应报告过程的第三期(评价期),才能真正确定其因果关系、发生率、危险度,此时往往发生机制还不能确定,科学论证还未完成,政策却不得不出台,因此对药品安全性监测是一个长时间的过程,需要各方面共同参与紧密配合来完成。

四、药品不良反应报告的基本要求

(一)药品不良反应报告的方式与要求

1. **报告方式**　药品上市许可持有人,药品生产、经营企业和医疗机构获知或者发现可能与用药有关的不良反应,应当通过国家药品不良反应监测信息网络报告;不具备在线报告条件的,应当通过纸质报表报所在地药品不良反应监测机构,由所在地药品不良反应监测机构代为在线报告。

2. **报告内容的要求**　药品不良反应报告应当真实、完整、准确。药品生产、经营企业和医疗机构应当建立并保存药品不良反应报告和监测档案。

3. **药品不良反应报告的评价**　各级药品不良反应监测机构应当对本行政区域内的药品不良反应报告和监测资料进行评价和管理。药品生产、经营企业和医疗机构应当配合药品监督管理部门、卫生行政部门和药品不良反应监测机构对药品不良反应或者群体不良事件的调查,并提供调查所需的资料。

(二)药品不良反应的信息管理

1. **信息反馈的要求**　各级药品不良反应监测机构应当对收到的药品不良反应报告和监测资料进行统计和分析,并以适当形式反馈。国家药品不良反应监测中心应当根据对药品不良反应报告和监测资料的综合分析和评价结果,及时发布药品不良反应警示信息。

2. **信息发布的要求**　省级以上药品监督管理部门应当定期发布药品不良反应报告和监测情况。影响较大并造成严重后果的药品群体不良事件或其他重要的药品不良反应信息和需要统一发布的信息,由国家药品监督管理部门和卫生行政部门统一发布。

3. **信息利用的要求**　在药品不良反应报告和监测过程中获取的商业秘密、个人隐私、患者和报告者信息应当予以保密。鼓励医疗机构、药品生产企业、药品经营企业之间共享药品不良反应信息。药品不良反应报告的内容和统计资料是加强药品监督管理、指导合理用药的依据。

(三)药品重点监测管理

1. **药品重点监测的概念**　是指为进一步了解药品的临床使用和不良反应发生情况,研究不良反应的发生特征、严重程度、发生率等,开展的药品安全性监测活动。

2. **药品重点监测的对象**　药品生产企业应当经常考察本企业生产药品的安全性,对新药监测期内的药品和首次进口 5 年内的药品,应当开展重点监测,并按要求对监测数据进行汇总、分析、评价和报告;对本企业生产的其他药品,应当根据安全性情况主动开展重点监测。

3. **药品重点监测的管理**　省级以上药品监督管理部门根据药品临床使用和不良反应监测情况,可以要求药品生产企业对特定药品进行重点监测;必要时,也可以直接组织药品不良反应监测机构、医疗机构和科研单位开展药品重点监测。省级以上药品监督管理部门可以联合同级卫生行政部门指定医疗机构作为监测点,承担药品重点监测工作。

省级以上药品不良反应监测机构负责对药品生产企业开展的重点监测进行监督、检查,并对监测报告进行技术评价。

五、药品不良反应的报告与处置

(一) 个例药品不良反应

1. 报告范围 新药监测期内的国产药品应当报告该药品的所有不良反应;其他国产药品,报告新的和严重的不良反应。进口药品自首次获准进口之日起 5 年内,报告该进口药品的所有不良反应;满5 年的,报告新的和严重的不良反应。

2. 报告时限 药品生产、经营企业和医疗机构发现或者获知新的、严重的药品不良反应应当在15 日内报告,其中死亡病例须立即报告;其他药品不良反应应当在 30 日内报告。有随访信息的,应当及时报告。

3. 报告的内容 药品生产、经营企业和医疗机构应当主动收集药品不良反应,获知或者发现药品不良反应后应当详细记录、分析和处理,填写"药品不良反应 / 事件报告表",并报告。

个人发现新的或者严重的药品不良反应,可以向经治医师报告,也可以向药品生产、经营企业或者当地的药品不良反应监测机构报告,必要时提供相关的病历资料。

4. 报告的一般处置 设区的市级、县级药品不良反应监测机构应当对收到的药品不良反应报告的真实性、完整性和准确性进行审核。严重药品不良反应报告的审核和评价应当自收到报告之日起3 个工作日内完成,其他报告的审核和评价应当在 15 个工作日内完成。

省级药品不良反应监测机构应当在收到下一级药品不良反应监测机构提交的严重药品不良反应评价意见之日起 7 个工作日内完成评价工作。

5. 对死亡病例的调查与处置 药品生产企业应当对获知的死亡病例进行调查,详细了解死亡病例的基本信息、药品使用情况、不良反应发生及诊治情况等,并在 15 日内完成调查报告,报药品生产企业所在地的省级药品不良反应监测机构。

设区的市级、县级药品不良反应监测机构应当对死亡病例进行调查,详细了解死亡病例的基本信息、药品使用情况、不良反应发生及诊治情况等,自收到报告之日起 15 个工作日内完成调查报告,报同级药品监督管理部门和卫生行政部门,以及上一级药品不良反应监测机构。

对死亡病例,事件发生地和药品生产企业所在地的省级药品不良反应监测机构均应当及时根据调查报告进行分析、评价,必要时进行现场调查,并将评价结果报省级药品监督管理部门和卫生行政部门,以及国家药品不良反应监测中心。国家药品不良反应监测中心应当及时对死亡病例进行分析、评价,并将评价结果报国家药品监督管理部门与国家卫生行政部门。

(二) 药品群体不良事件

1. 报告的方式与内容 药品生产、经营企业和医疗机构获知或者发现药品群体不良事件后,应当立即通过电话或者传真等方式报所在地的县级药品监督管理部门、卫生行政部门和药品不良反应监测机构,必要时可以越级报告;同时填写"药品群体不良事件基本信息表",对每一个病例还应当及时填写"药品不良反应 / 事件报告表",通过国家药品不良反应监测信息网络报告。

2. 对药品群体不良事件的调查要求 设区的市级、县级药品监督管理部门获知药品群体不良事件后,应当立即与同级卫生行政部门联合组织开展现场调查,并及时将调查结果逐级报至省级药品监督管理部门和卫生行政部门。

省级药品监督管理部门与同级卫生行政部门联合对设区的市级、县级的调查进行督促、指导,对药品群体不良事件进行分析、评价,对本行政区域内发生的影响较大的药品群体不良事件,还应当组织现场调查,评价和调查结果应当及时报国家药品监督管理局与国家卫生健康委。

对全国范围内影响较大并造成严重后果的药品群体不良事件,国家药品监督管理部门应当与卫生行政部门联合开展相关调查工作。

药品生产企业获知药品群体不良事件后应当立即开展调查,详细了解药品群体不良事件的发生、药品使用、患者诊治及药品生产、贮存、流通、既往类似不良事件等情况,在 7 日内完成调查报告,报所在地省级药品监督管理部门和药品不良反应监测机构;药品经营企业发现药品群体不良事件应当立即告知药品生产企业,同时迅速开展自查。

3. 对药品群体不良事件的处置　药品生产企业应迅速开展自查,分析事件发生的原因,必要时应当暂停生产、销售、使用和召回相关药品,并报所在地省级药品监督管理部门。药品经营企业应迅速开展自查,必要时应当暂停药品的销售,并协助药品生产企业采取相关控制措施。

医疗机构发现药品群体不良事件后应当积极救治患者,迅速开展临床调查,分析事件发生的原因,必要时可采取暂停药品的使用等紧急措施。

药品监督管理部门可以采取暂停生产、销售、使用或者召回药品等控制措施。卫生行政部门应当采取措施积极组织救治患者。

(三) 境外发生的严重药品不良反应

1. 报告的范围与时限　进口药品和国产药品在境外发生的严重药品不良反应(包括自发报告系统收集的、上市后临床研究发现的、文献报道的),药品生产企业应当填写"境外发生的药品不良反应/事件报告表",自获知之日起 30 日内报送国家药品不良反应监测中心。国家药品不良反应监测中心要求提供原始报表及相关信息的,药品生产企业应当在 5 日内提交。

进口药品和国产药品在境外因药品不良反应被暂停销售、使用或者撤市的,药品生产企业应当在获知后 24 小时内书面报国家药品监督管理部门和国家药品不良反应监测中心。

2. 对境外发生的严重药品不良反应报告的处置　国家药品不良反应监测中心应当对收到的药品不良反应报告进行分析、评价,每半年向国家药品监督管理局与国家卫生健康委报告,发现提示药品可能存在安全隐患的信息应当及时报告。

(四) 定期安全性更新报告

1. 报告的范围　设立新药监测期的国产药品,应当自取得批准证明文件之日起每满 1 年提交一次定期安全性更新报告,直至首次再注册,之后每 5 年报告一次;其他国产药品,每 5 年报告一次。

首次进口的药品,自取得进口药品批准证明文件之日起每满 1 年提交一次定期安全性更新报告,直至首次再注册,之后每 5 年报告一次。定期安全性更新报告的汇总时间以取得药品批准证明文件的日期为起点计,上报日期应当在汇总数据截止日期后 60 日内。

2. 报告的内容　药品生产企业应当对本企业生产药品的不良反应报告和监测资料进行定期汇总

分析,汇总国内外安全性信息,进行风险和收益评估,撰写定期安全性更新报告。定期安全性更新报告的撰写规范由国家药品不良反应监测中心负责制定。

3. 报告的提交　国产药品的定期安全性更新报告向药品生产企业所在地省级药品不良反应监测机构提交。进口药品(包括进口分包装药品)的定期安全性更新报告向国家药品不良反应监测中心提交。

4. 报告的处理　省级药品不良反应监测机构应当对收到的定期安全性更新报告进行汇总、分析和评价,于每年4月1日前将上一年度定期安全性更新报告统计情况和分析评价结果报省级药品监督管理部门和国家药品不良反应监测中心。

国家药品不良反应监测中心应当对收到的定期安全性更新报告进行汇总、分析和评价,于每年7月1日前将上一年度国产药品和进口药品的定期安全性更新报告统计情况和分析评价结果报国家药品监督管理局与国家卫生健康委。

(五)药品不良反应的评价与控制

1. 报告主体的评价与控制　药品上市许可持有人、药品生产企业应当对收集到的药品不良反应报告和监测资料进行分析、评价,并主动开展药品安全性研究。药品上市许可持有人、药品生产企业对已确认发生严重不良反应的药品,应当通过各种有效途径将药品不良反应、合理用药信息及时告知医务人员、患者和公众;采取修改标签和说明书,暂停生产、销售、使用和召回等措施,减少和防止药品不良反应的重复发生。对不良反应大的药品,应当主动申请注销其批准证明文件。药品上市许可持有人、药品生产企业应当将药品安全性信息及采取的措施报所在地省级药品监督管理局和国家药品监督管理局。

药品经营企业和医疗机构应当对收集到的药品不良反应报告和监测资料进行分析和评价,并采取有效措施减少和防止药品不良反应的重复发生。

2. 行政监督机构的评价与控制

(1)行政监督机构的评价:省级药品不良反应监测机构应当每季度对收到的药品不良反应报告进行综合分析,提取需要关注的安全性信息,并进行评价,提出风险管理建议,及时报省级药品监督管理部门、卫生行政部门和国家药品不良反应监测中心。国家药品不良反应监测中心应当每季度对收到的严重药品不良反应报告进行综合分析,提取需要关注的安全性信息,并进行评价,提出风险管理建议,及时报国家药品监督管理局与国家卫生健康委。

(2)行政监督机构的控制措施:省级药品监督管理部门根据分析评价结果,可以采取暂停生产、销售、使用和召回药品等措施,并监督检查,同时将采取的措施通报同级卫生行政部门。国家药品监督管理局根据药品分析评价结果,可以要求企业开展药品安全性、有效性相关研究。必要时,应当采取责令修改药品说明书,暂停生产、销售使用和召回药品等措施,对不良反应大的药品,应当撤销药品批准证明文件,并将有关措施及时通报国家卫生健康委。

第三节　药源性疾病及其预防与处置

一、药源性疾病的分类

药源性疾病根据临床发病情况大致分为四类：①量效关系密切型，其发生与用药剂量密切相关，一般容易预测，如氨基糖苷类抗生素引起的耳聋、抗凝血药引起的出血等；②量效关系不密切型，与药物剂量和正常药理作用不相关，一般难预测，例如个别患者应用青霉素等药物会发生药物变态反应（俗称"过敏"），临床表现为皮疹、血管神经性水肿、过敏性休克等；③长期用药致病型，如细菌耐药和长期使用激素突然停药的"反跳现象"；④药后效应型，包括药物的致癌性、生殖毒性等。

目前也有根据药源性疾病的发生机制、病理和受害器官进行分类的。

按发生机制可以分为：①药物自身药理作用相关类，用药剂量决定病变损伤的严重程度，停止用药或减小剂量则能部分改善或完全恢复正常，是药源性疾病最常见的一种，发病率最高，了解药物的药理作用机制可以预测；②与促进微生物生长相关类，如长期使用广谱抗菌药物，抑制或杀灭了体内特别是肠道内敏感菌，使体内正常菌群平衡失调，导致耐药菌过度生长，从而引发各种继发的真菌感染及假膜性肠炎等；③与化学刺激相关类，与药物及赋形剂的刺激作用有关，如口服药物导致食管、胃肠黏膜损伤，注射药物引起的局部肿痛、静脉炎；④与遗传代谢障碍相关类，主要与家族遗传缺陷相关，如葡萄糖 -6- 磷酸脱氢酶缺乏症（glucose-6-phoshate dehydrogenase deficiency, G-6-PD）患者，服用磺胺类药物，即使很小剂量都可能引起溶血；⑤与遗传毒性相关类，如己烯雌酚可损害人类基因，导致细胞分化异常而致癌，孕妇服用己烯雌酚可致婴儿先天畸形。

就病理表现而言，药源性疾病又可分为：①功能性改变，如抗胆碱药和神经节阻断药可引起动力性肠梗阻，利血平会引起心动过缓等；②器质性改变，包括有炎症型（如各型药物性皮炎）、血管型（如因药物变态反应发生的血管神经性水肿）、血管栓塞型（如血管造影剂引起的血管栓塞）、赘生型（如药物致癌变）等。

药源性疾病也常常按受损器官系统分类，如消化系统药源性疾病、呼吸系统药源性疾病、血液系统药源性疾病等。

二、引起药源性疾病的因素

药源性疾病不仅与使用药物的自身特点有关，如药物的药理作用，药物剂型，原、辅料性质及制剂工艺等。还与很多药物以外的因素，如患者的年龄、性别、饮食习惯、特异体质及特殊病例生理等有关，同时还与药品的使用方法有关。

任何药物使用不当，如药物剂量过大、疗程过长、滴注速度过快、用药途径错误、配伍不当、重复用药、忽视用药注意事项和禁忌证等，都可能引起药源性疾病。

（一）药物因素

1. 药物的性质　由于药物对作用靶点的选择性不强等原因，药物在治病的同时也会产生一些不良作用。如异烟肼、利福平治疗结核可能引起肝损害;用胰岛素治疗糖尿病,有时会产生低血糖等。

2. 药物制剂 制剂的安全性不仅和其主要成分有关,还与主要成分的分解产物等有关物质,以及制剂中的溶剂、稳定剂、色素、赋形剂等有关。如苯妥英钠注射液的溶剂丙二醇可引起低血压;防腐剂对羟基苯甲酸酯、色素柠檬黄可引起荨麻疹等。20 世纪 60 年代影响较大的澳大利亚癫痫患者"苯妥英钠中毒事件",就是制剂生产时将处方中赋型剂硫酸钙改为乳糖,增加了苯妥英钠的生物利用度所致。

(二) 患者因素

1. 年龄 药源性疾病的发生率与患者的年龄关系密切,老年人和新生儿容易出现。小儿特别是新生儿系统器官功能不全,肝胆的解毒作用及肾脏对药物的排泄能力尚未发育成熟,肝药酶系统及血 - 脑屏障发育不全,易发生药物毒性反应。老年人的组织器官明显退化,如果同时存在着某些老年性疾病,其药源性疾病的发生率较青壮年显著升高。肝肾功能减退的老年人,对药物的代谢消除能力减弱,容易造成药物在体内大量蓄积,还可能导致中毒死亡。

2. 性别 一般而言,女性药源性疾病的发生率高于男性。女性对地高辛、肝素和卡托普利等药物的全身反应比男性明显,由保泰松或氯霉素引起的粒细胞减少症发生率为男性的 2 倍。

3. 遗传 药源性疾病存在着明显的种族差异,遗传是种族和个体差异的重要决定因素,基因的差别造成人类对药物反应的差别。药源性疾病的种族和个体差异与受体、转运体及药物代谢酶的基因多态性等有关。

4. 饮食 药物与食物之间也可能存在相互作用,如日常生活中常见的饮料葡萄柚汁,因其影响肠及肝脏 CYP3A4 酶,可使免疫抑制剂环孢素的血药浓度升高,引起严重的肾毒性,甚至肾衰竭。

(三) 药物使用因素

1. 剂量和疗程 万古霉素剂量过大会引起肾损害;庆大霉素剂量过大会引起耳聋;长期使用广谱抗菌药物,会导致菌群失调和真菌感染。糖皮质激素类药物突然停药会出现"反跳"现象。

2. 药物联用 患者在接受治疗时,通常会有多种药物联合应用。有些药物合用可以提高疗效,这是临床治疗希望看到的。但有些药物合用其治疗作用可能过度增强,而有些药物合用则可能增加各自的毒副作用,危害机体而产生药源性疾病。如庆大霉素和利尿剂均有一定的耳毒性,单独短期应用时不显著,但合用时则毒性增强,导致听力减弱。

3. 注射剂溶媒选择及给药速度 注射剂溶媒种类和量选择不正确,将导致药物不稳定或溶解不完全,引起静脉炎和栓塞等。如静脉滴注氯化钾浓度过高、滴速过快,可引起胸闷,甚至会引起心脏停搏。

三、药源性疾病的诊断

药源性疾病是一种继发性疾病,是在一种或多种原发病治疗的基础上发生的。无论是患者叙述病史,还是医师询问病情,常常容易将药物引起的损害误认为原有疾病的加重或并发症,因而造成病史不十分准确或欠完整。另外,药源性疾病的非特异性和临床用药的多样性,也给药源性疾病的诊断带来困难。药源性疾病的诊断方法可以分为如下几类。

（一）追溯用药史

医生和药师在诊疗过程中，应该常想到药物作为一种致病因子的可能性，认真仔细地询问患者治疗疾病的过程，了解其用药史是诊断药源性疾病的关键。

（二）确定用药时间及剂量与临床症状发生的关系

从开始用药到发生反应或造成药源性疾病都有一个过程，这一段时间称为药源性疾病的潜伏期，潜伏期长短不一。根据不同药源性疾病的潜伏期长短，确定用药时间与临床症状发生的关系密切与否是药源性疾病诊断的重要依据之一。

（三）排除药物以外的因素

由于药源性疾病是在一种或多种原发病治疗的基础上发生的，因此在诊断时，要注意通过一定的诊疗方法排除原发疾病和其所致的并发症、继发症，以及患者的营养状况和环境因素造成的影响，才能确立是药源性疾病。

（四）进行必要的实验室检查和相关的试验

嗜酸性细胞计数、皮肤过敏试验（简称皮试）、致敏药物的免疫学检查、TDM、药品不良反应的激发试验等都有助于疾病的诊断。体格检查、血液学和生化检查、器官系统的功能性检查、心电图、超声、X线等，这些检查可为确定该病的受损器官、严重程度提供依据，并可指导进一步治疗。

（五）进行流行病学调查

有些药源性疾病（尤以新药所致）在单个病例发生时，很难得出正确的诊断，而是要根据不良反应监测网络报告数据汇总分析，或经流行病学的调查后才能确定。

四、药源性疾病的预防

（一）重视药源性疾病的危害性

药物用恰当了是一种治疗手段，用不恰当就是一种致病的因素。临床选药要充分了解患者情况和药物特性。对易引起药源性疾病的药物，一方面应加强管理，另一方面要广泛宣传，避免患者不按医嘱用药或盲目用药，造成药源性疾病。

（二）坚持合理用药原则

不合理用药是引起药源性疾病的主要原因，用药要有明确的指征，选对适应证，避免禁忌证；尽可能用最少品种的药物达到治疗目的，联合用药时要排除药物之间相互作用可能引起的不良反应；根据所选药物的药效学与药代动力学特点，制订合理的用药方案。

（三）加强药源性疾病和药品不良反应的监测

新药临床试验期间，通常根据有限的试验结果来评估药物的有效性和安全性，可能由于试验时间相对较短，或试验未包括某些特殊人群，如孕妇、儿童、老年人及存在特殊基因突变的个体，而导致某些副反应或不良反应常未被发现。如氯霉素可引起再生障碍性贫血、林可霉素可致出血性肠炎、氟伐他汀可诱发横纹肌溶解等，都是在药品上市使用过程中通过不良反应监测发现的。因此，要重视药品上市后的监测。在用药期间，应全面了解患者的既往病史、家族病史、过敏史，并根据患者具体情况，选用适当药物、剂量和用法，密切观察病情、及时处理可能的药物不良事件。

临床药师的核心职责之一,就是要及时了解患者用药过程中的药物反应,以便及时调整剂量或优化治疗方案。

五、药源性疾病的处置

药源性疾病最有效的治疗方法就是及时停药,即去除病因。绝大多数轻型患者在停用相关药物后疾病可以自愈或停止进展。

对于一些与剂量相关的药源性疾病的治疗,可采用静脉补液、利尿、导泻、洗胃、催吐、给予毒物吸附剂及血液透析等方法加速药物的排泄,延缓和减少药物吸收。利用药物的相互拮抗作用来降低药理活性,减轻药品不良反应,也是治疗药源性疾病的有效方法。药物引起过敏性休克时,应立即让患者平卧,抬高下肢,吸氧,开放静脉通道,维持生命体征,同时用抗过敏的药物进行对症治疗;药物引起的各种器官损害要采取相应的方法治疗。

第四节 药品不良反应监测与药源性
疾病处置实践案例

虽然不能排除某些药源性疾病是错误用药所致,但大部分药源性疾病都可以认为是药品不良反应的继发结果。药品不良反应监测与药源性疾病处置是密切关联的临床药学相关实践。也可以说,对药品不良反应的监测和控制,就是对药源性疾病的预防和早期处置;对药源性疾病的及时发现及精准诊断和治疗,则是以药品不良反应监测为主的完整药品安全性闭环管理的必然要求。

案例一:头孢哌酮联合使用含酒精药物所致的双硫仑样反应

1. 病史摘要及药品不良反应主要表现

患者,男性,36 岁,因"颅底骨折"住院,术后在院治疗期间,为"预防颅内感染"使用头孢哌酮钠 - 舒巴坦钠,3 天后为"治疗头疼、头晕、耳鸣等症状"使用清脑复神液。患者在第一次口服清脑复神液后,出现较为紧急的状况:自述胸闷、气短;查体可见胸前皮疹、潮红,血压下降。患者既往无明确基础疾病史,平素间或饮酒,酒量一般。

2. 患者主要用药

药物名称	用法用量
注射用头孢哌酮钠 - 舒巴坦钠	静脉滴注(生理盐水为溶媒),2g,b.i.d.
清脑复神液	口服,20ml,b.i.d.

头孢哌酮钠 - 舒巴坦钠为一种复合制剂,舒巴坦为广谱酶抑制剂,同时具有较弱的抗菌活性,对金黄色葡萄球菌及多数革兰氏阴性杆菌产生的 β- 内酰胺酶具有强大的不可逆的抑制作用,但对某些革兰氏阴性杆菌染色体介导的 β- 内酰胺酶无活性。头孢哌酮是第三代头孢菌素,对 β- 内酰胺酶的稳定性较差,二者联合,不但对革兰氏阴性杆菌显示出明显的协同抗菌活性,联合后的抗菌作用是单独使用头孢哌酮的 4 倍。流感杆菌、产气杆菌、摩根菌、类杆菌、大肠埃希菌、弗劳地枸橼酸杆菌、阴沟肠

杆菌、不动杆菌、肺炎克雷伯菌等均对本品有较好的敏感性。主要用于由敏感菌引起的呼吸系统、泌尿生殖系统感染,腹膜炎,胆囊炎,胆道感染,腹腔内感染,败血症等的治疗。亦可用于预防因腹腔、妇科、心血管、骨科及整形手术所引起的术后感染。用本品须注意:①对本品任何成分过敏者禁用,β-内酰胺类药物过敏者慎用;②严重胆囊炎患者、严重肾功能不全者慎用;③用药期间禁酒及禁服含酒精药物。

清脑复神液属于一种中成药,是由人参、黄芪、当归、鹿茸、菊花、薄荷、柴胡、决明子、荆芥穗、丹参、远志、五味子、莲子心、百合、竹茹等 48 种中药材精制而成的一种含酒精的口服液,含酒精量为 10%~20%。具有清心安神、化痰醒脑、活血通络的功效,可用于神经衰弱、失眠、顽固性头痛,也可用于脑震荡后遗症所致头痛、眩晕、健忘、失眠等症状的治疗。口服,轻症一次 10ml,重症一次 20ml,一日 2 次。用药注意事项:孕妇及对酒精过敏者慎用。

3. 不良反应因果关系评价

(1) 开始用药时间和不良反应出现的时间有无合理的先后关系:案例中不良反应发生在两种药物联合使用之后,具备合理的时间关系;临床医师和护士均曾怀疑过是头孢哌酮钠-舒巴坦钠或清脑复神液的过敏反应,虽然也具备合理时间关系,但反应表现及反应出现在头孢哌酮钠-舒巴坦钠用药 3 天加用清脑复神液后这两点不太符合过敏反应,而更合理的怀疑应该是头孢哌酮钠-舒巴坦钠用药一段时间后,加用含有酒精的清脑复神液,导致了双硫仑样反应。

(2) 可疑的不良反应是否符合该药已知药品不良反应类型:头孢哌酮引发双硫仑样反应已有较多报道,另外头孢哌酮钠-舒巴坦钠说明书也明确提示"用药期间禁酒及禁服含酒精药物"。清脑复神液说明书的用药注意事项也明确提示孕妇及对酒精过敏者慎用。严格说,本案例也可以被归为不合理联合用药,究其原因有可能是相关医务人员对清脑复神液含有 10%~20% 酒精的事实不够清楚,或者是对双硫仑样反应的认识不到位。

(3) 可疑的药品不良反应是否可以用患者的疾病状况、合并用药、治疗干预等来解释:经仔细排除,该患者的疾病状况、合并用药及其他治疗干预措施不能合理解释该不良反应。

(4) 停药或减量后可疑的不良反应是否减轻或消失:停药后不良反应减轻。

(5) 再次接触可疑药品后是否再次出现类似反应:清脑复神液在该次住院期间未再次使用。由于停药后反应较快缓解,故头孢哌酮钠-舒巴坦钠又继续使用,护士称在若干天后实施头孢哌酮钠-舒巴坦钠静脉滴注操作时,酒精擦拭注射部位时又发生类似反应。

综合以上,可以基本"肯定"该不良反应是由于头孢哌酮钠-舒巴坦钠与清脑复神液联合用药所致的双硫仑样反应。

4. 双硫仑反应作为药源性疾病的讨论　正常情况下,乙醇进入人体后,在肝内乙醇脱氢酶的作用下,氧化为乙醛,再经过乙醛脱氢酶的作用下氧化为乙酰辅酶 A,进入三羧酸循环,最后氧化成二氧化碳和水。双硫仑,也称双硫醒、戒酒硫,是一种戒酒药物。双硫仑本身对机体不产生作用,但服用该药后饮酒,即使饮用少量,身体也会出现严重不适,使有饮酒嗜好者对酒产生厌恶而达到戒酒的目的。双硫仑的作用机制是抑制肝脏中的乙醛脱氢酶,导致乙醇的中间代谢产物乙醛的代谢受阻,不能继续氧化成乙酸;致使体内乙醛浓度升高,产生不适。本案例中头孢哌酮为第三代头孢菌素,其化学结构中含有硫甲基四氮唑基团,与戒酒硫结构相似,能抑制乙醛脱氢酶,使乙醛转化为乙酸受阻,从而可造成体内乙醛浓度升高而导致双硫仑样反应。

目前已报道能与酒精发生双硫仑样反应的药物主要包括：①部分头孢菌素类抗生素，如头孢匹胺、拉氧头孢、头孢孟多、头孢哌酮、头孢哌酮钠 - 舒巴坦钠、头孢呋辛等，且以头孢哌酮和头孢哌酮钠 - 舒巴坦钠最为常见；②硝基咪唑类，如甲硝唑、替硝唑、奥硝唑等；③其他药物，如抗菌药氯霉素、灰黄霉素，降糖药格列本脲、甲苯磺丁脲、苯乙双胍，降压药胍乙啶，抗组胺药茶苯海明、盐酸赛庚啶等。

双硫仑样反应诊断标准：①正使用或近期内有头孢哌酮钠 - 舒巴坦钠等能与酒精发生双硫仑样反应的药物的输注史；②饮酒后迅速发病，出现双硫仑样反应；③排除其他疾病；④否认酒精过敏史，且饮酒量远低于正常酒精耐受量；⑤无头孢哌酮钠 - 舒巴坦钠等能与酒精发生双硫仑样反应的药物的过敏史，无寒战、发热；⑥经治疗症状可迅速恢复者。本案例基本符合所有诊断标准，基本可以确定为头孢哌酮钠 - 舒巴坦钠联合使用含酒精药物所致的双硫仑样反应。

双硫仑样反应为急性药源性疾病，但一般无须特殊处理，停用酒精后症状即逐渐减轻消失。本案例也符合发病急骤，但只经过停药、吸氧，症状即逐渐减轻。症状严重者可采取相应措施积极处理，给予吸氧和心电监护，立即停药并催吐，保持呼吸道畅通。药物治疗应给予地塞米松、葡萄糖酸钙和抗组胺药，还应对症处理。患者出现严重恶心呕吐现象的，给予甲氧氯普胺进行对应的处理；昏迷或者意志不清的患者则给予纳洛酮进行治疗；低血压而导致休克的患者，通过静脉滴注给予多巴胺血管活性药物进行治疗。

针对可能发生的双硫仑样反应，临床医师在开具处方时，应详细询问患者有无饮酒的生活习惯及近 1 周内有无饮酒史，然后合理选择药物；药师在为患者调配可能发生双硫仑样反应的药物时，要告知患者用药注意事项；护士在为患者注射可能发生双硫仑样反应的药物时，应注意避免使用酒精擦拭消毒。

案例二：胺碘酮诱发的甲状腺功能减退

1. 病史摘要及药品不良反应主要表现

患者，男性，50 岁，因"室上性心动过速"服用胺碘酮胶囊约 16 个月，使用维持剂量，每日 200mg，心动过速治疗效果尚可，但患者表现出疲劳、畏寒、精神行动迟滞及皮肤干燥等症状，尤其突出的症状是明显的胫骨前水肿。甲状腺激素检测显示总甲状腺素［total thyroxine（total tetraiodothyronine），TT_4］、游离甲状腺素［free thyroxine（free tetraiodothyronine），FT_4］、总三碘甲状腺原氨酸（total triiodothyronine，TT_3）、游离三碘甲状腺原氨酸（free triiodothyronine，FT_3）均减少，而促甲状腺激素（thyroid-stimulating hormone，TSH）增高。

2. 患者主要用药

药物名称	用法用量
胺碘酮胶囊	口服，100mg，b.i.d.
阿司匹林肠溶片	口服，100mg，q.d.

胺碘酮（amiodarone）又称乙胺碘呋酮，其强大的抗心律失常作用已被越来越多的循证医学结果所证实，逐渐成为临床应用最多、最广泛的抗心律失常药物之一。胺碘酮的优点是心脏抑制作用小，致心律失常副作用少见，因而比其他抗心律失常药安全，适用于心脏扩大、心肌缺血、心力衰竭时出现的心律

失常,作为器质性心脏病和 / 或心功能不全者抗快速心律失常的一线药物。

目前对小剂量胺碘酮临床应用的有效性和安全性已充分肯定,但胺碘酮半衰期长(20~100 天),易蓄积,胺碘酮及其代谢产物去乙胺碘酮蓄积于各组织器官中,可诱发心脏、肺、神经系统、甲状腺、消化系统等人体组织的不良反应,尤其因胺碘酮含碘量较高,对甲状腺的影响几乎难以避免。它是一种呋喃类含碘衍生物,子结构与甲状腺素(T_4)非常相似,含碘量约为 37%。每 200mg 胺碘酮片含 75mg 有机碘,按 10% 的脱碘作用计算则产生约 7mg 的碘。若患者每日维持量为 100~200mg,释放的碘为 3~6mg。以正常成人每日需碘约 0.2~0.8mg 计算,维持量胺碘酮每日释放的碘超出正常碘摄入量的 3~30 倍。

3. 不良反应因果关系评价

(1)开始用药时间和不良反应出现的时间有无合理的先后关系:案例中不良反应发生在胺碘酮较长期使用之后,具备合理的时间关系。

(2)可疑的不良反应是否符合该药已知药品不良反应类型:长期使用胺碘酮致甲状腺功能减退已有较多报告,其发生率为 0.5%~10%。

(3)可疑的药品不良反应是否可以用患者的疾病状况、合并用药、治疗干预等来解释:经仔细排除,该患者的疾病状况、合并用药及其他治疗干预措施不能合理解释该不良反应。

(4)停药或减量后可疑的不良反应是否减轻或消失:停用胺碘酮后不良反应减轻。

(5)再次接触可疑药品后是否再次出现类似反应:未再使用胺碘酮。

综上,该不良反应"很可能"是由于胺碘酮较长期用药所致的甲状腺功能减退。

4. 胺碘酮所致甲状腺功能减退作为药源性疾病的讨论

药源性甲状腺疾病是指因应用某些药物而引起的甲状腺疾病,包括甲状腺功能亢进、甲状腺功能减退、甲状腺肿及亚临床甲状腺疾病等。药源性甲状腺疾病可以发生于药物治疗前原本甲状腺完全正常的个体,也可发生于具有潜在甲状腺异常的患者。引起药源性甲状腺疾病的药物种类繁多,不同药物所致药源性甲状腺疾病的发病机制不同,临床表现不一。

长期服用胺碘酮可引起机体碘过量,胺碘酮中的碘元素可通过代谢产生过量碘而造成甲状腺损害。而且胺碘酮属于苯并呋喃衍生物,其化学结构与甲状腺素相似,它可以作用于脱碘酶,抑制外周组织甲状腺素(T_4)向三碘甲状腺原氨酸(T_3)转化。故胺碘酮可能通过增加碘摄入和抑制外周组织 T_4 向 T_3 转化使甲状腺功能异常。

由于胺碘酮是一种多通道抗心律失常药物,药物半衰期特别长,且不良反应隐蔽、渐进,甚至有些不良反应可致命,因此,在使用胺碘酮期间,应进行长期的用药监护,不仅要注意监测其致心律失常的副作用,同时应监测甲状腺功能。在评价药物疗效的同时,及时掌握稳态浓度状况,从而及时调整剂量和处理不良反应,避免不良事件发生。对有甲状腺功能异常的患者应慎重使用胺碘酮。

对胺碘酮所致甲状腺功能减退的主要治疗方法为停止用药;若不能停药时,可用甲状腺素作替代治疗。本案例中由于胫骨前水肿明显,患者停用胺碘酮及补充小剂量甲状腺激素后所有症状均消失、TSH 恢复正常。

思考题

1. 根据与药理作用的关系可以将药品不良反应分为哪几类？

2. 简述药品不良反应监测方法。

3. 简述药品不良反应监测的范围。

4. 简述药品不良反应报告的主体。

5. 简述药品不良反应因果关系五项评定原则。

6. 简述药源性疾病的诊断方法。

7. 简述药源性疾病的处置方法。

8. 通过检索有关文献，简要总结奥卡西平致史-约综合征的特点和防治措施。

（唐富山）

第八章　静脉药物配置

早期的静脉用药多由各科室的护理人员自行调配,软硬件均较简陋,易于出现各类临床用药问题。因此,近年来现代化大型医院的一个重要发展就是静脉药物集中于静脉用药调配中心(pharmacy intravenous admixture services,PIVAS)进行统一配置,以易于管理与监督,保证临床用药的安全。

第一节　静脉用药调配中心概述

一、静脉用药调配中心的定义

静脉用药调配中心是医疗机构为患者提供静脉用药集中调配专业技术服务的部门。PIVAS 通过静脉用药处方医嘱审核干预、加药混合调配、参与静脉输液使用评估等药学服务,为临床提供优质可直接静脉输注的成品输液。

二、静脉用药调配中心设置的意义

1. 改变了临床静脉输液加药混合配制的传统做法,过去这一操作由护士在病区内完成,由于病房环境条件有限,输液质量易受影响,难以保证临床安全。

2. 避免了因开放性加药配制对病区环境的污染和对医务人员的损害。

3. 加强了对医师医嘱或处方用药合理性的药学审核,发挥了药师的专长与作用。

4. 有利于合理用药,提高药物治疗水平,降低治疗费用。

5. 明确了药师与护理人员的专业分工与合作,将护士从日常繁杂的输液工作中解脱出来,护士有更多的时间用于临床护理,提高护理质量。

三、静脉用药调配中心产生背景

随着现代医药科技的发展,液体药物静脉输注的治疗模式已由开放式、半开放式向着全密闭式的输液方式转换。

如果医院的临床用药,如药物的溶解、配制在非洁净的环境中进行,与此同时,输液配制又在半开放的状态下进行,就较易造成药物污染、配伍不合理、交叉感染、交叉耐药,以及操作人员长期吸入或接触药品、抗生素等药物而导致身体损害等问题。长此以往,不仅会降低药物的临床疗效,甚至会引发严重的事故,同时还会损害医务人员的身体健康。这种情况使得优质药品在临床用药过程中不能保证质量和发挥应有的疗效。

为解决上述问题,PIVAS应运而生。1969年,世界上第一所PIVAS建立于美国俄亥俄州立大学医院。随后,美国及欧洲各国的医院纷纷建立起自己的PIVAS。时至今日,其已发展成为医院药师的重要工作内容之一。截至1999年的统计数据,美国100%的非营利性医院建立有PIVAS,93%的营利性医院建有PIVAS。

我国最早于1999年,在上海建立了国内第一个PIVAS,其后多家医院开始引入并发展这一模式。迄今,我国大约90家医院建立了130个PIVAS,PIVAS目前已是现代化大型医院的标准配置之一,反映了PIVAS在中国的成功应用和广泛认可。

四、静脉用药调配中心的作用

静脉用药调配中心除了将护士配液改为药师配液外,最重要的改变在于增加了药师审方的步骤,它使药师从后台走到前台,这一改变对于我国药师工作领域具有重要意义。医院改变了传统的静脉用药调配方式,医生将处方单由电脑输入到医院信息管理系统后,由药师核对、检查其用药的合理性,然后再严格按照无菌配置技术配制药物,为临床提供优质的输液、精准的药液浓度、合理的给药持续时间。其作用可简单概括为:

1. **设置规范,确保药品质量和输液安全** PIVAS一般由抗肿瘤化疗药物调配间、静脉营养液调配间、排药间、电脑收方与审方区、成品核对包区、药品周转库、隔离衣洗衣间、办公室、普通更衣间等组成。人流与物流分开,办公区与控制区、洁净区、辅助区分开。

2. **便于药品管理,减少浪费,降低医院成本** 药品集中管理,可防止药物过期浪费。

3. **减少护理人员工作量,提高护理质量** 护士将有更多的时间和精力护理患者,有效地开展整体护理,提高护理质量。

4. **有效防护有毒有害药物的职业暴露** 细胞毒性药物的配置由原先开放环境转入负压环境,大大减少了对医护人员和患者的毒害。

5. **强化管理,提高用药安全性和工作效率,提高服务质量** 通过药师审方、调剂、复核、冲配复核和包装复核等多个环节的严格控制,能最大限度地减少因各种因素导致的用药错误,保证患者用药安全。

6. **发展临床药学,推广合理用药** 当前的医院药学已由保障供应型为主转向药学服务型。建立PIVAS的同时,也建立了一个与临床医生探讨合理用药的途径和密切联系的良好机制,这些医院都配有临床药师,可以发现并纠正问题处方或用药不当,降低用药失误。

静脉用药调配中心所拥有的先进静脉药物配制技术和药师全面参与临床合理用药,是现代医院药学服务的重要内容,对全面提升医院的管理水平和药物治疗水平具有重要的作用。

第二节　静脉用药调配中心的运行与管理

一、人员配备及要求

1. 培训及考核　在 PIVAS 运行前、运行后均需进行各种理论及实战操作的培训,定期考核,不合格者调换岗位或调离 PIVAS。培训及考核内容包括岗位职责、操作规程、管理规程、核心规章制度、感染预防与控制相关知识、相关的法律法规等。

2. 人员配置　PIVAS 应当根据《医疗机构药事管理规定》《二、三级综合医院药学部门基本标准(试行)》《静脉用药调配中心建设与管理指南(试行)》等规定,按照每人每日平均加药调配 70~90 袋 / 瓶成品输液的工作量,配备数量适宜、结构合理的药学专业技术人员和工勤人员。PIVAS 负责人应当由具有药学专业本科及以上学历、药学专业中级及以上药学专业技术职务任职资格,有药学调剂工作经验和管理能力的药师担任。负责用药医嘱审核的人员应当具有药学专业本科及以上学历、药师及以上药学专业技术职务任职资格,具有 3 年及以上门急诊或病区处方调剂工作经验,接受过处方审核岗位专业知识培训并考核合格。负责摆药贴签核对、加药混合调配的人员,应当具有药士及以上专业技术职务任职资格。负责成品输液核对的人员,应当具有药师及以上专业技术职务任职资格。从事静脉用药集中调配工作的药学专业技术人员,均应当经岗位专业知识和技术操作规范培训并考核合格,每年应当接受与其岗位相适应的继续教育。与静脉用药集中调配工作相关的人员,每年至少进行一次健康检查,建立健康档案。对患有传染病或者其他可能污染药品的疾病,或患有精神病等不宜从事药品调配工作的,应当调离工作岗位。

二、规章制度及指导原则

PIVAS 应当建立健全规章制度、人员岗位职责和相关技术规范、操作规程,并严格执行落实。建立规范的档案文件管理制度,包括:规章制度、工作流程、岗位职责;人员信息、健康档案与培训记录;项目设计文件,装修施工的合同、图纸、验收文件;仪器、设备设施等的合格证、说明书及各项维修、维护保养记录;药品管理、调配管理与各环节质控工作记录;督导评估记录;等等。PIVAS 应当落实由药师审核用药医嘱的规定,可以通过相关信息系统辅助药师开展审核。药师应当充分运用药学专业知识与技能审核用药医嘱,经药师审核后,认为存在用药不适宜时,应当告知处方医师,建议其修改或者重新开具处方;药师发现不合理用药,处方医师不同意修改时,药师应当做好记录并纳入处方点评;药师发现严重不合理用药或者用药错误时,应当拒绝调配,及时告知处方医师并记录,按照有关规定报告。

PIVAS 药师应当与临床科室保持紧密联系,了解各临床科室静脉用药特点、总结临床典型案例,调研、评估临床静脉用药状况;收集临床科室有关成品输液质量等反馈信息。

PIVAS 应严格遵守标准操作规程,做好清场、清洁和消毒工作。严格控制洁净区和非洁净控制区人员的进出。加强设施设备的使用、维护、保养管理。制定相关制度,开展设施设备的使用知识和洁净环境的检测方法培训。按照《医疗废物管理条例》有关规定,制定医疗废物管理制度,实行危害药品等医疗废物分类管理,做到分别包装放置、逐日清理,交由医疗机构统一处理。PIVAS应当建立应急预案管理部署与处置措施,包括危害药品溢出,水、电、信息系统与洁净设施等故障及火灾等应急预案。

第三节　静脉药物配置操作规程

一、静脉用药调配工作流程

药师接收医师开具的静脉用药医嘱信息→药师审核用药医嘱→打印输液标签→摆药贴签核对→加药混合调配→成品输液核对与包装→成品输液发放运送→病区签收。

二、静脉用药调配操作规程

(一)药师审核用药医嘱

1. 按照《医疗机构处方审核规范》有关规定执行。

2. 审核静脉用药医嘱应当特别关注以下几点:

(1)评估静脉输液给药方法的必要性与合理性。

(2)与医师紧密协作,根据医疗机构"超说明书用药"管理规定,评估超说明书用药的必要性与适宜性。

(3)审核静脉用药医嘱的合理性、相容性和稳定性;溶媒的选择与基础输液用量的适宜性。

(二)打印输液标签

1. 用药医嘱经审核合格后,方可打印生成输液标签。标签由电子信息系统自动编号,包括患者基本信息、用药信息及各岗位操作的药学专业人员信息。

2. 输液标签基本信息应与药师审核确认的用药医嘱信息相一致,有纸质或电子备份,并保存1年备查。

3. 对临床用药有特殊交代或注意事项的,应在输液标签上做提示性注解或标识,如需做过敏性试验的药品、高警示药品,在输注时方可加入的药品;对成品输液的滴速、避光、冷藏有特殊要求或需用药监护的药品等。

4. 对非整支/瓶用药医嘱,应在输液标签上注明实际抽取药量等,以供核对。

(三)摆药贴签核对

1. 未经审核而打印的输液标签,不得摆药贴签。

2. 实行双人摆药贴签核对制度,共同对摆药贴签负责。

3. 摆药贴签核对时,操作人员应仔细阅读,核查输液标签是否准确、完整,如有错误或不全,应告知审核药师校对纠正。

4. 摆药贴签核对时,操作人员应核查药品名称、规格、剂量等是否与标签内容一致,同时应检查药品质量,包括包装有无破损及是否在药品有效期内等,并签名或者盖章。

5. 摆药贴签核对结束后,应立即清场、清洁。

6. 按药品性质或病区进行分类,传递至相对应的调配操作间。

7. 摆药贴签核对注意事项如下:

(1) 标签不得覆盖基础输液药品名称、规格、批号和有效期等信息,以便核对。

(2) 按先进先用、近期先用的原则摆放药品。

(3) 高警示药品应设固定区域放置,并有明显警示标识;冷藏药品应放置于冷藏柜。

(4) 从传递窗(门)送入洁净区的药品和物品表面应保持清洁。

(5) 按规定做好破损药品的登记、报损工作。

(四) 加药混合调配

1. 调配操作前准备工作

(1) 在调配操作前 30 分钟,按操作规程启动调配操作间净化系统及水平层流洁净台 / 生物安全柜,并确认其处于正常工作状态。

(2) 个人防护用品:洁净区专用鞋、洁净隔离服、一次性口罩与帽子、无粉灭菌乳胶(丁基)手套等。

(3) 药品、物品物料准备:按照操作规程洗手更衣,进入调配操作间,将摆放药品的推车放在水平层流洁净台 / 生物安全柜附近指定位置,并准备调配使用的一次性物品物料,如注射器、75% 乙醇、碘伏、无纺布、利器盒、医疗废弃袋和生活垃圾袋、砂轮、笔等。

(4) 水平层流洁净台 / 生物安全柜消毒:用蘸有 75% 乙醇的无纺布,从上到下、从内到外擦拭各个部位。

2. 混合调配操作

(1) 调配操作前校对:操作人员应按输液标签,核对药品名称、规格、数量、有效期和药品外观完好性等,无误后进行加药混合调配。

(2) 选用适宜的一次性注射器,检查并拆除外包装,旋转针头连接注射器并固定,确保针尖斜面与注射器刻度处于不同侧面。

(3) 将药品放置于洁净工作台操作区域,用 75% 乙醇或碘伏消毒基础输液袋 / 瓶加药处、药品安瓿瓶颈或西林瓶胶塞等。

1) 调配注射液:应在洁净工作台侧壁打开安瓿,避免朝向人或高效过滤器方向,以防药液喷溅到人或高效过滤器上,用注射器抽取所需药液量,注入基础输液袋 / 瓶内轻轻摇匀。

2) 调配粉针剂:用注射器抽取适量溶媒注入西林瓶内,轻轻摇动或置于振荡器上助溶,待完全溶解后,抽出所需药液量,注入基础输液袋 / 瓶内轻轻摇匀。

3. 调配操作结束后工作

(1) 应再次按输液标签核对药品名称、规格、有效期,以及注意事项的提示性注解或标识等,还应核对抽取药液的用量,已调配好的成品输液是否有絮状物、微粒等,无误后在输液标签上签名或盖章。

(2) 将调配好的成品输液及空安瓿或西林瓶传送至成品输液核对区,进入成品输液核对包装程序。危害药品成品输液应在调配操作间内完成核对程序。

(3) 每日调配结束后,应立即全面清场,物品归回原位,清除废弃物,按清洁、消毒操作规程进行全面的清洁、消毒,并做好记录与交接班工作。

(4) 按照更衣操作流程出调配操作间。

4. 注意事项

（1）每台洁净工作台配备两人进行加药混合调配，便于双人核对；不得进行交叉调配操作，即在同一操作台面上，同时进行两组或两组以上药品混合调配操作。

（2）严格执行无菌操作规程，按照规范要求洗手，戴无菌手套不能代替洗手过程。

（3）混合调配操作时，非整支/瓶用量，应在输液标签上明确标注其实际用量，以便校对。

（4）肠外营养液、危害药品、高警示药品和某些特殊药品混合调配非整支/瓶用药量计算时，应当实行现场双人核对与签名。

（5）操作台中物品摆放应规范、合理，避免跨越无菌区域：①水平层流洁净台大件物品放置相距不小于15cm，小件物品相距不少于5cm，距离台面边缘不少于15cm，物品摆放不得阻挡洁净层流，距离层流洁净台后壁不少于8cm；②生物安全柜内所有操作，应在离工作台外沿20cm、内沿8~10cm，并高于台面10~15cm区域内进行，药品或物品不得阻挡生物安全柜散流孔，操作前将防护玻璃下拉至指定位置。

（6）调配操作及清洁、消毒过程应防止任何药液溅入高效过滤器，以免损坏器件或引起微生物滋生。

（7）每完成一组（批）混合调配操作后，应立即清场，用蘸有75%乙醇的无纺布擦拭台面，不得留有与下一批调配无关的药品、余液、用过的注射器和其他物品。

（8）混合调配抽吸药液时，抽液量不得超过注射器容量的3/4，防止针筒脱栓。

（9）混合调配操作时使用的物品、药品有污染或疑似污染时，应当立即更换。

（10）多种药物混合调配操作过程中，应当根据临床需求和各药物的理化性质，评估确定多种药物混合配伍的安全性，并决定调配流程与加药顺序。如果输液出现异常或对药品配伍、操作程序有疑点时，应停止调配，报告当班药师，确认无误后方可重新调配并记录。

（五）成品输液核对与包装

1. 成品输液核对

（1）检查成品输液袋/瓶外观是否整洁，轻轻挤压，观察输液袋有无渗漏破损，尤其是加药及接缝处。

（2）检查成品输液外观有无变色、浑浊、沉淀、结晶或其他可见异物等；肠外营养液还应检查有无油滴析出、分层等。

（3）按输液标签内容，逐项核对药品与标签是否一致，再次检查药品配伍的合理性及用药剂量的适宜性。

（4）检查抽取药液量准确性和西林瓶与安瓿药液残留量，核对非整支/瓶药品的用量与标签是否相符。

（5）检查输液标签完整性，信息是否完整、正确。各岗位操作人员签名是否齐全、规范，确认无误后，核对者签名或盖章。

（6）检查核对完成后，废弃物按规定分类进行处理。

2. 成品输液包装

（1）将合格的成品输液按病区、批次、药品类别进行分类包装。遮光药品应进行遮光处理，外包装上应当有醒目标识；危害药品不得与其他成品输液混合包装；肠外营养液应单独包装。

（2）核对各病区、批次和成品输液数量，确认无误后，将包装好的成品输液按病区放置于转运箱内，上锁或加封条，填写成品输液发送信息并签名。

（六）成品输液发放运送

1. 发放成品输液,药学人员应与运送工勤人员交接运送任务,按规定时间送至各病区。

2. 成品输液送至各病区后,运送工勤人员与药疗护士当面交接成品输液,共同清点数目,双方签名并记录。

3. 运送工勤人员返回后,运送过程中发生的问题应及时向发药人员反馈并记录。

4. 运送工作结束后,清点转运工具,清洁、消毒成品输液转运箱、转运车。

5. 危害药品成品输液运送过程中须配备溢出处理包。

三、无菌调配操作规程范例

（一）入室规范

1. 工作人员应穿戴好鞋套进入配置中心。

2. 更衣室穿工作服进入控制区。

3. 更换深蓝色拖鞋进入一更室。

4. 更换浅蓝色拖鞋进入二更室。

5. 洗手,戴帽子、口罩、手套,穿连体隔离衣进入配置间。

6. 在指定的位置配药。

（二）加药前准备工作

1. 旋开生物安全柜（钥匙）开关。

2. 待红色指示灯亮,按风机、照明、供电按钮。

3. 取出笔、剪刀、砂轮、纱布块。

4. 用乙醇纱布块擦拭操作台内壁、台面、药物振荡器及玻璃挡板。

5. 拉下玻璃挡板,消毒双手。

（三）开始加药

1. 从传送带上（或指定位置）接收已排好药品的塑料盒。

2. 取出盒内贴瓶签、药物、载体液袋及注射器（按顺序摆放在层流工作台的操作区域中央）。

3. 认真查对贴瓶签处方药物与盒内药物是否有误。

4. 确认无误在贴瓶签指定处签名。

5. 撕开载体药袋、注射器的外包装,揭开西林瓶口的外盖或用砂轮切割安瓿瓶颈处。

6. 消毒载体药袋的液体穿刺口、西林瓶盖或玻璃安瓿分离处。

7. 选择适宜注射器抽吸或稀释粉剂药物。

8. 严格按贴瓶签上药物剂量配制。

9. 按无菌操作规程持注射器将药液注入药袋,并摇匀药液。

10. 再次核对药物,将药袋、注射器、空安瓿瓶及贴瓶签一起放入盒内。

11. 将已完成加药的贮药盒放入传送带。

（四）加药时注意事项

1. 加胰岛素应用 1ml 注射器,并须两人核对签名。

2. 难于溶解的粉剂放入振荡器,取回安瓿时应重新消毒瓶口。

3. 密封式安瓿内的药液应将注射器针尖斜面拉至胶塞最底部将药液抽吸干净。

4. 对 2 袋以上药物加药,应配完一袋放入盒内再配另一袋。

5. 按剂量加药,剩余的药量应保留在注射器内,套好外套备查。

6. 配完 3~4 份药液后应用酒精纱布擦抹消毒台面及双手。

7. 每个操作岗位放置的已配好的贮药盒不可超过 4 盒。

(五)工作结束出室规范

1. 关操作台(旋转操作台上方钥匙)开关。

2. 整理操作台面用物,将剪刀、砂轮、笔放入指定盒内。

3. 用乙醇纱布擦抹操作台面及内壁。

4. 脱手套、帽子、连体隔离衣,更换拖鞋放指定位置。

5. 按入室相反程序洗手、穿工作服、换鞋、更衣室脱工作服挂在指定位置、脱鞋套离开配置中心。

第四节　静脉用药的输送程序

一、接收审核用药医嘱、打印标签的操作规程

1. 审方药师启动用药医嘱信息系统,接收病区处方,同时运行合理用药软件系统自动进行处方审查工作。

2. 审方药师仔细阅读,认真审核处方信息。

(1)处方内容是否完整,包括病区、床号、住院号、患者姓名和年龄等。

(2)处方用药剂量、用法、给药途径是否准确、合理;是否存在重复给药;是否存在配伍禁忌。

(3)再次审核和查询合理用药软件系统审核的结果。

3. 如发现问题,应及时联系病区医生或主班护士,确认其书写或输入的正确性,确认药品使用的合理性,或提出合理意见。

4. 待病区处方医生或其他相关并有资质的医务人员检查、修改(如有改动)或确认(如无改动)医嘱后,药师再一次接收和检查或确认修改后的处方,确认发药。注意:药师可以提出用药建议,但不得擅自修改医嘱。

5. 确认发药后,由电脑程序自动生成该病区的标签(静脉用药调配单)。

6. 审核配置单内容的完整性,配置单内容包括:

(1)患者姓名、年龄、病区、床号。

(2)扫描用条形码:一名患者对应相应唯一条形码。

(3)所加的药物名称、规格、剂量(溶液以"ml"标示,固体以"g"或"mg"标示):名称必须完整、准确、易辨识。所用数量、规格必须准确。

(4)溶媒的名称和量。

（5）给药时间：可提示护士有计划按药学要求为患者给药，确保有效血药浓度，避免用药无规律、遗漏或失效。

（6）给药途径：可提示护士正确用药方式。

（7）批次：按给药时间规律设定，它可以有次序地将药液送到病区，保证护士按序为患者给药。

（8）标签页码、审方药师签名、排药负责人签名、配制负责人等签名。

（9）配制日期和时间、失效时间：确保药品在有效时间范围内使用。

（10）警示系统：药物分类标记、非单剂量用药量标记、避光药物标记、抗肿瘤药物标记等。可提示配制或给药时的注意事项，减少差错发生。

7. 打印出标签，将标签按科室、药物种类、输液批次分类集中打印好后，交排药药师进行排药。

二、排药、贴签、审方、核对的操作规程

1. 排药前药师应仔细阅读、核查输液标签是否准确、完整，如有错误或不全，应告知审方药师校对纠正。

2. 按输液标签所列药品顺序摆备，按其性质、不同用药时间，分批次将药品放置于不同颜色的筐内；按病区、药物性质不同放置于不同的混合调配区内。

3. 排备时需检查药品的品名、剂量、规格等是否符合标签内容，同时注意药品的完好性及有效期，并签名或盖签章。

4. **排备药品注意事项**

（1）摆备青霉素类药品时，首先应确认患者对青霉素有无过敏，每位患者所用同一种药品的批号应是相同的。

（2）在传递至洁净室前，若摆好的药品有尘埃，清洁后方可传入。

（3）每日对用过的塑料筐整理擦洗，以备下次使用。

5. **排药准备室药品的补充**

（1）每日完成摆药后，应及时对摆药准备室短缺的药物进行补充，并应有两人校对。

（2）补充的药品应在专门区域拆除外包装，同时要查看药品的有效期、生产批号、药品质量等，严防错位，如有尘埃，需擦拭清洁后再上架。

（3）补充药品时，应按近期先用的原则。

6. **排药核对操作规程**

（1）将输液标签整齐地贴在输液袋（瓶）上，但不得将原始标签覆盖。

（2）药师（必须是第二者）校对排备药品的正确性，并签名或签章。

（3）将摆有注射剂与贴有标签的输液袋（瓶）的塑料筐通过传递窗送入洁净区操作间，按病区码放于药架（车）上。

三、退药的操作规程

1. 患者至开方医师处，由开方医师检查药品外观是否符合要求，并用红笔开具退药处方，注明退药原因。

2. 由医务科工作人员(院长)在退药处方上写明退药是否合理,并签字盖章。

3. 药房负责人(及其委托人)须同时确认以下退药条件。

(1) 进一步审核药品包装是否完好。

(2) 登记所退药品批号,并核对此批号是否与在库的药品批号一致。

(3) 审核医生与医务科工作人员已经签字的退药处方。

如符合以上要求,由药房药师收下药品,并在发票单正面签名和写下"同意退药"。

4. 收费处凭退药单及发票退还药品全额。

四、成品输液核对的操作规程

1. 检查输液袋(瓶)有无裂纹,输液应无沉淀、变色、异物等。

2. 进行挤压试验,观察输液袋有无渗漏现象,尤其是加药处。

3. 按输液标签内容逐项核对所用输液和空西林瓶与安瓿的药名、规格、用量等是否相符。

4. 核验非整瓶(支)用量的患者的用药剂量和标识是否相符。

5. 各岗位操作人员签名是否齐全,确认无误后核对者应当签名或盖签章。

6. 核查完成后,空安瓿等废弃物按规定进行处理。

五、输液成品包装与配送的操作规程

(一) 包装

经核对合格的成品输液,用适宜的塑料袋包装,按病区分别整齐放置于有病区标记的密闭容器内,送药时间及数量记录于送药登记本,在危害药品的外包装上要有醒目的标记。

(二) 配送

将密闭容器加锁或加封条,钥匙由 PIVAS 和病区各保存一把,配送工人及时送至各病区,由病区药疗护士开锁或启封后逐一清点核对,并注明交接时间,无误后,在送药登记本上签名。

第五节　静脉药物配置实践案例

案例: 注射用紫杉醇(白蛋白结合型)静脉滴注前药物配置

1. 在无菌操作下,每瓶用 0.9% 氯化钠注射液 20ml 分散溶解。

2. 用无菌注射器将 0.9% 氯化钠注射液 20ml 沿瓶内壁缓慢注入,时间不应少于 1 分钟。

3. 勿将 0.9% 氯化钠注射液直接注射到冻干块/粉上,以免形成泡沫。

4. 注入完成后,静置药瓶至少 5 分钟,以保证冻干块/粉完全浸透。

5. 轻轻地摇动药瓶或缓慢地将药瓶上下倒置至少 2 分钟,让瓶内所有冻干块/粉完全分散溶解,避免形成泡沫。

6. 如产生泡沫,静止放置 15 分钟,直到泡沫消退。

7. 分散溶解后瓶内溶液应为乳白色、无可见微粒的匀质液体。如能观察到颗粒,则应再次轻轻地

将药瓶上下倒置,以确保滴注前完全分散溶解,无可见颗粒。如发现沉淀应将药液丢弃。

8. 分散溶解后每毫升悬浮液含 5mg 紫杉醇。准确计算每例患者总给药容积:总给药容积(ml)= 总剂量(mg)÷5(mg/ml)。

9. 按计算的给药容积准确抽取所需的悬浮液注入到新的、无菌聚氯乙烯(PVC)或非 PVC 输液袋中进行静脉滴注。

10. 本品在配制及滴注中不必使用特殊的不含二 -(2- 乙基己基)邻苯二甲酸酯[di-(2-ethylhexyl) phthalate,DEHP]的输液装置。

思考题

1. 简述 PIVAS 中静脉药物配置的操作流程。

2. 简述静脉用药的输送过程及注意事项。

3. 简述 PIVAS 人员配置要求。

(周晓辉)

第九章　处　方　审　核

医疗技术的进步为患者提供了更多元化的治疗手段,但同时也带来了用药复杂性和风险性的增加。药品市场的繁荣使得各类药品琳琅满目,为医生提供了更多的治疗选择,但同时也存在不合理用药、用药错误等潜在风险。处方审核作为临床药学实践的重要环节,其重要性和必要性日益凸显。对处方进行严格的审核,确保用药的合理性、安全性和有效性,成为医疗机构不可或缺的一环。医疗机构应当充分认识到处方审核的必要性和紧迫性,加强处方审核工作的管理和监督,不断提高处方审核的质量和效率,为患者的生命安全和健康权益保驾护航。学习处方审核对于保障患者用药安全、提高药物治疗效果、促进合理用药、降低医疗成本、增强医患信任以及推动药学服务发展等方面都具有重要意义。因此,每一位药学工作者都应该重视并学习处方审核知识和技能。

第一节　概　　　述

处方审核是减少用药错误、保障患者用药安全不可或缺的重要环节。开展处方审核工作,一方面可以有效地将用药风险拦截在处方执行之前,做到问题处方及时拦截、干预,从源头上降低用药错误的发生,规范医师处方行为,全力保障患者用药安全;另一方面也有助于药师转变药学服务模式,为患者提供安全、有效、经济、适当的用药方案和用药安全有关的服务,最大限度地减少患者因不合理处方修改所导致的不良情绪,避免医患纠纷,保证患者在药物治疗中获得最大利益。

一、处方审核的发展现状

(一)药师队伍专业素质不足

我国的药学服务工作起步较晚,当前仍有一些医疗机构尚未开展处方审核工作。药师要做好处方审核工作,做好处方质量把关绝非易事。近年来,随着处方审核工作不断推进,药师作为处方审核的第一责任人,需要针对处方各项内容进行逐一审核,包括合法性、规范性和适宜性,同时要达到处方审核全程的可追溯性,这对药师的职业素质提出了更高的要求,不仅仅是专业理论知识,还包括实践经验、沟通技能等。由于大多数医疗机构存在重医轻药的现象,医院对药师的人才引进和专业化继续教育不够重视,导致药师队伍整体学历水平较低、高层次药师人才稀缺、专业水平参差不齐等问题,少数药师还没有从传统的处方调剂的状态中走出来,仍旧将处方审核作为一种走过场的形式,难以发现处方中关键问题所在,这些都直接影响了处方审核工作的执行效率。在审核处方用药与临床诊断的相符性、用药是否有潜在临床意义、联合用药是否存在药物相互作用和配伍禁忌、特殊人群用药及抗菌药物的合理选择等方面,审核难度依旧较大。

(二) 处方审核的技术手段落后

由于处方审核的技术手段落后,目前大多数医疗机构的处方审核仍然是在各个药房的窗口由药师人工审核完成,虽然能较为准确地识别出处方中的问题,但也无形中增加了药师的工作量和工作难度。尤其是当门诊患者多、处方数量大的时候,药师基本没有足够时间来对每一张处方进行认真细致的审核,从而导致审核沦为一种走过场的形式审查。即使存在许多小问题,只要没有大碍,也会因为可能导致的医、药、患三者之间的矛盾而息事宁人。尽管有些医院引入了电子审方系统,大大减轻了药师的工作量,提高了审方效率,缩短了审方时间,但由于其逻辑判断语句的固化、初期维护费时费力、后期更新不及时等,往往会造成漏判、误判,审方的正确率不高。

(三) 医师对药师审核处方认识不足

医师在诊疗活动中占有非常重要的地位,其开具的处方质量直接决定了患者的治疗效果。然而,有些医师由于缺乏合理用药方面的知识,对处方审核认识不足,加上平时患者数量巨大、诊疗业务繁忙,其开具的某些处方很难通过处方审核和"四查十对"。开具的处方存在多种问题,包括药品用法、用量与说明书不一致,单张门、急诊处方超品种、超时间用药,抗菌药物滥用,临床诊断录入不全,自行增加药品适应证,重复给药,依患者需要开写人情处方等。某些医师对药师给予退回的不规范、不合理处方,持不同看法,不配合更改,抱有怨言甚至发难,这些无形中增加了药师的工作量和工作难度,延长了患者取药等候时间,还可能造成医、药、患三者之间在处方调剂过程中的矛盾,影响正常的诊疗秩序。

(四) 患者对药师信任度不足

由于我国传统的诊疗模式,医师开具处方,药师调剂处方,药师长期处于"配方发药"的地位,其在诊疗活动中作为处方审核的第一责任人的作用尚未受到广泛认同。医院对处方审核的宣传不到位,药师在处方审核过程中与患者沟通也不足,造成患者及其家属对开展处方审核的意义不能认同,尤其是某些患者及其家属,受疾病及医疗费用困扰情绪容易激动,在诊疗活动过程中持有抵触心态。患者容易片面地信任医师,认为药师只要照单拿药不出差错就行,对处方审核过程中发现的问题不信任、不愿等候等。

(五) 处方审核培训体系不够完善

当前,我国尚未建立标准化的审方药师准入机制及考核培训方式,大多数药师接受的是传统药学教育模式,在担任教学及处方审核培训时,尤其对慢性病患者用药缺乏药学治疗管理,在临床思维缜密性等方面缺乏临床经验。缺乏完善的培养专科、全科审方药师的培训制度及带教计划。

二、处方审核的法律依据

处方审核的依据主要是与医疗机构药事管理相关的法律法规。为规范医疗机构处方审核工作,促进临床合理用药,保障患者用药安全,近年来,我国立法机关和卫生行政部门及药品监管机构发布了一系列相关法律法规及规范性文件规范医疗机构处方审核,保障患者用药安全。国家相关部门通过各种法律、政策,强化医疗机构用药安全意识,为医疗机构提高安全用药水平提供指导。

(一)《医疗机构处方审核规范》

2018 年 6 月 29 日,由国家卫生健康委、国家中医药管理局、中央军委后勤保障部联合制定发布了《关于印发〈医疗机构处方审核规范〉的通知》(国卫办医发〔2018〕14 号)。《医疗机构处方审核规范》共包括 7 章 23 条,对处方审核的基本要求、审核依据、审核流程、审核内容、审核质量管理及培训等作出了规定。其中明确规定了药师是处方审核工作第一责任人,药师必须对每份处方进行审核,保障每位患者用药安全。这意味着处方审核已经成为硬性要求,药师审核处方是保证患者用药安全的一道屏障。要求处方审核应在药品调配之前进行,药师可以及时发现用药处方中的问题,并及时和医师沟通,降低发生药物不良事件的风险。同时为保障审核工作的质量,还规定医疗机构要对处方审核全过程建立质量管理机制,审核质量监测指标至少包含处方审核率、处方干预率和处方合理率等。《医疗机构处方审核规范》通过规范处方审核行为,一方面提高了处方审核的质量和效率,促进临床合理用药;另一方面体现了药师专业技术价值,转变药学服务模式,为患者提供更加优质、人性化的药学技术服务。

(二)《中华人民共和国药品管理法》

《中华人民共和国药品管理法》是为了加强药品管理,保证药品质量,保障公众用药安全和合法权益,保护和促进公众健康而制定的法律。2019 年 8 月 26 日,新修订的《中华人民共和国药品管理法》经第十三届全国人民代表大会常务委员会第十二次会议表决通过,于 2019 年 12 月 1 日起施行。其中第七十二条规定医疗机构应当对医师处方、用药医嘱的适宜性进行审核。第七十三条规定依法经过资格认定的药师或者其他药学技术人员调配处方,应当进行核对,对处方所列药品不得擅自更改或者代用。对有配伍禁忌或者超剂量的处方,应当拒绝调配;必要时,经处方医师更正或者重新签字,方可调配。这一规定明确了医疗机构药师调配、审核处方的职责。

(三)《药事管理专业医疗质量控制指标》

2020 年 8 月 4 日,国家卫生健康委发布了《药事管理专业医疗质量控制指标》(2020 年版)(国卫办医函〔2020〕654 号),其中设置了处方审核率、住院用药医嘱审核率、静脉用药集中调配医嘱干预率、门诊处方点评率、门诊处方合格率等指标。

(四)《中华人民共和国医师法》

2021 年 8 月 20 日,第十三届全国人民代表大会常务委员会第三十次会议表决通过《中华人民共和国医师法》,自 2022 年 3 月 1 日起施行。《中华人民共和国医师法》第二十九条规定医疗机构应当建立管理制度,对医师处方、用药医嘱的适宜性进行审核,严格规范医师用药行为。这是继《中华人民共和国药品管理法》后又一次以法律形式规定医疗机构应对医师处方的合理性进行审核。

三、审方药师的资质要求

《医疗机构处方审核规范》中明确规定,从事处方审核的药学专业技术人员应取得药师及以上药学专业技术职务任职资格,并具有 3 年及以上门急诊或病区处方调剂工作经验,接受过处方审核相应岗位的专业知识培训并考核合格。

其中,处方审核的专业知识应包括相关法律、法规、政策,职业道德,工作制度和岗位职责,本岗位的特殊要求、操作规程等,以及药学基本理论、基本知识和基本技能。对于从事中药处方审核的药师,还应包括中医药基本理论、基本知识和基本技能。

四、处方审核的作用

(一)有效降低处方不合格率,确保用药安全

处方审核可以有效降低处方不合格率,审方药师充分发挥专业优势,利用医院信息系统审核处方,能够及时干预问题处方并可使医生的处方行为获得规范,进而能够从源头上明显降低用药错误发生率,并在处方形成之前进行风险拦截,最大限度地使患者用药安全获得保障。一旦发现问题处方,审方药师可以同处方医师实时在线沟通,完成处方修改,真正实现临床业务与药师工作的密切结合。

(二)处方审核关口前移,提高患者就诊效率

处方审核将审核工作的关口提前,降低了患者往返于处方医师与药师之间修改处方的烦琐流程,提高了患者的就诊效率。相对于处方点评,处方审核将审核工作提前,防患于未然,对于减轻医患矛盾发挥着重要作用。

(三)优化医疗资源,使得医、药、患三方共同受益

通过药师的专业把关,提高处方的合格率和合理用药水平,对问题处方进行拦截,对存在潜在风险的处方进行提醒,对可能发生的不良事件进行预警。对医生来说,处方审核为医生增加了一道用药安全门,在防止医疗差错、提高医疗质量方面起到了积极的作用。对药师来说,处方审核可使药师事后点评处方的工作效率获得显著提高,可以减轻药师后期工作负担。对患者来说,处方审核使得用药安全更有保障,更有利于疾病的恢复。处方审核的实施使得医生、药师、患者三方共同受益。

第二节　处方审核内容与形式

处方审核是指药学专业技术人员运用专业知识与实践技能,根据相关法律法规、规章制度与技术规范等,对医师在诊疗活动中为患者开具的处方,进行合法性、规范性和适宜性审核,并作出是否同意调配发药决定的药学技术服务。根据《医疗机构处方审核规范》,审核的处方包括纸质处方、电子处方和医疗机构病区用药医嘱单。

一、处方审核的流程

处方审核的流程按照图9-1进行。目前的处方审核分为系统审核和人工审核两种。首先通过审方系统对医师开具的处方进行分类筛选,对于审方系统筛选出的不合理处方,或是审方系统不能审核的部分,药师应逐一进行人工审核。药师审核为合理的处方,在纸质处方上手写签名(或加盖专用签章)、在电子处方上进行电子签名后,才可以进入收费、调配环节。审核判断为不合理的处方,由药师负责与处

方医师沟通,请其修改或重新开具处方,重新进入审核流程。将人工审核和系统审核相结合,在一定程度上减轻了药师的工作量,又能维持较高的审核正确率。但前提是医院要建立完善的审方规范,对于审方系统和人工审核均有较高的要求。

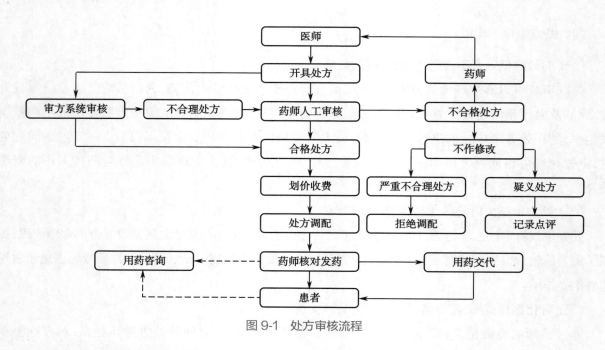

图 9-1　处方审核流程

(一) 审方系统的要求

审方系统应支持电子处方,为处方审核提供必要的电子病历等信息。同时,审方系统应建立相对完整的软件数据库,包含药品说明书、国家处方集、临床应用指南、临床路径、循证医学证据等,并应当在日常审方工作中对数据库进行及时的维护和更新。同时,审方系统也应结合医疗机构的特点和历史数据,建立合适的规则,并具备高速响应机制。例如,审方系统应在医师开具门急诊处方后,立即进入系统审核流程,在规定的响应时间内,根据数据库设定的规则对处方内多项内容进行自动审核。如果处方合格,审方系统可以直接将处方传送至划价收费处,患者缴费后,药师可完成处方调配。如果审核系统审核处方为不合理处方,审核系统会将处方传送至审方药师,由审方药师对处方进行人工审核。审方药师可以与临床医师进行线上沟通,并在预设时间内完成,超过时间,处方将会自动传送至划价处。此外,审方系统还应设置有快捷回复选项,可根据药品说明书、国家处方集等进行直接勾选。

(二) 人工审核的要求

药师人工审核工作主要是针对审方系统筛选出的不合理处方,或审方系统不能审核的处方。由于医院门诊患者较多,医师工作量很大,患者看病时间有限,这就要求药师应当在相对短的时间内,迅速而准确地完成审方工作,既不影响临床医师的正常诊疗时间,又要有效控制不合理用药。药师进行人工审核时,应当针对处方的合法性、规范性、用药适宜性逐一进行审核,应尽可能获取患者的既往病史、用药史、过敏史、疾病禁忌证、医学检查等信息,针对静脉滴注的药物,也应注意关注其滴注速度是否适宜等。对于经由药师人工复核后尚未通过的处方,临床医师可以对处方进行修改,也可以将处方强制传至划价系统,强制生成的处方会被审核系统后台记录,之后会进入处方点评流程。

二、处方的合法性审核

在处方审核过程中,药师应首先了解相关法律法规,明确工作要求的同时,快速识别处方审核可能存在的法律风险点。《医疗机构处方审核规范》第十三条对处方的合法性审核内容作了相关规定,处方合法性审核内容包括以下几个方面:①处方开具人是否根据《执业医师法》取得医师资格,并执业注册;②处方开具时,处方医师是否根据《处方管理办法》在执业地点取得处方权;③麻醉药品、第一类精神药品、医疗用毒性药品、放射性药品、抗菌药物等药品处方,是否由具有相应处方权的医师开具。根据《医疗机构处方审核规范》及国家其他法律法规条例,当药师进行处方审核时,首先应判断处方的合法性。处方的合法性审核应当重视医师的处方权限、特殊药品处方的开具条件、处方的时效性等方面。

(一) 医师的处方权限

处方医师应具有相应药品的处方权,且无超地点、超专业范围执业。当前,多数医疗机构对于医师处方权限的授予已实现信息化管理,药师在审核医师处方合法性方面可以基于信息化手段从权限源头进行控制。但是对于还未实现信息化权限管理的医疗机构,药师在审核医师处方合法性时需要格外留意,医师签名式样或专用签章与本医疗机构的备案留存应当一致,不得随意改动,否则应当重新登记留样备案。此外,还应注意试用期人员的处方有效性及进修医师的处方权限问题。《关于印发第一批国家重点监控合理用药药品目录(生化药及生物制品)的通知》(国卫办医函〔2019〕558号)的文件中,对开具中成药和中药饮片相关的医师资质进行了规定。目前,各医疗机构西医医师开具中成药处方的现象普遍存在,但是根据相关规定,部分医师尚未取得中成药处方开具的资格,药师还应协助医务部门完成相应权限的资格认定和授予工作,并按规定进行处方合法性审核。

(二) 特殊药品处方的开具条件

《中华人民共和国药品管理法》第一百一十二条规定,国务院对麻醉药品、精神药品、医疗用毒性药品、放射性药品、药品类易制毒化学品等有其他特殊管理规定的,依照其规定执行。下文分别对麻醉药品、第一类精神药品、毒性药品、放射性药品等药品的处方合法性审核做出说明。

1. **麻醉药品和第一类精神药品处方合法性审核**　为了规范麻醉药品和第一类精神药品的流通和使用,国家相关部门的多项法律法规涉及其管理。目前,对于麻醉药品和第一类精神药品处方的合法性审核主要以《麻醉药品和精神药品管理条例》的相关要求为审核依据。该条例相关条款对医师开具麻醉药品和第一类精神药品处方的合法性做了明确要求。药师在审核医师麻醉药品和第一类精神药品处方时,需要格外留意处方医师是否具有本医疗机构授予的麻醉药品和第一类精神药品处方权限,处方签名与留样是否一致。

2. **毒性药品处方合法性审核**　《医疗用毒性药品管理办法》是为加强医疗用毒性药品的管理,防止中毒或死亡事故的发生,根据《中华人民共和国药品管理法》的规定制定。参照《医疗用毒性药品管理办法》相关条款,药师在审核毒性药品处方合法性时,应注意常规审核医师是否有开具医疗用毒性药品处方的权限。

3. **放射性药品处方合法性审核**　《放射性药品管理办法》(2022年修订)规定医疗单位设置核医学科室(同位素室),必须配备与其医疗任务相适应的并经核医学技术培训的技术人员。非核医学专业技术人员未经培训,不得从事放射性药品使用工作。目前,对于医师开具放射性药品的权限问题尚无相关法规单独明确提出。

（三）处方的时效性

根据《处方管理办法》相关规定,处方开具当日有效,特殊情况下需延长有效期的,由开具处方的医师注明有效期限,但有效期最长不得超过 3 天。所谓的特殊情况是指在处方开具的当日,因患者或医院双方的特殊原因,患者当日不能执行处方,需延长有效期,如医院信息系统当日瘫痪或出现大面积停电现象,抢修不及时,需延时或改日执行处方。或者由于患者本身原因,不能当日执行处方,需延长处方有效期。同时为住院患者开具的麻醉药品和第一类精神药品处方应当逐日开具。

三、处方的规范性审核

处方的规范性是指医师在开具处方时,书写应规范、完整不缺项、字迹清晰无误。《医疗机构处方审核规范》第十四条对处方的规范性审核内容作了相关规定:①处方是否符合规定的标准和格式,处方医师签名或加盖的专用签章有无备案,电子处方是否有处方医师的电子签名;②处方前记、正文和后记是否符合《处方管理办法》等有关规定,文字是否正确、清晰、完整;③条目是否规范。具体的处方规范性审核内容如下:

（一）处方前记的规范性审核

处方的前记应包括医疗机构名称,处方编号,费别,患者姓名、性别、实足年龄,门诊或住院病历号,科别或病室和床位号,临床诊断,开具日期等,并可添列专科特殊要求的项目。《处方管理办法》对处方前记应注意的不同事项作了规定。对新生儿(0~28 天)、婴幼儿(0~3 岁)应写日龄、月龄,必要时要注明体重,以便精确计算药物剂量。例如新生儿的实际年龄为 25 天,不能简写成 1 个月;婴幼儿的实际年龄为 1 岁 1 个月,不能简写成 1 岁。当患者为孕妇时,处方应体现其孕妇身份,记载临床诊断时应注明妊娠周期。书写临床诊断时,应罗列出所有的临床诊断,以便药师审核处方用药是否与临床诊断相符。如为麻醉药品和第一类精神药品处方还应当填写患者身份证编号、代办人的姓名和身份证编号。

（二）处方正文的规范性审核

处方正文是处方的重要组成部分,主要包括药品名称、剂量、规格、用法用量等。其中药品名称、药品剂量及药品用法用量是药师审核处方的关键内容。《处方管理办法》对审核处方正文需注意的事项作了相关规定。

1. 药品名称、剂量、规格、用法用量书写要准确规范。

（1）药品名称应当使用规范的中文名称书写,没有中文名称的可以使用规范的英文名称书写。

（2）医师开具处方时必须使用经药品监督管理部门批准并公布的药品通用名称、新活性化合物的专利药品名称和复方制剂药品名称,或使用由原卫生部公布的药品习惯名称,不得自行编制药品缩写名称或者使用代号。

（3）医院制剂应当使用药品监督管理部门正式批准的名称。

（4）药品剂量用阿拉伯数字准确书写。剂量应当使用法定剂量单位:重量以克(g)、毫克(mg)、微克(μg)、纳克(ng)为单位;容量以升(L)、毫升(ml)为单位;酶活力单位以国际单位(IU)、单位(U)为单位;片剂、丸剂、胶囊剂、颗粒剂分别以片、丸、粒、袋为单位；溶液剂以支、瓶为单位；软膏及乳膏剂以支、盒为单位；注射剂以支、瓶为单位，应当注明含量；中药饮片以剂为单位。

（5）药品用法可用规范的中文、英文、拉丁文或者缩写体准确书写，但不得使用"遵医嘱""自用"等含糊不清字句。

2. 药品用法用量应当按照药品说明书规定的常规用法用量使用，特殊情况需要超剂量使用时，应当注明原因并再次签名。

3. 开具西药、中成药处方，每一种药品应当另起一行，每张处方不得超过 5 种药品。

4. 开具处方后的空白处画一条斜线以示处方完毕。

（三）处方后记的规范性审核

处方后记包括医师签名信息和药品金额及审核、调配、核对、发药的药学专业技术人员签名。根据《处方管理办法》规定，开具处方的医师须在处方规定处签名或盖专用签章，医师签名式样和专用签章要规范，须与在本医疗机构的留样一致，不得任意改动，否则应当重新登记留样备案。处方除了具有法律性、社会性，还具有经济性，医师开好的处方须缴费后方可取药。

（四）抗菌药物处方开具权限规定

医师经过所在医疗机构抗菌药物临床应用知识和规范化管理培训并考核合格后，方可获得抗菌药物的处方权。具有初级专业技术职务任职资格的医师，可授予非限制使用级抗菌药物处方权。具有中级以上专业技术职务任职资格的医师，可授予限制使用级抗菌药物处方权。具有高级专业技术职务任职资格的医师，可授予特殊使用级抗菌药物处方权，且特殊使用级抗菌药物不得在门诊使用。患者病情需要应用特殊使用级抗菌药物，应具有严格临床用药指征或确凿依据，经抗感染或有关专家会诊同意，处方需经具有高级专业技术职务任职资格的医师签名。如遇抢救等紧急情况，医师可以越级使用抗菌药物。越级使用抗菌药物应当详细记录用药指征，并于 24 小时内补办越级使用抗菌药物的必要手续。

（五）中药处方的规范性审核

中药处方是医生对患者的病情进行辨证后所开具的医疗文书，是药剂人员调配药物和指导患者用药的依据。中药处方规范化直接关系到患者用药的安全性、有效性。《医疗机构处方审核规范》规定中药饮片、中成药的处方书写应当符合《中药处方格式及书写规范》（国中医药医政发〔2010〕57 号）。《中药处方格式及书写规范》规定中药饮片处方的书写，应当遵循以下要求：

（1）应当体现"君、臣、佐、使"的特点要求。

（2）名称应当按现行版《中华人民共和国药典》规定准确使用，现行版《中华人民共和国药典》没有规定的，应当按照本省（区、市）或本单位中药饮片处方用名与调剂给付的规定书写。

（3）剂量使用法定剂量单位，用阿拉伯数字书写，原则上应当以克（g）为单位，"g"（单位名称）紧随数值后。

（4）调剂、煎煮的特殊要求注明在药品右上方，并加括号，如打碎、先煎、后下等。

（5）对饮片的产地、炮制有特殊要求的，应当在药品名称之前写明。

（6）根据整张处方中药味多少选择每行排列的药味数，并原则上要求横排及上下排列整齐。

（7）中药饮片用法用量应当符合现行版《中华人民共和国药典》规定，无配伍禁忌，有配伍禁忌和超剂量使用时,应当在药品上方再次签名。

(8)中药饮片剂数应当以"剂"为单位。

(9)处方用法用量紧随剂数之后,包括每日剂量、采用剂型(水煎煮、酒泡、打粉、制丸、装胶囊等)、每剂分几次服用、用药方法(内服、外用等)、服用要求(温服、凉服、顿服、慢服、饭前服、饭后服、空腹服等)等内容,例如:"每日1剂,水煎400ml,分早晚两次空腹温服"。

(10)按毒麻药品管理的中药饮片的使用应当严格遵守有关法律、法规和规章的规定。

《中药处方格式及书写规范》指出,中成药处方的书写应当遵循以下要求:

(1)按照中医诊断(包括病名和证型)结果,辨证或辨证辨病结合选用适宜的中成药。

(2)中成药名称应当使用经药品监督管理部门批准并公布的药品通用名称,院内中药制剂名称应当使用经省级药品监督管理部门批准的名称。

(3)用法用量应当按照药品说明书规定的常规用法用量使用,特殊情况需要超剂量使用时,应当注明原因并再次签名。

(4)片剂、丸剂、胶囊剂、颗粒剂分别以片、丸、粒、袋为单位,软膏及乳膏剂以支、盒为单位,溶液制剂、注射剂以支、瓶为单位,应当注明剂量。

(5)每张处方不得超过5种药品,每一种药品应当分行顶格书写,药性峻烈的或含毒性成分的药物应当避免重复使用,功能相同或基本相同的中成药不宜叠加使用。

(6)中药注射剂应单独开具处方。

四、处方的用药适宜性审核

处方的用药适宜性审核是处方审核的重点和难点,是对处方用药的安全性、有效性、经济性作出判断,并对存在安全性、合理性问题的用药进行事前干预。《医疗机构处方审核规范》对处方的适宜性审核作出以下要求:

(一)西药及中成药处方应当审核的项目

1. 处方用药与诊断是否相符。

2. 规定必须做皮试的药品,是否注明过敏试验及结果的判定。

3. 处方剂量、用法是否正确,单次处方总量是否符合规定。

4. 选用剂型与给药途径是否适宜。

5. 是否有重复给药和相互作用情况,包括西药、中成药、中成药与西药、中成药与中药饮片之间是否存在重复给药和有临床意义的相互作用。

6. 是否存在配伍禁忌。

7. 是否有用药禁忌:儿童、老年人、孕妇及哺乳期妇女、脏器功能不全患者是否有禁忌使用的药物,患者用药是否有食物及药物过敏史禁忌证、诊断禁忌证、疾病史禁忌证与性别禁忌证。

8. 溶媒的选择、用法用量是否适宜,静脉输注的药品给药速度是否适宜。

9. 是否存在其他用药不适宜情况。

(二)中药饮片处方应当审核的项目

1. 中药饮片处方用药与中医诊断(病名和证型)是否相符。

2. 饮片的名称、炮制品选用是否正确,煎法、用法、脚注等是否完整、准确。

3. "毒麻贵细"饮片是否按规定开方。

4. 特殊人群如儿童、老年人、孕妇及哺乳期妇女、脏器功能不全患者是否有禁忌使用的药物。

5. 是否存在其他用药不适宜情况。

五、特殊药品处方的审核

麻醉药品、精神药品、医疗用毒性药品、放射性药品是医疗机构中需要特殊管理的药品。在进行特殊药品的处方审核时,应充分重视特殊药品在用药过程中易发生的问题,降低临床用药的风险,保障患者用药的安全、有效、经济适当。根据《麻醉药品临床应用指导原则》、《精神药品临床应用指导原则》、药品说明书及高警示药品目录进行审核,应重点关注其用药适宜性。

(一) 适应证审核

特殊药品的适应证、功能主治、作用与用途应与临床诊断或病情相符。如患者的临床诊断为高血压,开具药品为艾司唑仑片。艾司唑仑与抗高血压药及利尿降压药合用,降压药作用增强,但艾司唑仑适应证为抗焦虑、失眠,或用于紧张、恐惧及抗癫痫和抗惊厥,并没有抗高血压的适应证。因此开具艾司唑仑片属于适应证不适宜。

(二) 特殊药品遴选的适宜性

审核特殊药品是否用于有用药禁忌的特殊人群(孕妇、哺乳期妇女、儿童及特殊疾病史者),特殊药品的选择是否受到患者的性别、年龄的影响。如支气管哮喘的患者禁止选用枸橼酸芬太尼注射液。

(三) 用法与用量的适宜性

用药疗程、给药频次、给药时间、给药剂量应当合理,溶媒的选择、停药的方法应当恰当。如盐酸羟考酮缓释片必须整片吞服,不得掰开、咀嚼或研磨。如果掰开、嚼碎或研磨药片,会导致羟考酮的快速释放与潜在致死量的吸收。给药频次应严格控制为每 12 小时服用一次,而不是一天两次。

(四) 剂型或给药途径的适宜性

应根据临床诊断选取适当的剂型及给药途径,原则上能采取口服给药的,不应选用注射给药;只可肌内注射的,不可采取静脉注射的方式;只能缓慢滴注的,不可开具快速推注的给药方式。如地西泮注射液用于破伤风解痉时,静脉滴注速度应放缓,每分钟 2~5mg。

(五) 药物相互作用

联合用药应当有联合用药指征,应避免产生拮抗作用或配伍禁忌。药物配伍后不应产生更强的毒副作用,也不应产生过度的治疗作用,超出机体耐受范围从而危害患者健康。如苯巴比妥若作为肝药酶诱导剂,与华法林合用,可降低后者的药效,增加患者的出血风险。

第三节 处方审核要点

一、处方适宜性审核要点

处方审核是实现以患者为中心的临床药学服务的必备工作,是降低不合理用药率,保障患者用药安全、有效、经济、适当的必要手段。处方的适宜性审核是体现药师专业技术与存在价值的重要环节,也是处方审核的重中之重。

(一)适应证审核

适应证是指药物根据其用途,采用准确的表述方式,明确用于预防、诊断、治疗、缓解或者辅助治疗某种疾病或者症状。在制订治疗方案和开具处方时,药物的适应证应与患者病理、病因、病情、临床诊断相符合。适应证审核是审查处方用药与临床诊断是否相符,是处方适宜性审核的第一步。适应证审核的关键在于了解临床治疗的原则,根据临床诊断的疾病病因、临床表现、并发症,药物的药效学、药代动力学、禁忌证,作出两者是否相符及适宜的判断。故医师应把患者每个需要治疗的疾病全部列于诊断上,药师根据诊断,逐一进行药品审核。处方上每一种药物均应与临床诊断相符,如不相符,药师应与医师沟通,更换药品。如诊断不全,应补全诊断。处方用药与临床诊断不符主要包括以下几种情况:

1. 超适应证用药 处方开具的药品说明书中的适应证、功能主治、作用与用途与临床诊断或病情不符,则视为超适应证用药。例如临床诊断为高血压,医师处方开具的是雷公藤多苷片,其主要用于风湿热瘀、毒邪阻滞所致的类风湿性关节炎,肾病综合症,白塞氏三联症,麻风反应,自身免疫性肝炎等,并无降血压作用;临床诊断为高脂血症,医师处方开具的是盐酸二甲双胍片,其适应证为单纯饮食控制及体育锻炼控制血糖无效的 2 型糖尿病,亦无降血脂作用。

2. 过度治疗用药 使用的治疗手段超出了疾病诊疗的根本需求,采用非"金标准"的治疗手段,不符合疾病规律和特点。例如顺铂、氟尿嘧啶、表柔比星和依托泊苷联用治疗食管癌,后两者的加入不仅疗效没有显著提升且会产生较大的毒性作用。

3. 禁忌证用药 禁忌证用药是指药物不适用于某些疾病,或不适用于某些特定人群,采用后反而有害。例如布洛芬用于缓解重度高血压患者的头痛、关节痛等症状,由于存在前列腺素合成抑制作用会使水、钠潴留,因此有可能使血压进一步升高。

(二)药物皮试审核

药品进入体内后形成了抗原,引起机体发生变态反应,这些药物使用前必须做皮试,即通过皮内注射少量药品以检测机体是否会发生过敏反应的一种方法。《中华人民共和国药典临床用药须知》《抗菌药物临床应用指导原则》及药品说明书明确规定了必须做皮试的药物,包括青霉素类抗菌药物(注射和口服剂型)、抗毒素、类毒素、免疫血清、门冬酰胺酶、细胞色素 C 及有机碘造影剂等。如果处方上开具了在使用前须做皮试的药品,医师应在开具处方的同时注明皮试用药和皮试医嘱,需要根据皮试结果发药的处方上还应注明皮试结果。皮试结果为阳性者不得使用,由医师改换其他药品,结果阴性者方可使用该药。

1. **抗菌药物皮试要求**

(1) 青霉素类药品使用前必须做皮试,青霉素在水溶液中不稳定,皮试液一般应现配现用,更换不同批号药物、更换同类药物或者停药3天以上者,均需要重新做皮试。《青霉素皮肤试验专家共识》中指出,存在以下情况时禁止进行皮试:①近4周内发生过速发型过敏反应者;②过敏性休克高危人群,如哮喘控制不佳、小剂量过敏原导致严重过敏反应病史;③有皮肤划痕症,皮肤肥大细胞增多症,急、慢性荨麻疹等皮肤疾病。

(2) 头孢菌素类药物皮试按药品说明书要求,药品说明书规定做皮试的必须做皮试,且不能使用青霉素皮试液代替,也不能用某种头孢菌素的皮试液代替其他种类头孢菌素进行皮试。对于药品说明书上未明确规定需要做皮试的头孢菌素,则需临床根据患者是否为过敏体质、既往药物过敏史、患者的患病严重程度等综合考虑是否进行皮试。

2. **生物制品皮试要求** 对于多数生物制品,尤其是源自动物血清蛋白的药物,说明书可能会要求在使用前进行皮试。

3. **其他药物皮试要求** 除了抗菌药物和部分生物制品外,如细胞色素C、青霉胺、普鲁卡因、门冬酰胺酶、鲑鱼降钙素、胸腺肽注射液等,在使用前也应当进行皮试。

4. **皮试存在的问题**

(1) 一些药物在《中华人民共和国药典临床用药须知》中并不要求做皮试,而部分厂家的说明书中却要求做皮试,给临床的实际操作造成了困扰。比较常见的如头孢菌素注射液使用前是否需要做皮试,就存在着诸多争议。

(2) 同种成分的药物由于生产厂家不同而对皮试的要求不一致,如维生素 B_1 注射液等。

(3) 医院审方系统中没有及时更新患者的皮试情况、不能记录患者上次就诊的皮试结果,都会影响审方药师的实际工作。

(4) 某些药物只能由患者取药后用原药配置皮试液,处方前置审核存在困难,皮试审核更多是由护士完成的。

(三) 处方的剂量和用法是否正确

正确的给药剂量,是保证有效血药浓度的基础,能保证治疗有效。剂量(包括药物浓度)过大或过小均不适宜,更不可超出最大剂量。处方上药品用法用量应与药品说明书中推荐的用法用量相一致,特殊情况下,药品剂量超出说明书中推荐的给药剂量时,医师须在处方上注明理由并签字盖章。处方剂量和用法的审核主要指药品给药剂量、给药频次、给药疗程和给药浓度是否与药品说明书一致。

1. **给药剂量审核** 给药剂量不正确是指每次或每日剂量不正确,剂量过大或过小。有的处方超过了日最大剂量或是在不超过日最大剂量的前提下通过加大剂量、增加用药频次达到多开药的目的。有的处方单次给药剂量大于或小于说明书规定剂量,且单次给药剂量与药品规格不匹配,导致用药剂量不准确。

2. **给药频次审核** 给药频次不正确是指两次用药的时间间隔不正确,使用频率过低或过高。两次给药间隔时间应根据药物的药代动力学参数消除半衰期来定,半衰期长的,给药间隔时间可长些,半衰期短的,给药间隔时间就短些,疗程主要视病情而定。对于感染性疾病、易复发的疾病,应足疗程足量治疗,以免细菌产生耐药性和疾病复发。如头孢呋辛钠为时间依赖性抗菌药物,其半衰期为 1.2 小时,若每日给药 1 次难以维持有效的血药浓度,不仅达不到治疗效果,反而容易导致细菌耐药性的产生。对于一些半衰期比较长或特殊的缓控释剂型药物,缩短给药时间间隔,易导致药物在体内蓄积,引起不良反应或造成浪费。此外,某些药物需要特殊的给药间隔,如口服阿奇霉素,支原体感染的肺炎患者一般服药 3 天后停药 4 天,如此重复至治疗结束。女性患者的雌激素治疗一般要求避开生理期,于月经结束后服用,至下次月经之前停药。

3. 给药疗程审核 给药疗程不正确是指一个疗程的用药时段过长或不足。如幽门螺杆菌阳性的患者,需要采取雷贝拉唑、克拉霉素、枸橼酸铋钾、甲硝唑四联治疗方案,连续给药 14 天方可达到根治效果。

4. 给药浓度审核 给药浓度不正确是指液体制剂没有按规定的浓度配制给药或静脉滴速不正确。如盐酸雷尼替丁注射液用于上消化道出血时应缓慢滴注,滴注过快时可引起心动过缓,故必须控制输液速度。利巴韦林注射液必须用氯化钠注射液或葡萄糖注射液稀释成 1mg/ml 后方可使用。

(四)选用剂型与给药途径是否适宜

剂型是为适应治疗或预防的需要而制备的药物应用形式,如片剂、胶囊剂、缓控释胶囊(片)、注射剂、吸入剂、膏剂、透皮吸收贴剂等。各类制剂的质量要求不一样,发挥作用的速度也不一样,给药途径也各有差异。适宜的剂型加上正确的给药途径对发挥药效、减少药物毒副作用、方便患者用药、方便医护人员使用具有重要意义。临床使用药物应根据疾病的轻重缓急选择不同的给药途径和与给药途径相适应的药物剂型。如危重抢救的患者和新生儿应选择静脉给药途径,并且应选用与静脉给药途径相适应的注射剂型;普通患者和慢性病的患者可选择口服给药途径,故可选用口服剂型的片剂、胶囊剂、缓控释胶囊(片)等。

针对剂型与给药途径方面,首先应审核所选药品的剂型是否与说明书中正确的给药途径相对应,如口服制剂(胶囊、口服液等)是否为口服给药、注射剂是否为注射给药等。其次要审核处方医师开具的药品给药途径是否适宜,因为同种药物,不同的给药途径也可以产生迥异的治疗效果,例如硫酸镁肌内注射可用于治疗子痫,口服可以导泻,而湿敷可以消肿。如果临床诊断是子痫,处方却开硫酸镁口服,则处方医师开具的药品给药途径不适宜。常见的药品剂型和给药途径不适宜的情况如下:

1. 缓释片、控释片咀嚼或者碾碎服用 缓释片、控释片服用后能维持稳定有效的血药浓度,对提高药物疗效、减少服药次数均具有重要作用。咀嚼或者碾碎后服用,破坏了剂型结构,不具有缓释、控释的功能,可导致药物在短时间内大量释出,血药浓度增高,发生毒性反应或不良反应的可能性大大增加。同时大部分缓释片、控释片也不建议掰开服用,如通过单层膜溶蚀系统、渗透泵系统实现缓释作用的药物,掰开会引起体内药物浓度骤然上升。极少部分缓控释片通过独特的微囊技术,此类药品生产时多已做好明显的刻痕可供掰开服用,但仍不可咀嚼或者碾碎服用。例如硝苯地平缓释片咀嚼后药物很快被吸收,会出现血压迅速下降的现象。

2. 胶囊剂打开服用 胶囊剂的胶囊壳对药物起遮味、保护等作用。目前临床上为了儿童用药方便,常把成年人用的胶囊剂打开用于儿童,这样不仅破坏了胶囊壳的保护作用,同时可能释放药物的不良异味、增加药物的刺激性和副作用,造成儿童恶心、呕吐等不良反应,同时还会增加药物污染的概率。

3. **肠溶片剂掰开或碾碎服用** 肠溶片剂外的肠溶衣对药物的片芯起保护作用:一方面防止药物在胃液中水解而降低疗效;另一方面减少药物对胃黏膜的刺激。临床上为了儿童或老年人使用方便,常把肠溶片剂掰开或碾碎服用,易导致药物疗效较低,不良反应增加。如胰酶片、头孢呋辛酯片等掰开使用疗效降低,红霉素肠溶片、阿司匹林肠溶片、吲哚美辛肠溶片等掰开使用可能造成胃溃疡、胃出血等不良后果。

4. **舌下含片或口腔含片用于口服** 舌下含片是根据药物的脂溶性特点,制成舌下黏膜给药,吸收完全而迅速发挥全身疗效的片剂。如硝酸甘油片,舌下含服的生物利用度为 80%,直接口服的生物利用度只有 8%,两者的生物利用度相差 10 倍,直接口服不能发挥急救的作用。口腔含片是口腔及咽部局部给药,具有局部治疗功能,如草珊瑚含片、西地碘含片等,改为口服给药无法达到局部治疗的目的。

5. **注射剂用于口服或外用** 注射剂口服可能被消化液或胃液酶破坏,从而失效或减效,或是刺激消化道黏膜造成不良反应等。注射剂外用可能只发挥局部作用,而达不到全身给药的目的。

6. **肌内注射剂用于静脉注射或静脉滴注** 由于同一药物不同规格的注射剂所用的溶媒不同,工艺处方不同,制剂工艺和质量标准要求不同,随意替代使用可能引起严重的不良反应,甚至危及患者的生命安全。如黄体酮注射液为油溶液型注射液,仅供肌内注射不得用于静脉给药;注射用苄星青霉素为混悬型注射剂,仅可肌内注射。

7. **静脉滴注的注射剂用于静脉推注** 静脉推注药液是为了快速治疗或急需达到一定血药浓度的一种常用方法。但某些药物静脉推注毒副作用较大,甚至可能引起呼吸抑制;有些药物局部刺激较大,静脉推注可引起注射部位剧痛、静脉炎或组织坏死,这些药物需要充分稀释后方可静脉滴注给药。如 10% 氯化钾注射液,静脉推注后血钾浓度迅速上升,损害心肌,甚至可能导致患者猝死;万古霉素局部注射刺激强烈,容易造成组织坏死,需充分稀释后,控制滴速缓慢滴注。

8. **注射剂用于滴眼使用** 注射剂、滴眼剂有不同的质量标准和质量要求。眼睛是人体重要器官,也是最脆弱的器官,因此眼用制剂在某些方面有其特殊的标准和要求。如 pH、渗透压等要求不同于注射剂,将注射剂滴眼使用可能导致眼部不良反应。

9. **滴眼剂用于滴耳** 滴眼剂与滴耳剂溶剂不同,滴眼剂的溶剂以水性、油性为主,而滴耳剂除水性、油性溶剂外,还可能使用乙醇为溶剂。例如将氧氟沙星滴眼液用于化脓性中耳炎的治疗,剂型与给药途径不匹配。滴耳剂常加入溶菌酶、玻璃酸酶以淡化分泌物,促进药物渗透,而滴眼剂渗透性一般较差,且一般无菌要求高,价格也较贵。

（五）是否存在重复用药情况

重复用药是相同活性成分的不同药物制剂同时使用,在治疗疾病的过程中,常需要联合用药,由于医生不能了解所有药品的成分或在不知情的情况下,同时使用相同的药物,造成重复用药。特别是我国独有的中草药、中成药及含有中药、化学药物成分的复方制剂,品种多、成分复杂,一药多名、听似药品、同名异药的现象多见,在临床实际应用时,容易出现重复用药的情况。

1. **同种药物重复使用** 如患者同时或相近时间内就诊多个科室,医生不知情,针对相同的病症开了相同的药物,患者不是同时在同一发药窗口取药,药师没有发现,患者把药取回家后,将每位医生开的药都服用了,这样就造成相同药品重复使用。

2. 药物成分相同但通用名不同或不同剂型的药物重复使用 如血栓通胶囊与血塞通胶囊的有效成分均为三七总皂苷。

3. 同类药物、相同作用机制的药物合用 重复用药使药物使用剂量增大,药物的疗效在一定剂量范围内,疗效与剂量呈依赖性关系,超出这个剂量范围,药物的疗效不再随剂量的增大而增大,反而发生不良事件,甚至会致残致命。如非甾体抗炎药具有良好的解热、镇痛和抗炎作用,临床使用十分广泛,但其不良反应也十分明显,同时使用两种或两种以上的非甾体抗炎药,会导致不良反应发生率增加。格列美脲片、格列本脲片、格列齐特缓释胶囊均为磺酰脲类降血糖药,通过与胰岛 β 细胞膜上的磺酰脲受体结合,促使胰岛素分泌而发挥降血糖的作用。不宜 2 种或 2 种以上的磺酰脲类药物同时使用。体内的磺酰脲受体数量一定,不会随着药物剂量的增大而增多,超出常用剂量或联合使用 2 种或更多的作用机制相同的药物,并不能增加疗效,反而会增加低血糖的风险。因此,药师在审方的时候应掌握各药品的作用机制及组成,有审方系统的可查询患者的用药史。

4. 含化学药物组分的中成药与相同化学药物组分的药物同时使用 中成药复方制剂中的化学药物成分的重复用药问题在处方审核中容易被忽视,当处方中出现中成药和化学药物时,药师应及时关注药品成分是否重复,同时关注重叠的药物的剂量,避免因重复的药物剂量过大导致严重药物不良反应。在中成药的复方制剂中,常见的化学药物成分有解热镇痛药(对乙酰氨基酚、吲哚美辛、阿司匹林)、降血糖药(格列本脲)、抗组胺药(氯苯那敏、苯海拉明)、中枢兴奋药(咖啡因)、中枢镇静药(异戊巴比妥、苯巴比妥)、抗病毒药(金刚烷胺)、平喘药(麻黄碱)、利尿剂(氢氯噻嗪)等。

(六) 是否存在药物相互作用

药物相互作用是指患者同时或在一定时间内先后服用两种或两种以上药物后所产生的复合效应,可使药效加强或副作用减轻,也可使药效减弱或出现不应有的毒副作用。作用加强包括疗效提高和毒性增加,作用减弱包括疗效降低和毒性减少。

1. 化学药物相互作用

(1) 化学药物相互作用对药代动力学的影响:处方中是否存在两种或两种以上药物合并或序贯使用影响药物的吸收、分布、代谢、排泄,从而使药物发生药代动力学的改变。

1) 影响吸收:①大部分药物呈弱酸性或弱碱性,其吸收的快慢取决于环境的 pH 大小及药物本身固有的解离常数 pK_a。如抗真菌药物伊曲康唑口服后,需要在酸性环境下才易被吸收,因此不宜与抗酸药、抗胆碱药、H_2 受体拮抗剂或质子泵抑制剂等合用。如需合用,则至少应间隔 2 小时。②含二价或三价的金属离子(钙制剂、含铁制剂、镁、铝盐等)药物,在胃肠道内可与某些药物发生相互作用,形成难溶性络合物。③一些药物会通过影响胃肠动力而影响其他药物的吸收。如地高辛与促胃动力药合用时,血药浓度可降低 30% 左右;而抑制胃肠蠕动的药物则可使其血药浓度增加 30% 左右,可能引发地高辛中毒。

2) 影响分布:药物吸收入血液之后会随着血液循环,到达各组织器官细胞,并在不同部位富集。这种富集可针对性治疗某种器官组织疾病,但也可能导致相关器官的毒性反应。一般情况下,与血浆蛋白亲和力较大的药物可将另一种亲和力较小的药物从结合状态中置换出来,导致后者血药浓度升高。

3）影响代谢：肝脏是药物代谢的主要器官，肝脏在对药物或内、外源物进行生物转化时依赖肝微粒体中的多种酶系，其中最重要的是 CYP450 酶。许多化学药物都是 CYP450 酶的底物、抑制剂或诱导剂，联用时易发生 CYP450 酶介导的相互作用。如尼群地平口服生物利用度低下，水飞蓟宾与尼群地平联用可以抑制多种 CYP450 酶和 P- 糖蛋白活性，提高尼群地平的生物利用度。

4）影响排泄：肾脏是药物排泄的主要器官，药物的排泄与尿液的 pH 有关。如尿液呈酸性时有更多的酸性药物会从尿液中重吸收返回血液，从而延长、加强药物的活性，而尿液呈碱性时则会使其排泄增加。另一种作用机制为两种药物竞争肾小管的同一个主动转运系统，减少其排泄，延长药物作用时间。如阿司匹林可抑制地高辛、甲氨蝶呤的排泄，合用可增加后者的血液毒性。碘造影剂会抑制阿卡波糖的排泄，增加其在体内的蓄积。

（2）化学药物相互作用对药效学的影响：处方中是否存在药物效应的协同和拮抗作用，特别要注意因为药物副作用的相加导致的严重不良反应。如华法林与阿司匹林同服，导致胃出血的风险会提高。他克莫司可导致肾损伤，与氨基糖苷类、糖肽类抗菌药物、两性霉素 B 及非甾体抗炎药等药物合用，会加重肾毒性。

2. 中药、化学药物相互作用　中药、化学药物相互作用是指患者在合用或先后服用化学药物与中药（包括中成药、汤剂和复方制剂）时，导致中药、化学药物或者中药和化学药物效用均发生变化的现象。合理的药物作用能够增加药效，减少副作用，但是由于中成药的构成较为复杂，与化学药物结合可能会导致药效降低，副作用增加。

（1）中药、化学药物相互作用对药代动力学的影响

1）影响吸收：中药、化学药物联用后，可生成络合物或复合物，改变药物溶解度，或通过改变胃肠道酸碱度、肠道菌群，以及胃肠蠕动影响联用药物的吸收。小柴胡汤与甲苯磺丁脲合用时，前者在同服早期可加快甲苯磺丁脲的吸收，显著提高胃内 pH，但不影响甲苯磺丁脲的胃内溶解度和药 - 时曲线下面积。小柴胡汤通过抑制胃排空功能来升高甲苯磺丁脲口服后的血药浓度。

2）影响分布：药物与血浆蛋白结合的能力是影响药物分布的重要因素之一，联合用药时可能产生竞争性结合，导致某些药物效应减弱，不良反应增强。银杏叶与地高辛合用可促进主动脉内皮细胞内钙离子水平升高，使地高辛的游离血药浓度明显升高，易中毒。

3）影响代谢：中药对代谢酶的诱导和抑制，很大程度上会影响化学药物的代谢速率、代谢产物，从而导致药效降低或不良反应发生。贯叶金丝桃与伊立替康合用时，贯叶金丝桃将减少患者体内的伊立替康代谢产物 SN-38 的生成，降低伊立替康的药效。

4）影响排泄：中药、化学药物可能会通过影响肾小球滤过、肾小管分泌和肾小球重吸收，相互影响在肾脏的排泄。如酸性中药可酸化尿液，增加酸性中药的肾小球重吸收，提高血药浓度。头孢曲松钠在肾脏和胆汁中的浓度很高，与中成药痰热清注射液联用时，易在肾和胆中形成头孢曲松钙沉淀，引起结石。甘草能竞争性抑制多药耐药相关蛋白 2（multidrug resistance-associated protein 2，MRP2），减少甲氨蝶呤的胆汁排泄，同时增加肝脏中谷胱甘肽的浓度。

（2）中药、化学药物相互作用对药效学的影响

1）协同作用：中药、化学药物通过合理配伍，能够起到相互协同作用，不仅有利于药效的增强，而且

会降低药物的不良反应和毒性。中药双黄连口服液与西药诺氟沙星配伍,用于治疗小儿急性菌痢可使得药效显著提高。

2)拮抗作用:即两药合用的效应小于其分别作用的总和,或出现不良反应甚至中毒反应。丹参及含丹参的中成药,不能与士的宁、洛贝林、麻黄碱、维生素 B、细胞色素 C 等一同服用。因为此类药物能够与丹参的水溶性成分结合产生一定量的沉淀,从而降低疗效。丹参及含丹参的中成药与抗酸药物合用,抗酸药物中的金属离子能与丹参药剂结合,使得丹参的药效降低。

(七) 联合用药是否适宜

联合用药是指在疾病的治疗过程中,只用一种药物治疗难以奏效,从而需要同时使用两种或两种以上的药物,以达到提高疗效、减少药品不良反应发生率及控制多种疾病的目的。

1. 联合用药的指征

(1)单用一种药物不能很好地控制疾病,为了增强药物的疗效而联合应用具有协同作用的药物。

(2)为了减轻药品不良反应或克服耐药性需要采用联合用药的方法达到治疗目的。

2. 常见的合理联合用药情况

(1)高血压药物的联合治疗方案:根据不同的临床情况和患者个体差异,可以采用单药治疗或者联合方案治疗,目前常用的联合治疗方案有血管紧张素转化酶抑制剂 / 血管紧张素 II 受体阻滞剂 + 钙通道阻滞剂;血管紧张素转化酶抑制剂 / 血管紧张素 II 受体阻滞剂 + 利尿剂;钙通道阻滞剂 +β 受体阻滞剂 / 利尿剂。三种联合降压方案优选血管紧张素转化酶抑制剂 + 钙通道阻滞剂 + 利尿剂。

(2)抗幽门螺杆菌的联合治疗方案:经典的四联疗法采用质子泵抑制剂 + 铋剂 + 两种抗菌药物。质子泵抑制剂可以选择奥美拉唑、雷贝拉唑、泮托拉唑,抗生素可以选择克拉霉素、阿莫西林、左氧氟沙星、甲硝唑,常用的铋剂有枸橼酸铋钾、果胶铋等。

(3)帕金森病的联合治疗方案:常用药品有复方左旋多巴、中枢 M 受体阻滞剂、多巴胺受体激动剂、儿茶酚 -O- 甲基转移酶(catechol-O-methyltransferase,COMT)抑制剂等。根据不同的临床情况和患者个体差异,可以采用复方左旋多巴 + 多巴胺受体激动剂、复方左旋多巴 + 中枢 M 受体阻滞剂、复方左旋多巴 +COMT 抑制剂、复方左旋多巴 + 多巴胺受体激动剂 +COMT 抑制剂等联合用药方案。

3. 不恰当的联合用药

(1)无联合用药指征联合应用多种药物。

(2)无意义地联合使用无明显协同作用的药物,包括同时使用作用机制、功效及受体相同的同一类别活性成分的不同制剂;同时使用具有处方相近、功能主治相同的不同中成药制剂等。

(3)联合使用具有配伍禁忌或拮抗作用的药物,使疗效降低或不良反应增强,甚至出现毒性反应等。

(八) 是否存在配伍禁忌

药物的配伍禁忌是指两种或两种以上的药物配伍在一起,引起药理上或物理化学上的变化,影响治疗效果,甚至影响患者用药安全的配伍。配伍禁忌包括体外配伍禁忌和体内配伍禁忌。

1. 体外配伍禁忌 体外配伍禁忌又称物理化学配伍禁忌,主要指静脉注射或静脉滴注药液及肠外营养液等配制时出现沉淀、混浊、变色和活性降低等现象,甚至发生其中一种药物使另一种药物失效的情况。如替加氟呈碱性且含碳酸盐,应避免与含钙、镁离子及酸性较强的药物合用。阿米卡星注射液和头孢哌酮钠 - 他唑巴坦钠注射剂不可在同一输液器中输注,阿米卡星与 β- 内酰胺类抗生素混合时可导致相互失效,联用时必须分瓶、分管滴注。维生素 B_6 注射液呈碱性,地塞米松磷酸钠注射液呈酸性,两者合用酸碱结合易发生沉淀,使药物变质、失效。呋塞米注射液与葡萄糖溶液配伍,将会出现浑浊、析出结晶,故只能与氯化钠注射液配伍。

2. 体内配伍禁忌 药理作用相互对抗的药物不适宜配伍,配伍后会加重药品不良反应或增强毒性反应的药物亦不适宜配伍。如左氧氟沙星片与铝碳酸镁片同时服用,铝碳酸镁中的铝、镁会减少左氧氟沙星的吸收,从而降低左氧氟沙星的疗效。水合氯醛与抗肿瘤药物合用会竞争结合血浆蛋白,使游离药物浓度增加,产生不良反应甚至毒性增强。体内配伍禁忌的情况还存在于药物分布、代谢和排泄过程,其中部分不良相互作用可通过调整给药顺序、两药给药间隔来避免,审方时应予以甄别。

(九)是否存在用药禁忌

用药禁忌包括特殊人群禁忌和疾病禁忌。儿童发育尚未完成,机体对药物的处置有别于成年人,一些药物不宜用于儿童。同样,老年人的机体功能在衰退,药物使用的剂量不宜大于成人剂量的 3/4。肝肾功能不全的患者,一些对肝肾功能有损害的药物不宜使用。孕妇、哺乳期妇女的用药应尤为慎重,凡是对胎儿、哺乳期婴儿有毒性的药物宜避免使用。疾病禁忌是指药物不适宜应用于某些疾病,应用后会引起不良后果。如显著心率过慢或心力衰竭的患者禁用酒石酸美托洛尔;心源性休克的患者禁用硝苯地平;1 型糖尿病患者禁用格列本脲。

(十)溶媒选择是否适宜

选择适宜的溶媒,应当考虑溶媒的种类、溶媒的体积、成品药物的浓度、滴注的速度与时间等。常见溶媒选择问题,如多烯磷脂酰胆碱注射液严禁用电解质溶液稀释,只能用葡萄糖溶液进行配制。注射用紫杉醇脂质体用氯化钠溶液稀释会导致脂质体聚集,应当采用葡萄糖溶液进行稀释。氟罗沙星遇强电解质溶液会发生同离子效应析出沉淀,不能用含有氯化钠或氯化钾的溶液进行稀释。

此外,由于中药注射剂成分复杂、稳定性较差,在溶解和稀释时应慎重选择溶媒,以降低由于不溶性微粒引起的不良反应。如华蟾素注射液和血塞通注射液均应采用 5%~10% 的葡萄糖溶液作溶媒;灯盏细辛注射液、复方苦参碱注射液则均应采用 0.9% 氯化钠溶液作溶媒。

二、特殊人群处方审核要点

特殊人群主要包括老年人、儿童、孕妇、哺乳期妇女、肝肾功能不全者等,由于特殊人群独特的生理特点和药代动力学特征,在实际用药过程中易产生各种问题,在处方审核时需要格外注意。

(一)老年患者用药的处方审核

根据 WHO 对老年人的年龄分界标准,发达国家将老年人界定为 65 周岁及以上的人群,发展中国家将老年人界定为 60 周岁及以上的人群。我国《中华人民共和国老年人权益保障法》第二条规定,老年人的年龄起点标准是 60 周岁。老年人易罹患多种慢性疾病,多科室就诊、多重用药问题普遍,加之生理功能衰退,导致药代动力学及药物敏感性逐渐改变。因此,在进行老年人的用药处方审核时,应注意结合老年人用药特点。

1. 老年患者药代动力学特点

(1)吸收:老年人胃肠蠕动减弱,排空时间延迟,胃酸分泌减少,一些酸性药物解离部分增多,吸收减少。老年人胃功能变化,对被动扩散方式吸收的药物几乎没有影响,如阿司匹林、对乙酰氨基酚等;但对于以主动转运方式吸收的药物,如铁剂、木糖、维生素 C 等,吸收则会减少。老年人胆汁分泌减少,脂溶性维生素吸收不良,加上维生素 D_3 形成减少,肠上皮细胞中钙转运蛋白形成不足,造成钙吸收减少。此外,由于老年人血流量减少,局部血液循环差,皮下或肌内注射吸收慢且不规律,生物利用度低,对于感染患者或其他急症宜选择静脉给药。

(2)分布:老年人机体组成成分发生改变,细胞内液减少,身体总含水量减少,脂肪组织增加。故水溶性药物分布容积减少,血药浓度增加,如吗啡、乙醇、水杨酸盐、青霉素等;脂溶性药物分布容积增大,作用持续较久,半衰期延长,易在体内蓄积中毒。如老年人使用利多卡因时毒性反应明显增加。老年人血浆蛋白含量减少,使游离的药物浓度增加,作用增强。若使用一些与血浆蛋白结合率高的药物,如华法林,则会增加出血风险。口服降血糖药、长效磺胺类药等均属于蛋白结合率高的药物,应予以注意。

(3)代谢:由于老年人肝细胞减少,肝微粒体酶的活性降低和肝血流量减少,使代谢能力下降,药物代谢减慢,容易造成药物蓄积,引起不良反应。如地西泮在青年人体内的半衰期为 20 小时,在80 岁以上的老年人体内则为 90 小时。而一些需经肝脏代谢活化的前体药物,对老年人的作用或毒性可能就会降低。部分在肝脏代谢率高且首过效应显著的药物,如硝酸甘油,老年人的生物利用度较高。

(4)排泄:肾脏是药物排泄的主要器官,老年人肾小球细胞数和肾小管上皮细胞数减少,肾血流量减少,肾脏功能仅为年轻人的 1/2。老年人的这些生理变化,会大大影响药物自肾脏排泄,使药物血浓度增高,药物在体内清除缓慢,易使药物在体内蓄积而发生不良作用,甚至发生中毒。存在肾毒性的药物包括氨基糖苷类药物、磺胺类药物、巴比妥类药物、洋地黄类药物等,在使用这些药物时应慎重,严格控制用药剂量或延长用药间隔时间。

2. 老年患者处方审核依据

(1)老年人潜在不适当用药标准(Beers 标准):Beers 标准是关于老年人潜在不适当用药(potentially inappropriate medication,PIM)的标准,最早由美国老年医学专家 Mark Beers 于 1991 年组织美国老年病学、临床药理学和精神药理学等专家共同制定并公布。该标准分别于 1997 年、2003 年、2012 年、2015 年、2019 年和 2023 年历经 6 次更新。2023 版 Beers 标准为现行的最新标准,主要包括以下内容:①老年人潜在不适当用药;②老年人疾病状态下的潜在不适当药物;③老年人应慎用的潜在不适当药物;④老年人应避免的药物相互作用;⑤老年人基于肾功能应避免或减少剂量的药物。Beers 标准是一份明确的老年人 PIM 清单,可以指导医务工作者为老年患者选择适当药物,确保老年人的用药安全。

(2)老年人不适当处方筛查工具:老年人不适当处方筛查工具(screening tool of older persons' prescriptions,STOPP)标准是 2008 年爱尔兰 Cork 大学组织老年医学、临床药学、老年精神病学等专业专家制定的,在许多国家的临床研究与实践中广泛应用。根据最新的老年人合理用药研究结果和临床证据,STOPP 标准在 2023 年更新,增加了心血管系统药物、抗凝药物与抗血小板药物、肾功能不全时的药物应用等内容。2023 版 STOPP 标准涵盖 13 大类共 133 条标准,指出了特定疾病状态下不宜使用的药物种类及部分药物相互作用。

(3)中国老年人潜在不适当用药判断标准:2018 年 2 月我国颁布了《中国老年人潜在不适当用药判断

标准》(2017 年版)。该标准是我国老年临床医学和临床药学方面的专家,在借鉴国外老年人 PIM 判断标准的基础上,结合中国老年人的用药数据,采用德尔菲专家咨询法筛选出来的。标准中的药物按照专家评分高低分为低风险和高风险药物,并按照用药频率的高低分为 A 级警示和 B 级警示。《中国老年人潜在不适当用药判断标准》(2017 年版)分为两部分:第一部分为老年人 PIM 判断标准;第二部分为老年人疾病状态下 PIM 标准。

3. 老年患者的处方审核注意事项

(1) 受益原则:首先要有明确的用药指征,不滥用药物,能不用药尽量不用,如失眠、抑郁,可通过改善生活环境、人际关系等方式缓解;便秘可采用食用纤维素等饮食调节。应当权衡利弊,保证用药的受益大于风险。

(2) 避免多重用药:老年人常患有多种疾病,导致同时使用的药品品种繁杂,应明确用药指征,简化用药品种。多重用药可导致老年人发生药物不良反应的风险增加。联合用药品种越多,发生不良反应的可能性越大。目前国内外提出 5 种药物应用原则,即同时用药建议不超过 5 种。而当病情需要使用超过 5 种药物时,应评估是否所有药物都是必需的;是否有多重治疗作用的药物替代;是否可以停用疗效不明显、耐受性差或本身未按医嘱服用的药物。

(3) 小剂量、个体化用药剂量:由于老年人对药物耐受能力较差、个体差异大、半衰期延长。除维生素、微量元素和消化酶等这些相对较安全的药物,老年人可按成年人剂量用药外,其他药物原则上应按成年人剂量酌情减量,尤其是地高辛、华法林、茶碱等治疗窗比较狭窄的药物。一般应根据患者年龄、健康状态、体重、肝肾功能、病情严重程度和药物治疗指数等,以成人用量的 1/2、2/3、3/4 顺序用药,然后根据临床反应调整,缓慢增量,直至获得满意疗效的治疗剂量。对于首次需要使用负荷量的药物,老年人首次可使用成年人剂量的下限。

(4) 剂型应适当:老年慢病患者需要长期用药时,应尽可能口服给药。对有吞咽困难的老年人,可选用颗粒剂、口服液或喷雾制剂。尽可能首选控释制剂,该剂型单位时间释放固定量的药物,不受胃肠道动力和 pH 的影响,且每日服药次数较少,有利于提高用药依从性。尽可能不选用缓释制剂,因老年人胃肠运动能力下降,会使药物吸收增加而产生不良反应。

(二) 儿童患者用药的处方审核

儿童作为一个特殊的人群,其合理用药受到世界各国高度重视和关注,生长和发育是儿童区别于成人的重要特征。生长指儿童身高、体重和各器官系统的长大,是量的增加;发育指细胞、组织、器官的分化和功能成熟,是质的飞跃。两者密不可分。不能将儿童看作"成人的缩小版",在治疗疾病用药时不能仅仅将成人剂量进行简单地缩减。熟悉儿童正常生长发育规律和不同阶段儿童的药代动力学和药效学特点,才能充分了解儿童药物治疗的特点。此外,儿科疾病大多危重且病情多变,应根据疾病特点、生理特点、个体特点综合选择适宜的药物和剂量,才能取得安全、良好的治疗效果。

1. 儿童患者药代动力学特点　儿童的成长是一个循序渐进的过程,其年龄主要分为 7 期,包括:胎儿期,从受精卵开始到出生;新生儿期,自分娩出脐带结扎时开始至 28 天之前;婴儿期,自出生至 1 周岁;幼儿期,自 1 岁至满 3 周岁;学龄前期,自 3 周岁至 6~7 岁入小学前;学龄期,6 岁入小学起至 11~13 岁进入青春期为止;青春期,一般为 10~20 岁。在整个生长发育过程中,各脏器和身体功能不断成熟和完善。不同年龄段儿童的身高、体重、体表面积、组织器官功能等差别很大。内脏尤其是肝、肾功能逐步成熟,对药物的转运、分布、解毒和排泄功能也日渐完善。

(1) 吸收

1)口服给药:新生儿及婴幼儿胃酸过低或缺乏,直到 3 岁左右才稳定在成人水平。胃酸水平低,酸不稳定的药物吸收增强,如青霉素类口服时吸收增强;弱酸性药物在偏碱的环境中解离度增大、吸收减少,如苯巴比妥、苯妥英钠、利福平等。新生儿及婴幼儿胃蠕动差,胃排空时间可达 6~8 小时,口服药物吸收的量难以预料,胃肠吸收功能有较大差异,因此大多数婴幼儿患者宜采用胃肠道外给药。尤其是新生儿应尽量避免口服给药,由于消化道吸收个体差异大,可能达不到可靠的血药浓度。

2)透皮给药:新生儿、婴幼儿的皮肤角质层较薄,黏膜血管丰富,药物吸收迅速,某些药物可通过口腔、直肠、鼻、眼等黏膜和皮肤吸收。但是,由于吸收速率快,作用强,尤其皮肤有炎症或破损时,吸收得更多,可引起一些药物(如硼酸、水杨酸、糖皮质激素等)发生不良反应甚至中毒。烧伤、疼痛及敷有敷料的部位,药物的吸收可能会进一步增强。

3)静脉注射:药物吸收速率快,是新生儿中最能保证有效治疗的给药途径。

4)肌内注射:学龄前儿童臀部肌肉不发达,肌内纤维软弱,油脂类药物难以吸收,易造成局部非化脓性炎症,故肌内注射后药物吸收不佳。新生儿需尽量避免肌内注射。

5)皮下注射:由于儿童皮下脂肪少,注射容量有限,且易发生感染,故皮下注射亦不适宜。

6)直肠给药:脂溶性的药物在直肠易吸收,适用剂型为栓剂与部分灌肠剂,对于呕吐的婴儿和不愿接受口服给药的幼儿非常适用。但由于直肠静脉回流的个体差异相当大,导致药物的吸收程度存在差异,可能引起治疗剂量不足或治疗剂量超过药物中毒剂量。药物从直肠下部吸收后,不经过肝脏直接进入体循环,从而可保证肝代谢药物的有效性。但不是所有药物都适合直肠给药,地西泮被推荐直肠给药,用于治疗癫痫发作。对乙酰氨基酚也可以直肠给药,但是吸收可能不稳定,疗效得不到保证。

(2) 分布

1)体液组分:新生儿体液量大,约占体重的 75%,水溶性药物的分布容积增大,欲达到与成人相当的血药浓度,新生儿和婴儿需要较大的初始药物剂量,而且首剂量之后给药间隔需延长。此外,剂量调整还需权衡患儿肝、肾功能等其他因素。儿童脂肪含量占体重的比例随年龄而异。新生儿、婴幼儿脂肪含量低,脂溶性药物不能与其充分结合,分布容积小,血浆中游离药物浓度升高,容易产生药物中毒。

2)药物与血浆蛋白结合率:由于新生儿的血浆蛋白浓度较低,蛋白结合能力弱,部分药物未能与血浆蛋白结合,血浆中游离药物浓度高。另外,新生儿血中的胆红素或游离脂肪酸等内源性物质,可与药物竞争血浆蛋白位点,使游离药物浓度增高。因此,蛋白结合率高的药物如苯妥英钠、磺胺类、水杨酸盐和地西泮应慎用于高胆红素血症患儿。

3)血-脑屏障:药物的脂溶性是决定通过血-脑屏障难易和快慢的重要因素。新生儿血-脑屏障不完善,一些药物向脑组织的透过率增加。这导致婴儿脑内摄取吗啡和巴比妥的量增加。脑膜炎是儿科临床常见疾病,一些药物在正常情况下难以通过血-脑屏障,但在脑膜炎时药物透过率会大大增加,脑脊液中可达到足够的药物浓度。这类药物包括青霉素、头孢菌素、利福平、万古霉素、氯霉素。

（3）代谢：肝脏是药物代谢的主要途径，而新生儿肝功能尚未健全，肝药酶发育尚未成熟，酶的活性较低，对多数药物的代谢能力较成人弱。对一些主要经肝脏代谢的药物，应谨慎使用。例如新生儿对茶碱、咖啡因、苯妥英钠、苯巴比妥等药物的清除率低，半衰期延长。

（4）排泄：大多数药物经肾排泄，少部分通过胆道、肠道及肺排出。由于新生儿肾小球滤过率低和肾小管分泌功能发育不全，其肾清除率远低于成人。故新生儿尤其是早产儿用药必须要注意剂量宜少，间隔时间要延长，如洋地黄类、磺胺类、氨基糖苷类、林可霉素类等。随着年龄增长，婴儿的肾小球滤过率和肾小球分泌能力可在 6~12 个月达成人水平。

2. 儿童患者的处方审核注意事项

（1）审核处方用药与诊断是否相符：疾病的诊断是一个复杂的过程，了解患儿的基本信息，如既往病史、检查、检验等信息。判断患儿的处方用药与诊断是否相符。

（2）审核患儿用药剂量是否适宜：儿童对药物的处置能力常随着生长发育产生变化，给药剂量也相应地会产生复杂的变化。应按药品说明书推荐，随儿童年龄（日龄、月龄）及病情不同而不同，仔细计算儿童用药剂量。相同年龄、体重的儿童也可因治疗目的或给药途径不同而产生剂量差异，因此在确定给药剂量时应审慎对待。如果药品说明书中儿童剂量没有确定，应参考国内外相关诊疗指南或从儿科权威书籍，如《中国国家处方集·化学药品与生物制品卷·儿童版》《英国国家处方集（儿童版）》《WHO儿童标准处方集》《马丁代尔药物大典》等中寻求建议；或者参考成人剂量，根据儿童年龄、体重、体表面积进行推算。

（3）审核药物剂型和给药途径是否适宜：不同年龄阶段选择合适的药物剂型与给药途径是非常有必要的。开具适宜于小儿使用的药品剂型，有利于提高小儿用药的依从性。口服制剂仍然是目前儿科最常用的剂型，除片剂、胶囊剂、颗粒剂等固体制剂外，还常用液体口服制剂，包括溶液剂、混悬剂和糖浆。这些液体口服剂型一般适用于婴儿或小于 5 岁的低龄儿童，以及不能吞咽胶囊、片剂等固体制剂的儿童。注射给药药物作用发挥较口服快，重症、急症或有呕吐者多用。新生儿静脉给药可直接进入血液循环，对危重新生儿是较可靠的给药途径。但是要按规定速度滴注，不可过快过急。

儿科中皮肤外用药物剂型有软膏、乳膏、凝胶、洗剂、贴剂等，对皮肤和黏膜有局部效果，也常常用来减轻瘙痒、治疗局部的皮肤感染。由于新生儿体表面积相对较大，皮肤角质层薄，故药物经皮肤吸收较成人迅速广泛，尤其在皮肤有炎症或破损时，吸收更多。有的药物（如碘酊、硼酸、地塞米松等）经皮肤吸收过多，可发生中毒反应，因此也应严格控制给药剂量，并注意观察。

（4）审核是否存在儿童用药禁忌：儿童在不同发育时期具有不同的药物特殊反应，如新生儿酶系统发育不完全，呋喃妥因有致溶血性贫血的危险，因而新生儿禁用呋喃妥因；四环素类药物可导致儿童牙齿黄染及牙釉质发育不良，不可用于 8 岁以下儿童；喹诺酮类药物对骨骼发育可能产生不良影响，应避免用于 18 岁以下未成年人；新生儿应用氯霉素可能出现灰婴综合征等。因此儿童用药应依据药品说明书，特别注意年龄禁忌。

（5）审核是否有重复给药和相互作用情况：两种或两种以上药物联合使用时，要注意是否具有相同、同类药物或相同作用机制的药物同时使用，尤其是一些复方制剂。儿童感冒常伴随发热症状，常用含非甾体抗炎药成分的复方感冒制剂，容易造成重复用药，比如对乙酰氨基酚与布洛芬重复使用。

（三）妊娠期、哺乳期妇女用药的处方审核

妊娠期、哺乳期是女性一生中较为特殊的一段时期，这一时期的药物治疗关系到母亲和胎儿／婴儿两个生命机体，因此应充分考虑妊娠期、哺乳期妇女的药代动力学特点。在了解药物的药理、毒理性质的基础上，结合母亲的孕周等个体情况，正确选择对胚胎／胎儿和新生儿损害较小，而又对妊娠期、哺乳期妇女所患疾病最有效的药物，制订正确的给药方案。处方审核首要的职责是保证孕妇、胎儿／婴儿的用药安全，应重点关注包括孕体发育的不同阶段，用药是否符合妊娠期、哺乳期的用药原则，药物禁忌证，所选药物的特性及安全性、用法用量，指南推荐用药的合理性及超说明书用药等。

1. 孕妇药代动力学特点

（1）吸收：妊娠时胃酸分泌减少，而黏液分泌量增加，导致胃内 pH 上升，影响弱酸弱碱性药物的解离，从而影响吸收。此外，妊娠期血浆孕激素水平升高，引起肠蠕动能力下降，使胃排空时间延长，导致口服药物吸收减慢，达峰时间推后，生物利用度下降。妊娠期外周血管扩张，血流量和组织血液灌流量增加，因此肌内或皮下注射的吸收量可能增加。但妊娠中、晚期，下肢静脉血流速度减慢，循环不良，经下肢部位注射给药的吸收可能减慢。妊娠期由于心排血量增加，皮肤及黏膜局部毛细血管开放，血流增加，将有利于皮肤用药及滴鼻药、阴道栓剂的吸收。但如果妊娠期皮下脂肪增加过多，将使高脂溶性的药物在皮下脂肪中滞留时间延长，从而可能使经皮给药吸收减慢。

（2）分布：孕妇血容量增加 35%~50%，药物分布容积明显增加，许多药物的峰浓度及稳态浓度降低。羊水增加和胎盘增大使全身体液量增加 5~8L，使水溶性药物分布容积增加，药物浓度降低，在靶器官往往达不到有效需要浓度，尤其是分布容积较小的药物变化更为显著。妊娠期血浆蛋白浓度降低，并且很多蛋白结合部位被内源性皮质激素和胎盘激素所占据，使游离型药物比例增加，药效增强。

（3）代谢：妊娠期雌激素和孕酮分泌增加，可刺激肝微粒体酶（CYP3A4、CYP2D6、CYP2C9 和 CYP2A6 等）活性增强，使一些药物的清除增加，同时雌激素和孕激素本身也是肝微粒体酶的代谢底物，可与某些药物产生竞争性抑制作用，降低其清除率。多数药物代谢过程加快（如苯妥英钠），少数药物从胆汁排出及肝脏清除减慢（如茶碱及咖啡因）。

（4）排泄：妊娠期由于心排血量增加，肾血流量增加 25%~50%，肾小球滤过率增加约 50%，肌酐清除率相应增加。因此妊娠期通过肾小球滤过进行排泄的药物，排泄速度明显加快。妊娠高血压的孕妇因肾功能受影响，药物排泄减慢减少，易在体内蓄积。

2. 药物对妊娠期不同阶段胎儿的影响

药物对胎儿的影响与用药时的胎龄密切相关，最严重的药物毒性是影响胚胎分化和发育，导致胎儿畸形和功能障碍。

（1）着床前期：着床前期指受精后 2 周内。此时受精卵与母体组织尚未直接接触，还在输卵管腔或宫腔分泌液中，母亲用药对其影响不大。药物对囊胚的影响，表现为"全"或"无"，如药物对囊胚的毒性极强，将导致极早期流产，即"全"；如只有部分细胞受损，补偿机制可使胚胎继续发育而不发生后遗问题，即"无"。

（2）致畸敏感期：受精后 3~8 周，是胚胎、胎儿各器官高度分化、迅速发育、不断形成的阶段。是药物的致畸敏感期，此时孕妇用药，其毒性可影响胚胎、胎儿组织细胞的正常分化，任何部位的细胞受到药物毒性的影响，都有可能导致畸形。

(3) 受精后 9 周至分娩:胎儿的各器官已基本分化完成,药物致畸作用明显减弱,但对于尚未分化完全的器官,如生殖系统,某些药物还可能对其产生影响,使胎儿发育迟缓或造成某些功能缺陷;神经系统因在整个妊娠期间持续分化发育,药物对神经系统的影响一直存在。

(4) 分娩期:在分娩过程中需要用药时,应注意药物对胎儿的影响。如产程中镇痛,不宜选用呼吸抑制作用强的阿片类及吗啡类镇痛药。

3. **妊娠期药物危险性分级** 1979 年,美国 FDA 根据动物实验和临床用药经验中药物对胎儿致畸的影响,建立了妊娠期用药 ABCDX 分类法则,协助医师权衡利弊,为孕妇提供较安全的药物处方。由于根据药物对胎儿的危害性进行 ABCDX 分类过于简化,对药物的风险评定过于简单,且可能造成混淆,无法有效且完整涵盖妊娠、生产、哺乳各时期的药物风险变化,且无法指出对于女性与男性生殖系统潜在的风险,因此美国 FDA 决定扬弃旧式的分级系统,制定新的妊娠与哺乳期标示规则(pregnancy and lactation labeling rule,PLLR),并以格式化的文字说明取代简化的字母分类系统,这一新规于 2015 年 6 月 30 日正式生效。新的妊娠用药分类系统较为全面地规定了不同妊娠期人群的安全用药规范,起到了更严格的监控作用。PLLR 包括 3 个小节的具体内容:妊娠期、哺乳期、对女性和男性生殖系统的影响。

4. **妊娠期患者用药原则**

(1) 必须有明确指征,并在医师指导下用药。

(2) 应具有最小有效剂量和最短有效疗程。

(3) 尽可能使用一种药物,避免联合用药。

(4) 尽可能使用疗效肯定的老药,避免使用对胎儿尚无定论的新药。

(5) 如妊娠早期病情允许,尽量推迟到妊娠中、晚期再用药。

(6) 如病情需要,在妊娠早期必须使用对胎儿有害的致畸药物,应与患者充分沟通,必要时停止妊娠。

5. **妊娠期患者的处方审核注意事项**

(1) 确定用药时的孕周及妊娠情况:在妊娠的不同时期用药,对胎儿的影响不一样。按药物对人类孕体发育的影响,可分为不敏感期(受精后 2 周内)、致畸敏感期(受精后 3~8 周)、低敏感期(受精后 9 周至分娩前)。

(2) 审核用药适宜性、给药途径、剂量及疗程:药师应审核用药适应证,了解孕妇所患疾病的诊断、病情的进展程度、分级分期,因为在疾病不同阶段所采用的治疗方案及选择的药物可不同。注意根据药物在孕妇体内的药代动力学行为选择合适的治疗药物。在给药途径的选择上,应考虑妊娠期相关生理变化,能局部用药时不要全身用药。严格掌握药物剂量和用药持续时间,注意及时停药。

(3) 审核药物对器官的影响:在审核药物对器官的影响时,应结合药代动力学特点评估药物在各组织器官的分布情况,以及胚胎发育不同阶段对应的器官发育程度,判断药物对相应组织器官的影响。如药物具有靶向作用,则只会对该靶向器官发挥作用而不会影响其他器官,另外胚胎所处特定阶段某器官尚未发育完全,药物也不会对其产生影响。

6. **药物在母体乳汁中的药代动力学特点**

(1) 药物的乳汁转运:药物进入乳汁主要通过扩散作用。产后 72 小时内,小泡细胞的间隙较大,药物及多种免疫球蛋白、活性细胞等更容易进入乳汁。因此初乳尤为珍贵,产后初期每日泌乳量30~100ml,药物转运的绝对量较少。

(2) 药物乳汁转运的影响因素:药物在乳汁中的分布受药物的理化性质和母亲血药浓度的影响。脂溶性高、分子量小、解离度低、蛋白结合率低的药物易进入乳汁。一般容易穿透血 - 脑屏障进入脑组织的药物在乳汁中分泌较高;分子量小于 500Da 的药物容易转运至母乳,而分子量小于 200Da 的药物,乳汁中的浓度接近血药浓度;因乳汁的 pH 低于血浆,弱碱性药物(如巴比妥类)更易透过乳汁。绝大多数的药物是从母亲血浆被动扩散到乳汁,母亲的血药浓度是决定乳汁药物浓度的最重要因素,哺乳期应尽可能选用半衰期短的药物,可快速从母亲血浆中清除,婴儿暴露量也相对较低。

7. 哺乳期用药基本原则　哺乳期用药时,哺乳时间应避开血药浓度高峰期,为减少乳汁中的药物浓度,应选择半衰期较短的药物(<3 小时)。如果母亲所用药物对孩子影响较大,则应暂时停止哺乳,实行人工喂养。一般 5~6 个半衰期后绝大部分药物可从体内清除,可以恢复哺乳。哺乳期用药原则如下:

(1) 必须有明确指征,并在医师指导下用药。

(2) 采用最小有效剂量和最短有效疗程。

(3) 尽可能使用一种药物,避免联合用药。

(4) 尽可能使用疗效肯定的老药,避免使用对婴儿尚无定论的新药,并结合儿科用药批准情况。

(5) 选用药物代谢动力学特点比较清楚、半衰期短、蛋白结合率高、口服生物利用度低或分子量高的药物。

(6) 尽可能避免使用可以改变乳汁分泌的药物。

8. 哺乳期用药处方审核注意事项

(1) 确定哺乳期药物危险性分级:哺乳用药"L"分级中的"L"为 lactation(授乳,哺乳)的首字母大写。"L"分级是美国儿科学教授 Thomas W. Hale 提出的哺乳期药物危险分级系统。Hale 教授通过总结所有有临床应用数据的药物,包括其理化性质、药代动力学参数,并利用理论婴儿剂量(theoretic infant dose,TID)、相对婴儿剂量(relative infant dose,RID)和药物乳汁 / 血浆比值(milk/plasma ratio,M/P)等参数,归纳了数千种药物在哺乳期使用的危险分级。Hale 教授将哺乳期用药按其危险性分为 L1~L5 五个等级,认为 L1 级药物最安全、L2 级药物较安全、L3 级药物中等安全、L4 级药物可能为危险、L5 级药物为禁忌。

(2) 审核选药种类、给药途径、剂量及用药疗程是否适宜:根据哺乳期患者的用药原则,判断选药、给药途径、剂量及用药疗程是否适宜。尽量选择相对分子质量大,脂溶性低,半衰期短,药物乳汁 / 血浆比值低,pK_a 低的药物。

(3) 审核是否存在哺乳期患者用药禁忌:哺乳期禁用的药物,包括四环素、氯霉素、卡那霉素、磺胺嘧啶、甲丙氨酯、艾司唑仑、环孢素、甲氨蝶呤、溴隐亭、环磷酰胺、麦角胺、异烟肼、造影剂、甲巯咪唑、硫脲嘧啶、碘及碘化合物等。

(四) 肝功能不全患者用药的处方审核

肝功能不全是指各种导致肝损伤的因素使肝实质细胞及肝组织正常结构长期、反复地遭受破坏,最终严重影响肝脏的各种生理功能,导致肝脏物质代谢、胆汁合成与分泌、解毒及免疫功能障碍。肝功能不全可能影响药物的吸收、分布、代谢和排泄过程,进而影响药物的疗效,甚至引起不良反应。在临床治疗中,肝功能不全患者同时合并其他疾病时,药物治疗也会变得更加复杂,需重视并关注,必要时需通过调整药物剂量或换用药物达到应有的疗效。

1. **肝功能不全患者药代动力学特点**　肝脏在机体生命活动中发挥着重要作用,通过生物合成、生物转化及解毒等作用,参与蛋白质、脂类及糖类等物质的代谢。在药物的体内过程中也扮演了多重角色,参与药物在体内的全过程,包括吸收、分布、代谢、排泄。肝功能严重损害时,可引起明显的物质代谢障碍(水、电解质、糖、蛋白质及转氨酶减少)、生物转化功能异常、解毒功能减退、胆汁分泌和排泄障碍及血流改变等,从而造成药物的吸收、分布、代谢、排泄等药代动力学变化。

(1) 吸收:肝脏的充足血流供应特点使其在药物的首关消除中(肝首过效应)起着举足轻重的作用。肝脏疾病导致肝内血流变化时,肝首过效应明显的药物吸收过程会受到较明显影响,肝脏提取率高的药物首过效应降低,绝对生物利用度提高,药效增强。患者肝硬化时普萘洛尔的生物利用度会增加2倍。所以对于肝功能不全患者用药时必须调整用药剂量及用药频次,特别是给予肝脏毒性较大的药物时更需谨慎。首过效应明显的药物还有硝酸甘油、对乙酰氨基酚、哌唑嗪等。

(2) 分布:慢性肝病时,白蛋白和 α1- 酸性糖蛋白合成减少,可能还伴有蛋白变性,导致药物和蛋白结合减少,一些内源性物质如胆红素会干扰血浆蛋白和药物的结合,这都可能导致游离药物的血药浓度增高。血浆蛋白结合的药物减少,使得某些药物的分布容积变大。此外,肝硬化患者由于存在腹水,使得亲水性药物的表观分布容积变大。白蛋白合成的减少,将导致药物与血浆蛋白结合率下降,血药浓度上升。肝外胆道受损时,胆汁酸、胆红素和其他有机阴离子分泌受阻。胆小管及其细胞骨架膜发生改变,细胞旁通路渗透性增加,微管膜转运蛋白活性发生改变,从而使得药物及其代谢产物经胆汁分泌减少。肝硬化时,血管血流动力学的改变可能会导致肝肾综合征,从而使得肾功能受损,药物排泄减少。

(3) 代谢:肝脏是药物代谢的主要器官,肝脏的内在清除率取决于代谢酶和微管蛋白的活性。患慢性肝病时,肝细胞数量的下降或转氨酶活性的下降会导致药物代谢能力受损。随着肝脏疾病的进展,酶的活性各有下降,酶活性改变程度的不同也会使药物的代谢程度不同。主要通过肝脏代谢消除的药物,其代谢速度和程度降低,清除半衰期延长,血药浓度增高,长期用药还会使蓄积增加。此时,以原型药物发挥作用的药物药效增强,如阿司匹林、苯巴比妥等;而某些需要在体内代谢后才具有药理活性的前体药则因为转化减少导致药效降低,如依那普利、环磷酰胺等。

(4) 排泄:终末期肝脏疾病通常伴有肾功能损害,严重肝病时常伴有肌肉质量下降和肌酸的代谢受损,通过肌酐来计算肌酐清除率通常是不准的,即使是测定的肌酐清除率也会高估真实的肾小球滤过率。对于终末期慢性肝病患者,不仅要考虑经肝脏清除的药物需进行剂量调整,还需考虑经肾脏排泄的药物也需进行剂量调整。胆总管结石、硬化性胆管炎或胆道胰腺系统来源的肿瘤可能阻碍胆汁流动,造成肝外胆汁淤积。胆汁形成或分泌的减少会导致经胆汁排泄的药物清除率下降,如氨苄西林、哌拉西林、某些头孢菌素类药物、克林霉素和环丙沙星在胆道梗阻患者胆汁中的分泌明显下降。因此,主要通过肝脏代谢排泄的药物在胆汁淤积患者中可能需要调整剂量。

2. **肝功能不全时药物剂量调整策略**　肝功能不全患者在使用具有以下特征药物时,需要调整剂量:①肝提取率(extraction rate,EH)>0.7;②具有中度或高蛋白结合率;③主要经肝脏代谢或需经肝脏转化为活性代谢产物发挥作用;④主要经胆汁排泄;⑤治疗窗窄,肝脏疾病容易使药物浓度过低不能达到治疗效果,或者浓度过高而引起不良反应。对于经过肝毒性临床相关研究验证或说明书有特别要求的药物,严格按照指南或说明书相应要求调整剂量。而对于说明书未对肝功能不全患者给出明确剂量,且临床尚无肝功能不全患者药代动力学研究资料的药物可参考下列方法进行剂量调整。

(1)根据CTP评分调整剂量:蔡尔德-皮尤改良(Child-Turcotte Pugh,CTP)评分是临床上使用最广泛的对肝硬化患者肝脏储备功能进行量化评估的分级标准。该方法主要依据CTP评分对肝功能的分级来进行药物剂量调整。CTP评分以腹水、肝性脑病、凝血酶原时间、血清胆红素和血清白蛋白等5项指标为依据,按照CTP评分由小到大将患者分为3个等级:CTP评分为5~6分是A级,7~9分为B级,≥10分为C级。对于尚无肝功能不全患者药代动力学研究资料的药物,建议属于A级或轻度肝功能不全的患者,使用正常患者50%的维持剂量;对于B级或中度肝功能不全的患者,使用正常患者维持剂量的25%,且根据药效和毒性调整剂量;对C级或重度肝功能不全的患者,应使用经临床试验证实安全性较好或药代动力学不受肝病影响的药物,或治疗时进行有效的血药浓度监测。

(2)根据生化指标调整剂量:由于生化检查简单易行,临床常用肝脏各生化指标来评价肝功能损害,并指导临床用药。在排除其他因素后,如果是药物所导致的肝功能损害,当GPT、GOT、碱性磷酸酶(alkaline phosphatase,ALP)及胆红素(bilirubin,BIL)介于正常上限值(upper limit of normal,ULN)1~3倍之间时,考虑减少药物剂量或加保肝药,如葡醛内酯、肌苷等,并进行密切监测。

(3)根据药代动力学参数调整剂量:肝功能不全时,主要经肝脏代谢的药物,其清除率及半衰期可能产生变化,也有可能不变。同一种药物在不同类型的肝病患者中,药代动力学参数的变化也有可能不同甚至相反,如急性病毒性肝炎患者使用甲苯磺丁脲时清除率增加、半衰期缩短,而肝硬化患者使用该药时清除率和半衰期均不变。临床可根据药物药代动力学参数及其变化,如清除率(Cl)、半衰期($t_{1/2}$)、肝提取率(EH)、血浆蛋白结合率(binding rate of plasma protein,BRPP)等,进行剂量调整。

3. 肝功能不全患者的处方审核注意事项 对于肝功能不全患者,处方审核时需要关注患者的肝功能及使用药物的药代动力学特征。因此,在处方审核过程中需要结合患者的肝功能情况进行用药处方合理性的审核。

(1)需要避免使用有肝毒性的药物,同时结合药物本身的药代动力学特性给予合适的剂量。

(2)需要时刻监测肝功能指标,一旦发生药物性肝损伤需要及时对症治疗或停药。

(3)大多药品说明书的药物肝功能损害时药物剂量调整信息有限,需参考药品说明书、国内外经典权威的药学著作及相关药代动力学文献调整药物剂量,同时还可根据药物肝提取率、血浆蛋白结合率等特性来调节药物剂量。

(4)用药过程中需密切监测肝功能、药物使用疗效及其不良反应,并据此及时进行用药方案的调整。

(五)肾功能不全患者用药的处方审核

肾脏是药物排泄的主要器官,也是药物代谢的器官之一。肾功能受损时,药物的吸收、分布、代谢、排泄及机体对药物的敏感性等均可能发生改变,易导致药物蓄积引起毒副作用。因此,对于肾功能不全的患者需要根据肾功能调整用药剂量,制订个体化用药方案,以减少药物蓄积、降低不良反应发生率。药师在对肾功能不全患者的处方进行审核时,要特别关注药物的剂量调整、禁忌证等。

1. **肾功能不全患者药代动力学特点**

(1) 吸收：肾功能不全对药物吸收的直接影响较少，一般通过间接方式参与。一方面，可间接影响胃肠道功能而影响药物吸收，如晚期慢性肾病患者及尿毒症患者出现严重的胃肠道症状时，药物的吸收速率将减慢，吸收量减少，而轻中度肾功能不全对药物吸收的影响较小。另一方面，肾病患者有效肾单位减少，可影响需经肾脏处理的药物吸收。

(2) 分布：肾功能不全时对药物分布的影响比较复杂，主要有游离型药物浓度的增加、游离型药物浓度不变而总浓度减小、药物分布容积改变等情况。但具体表现为药物活性增加或减少，或不良反应增加，不同药物各有不同，与药物的酸碱度、血浆蛋白结合率等因素相关。

(3) 代谢：肾功能不全对药物代谢也有影响。肾皮质内存在活性微粒体氧化酶系统参与药物的生物转化，肾衰竭时，药物的还原和水解反应速率减慢，生物转化效率降低。而在近端肾小管含有较高水平的葡糖苷酸基转移酶、磺基转移酶及 CYP450 混合功能氧化酶系，可以参与蛋白质代谢，与某些原型药物或代谢产物发生结合反应。

(4) 排泄：肾功能不全对药物排泄的影响最为明显。因为肾脏是药物及其代谢产物最重要的排泄器官。除部分药物经肝胆系统清除外，绝大多数药物主要以原型或代谢产物的形式通过肾脏排泄。肾功能不全时，药物的排泄速度减慢，血药浓度升高。因此对以肾脏为主要排泄途径的药物，应根据肾功能减退的程度调整药物剂量。肾功能不全主要是指肾小球滤过功能下降，从而影响药物的排泄。影响药物从肾小球滤过的关键因素包括肾小球滤过率及药物与血浆蛋白结合的程度。结合型药物相对分子质量较大，不能从肾小球滤过。而游离型药物相对分子质量较小，易通过具有较大筛孔的滤过膜。各种类型肾脏功能不全引起的肾小球滤过率降低或药物的血浆蛋白结合率高均可使滤过的药量减少，而使药物在体内蓄积。此外，肾病对药物排泄的影响还与药物本身在机体内的消除特点有关，药物及其代谢产物极性越大、水溶性越大，经肾脏排泄的百分率越高，故肾功能障碍时，药物清除变慢，明显延长，易造成蓄积。

2. **肾功能不全患者用药原则**

(1) 尽量避免使用肾毒性药物，以免进一步损害肾功能。

(2) 肾功能不全而肝功能正常者可选用经肝肾双通道排泄的药物。

(3) 原型或代谢产物主要经肾脏排泄的药物应调整剂量，必要时进行血药浓度监测，制订个体化给药方案。

(4) 根据肾功能不全的程度调整药物的剂量和给药方案。

(5) 定期监测肾功能，密切观察药物的临床疗效及不良反应。

3. **肾功能不全患者药物用法用量调整**　肾功能不全患者药物剂量调整应遵循以下原则：①主要经肝胆系统代谢或排泄的药物，可使用正常剂量或略减少；②主要经肾脏排泄，但是药物本身无肾毒性或有轻度肾毒性的药物，需根据患者肾功能情况调整给药剂量；③药物本身或代谢产物主要经肾脏排泄，且具有较大毒性的药物，如氨基糖苷类抗生素，应避免使用，若确有用药指征，且无替换药物时，需在监测患者血药浓度及不良反应下减量使用；④肾功能不全时禁止使用有明确禁忌证的药物。

一般来说，肾功能不全患者调整剂量的方式主要有三种：可变剂量、可变频率及两者结合方式。①可变剂量即单次用药剂量减少，用药间隔时间不变，该方法调整后的药物血药浓度波动变化相对较小,适用于需要维持稳定血药浓度的药物,如青霉素及头孢菌素类抗生素,其抗菌作用强弱与其血药浓度大于最小抑菌浓度(MIC)的持续时间呈正相关。该类药物减少单次剂量而不改变用药间隔,可维持药物的体内浓度,发挥抗菌作用,且不易引起药物蓄积。②可变频率即维持单次用药剂量不变,用药间隔时间延长,该方法对血药浓度波动影响较大,适用于需较高血药浓度的药物,如氨基糖苷类抗生素。对于该类药物,延长用药间隔而不改变单次剂量,有利于维持有效的血药峰浓度,同时有足够间隔时间排泄药物,以减少不良反应发生。

4. 肾功能不全患者用药处方审核注意事项

(1)审核肾功能不全患者是否存在用药禁忌,比如严重肾功能损害时不得使用非诺贝特、对乙酰氨基酚、双氯芬酸、培哚普利、培美曲塞、依托泊苷等。这方面数据可严格参考药品说明书的禁忌栏目进行审核。

(2)对于经肾排泄的药物,药物本身无肾毒性或仅有轻度肾毒性的抗菌药物,肾功能减退者使用时要对其用法用量进行审核。目前,具有相对明确用药剂量调整依据的主要有抗菌药物和降血糖药,其他经肾排泄的药物在肾功能不全时使用主要是密切关注其疗效与不良反应,并据此及时进行用药方案的调整。

(3)对于肾功能不全患者的处方审核,除了处方适宜性审核外,还应严格谨慎地遴选可替代药物。对于肾功能不全而肝功能正常的患者,宜选择主要经肝或胆汁消除的药品;对于肝、肾功能均受损的患者,宜选用肝肾毒性均较小的药物。当处方中存在药物禁忌证或肾功能不全患者不适宜选用的某种药物时,为医生推荐适宜的替代药物,也是审方药师所必备的技能。

三、中药处方审核要点

中药审方是指中药师在配方操作之前对中药处方所写的各项内容进行全面认真审阅核准的过程。它是中药调剂工作的首要环节,是提高配方质量、保证患者用药安全有效的关键。

(一)中药处方的适用证审核

中医处方前记中的中医诊断,是药师审方的重要依据。中医诊断,包括中医病名和证型,应按照中医诊断(包括病名和证型)结果,辨证或辨证辨病结合选用适宜的中药。

1. 辨证施治是中医认识疾病和治疗疾病的基本原则,贯穿于中医治疗疾病的全过程。辨证施治是中医学特色的集中体现,是中医临床的精髓,是临床应用中药的根据。因此,合理使用中药,必须辨证,体现中医辨证用药的特点。中药处方应当以中医药理论为指导,辨证应准确,辨证依据应充分,应体现理法方药的一致性。

2. 中药饮片处方不是将某些功效类似的中药堆砌相加,而是根据病情,在辨证的基础上选择合适的中药,在配伍组成方面,体现"君、臣、佐、使"的组方原则和"七情"配伍理论。

(二)中药饮片的名称、炮制、煎法、用法、脚注的审核

1. **中药饮片名称的审核**　中药饮片品种繁多,且历代文献记载有所不同,地区用药习惯也存在差异,常出现同名异物、同物异名、名称相似等现象。《国家中医药管理局关于中药饮片处方用名和调剂给付有关问题的通知》(国中医药发〔2009〕7号)和《国家中医药管理局关于印发中药处方格式及书写规范的通知》(国中医药医政发〔2010〕57号)中均规定,中药饮片名称应当按照现行版《中华人民共和国药典》规定准确使用。现行版《中华人民共和国药典》没有规定的,应当按照本省(区、市)或本单位中

药饮片处方用名与调剂给付的规定书写。审核中药饮片名称时,需注意中药饮片处方用名是否规范,是否有字迹潦草、药名涂改、错写药名、药名重复等问题,一经发现,均需及时联系处方医师,要求重写或修改,并在更正处签名,注明更正时间,否则不予调配。

2. **中药炮制的审核** 中药饮片处方通常都是根据患者的病情、身体素质和气候环境,随证遣方,随方用药,针对性较强,对中药的炮制要求也灵活多变,即便是同一组方,用于不同情况,对中药的炮制要求也不尽相同。中药经过炮制后,其性味、归经、升降浮沉及毒性等都将发生一定的变化,与生品有一定的差别,不同的炮制品之间也有一定的差异。如生当归、酒当归、土炒当归均有补血活血作用,其区别是:补血和润肠作用以生品力强,活血作用以酒当归力胜,土炒当归无滑肠作用。中药处方审核,应根据中医诊断,重点审核中药饮片炮制品的选用是否合理,是否符合中医辨证选药的原则;同时调剂给付时,应结合临床诊断,合理给付炮制品。

3. **中药饮片煎法的审核** 根据中药的质地和性质不同,有些中药煎煮方法比较特殊,归纳起来有先煎、后下、包煎、另煎、烊化(溶化)、冲服等。煎煮有特殊要求的中药饮片,需在饮片右上方注明煎法,并加括号。

(1) 先煎:指先将饮片经武火煮沸后以文火煎煮一段时间后,再与用水浸泡过的其他药物合并煎煮。此法通过延长某些药物的煎煮时间,使难溶性成分充分煎出,或使毒性成分分解、含量降低,毒性减弱或消失。需要先煎的药物有:①矿物、动物骨甲类中药,如龙骨、龙齿、牡蛎、紫石英、石决明、珍珠母、瓦楞子、龟甲、鳖甲、磁石、代赭石等。煎煮前应先将饮片打碎,再行煎煮。②含毒性成分的中药,如马钱子、生半夏、川乌、草乌、附子等,宜先煎 1~2 小时。

(2) 后下:指部分饮片在其他药物煎煮完成前 5~10 分钟再放入煎药器皿一起煎煮,其目的是减少煎煮时间,避免成分散失。需要后下的中药有:①有效成分受热易挥发的药物,如薄荷、降香、红花、沉香、砂仁、藿香、白豆蔻、鱼腥草等,因其含挥发性成分,故不宜煎煮时间过久,以免其有效成分散失;②有效成分受热不稳定的药物,如钩藤、苦杏仁、徐长卿、生大黄、番泻叶等。

(3) 包煎:将需要煎煮的饮片装在用棉纱制成的布袋中,扎紧袋口后与其他中药共同煎煮。需要包煎的药物主要有以下几类:①含淀粉、黏液质较多的中药,包煎后可避免在煎煮过程中黏锅糊化,如车前子、葶苈子等;②富含绒毛的药材,包煎后可避免脱落的绒毛混入煎液后刺激咽喉,引起咳嗽,如旋覆花、枇杷叶等;③花粉、种子等细小中药,因体积小、质量轻,容易漂浮在水面上而影响有效成分的煎出,如蒲黄、海金沙等。

(4) 另煎:一些贵重中药,为了更好地煎出有效成分及减少有效成分被其他中药吸附引起损失,宜另煎。煎液可以另服,也可以与其他煎液混合服用。如人参、西洋参、西红花等贵重的中药饮片须先用单独煎药容器煎煮,再将渣并入其他药合煎,然后将前后煎煮的不同药液混匀后分服。另煎时间一般为 30~40 分钟。

(5) 烊化(溶化):如阿胶、龟甲胶、鳖甲胶、鹿角胶、龟鹿二仙胶等,煎煮时其中的胶质成分会黏附其他饮片或煎药器皿,造成污染和浪费,因此应烊化。服用此类药可用已煎好药液溶化服用,也可加适量水溶化或隔水炖化后,再与煎液混匀服用。

(6) 冲服:主要指某些贵重中药,用量较少,为防止散失,常需要研成细末用温开水或药汁冲服。如羚羊角、三七、琥珀、血竭、全蝎等研磨成粉末的中药,为避免煎煮时浪费,可用群药的煎液冲服。

4. 中药饮片用法的审核 中药饮片用法应包含:每剂分几次服用、用药方法(内服、外用等)、服用要求(温服、凉服、顿服、慢服、饭前服、饭后服、空腹服等)等内容。服用汤剂,一般每日 1 剂,分 2~3 次温服。但是病情有轻重缓急之异,故在治疗上除了要酌定药物、剂量、剂型外,在服用方法上亦应有不同。根据病情需要,可一日只服 1 次,或一日数服,或可煎汤代茶服,甚至一日连服 2 剂。总之,在临床服用中药时只有根据不同的病证及药物特点采用不同的服药方法,才能取得较好的疗效。一般而言,寒剂宜冷服,适用于热证;热剂宜热服,适用于寒证;驱虫药宜空腹服药。

5. 中药饮片脚注的审核 脚注是中药饮片处方中特别重要的内容之一,是指医师写中药处方时在某味药的右上角处加以注解,其作用是简明指示调剂和煎药人员对该饮片应采取的特殊处理方法,内容一般包括炮制法、煎煮法、服用法等。《处方管理办法》规定:中药饮片处方的书写,一般应当按照"君、臣、佐、使"的顺序排列;调剂、煎煮的特殊要求注明在药品右上方,并加括号,如布包、先煎、后下等;对饮片的产地、炮制有特殊要求的,应当在药品名称之前写明。

(三)毒麻贵细中药的审核

1. 毒麻中药的审核 现行版《中华人民共和国药典》,按照"大毒、有毒、小毒"标准将中药饮片分为三级,共 83 种。其中大毒中药饮片 10 种,有毒中药饮片 42 种,小毒中药饮片 31 种。国务院颁布的《医疗用毒性药品管理办法》(1988 年 12 月国务院令第 23 号)中规定的毒性中药饮片,属于特殊管理的中药饮片,调剂时应严格按照有关规定审核。目前按照麻醉药品管理的中药饮片只有罂粟壳一味,在使用中应严格执行国务院颁布的《麻醉药品和精神药品管理条例》(国务院令第 442 号),以及原卫生部印发的《医疗机构麻醉药品、第一类精神药品管理规定》《麻醉药品、精神药品处方管理规定》。

《医院中药饮片管理规范》(国中医药发〔2007〕11 号)第三十二条规定调配含有毒性中药饮片的处方,每次处方剂量不得超过 2 日极量;对处方未注明"生用"的,应给付炮制品;如在审方时对处方有疑问,必须经处方医生重新审定后方可调配。第三十三条规定罂粟壳不得单方发药,必须凭有麻醉药处方权的执业医师签名的淡红色处方方可调配,每张处方不得超过 3 日用量,连续使用不得超过 7 天,成人一次的常用量为每天 3~6g,处方保存 3 年备查。

2. 贵细中药的审核 贵细中药一般是指某些疗效显著、来源特殊或生产年限长、产量稀少、价格昂贵和市场紧缺的中药。贵细中药的使用必须坚持优先供急、重症,优先饮片配方使用的原则。贵细中药饮片处方不得涂改,特殊情况需更改者,原处方医师应在更改处签字方能调配。

第四节 处方审核实践案例

一、选药不正确处方审核实践案例

案例一:1 例系统性红斑狼疮患者的处方审核

(1)基本信息:患者,女性,58 岁。

(2)现病史:患者 3 余年前无明显诱因出现全身多发皮疹,为散在环形红斑,周围发红,中央发白,略突出皮面,瘙痒不明显,包括颜面部、四肢躯干,之后逐渐出现颜面及双下肢水肿,关节痛,查抗核抗体

（antinuclear antibody，ANA）1：320 阳性，抗 dsDNA 阳性。为求进一步治疗，门诊拟"系统性红斑狼疮"收治入院。

（3）既往史：无。

（4）过敏史：无。

（5）实验室检查 ANA 1：320 阳性，抗 dsDNA 阳性；GPT 506U/L，GOT 358U/L。

（6）诊断：系统性红斑狼疮、肝功能异常。

（7）处方：泼尼松片 30mg，q.d.，p.o.；羟氯喹片 100mg，b.i.d.，p.o.；双氯芬酸钠缓释片 37.5mg，b.i.d.，p.o.；碳酸钙 D_3 片 600mg，q.d.，p.o.；骨化三醇胶丸 0.25μg，b.i.d.，p.o.；艾司奥美拉唑镁肠溶片 20mg，q.d.，p.o.。

（8）处方审核流程

1）适应证：糖皮质激素和抗疟药是系统性红斑狼疮（systemic lupus erythematosus，SLE）的治疗用药，非甾体抗炎药（nonsteroidal antiinflammatory drug，NSAID）可用于控制 SLE 关节炎，患者有用药适应证。患者使用糖皮质激素联合非选择性 NSAID，有预防应激性溃疡指征，可选择质子泵抑制剂预防。患者需长期服用糖皮质激素，有预防骨质疏松指征。

2）禁忌证：患者无用药禁忌证。

3）评估用药方案合理性

a. 选药不适宜：患者肝功能异常，泼尼松无生理活性，须经过肝脏代谢转换为泼尼松龙发挥药理作用，因此肝功能损害者须慎用。建议改为甲泼尼龙片口服，等效剂量 24mg，q.d.。

b. 给药剂量不适宜：双氯芬酸钠缓释片必须整片吞服，不可掰开或咀嚼服用。建议改为 75mg，q.d.。

c. 重复用药：骨化三醇是现有最有效的维生素 D 代谢产物，故不应与其他维生素 D 制剂合用，从而避免维生素 D 过多症。但目前钙剂大多含有维生素 D，因后者可促进钙在胃肠道吸收。患者为预防用药，建议可先选择单用钙剂补充，如必须合用骨化三醇，建议严密监测血钙、尿钙水平。

d. 药物相互作用：艾司奥美拉唑镁肠溶片可抑制胃酸分泌，可能会抑制碍羟氯喹的吸收，建议两者服用间隔 4 小时。

案例二：1 例帕金森病伴高血压患者的处方审核

（1）基本信息：患者，女性，75 岁。

（2）现病史：患者为老年女性，慢性病程，隐匿进展。患者 2 年前出现行动迟缓，表现为左上肢动作慢，行走速度慢，伴嗅觉减退，便秘，后病情逐渐进展，出现左上肢及下颌抖动，左上肢僵硬感，行走拖地有时小步态，有时不稳，自述视力模糊。为求进一步治疗，门诊拟"帕金森病"收治入院。

（3）查体：面部表情减少，口齿清晰，对答切题，左上肢及下颌见明显静止性震颤，手指拍打试验双侧减慢，左侧甚；伸掌握拳动作，双侧减慢，左侧甚；双侧连带动作减少，左侧明显，颈部及四肢肌张力增高，左侧明显，病理征未引出，双指鼻试验及跟 - 膝 - 胫试验准，直线行走稳，眼球运动正常。帕金森病 HY（Hoehn-Yahr）分级为 2.5 级。

（4）既往史：发现"高血压"1 年余，未规律用药。10 余年前，患"胆囊结石"，外院行"腹腔镜下胆囊切除术"，现痊愈，有"头痛"病史，常服用"盐酸氟桂利嗪胶囊"。

（5）过敏史：无。

（6）诊断：帕金森病、高血压、头痛待查。

（7）处方：司来吉兰片 10mg，q.d.，p.o.，餐后；多巴丝肼片 125mg，b.i.d.，p.o.；普拉克索片 0.25mg，t.i.d.，p.o.，餐后；氟桂利嗪胶囊 5mg，q.n.。

（8）处方审核流程

1）适应证：选择性单胺氧化酶 B 抑制剂司来吉兰片，有帕金森病适应证；复方左旋多巴（多巴丝肼片）和多巴胺受体激动剂（普拉克索片）用于治疗帕金森病也有适应证。氟桂利嗪用于典型（有先兆）或非典型（无先兆）偏头痛的预防性治疗，虽然此患者还未明确诊断，但患者预防效果明显，氟桂利嗪用于头痛诊断也可认为有适应证。

2）禁忌证：氟桂利嗪胶囊禁用于有帕金森病或其他锥体外系疾病症状的患者。患者视力模糊，需要进一步明确是否为闭角型青光眼，闭角型青光眼是多巴丝肼片、司来吉兰片的禁忌证。

3）评估用药方案合理性

a. 选药不适宜：从帕金森病诊断来说，结合患者年龄 75 岁，HY 分级 2.5 级，复方左旋多巴、单胺氧化酶 B 抑制剂、多巴胺受体激动剂的选择都适宜，但是此患者诊断首先需要排除药物原因引起的帕金森综合征，患者有"头痛"病史，长期服用"氟桂利嗪胶囊"5mg，q.n.，氟桂利嗪可能会引起帕金森综合征，如震颤等症状，所以在此患者使用帕金森病药物治疗前，首先是让患者停用"氟桂利嗪胶囊"，排除药物性原因，更不能在住院期间继续服用。

b. 给药剂量不适宜：司来吉兰片开始剂量应该为早晨 5mg，可增至每天 10mg。老年人起始剂量可为 2.5mg。患者 75 岁，10mg，q.d.，首次使用剂量过大。普拉克索片首次使用剂量过大，应该逐渐递增，起始剂量为每天 0.375mg（0.125mg×3），然后每 5~7 天增加 1 次剂量；如果患者可以耐受，应增加剂量以达到最大疗效，每天最大的剂量为 4.5mg。

c. 给药时间不适宜：司来吉兰片需要写明早晨服用，以免患者在傍晚或者晚上服用而引起失眠；多巴丝肼片应该于餐前 1 小时或者餐后 1.5 小时服用，与用餐时间隔开，因饮食中的蛋白质可减少药物的吸收，降低疗效，且注意低蛋白饮食。

二、给药方法不正确处方审核实践案例

案例一：1 例反流性食管炎患者的处方审核

（1）基本信息：患者，女性，41 岁。

（2）现病史：反酸，胃烧灼感，胸骨后隐痛 1 个月余，伴餐后上腹胀，嗳气，不伴腹痛、恶心、呕吐、胸闷、气短等。胃镜检查提示：反流性食管炎。

（3）过敏史：无。

（4）诊断：反流性食管炎。

（5）处方：奥美拉唑肠溶片 20mg，t.i.d.，p.o.；多潘立酮片 30mg，q.d.，p.o.。

（6）处方审核流程

1）适应证：查看患者临床信息，根据药品说明书及临床应用指南等权威资料来判断，患者适用质子泵抑制剂奥美拉唑肠溶片和促胃动力药多潘立酮片。

2）禁忌证：本患者对奥美拉唑肠溶片和多潘立酮片无使用禁忌。

3）评估用药方案合理性:奥美拉唑肠溶片每日给药 3 次,给药频度太高,应改为每日 1~2 次。多潘立酮片每日 1 次,给药频度太少,应改为每日 3 次,每次 30mg 剂量太大,应改为每次 10mg。抑酸药奥美拉唑肠溶片和促胃动力药多潘立酮片合用治疗胃食管道反流病(gastroesophageal reflux disease,GERD)可增加疗效,但是促胃动力药可加速胃肠蠕动,从而减少抑酸药的吸收。同时抑酸药会降低促胃动力药的生物利用度。合用时,两药应至少间隔 1 小时。

案例二:1 例巨幼细胞贫血患者的处方审核

(1) 基本信息:患者,女性,53 岁。

(2) 现病史:因"巨幼细胞贫血"住院。

(3) 既往史:既往无糖尿病、高血压病史,否认药物、食物过敏史。

(4) 实验室检查:血红蛋白 95g/L,铁蛋白 280μg/L,叶酸 10μg/L(参考值 3.1~20.0μg/L),维生素 B_{12} 56μg/L(参考值 187.0~883.0μg/L)。

(5) 诊断:巨幼细胞贫血(维生素 B_{12} 缺乏)。

(6) 处方:叶酸片 5mg,t.i.d.,p.o.;注射用甲钴胺 0.5mg,t.i.w.,i.h.。

(7) 处方审核流程

1）适应证:患者为巨幼细胞贫血,维生素 B_{12} 缺乏型,但叶酸正常,叶酸无使用指征。

2）禁忌证:无。

3）用法用量给药途径:不合适。注射用甲钴胺应肌内注射或静脉给药,不可皮下注射。

4）相互作用:无。

三、联合用药不恰当处方审核实践案例

案例一:1 例再生障碍性贫血伴有感染患者的处方审核

(1) 基本信息:患者,女性,20 岁,非孕产妇。

(2) 现病史:因肺部感染入院。

(3) 既往史:既往无其他基础疾病。

(4) 实验室检查:入院查血常规,白细胞计数 0.7×10^9/L。

(5) 诊断:再生障碍性贫血伴感染。

(6) 处方:注射用重组人粒细胞巨噬细胞集落刺激因子(rhGM-CSF)150μg,q.d.,i.h.;冻干静注人免疫球蛋白(pH 4)20g,q.d.,i.v.gtt.。

(7) 处方审核流程

1）适应证:rhGM-CSF 和冻干静注人免疫球蛋白(pH 4)均可以用于治疗白细胞减少症,因此适应证合理。

2）禁忌证:该患者为年轻女性,未怀孕或哺乳,未见肝、肾功能异常,未见明确禁忌证。

3）用法用量:该患者为再生障碍性贫血患者,rhGM-CSF 应使用 3μg/kg,该患者体重 50kg,应使用 100~250μg,因此 150μg q.d.,剂量合理。

4）相互作用:rhGM-CSF 和冻干静注人免疫球蛋白(pH 4)不宜合用,在免疫抑制剂维持治疗三联方案中,两者之间应间隔 1 个月以上使用。

案例二：1 例慢性肾衰竭尿毒症患者的处方审核

（1）基本信息：患者，男性，58 岁。

（2）现病史：患者双侧肾结石 18 年，乏力，双下肢水肿 3 年，为求进一步治疗，门诊拟"慢性肾衰竭尿毒症期"收住入院。入院后血压 162/98mmHg，尿量 900ml/d，血液透析，输注浓缩红细胞（red blood cell，RBC）4U，行心脏死亡供者（donor of cardiac death，DCD）的同种异体肾移植手术。

（3）既往史：无。

（4）过敏史：否认食物、药物等过敏史。

（5）实验室检查：血肌酐（Scr）600mmol/L，K^+ 3.91mmol/L，Na^+ 139.2mmol/L，Cl^- 90.5mmol/L，Ca^{2+} 2.15mmol/L；血常规：白细胞计数 6.89×10^9/L，NEU% 76.9%，血红蛋白（hemoglobin，Hb）6.3g/L，RBC 2.02×10^{12}/L。

（6）诊断：慢性肾衰竭尿毒症期、肾性贫血、肾性高血压。

（7）住院医嘱（肾移植术后）：环孢素软胶囊 75mg，b.i.d.，p.o.，餐后；他克莫司胶囊 5mg，q.d.，p.o.，餐后；吗替麦考酚酯胶囊 500mg，b.i.d.，p.o.，餐后；泼尼松片 20mg，q.d.，p.o.，餐后；硝苯地平控释片 30mg，q.d.，p.o.；泊沙康唑口服混悬液 5ml，t.i.d.，p.o.。

（8）处方审核流程

1）适应证：该患者为肾移植患者，须用免疫抑制剂预防排斥反应，使用他克莫司、吗替麦考酚酯、泼尼松有适应证。患者供体来源为公民逝世后器官捐献，存在供体来源的真菌感染风险，有预防真菌感染的指征，因此使用泊沙康唑有适应证。此外，患者有高血压，硝苯地平控释片有适应证。

2）禁忌证：本患者所用药物无用药禁忌证。

3）评估用药方案合理性

a. 抗排斥方案不适宜：免疫抑制剂维持治疗三联方案一般为钙调磷酸酶抑制剂（环孢素或他克莫司）+ 抗增殖类药物（吗替麦考酚酯或硫唑嘌呤）+ 糖皮质激素类药物（glucocorticosteroid，GC）。同一类药物不建议合用，该患者使用的环孢素与他克莫司均为钙调磷酸酶抑制剂，两者联用会增加其肾毒性，不能联用。

b. 给药频次不合理：根据他克莫司的药代动力学特点，他克莫司普通制剂的给药频次应为每日 2 次，这将有利于血药浓度的稳定和保证其免疫抑制效果。

c. 给药时机不适宜：他克莫司口服给药吸收不稳定，个体差异大，食物种类与进餐时间均可影响其生物利用度，高脂食物可使其生物利用度明显降低，因此宜空腹服用，药物利用最佳。食物对吗替麦考酚酯 AUC 无影响，但会使其 C_{max} 下降 40%，因此推荐吗替麦考酚酯空腹服用。

d. 药物相互作用：泊沙康唑为 CYP3A4 的强效抑制剂，可以大幅提高他克莫司浓度，应尽量避免联合使用，须联合使用时他克莫司剂量建议调整为原剂量 1/3，且需严密监测血药浓度，以防浓度过高引起肾毒性。此外，硝苯地平也可能通过抑制 CYP3A4 减少他克莫司的代谢清除，使他克莫司血药浓度升高。因此，该患者须严密监测血药浓度。

四、特殊人群用药禁忌处方审核实践案例

案例一：1 例 2 型糖尿病伴肝硬化肝腹水患者的处方审核

（1）基本信息：患者，女性，49 岁。

（2）现病史：患者 3 年前当地社区医院检查发现空腹血糖 15mmol/L，诊断为 2 型糖尿病，给予格列美脲 2mg q.d.、二甲双胍 0.5g t.i.d 联合降糖，血糖控制尚可。患者糖尿病史 3 年，近 1 个月来患者无明显诱因出现口干口苦、头晕乏力、晨重夜轻，自述血糖波动较大，同时腹部胀痛、消化不良，欲行增强腹部 CT 检查，为求进一步治疗，门诊拟"糖尿病"收住治入院，血压 155/95mmHg。

（3）既往史：发现乙型肝炎 30 年，肝硬化病史 2 年；10 年前曾行盲肠末端切除术。

（4）过敏史：无。

（5）实验室检查：空腹血糖（fasting plasma glucose，FPG）10.8mmol/L；GPT 70U/L，GOT 45U/L；凝血酶原活动度（prothrombin time activity，PTA）47%，凝血酶原时间（prothrombin time，PT）20s，凝血酶时间（thrombin time，TT）17.5s；血钾 3.1mmol/L。

（6）诊断：2 型糖尿病、糖尿病周围神经病变、肝硬化伴腹水。

（7）处方：呋塞米片 40mg，q.d.，p.o.；螺内酯片 30mg，t.i.d.，p.o.；复方甘草酸苷注射液 40ml+ 生理盐水（normal saline，NS）100ml，q.d.，i.v.gtt.；格列美脲片 2mg，q.d.，p.o.，餐前；二甲双胍片 0.5g，t.i.d.，p.o.，餐前；甲钴胺片 1 000μg，t.i.d.，p.o.；恩替卡韦分散片 0.5mg，q.d.，p.o.，早餐后。

（8）处方审核流程

1）适应证

a. 该患者被诊断为 2 型糖尿病，既往联合使用格列美脲和二甲双胍，血糖控制尚可，故入院后暂不调整，继续使用。

b. 患者肝功能异常，具有使用复方甘草酸苷的适应证。

c. 患者肝硬化伴腹水，具有联合使用呋塞米和螺内酯的适应证。

2）禁忌证：该患者高血压伴低钾血症，是复方甘草酸苷注射液的禁忌证。建议选用其他非甘草酸苷类药物。

3）评估用药方案合理性

a. 给药剂量不适宜：呋塞米联合螺内酯治疗除可增强利尿效果外，还可避免低钾血症的发生，患者血钾 3.1mmol/L，宜调整呋塞米和螺内酯剂量，使血钾大于 4mmol/L。

b. 相互作用：维生素 B_{12} 主要在盲肠吸收，患者曾行盲肠末端切除术，维生素 B_{12} 吸收困难，二甲双胍亦可抑制维生素 B_{12} 在肠道的吸收，应密切监测维生素 B_{12} 水平，必要时改为肌内注射。

c. 给药时机不合理：二甲双胍与食物同服可使药物吸收增加 50%，建议餐中或餐后服用；食物对恩替卡韦吸收影响较大，建议餐前或餐后 2 小时服用。

d. 药物疗程不合理：服用二甲双胍的患者，再使用造影剂时可能会造成急性肾损伤或乳酸酸中毒，需要进行增强 CT 的患者，应在检查前检查肾功能和血乳酸情况，异常者应临时停用二甲双胍。

案例二：1 例慢性肾功能不全的缺铁性贫血患者的处方审核

（1）基本信息：患者，男性，47 岁。

（2）现病史：3 年前发现血肌酐升高为 180μmol/L，后多次复查维持在 170~200μmol/L，3 天前因乏力加重入院。

（3）既往史：既往有高血压 10 余年，长期服用左旋氨氯地平 5mg，q.d.。

（4）过敏史：无食物、药物过敏史。

（5）实验室检查：血肌酐 190μmol/L，血红蛋白 100g/L，血清铁 8μmol/L，铁蛋白 18μg/L。

（6）诊断：慢性肾功能不全 3 期、缺铁性贫血、高血压。

（7）处方：左旋氨氯地平片 5mg，q.d.，p.o.；多糖铁复合物胶囊 150mg，b.i.d.，p.o.；碳酸氢钠片 1g，t.i.d.，p.o.；复方 α- 酮酸片 2.52g，t.i.d.，p.o.。

（8）处方审核流程

1）适应证：左旋氨氯地平降压，多糖铁复合物治疗缺铁性贫血，复方 α- 酮酸和碳酸氢钠延缓慢性肾功能不全患者的进展，适应证合理。

2）禁忌证：慢性肾脏病（chronickidney diseae，CKD）3 期患者可以使用以上药物。

3）用法用量和给药途径：合理。

4）相互作用：碳酸氢钠中和胃酸，与多糖铁复合物合用，会减少后者吸收，合用不合理。应将碳酸氢钠改为早晚餐后半小时服用，多糖铁复合物 300mg，q.d.，p.o.，中午服用。

思考题

1. 处方审核的法律依据有哪些？

2. 处方的合法性审核内容包括哪些方面？

3. 西药处方的用药适宜性审核包括哪些项目？

4. 中药饮片处方的适宜性审核包括哪些项目？

5. 抗菌药物皮试要求有哪些？

6. 常见的药品剂型和给药途径不适宜的情况有哪些？

7. 重复用药的情况有哪些？

8. 简述妊娠期患者用药原则。

9. 简述肝功能不全时药物剂量调整依据？

10. 简述肾功能不全患者用药原则。

（韩 军）

第十章 药 学 门 诊

随着医院药学的发展,药学门诊在医疗体系中扮演着越来越重要的角色。在药学门诊中,药师不仅提供药物咨询服务,还参与患者的药物治疗管理,确保患者用药安全有效。药师通过问诊,对患者进行用药评估,发现药物治疗问题,提出解决方案,并付诸实施。药学门诊工作的深入开展,不仅优化药物治疗过程,也将提高患者的健康水平。本章节介绍药学门诊的工作模式、工作内容与工作要求,并通过实例介绍药师在药学门诊中的工作内容与主要作用。

第一节 概 述

一、药物治疗管理与药学门诊

(一)美国的药物治疗管理

1. 背景 药物相关问题(drug-related problem,DRP)是指药物治疗中出现的,已经或将会干扰预期治疗结果的事件或情况。药物相关问题不仅仅是药物不良事件和药物相互作用,还与无效和预料之外的用药结果有关。约有一半的药物未达到预期疗效,而药物成本与药物不良反应处理费用却成比例增加。因此,须加强合理用药管理,提高患者用药依从性。

药物相关问题日益严峻,需得到解决。美国在半个世纪前便开始探索更好的药学服务模式。医院药学既往重点关注药品供应问题,现已逐渐发展为重点关注患者药学监护。药学监护(pharmaceutical care,PC)由美国明尼苏达大学 Hepler 和 Strand 两位教授于 1990 年首次提出,是指药师应用药学专业知识向公众提供直接的、负责任的、与用药相关的监护,以期提高药物治疗的安全性、有效性与经济性,这标志着药学服务开始将重心转向对药物治疗效果的管理。随着药学监护工作不断深化,现已逐渐向各国医疗服务体系推广。由药学监护延伸而来的药物治疗管理(medication therapeutical management,MTM)逐渐形成并发展。2003 年,美国《医疗保险处方药改进与现代化法案》(The Medicare Prescription Drug,Improvement and Modernization Act)规定,要求医疗保险的提供者对被纳入医疗保险 D 部分(medicare part D)且患有多种慢性病或需同时服用多种药品的患者提供 MTM 服务项目。2004 年 7 月,包括美国在内的 11 个国家的药学组织正式共同提出 MTM 概念。2006 年 1 月,实施的"医疗保险 D 部分"对 2 000 多万医疗保险受益人正式实施了 MTM 服务。同时,为更好地解决药师服务费用问题,美国临床药学学会(ACCP)、美国卫生系统药师协会(ASHP)等组织积极争取将其纳入更多的医疗保险,以期更好地发展临床药学、促进患者合理用药。

2. 定义与内涵　药物治疗管理是指具有深厚药学知识、技术与能力等专业优势的药师为患者提供用药教育、咨询及指导等一系列专业化服务。如今,MTM 已在美国实施 10 余年,其价值也逐渐获得美国等多个国家及地区的认可。研究证实,MTM 服务在降低 DRP 发生率、提高患者用药依从性、降低患者自付费用等方面具有明显优势。

美国药师协会(APhA)和美国连锁药店基金协会(National Association of Chain Drug Stores Foundation, NACDS)于 2005 年和 2008 年,先后共同发布了两版 MTM 服务模式的五大核心要素,包含药物治疗回顾(medication therapy review,MTR)、个人用药记录(personal medication record,PMR)、药物治疗计划(medication-related action plan,MAP)、干预和 / 或转诊(intervention and/or referral)、文档记录和随访(documentation and follow-up)。MTR 可以是全面的或有针对性的,这取决于患者的需要;2.0 版本中的 PMR 和 MAP 在专业健康顾问的帮助下进行了重新设计,体现出"患者友好型"的特点,使患者能更有效地用于药物自我管理;干预和 / 或转诊则体现了医务工作者合作以达到优化药物治疗效果的目的;文档记录需要使用统一的格式;MTM 的随访则是基于患者的需要安排或者在患者从一家护理机构转诊到其他机构时进行。

五大核心要素也是医疗团队全程参与患者管理的关键点。药师、医师等医疗团队人员依据五大核心要素筛选能从 MTM 服务获益的患者,并为其提供 MTM 服务。2020 年,美国医疗保险和医疗补助服务中心(Centers for Medicare and Medicaid Services,CMS)规定的接受 MTM 服务的患者资格标准为:合并 2 种或 3 种慢性病、使用至少 2~8 种医疗保险 D 部分药物及年度费用大于 4 225 美元。药物治疗管理最为广泛的受益群体是多重用药、药物成本过高的慢性病患者,如高血压、高脂血症、支气管哮喘、糖尿病及充血性心力衰竭患者等。药师首先开展 MTR,准确掌握患者的生理、病理信息,评估患者疾病控制情况和药物相关问题,进而制订个体化干预方案,直接或协作完成干预,并在干预过程中建立 PMR 和 MAP,然后交付患者执行。同时,进行 MTM 服务内容文件记录及后续随访,以确保患者所接受的 MTM 服务的一致性。需要强调的是,上述顺序可根据患者具体情况进行调整。

(1) 药物治疗回顾(MTR):MTR 是系统收集患者信息的过程,包括评价药物治疗效果、确定药品相关问题、列出之前所用药品目录、建立解决问题计划等,是整个 MTM 服务的精髓要素。MTR 是药师为主导的,采取面对面、电话或远程医疗等方式进行的交互式药物审查,包括全面用药评估(comprehensive medication review,CMR)和特定药物评估(targeted medication reviews,TMR)两种形式。CMR 需要对患者的所有用药进行全面综合的分析评估,包括患者为其所患疾病和为保持健康状况正在服用的所有处方药、非处方药、中成药,以及营养补充剂。而 TMR 是针对患者特定疾病用药或某一用药相关问题进行分析评估。药师可根据患者要求及患者具体情况选用 CMR 或 TMR。

药师提供的 MTR 可给各种医疗机构提供咨询,可减少医师和急诊的问诊时间、住院天数和患者需支付的总医疗费用等。药师可以从患者那里得到正确的和有效的药物相关信息。同时,患者也可以在 MTR 设计中提高对药物的认识,有利于患者自我管理药物和自身健康状况。

(2) 个人用药记录(PMR):PMR 是患者药物治疗的综合记录,内容包括药物名称、适应证、用法用量、开始服用日期、停止服用日期、处方信息、特殊说明等。PMR 可以由药师制作，也可以由药师和患者一起制作，让患者参与进来可以增加患者对药物治疗的理解程度，有助于提高患者的用药依从性。

理想状态是将 PMR 做成电子记录，便于在不同的医疗机构或同一医疗机构医师、护士、药师之间进行患者用药信息的共享。药师应鼓励和教育患者永久保存记录，每次看病携带好记录，以便医师能了解目前患者的用药情况。PMR 不是一成不变的，在患者开始或停止使用某种药物，或者其中任何药物的用法用量发生调整时都应及时更新记录。

（3）药物治疗计划（MAP）：MAP 是以患者为中心的列表文件，是为了帮助患者达到既定的治疗目标而制订的以患者为中心的行动计划列表，用于跟踪患者对行动计划的完成情况，便于患者进行自我管理。在 MTR 结束时，药师需要就当前需要解决的药物治疗相关问题与患者达成一致，并制订出相应行动计划，内容包括患者姓名、医师和药师信息、建立的日期、患者需要实施计划的步骤、患者记录、预约药师随访信息等。MAP 已成为医疗计划文件中重要的组成部分，是患者与药师合作共同完成的成果，患者应依据自身实际完成情况填写 MAP 表单。需要注意的是，MAP 中所列的行动计划必须是药师职权范围内可以完成的内容，不应包括仍需医师或其他医护人员确认或帮助完成的项目。

（4）干预和/或转诊：在对患者进行 MTR 后，为了解决患者目前存在或潜在存在的药物治疗相关问题，从患者的利益和药师的职权范围出发，药师可以直接进行干预解决的可通过与患者协商达成共识，并制订相关行动计划进行干预；如果需要解决的药物治疗相关问题超出药师的职权或能力范围，药师则需要将患者推荐转诊给别的药师、医师或其他相关人员进行干预。药师与专业医疗服务人员的交流内容包括：药物选择的咨询、给出解决药物治疗问题的建议和要求随访等，这些都是完整 MTM 模式的干预组成部分。无论是药师直接干预，还是将患者转诊给其他相关人员，都是为了最大限度地优化患者的治疗结局，充分利用现有的医疗资源来避免可能给患者带来的临床、人文或经济学方面的损失。

（5）文档记录和随访：文档设置是基于患者药物治疗的相关需求或患者转诊的要求形成统一方式的记录以便患者 MTM 随访。MTM 文档记录可以促进药师与患者之间、药师之间或者药师与其他医疗人员之间的交流，提高患者的治疗效果，促进患者治疗的连续性，可作为维护医疗人员和患者权益的具有法律意义和制度意义的依据，也可作为药师进行 MTM 服务、体现药师价值的付费凭据。

药师需要根据患者的药物治疗情况安排患者的随访计划，所有的随访计划和随访内容都需要记录在 MTM 服务文档中。随访的广度和深度取决于患者的医疗需求。除了面对面的交谈，还可以通过电话或网络联系患者或其医师。当患者从一个医疗机构转诊到另一家机构时，主动联系新的医疗机构可以保证该患者治疗的连续性。患者应该在每次随访时携带个人用药记录和健康管理方案以便药师及时记录干预的结果或新发现的问题。

3. **基于不同实践场所开展的 MTM 服务** 自美国 MTM 服务开展以来，其内容不断得到丰富与拓展，已形成一套比较完整的服务体系，并应用于药学服务各场所，包括社区药房、药学门诊、住院病房、长期护理机构、远程医疗/电话中心，甚至在患者家中。其中在患者家中提供服务可以使药师更直接地评估影响药物使用的环境因素。

（1）社区药房 MTM 服务：社区药房的药师通常通过签约的方式，为某一社区或疗养院等目标群体进行面对面的 MTM 服务。社区药房一旦与患者签订服务合同，就要对患者具体的 MTM 服务作出安排，并与每个将要参加 MTM 服务的患者单独预约。社区药房的 MTM 服务主要针对慢性病患者，服务内容包括药物治疗评估、识别并解决药物相关问题、制订监护计划、调整药物剂量及处理药物不良反应,以解决和预防药物相关问题。另外,社区药师还可以开展其他服务,如疫苗接种、戒烟和即时检验,以增强MTM 服务。

(2) 药学门诊 MTM 服务:美国药学门诊包括由独立药师主管的药学门诊,以及药师与医师一起管理的联合门诊。药师主管的药学门诊有综合 MTM 门诊,还有针对不同疾病或药物管理特点设立的多种类型专科药学门诊。联合门诊一般开设在医师诊室内或隔壁诊室,与医师进行协同服务,医师通过与合作的药师签署书面协议将处方权委托给药师。目前,美国多个州已经批准了药师华法林处方权。

(3) 家庭 MTM 服务:美国卫生系统推广家庭 MTM 服务,在家庭 MTM 服务模式中,药师是连接医疗系统和患者家庭的桥梁,发挥着与家庭护士或其他医护人员不同的作用。进行家访是家庭 MTM 服务的重要内容。家访时,药师需要评估患者所有处方药和非处方药的适应证、有效性、安全性、方便性和依从性。由于就诊地点在家中,药师可以很容易地开展药物使用相关的对话,观察药物服用方式和贮存环境。药师与患者交谈后,需要为患者设计一个药物计划并在电子健康记录(electronic health records,HER)中更新药物清单,更新后的药物清单通过传真与其他服务者共享,如社区药房和家庭护士。同时,药师还需要在就诊后将更新的清单邮寄给患者,让患者根据更新后的药物清单服药。

(4) 长期护理机构 MTM 服务:长期护理机构的 MTM 服务主要在护理中心、精神病中心、康复中心等场所开展,可以由机构内的顾问药师通过面对面方式提供,也可以由机构外药师通过远程医疗技术提供。这类特殊人群用药情况复杂且受多种疾病影响,部分人群还有认知障碍,用药相关问题发生率高,因此在长期护理机构中纳入由药师主导的 MTM 服务至关重要。自 2013 年以来,医疗保险 D 部分承保者被要求每年至少一次向参加 MTM 计划的受益人提供 CMR,包括那些处于长期护理机构中的人。此外,美国顾问药剂师协会(American Society of Consultant Pharmacists,ASCP)还专门制订了长期护理机构MTM 服务的相关指南。在长期护理机构中,药师提供的 MTM 服务包括 CMR、有针对性的疾病状态管理、治疗药物监测与患者教育等,以改善患者药物治疗和长期护理效果。

(5) 住院病房 MTM 服务:在美国,住院病房药师也为接受医疗服务的患者提供药学服务,但很少是以直接监护患者的模式来提供全面 MTM 服务。住院药师提供的药学服务仅是服务于医师的支持工作,如针对一些特殊药物如地高辛、抗凝药等的个体化给药等,对住院患者进行整个住院时间内的药物治疗评估和监护的机会不多。但是,随着美国对出院 30 天内再入院的患者不再予以医保补偿的一项政策规定的出台,住院病房的药师对住院期间患者进行综合用药管理、药学监护和对即将出院患者的用药指导就显得尤为重要。医师和患者需要药师提供 MTM 服务,以减少大多数患者因用药问题引起的再入院发生率。

(6) 远程医疗 / 电话中心 MTM 服务:在远程医疗 / 电话中心进行的 MTM 服务,主要是由药师、药房技术人员和药房实习生进行药物治疗评估的信息收集。在通话过程中,收集患者病情、当前用药和用药过程中遇到的问题等信息,并将这些信息整合到患者的个人资料中。随后药师或受监管的药房实习生据此进行全面用药教育,以提高患者用药安全性,降低医疗成本,并通过识别与临床实践指南的偏差及对各种疾病的总体评估来优化药物治疗方案。

(二) 我国药学门诊的诞生

随着我国老龄化的加快、疾病模式及饮食结构的改变,慢性病已呈现出高发态势,数据显示我国老年人患慢性病比例高达 75.23%。由于慢性病具有病程长、病情迁延不愈、病因复杂的特点,一个人可能会同时患有多种慢性病,主要包括心脑血管疾病(高血压、冠心病、脑卒中)、糖尿病、恶性肿瘤、慢性呼吸系统疾病等,已成为危害人们身体健康的重大公共卫生问题。2019 年国家卫生健康委发布统计数据显示,我国老年人慢性病患者超过 1.8 亿,其中超过 2/3 的人患有一种以上的慢性病,患有两种以上慢性病的老年人超过 1/3。

慢性病治疗中多种药物联用现象普遍,易发生重复用药、药物不良反应和药物相互作用等药物相关问题,是否能正确使用药物将直接影响着老年人群的生命质量。WHO 相关数据显示,我国因慢性病导致死亡的人数构成比要高于世界平均水平。在 2020 年发布的中国居民死因监测报告中,全人群慢性病死亡人数已占到前 10 位死因总死亡人数的 88.46%,而 65 岁以上人群慢性病死亡人数已占到总死亡人数的 91.31%。同时服用多种药物,不仅会增加老年患者发生不良反应的风险,危害患者的健康安全,同时也会消耗大量卫生资源。在中国健康与养老追踪调查(China health and retirement longitudinal study,CHARLS)中探究了中国慢性病共病负担,发现由于我国医疗体系多针对单病种,导致多病共存患者的治疗成本增加,公共卫生资源负担也在加重。据统计,慢性病在我国总疾病负担中所占比重已达到 70%,成为我国主要的疾病经济负担。

老年人慢性病病程长、费用贵、致残致死率高、疾病负担重,传统的医院药学服务模式已无法满足临床合理用药需求,药学工作模式需顺应时代步伐作出转变。MTM 服务发源于美国,经过半个多世纪的发展,其在降低 DRP 发生率、提高患者用药依从性、降低患者自付费用等方面的优势不断凸显,如今在美国各大连锁零售药店及医院均已推出 MTM 增值服务,以提高与患者之间的联系及覆盖率。为适应新时期药学事业发展,我们开始学习借鉴美国 MTM 实践经验,逐步探索适合我国的 MTM 服务模式。我国药学门诊就是一种 MTM 服务模式,临床药师在门诊为患者提供药物重整、处方精简及长期的 MTM 可有效保障老年人的合理用药,从而降低或规避药物相关问题带来的风险,有效减少药物不良反应,降低医疗支出。

2000 年初,全国开展用药咨询窗口服务,为患者提供用药咨询和指导服务,药师开始走出药房、接触患者,这也是药学门诊最初的一种形式。然而,随着药学服务的专业化,患者用药需求也呈现出多样化、复杂化。受时间、地点、工作流程、人员专业程度等多方面条件限制,窗口咨询就显得捉襟见肘,难以完全满足患者多方面的用药需求,药学门诊便应运而生。国内一些医院积极探索药学服务方向,率先开展了药学门诊,如南京大学医学院附属鼓楼医院于 2010 年开设抗凝联合门诊,为心脏瓣膜置换术后患者提供抗凝药物使用指导。北京大学第一医院于 2012 年开设肾病药学门诊。虽然在这之后逐渐有医院提供处方调剂外的药学服务,但总体发展较为缓慢,必须要有政策助推医疗机构药学服务加速变革。直到 2017 年,我国公立医院全面取消药品加成,这对推进我国医院药师服务转型、促进医疗资源的合理分配及改善国民健康具有重要意义。医院药学从"以药品为中心"向"以患者为中心"、从"以保障药品供应为中心"向"以提供专业药学服务为中心"转型势在必行,而开展药学门诊便是转型的一个重要方向。

(三) 药学门诊的定义、目的及意义

药学门诊(pharmaceutical clinic),又称为药师门诊(pharmacist-managed clinic,PMC)、药物治疗管理门诊(medication therapy management clinic,MTMC),是指医疗机构具有药学专业技术优势的药师给患者

提供用药评估、用药调整、用药建议、用药教育、随访评估等一系列专业化药学服务的诊室。药学门诊以药物治疗管理为核心,以慢性病用药管理为主要内容,是临床药学服务的新型扩展。

药学门诊属于药事服务的重要组成部分,其工作目标以合理用药为核心,推进精准用药、慢性病管理及药物治疗管理,直接面向患者开展药学门诊服务。药师与患者面对面地交流沟通,解答患者用药疑问,或在遵照医师临床诊断和治疗方案的基础上,利用药效学、药代动力学、时辰药理学及药物经济学等专业知识,一对一地为患者提供用药剂量、用药时间、药物相互配伍等专业用药意见或建议,并根据目前用药情况进行治疗药物医嘱重整与精简,同时根据患者的检查、就医、生活方式等其他问题也给予针对性的建议。

药学服务升级不仅是国家医疗改革的必然,更是保障医疗安全的必然,药学门诊的开展具有以下意义。

1. 为患者提供优化用药方案。可减少药物不良反应事件,提高药物治疗水平,降低药物治疗费用,增强患者安全、合理用药意识,提高患者用药依从性,减少医患矛盾的产生,使药学服务更加贴近患者、贴近临床、贴近社会,对国民健康的改善具有重要意义。

2. 促进医疗服务提供者之间的合作。药师以提供合理用药为中心的临床药学服务为其重要职责,在评估用药史、药物过敏史、药物相互作用、药物不良反应及优化用药方案等方面,具有比医师更专业的知识体系及服务理念。药学门诊为药师发挥专业优势、扩展药学服务提供全新的舞台,为药品零加成后的医院药师提供了新的发展空间,对医院药学的高质量发展具有重要意义。

3. 避免重复用药,促进医疗资源的合理分配。同时,加强了疾病预防,有效地帮助政府节省医保费用,对推动国家医疗卫生体制改革、实现健康中国的宏伟目标具有重要意义。

(四) 药学门诊的发展

随着我国公立医院综合改革措施逐步推进,医疗机构药学服务工作将面临新的机遇和挑战。为适应改革要求,促进药学服务模式转变,国家在医院药师的培养和相关政策上均为药学门诊的发展提供了支持。适时顺应医改政策作出相应人才培养改革,培养出符合社会需要的药师尤为重要。专业临床药师的培养为药学门诊的开设提供了人才基础。专业的临床药师不仅为住院患者提供药学服务,而且也越来越多地为门诊患者提供药学服务。自 2006 年起,我国开始实施临床药师培训制度,所有临床药师在从事临床药学工作之前必须参加相关培训并获得认证证书。临床药师培训的主要专业方向包括抗感染药物专业、内分泌专业、抗凝专业、危重症医学专业、肠外肠内营养专业、疼痛药物治疗专业、小儿用药专业、肾内科专业、神经内科专业、呼吸专业、心血管内科专业、抗肿瘤药物专业、妇产科专业、消化内科专业和血液内科专业等,这与药学门诊开设的专业方向基本一致。除此之外,近年来国家卫生部门的相关政策也为药学门诊的开设提供了政策支持。2017 年 7 月国家卫生计生委办公厅、国家中医药管理局发布《关于加强药事管理转变药学服务模式的通知》(国卫办医发〔2017〕26 号),建议有条件的医疗机构可以开设药师咨询门诊,为患者提供用药咨询和指导。2018 年,国家卫生健康委委托中国医院协会编制了《药学服务标准》,涵盖了药学门诊等 8 项药学服务项目。2020 年,国家卫生健康委等出台《关于加强医疗机构药事管理促进合理用药的意见》(国卫办医发〔2020〕2 号),提出强化临床药师配备,鼓励医疗机构开设药学门诊,为患者提供用药咨询和指导。2021 年 6 月国务院办公厅发布《国务院办公厅关于推动公立医院高质量发展的意见》(国办发〔2021〕18 号),意见中"引领公立医院高质量发展新趋势"章节明确提出推进医疗服务模式创新,开设合理用药咨询或药物治疗管理门诊,开展精准用药服务。2021 年 10 月 9 日,国家卫生健康委办公厅发布了《国家卫生健康委办公厅关于印发医疗机构药学门诊服务规范等 5 项规范的通知》(国卫办医函〔2021〕520 号),明确二级以上医疗机构应当建立完善药学门诊服务相关管理制度、人员培训制度等,并为药学门诊提供相应的软硬件支持。

1. **发展现状** 通过设置药学门诊不仅能够促进临床上安全、有效、经济地用药,而且能够摆脱以往药师只能通过影响或干预医师处方才能发挥职业作用的形象,让患者逐渐感受到药师的独立专业性,这对助力医院精细化运营、提升药师价值均有积极意义。近年来,全国各地医疗机构对开设药学门诊进行了积极探索,其中广东省的药学门诊发展走在全国前列,2016 年 8 月,广东省药学会与美国药师协会共同启动药物治疗管理服务培训项目,为药学门诊的开展培养专业药学人才。2017 年 11 月,广东省药学会成立了药学门诊专家委员会。同年,该学会两次发文,呼吁医疗机构积极开展药学门诊,赋予药师部分处方权限。2018 年,广东省药学会发布《药学门诊试行标准》,规定了药学门诊的硬件要求、药师责任、诊所服务对象、处方权及收费标准等。该标准引起了国内药学界的广泛关注,为准备开设药学门诊的医院提供了参考,有益于推动药师专项立法的出台及药师责权规范的明晰,促进了我国药学门诊工作的开展。随着药学门诊越来越受到重视,各省市也陆续出台了相关政策,鼓励药学门诊的开设。截至2020 年 11 月 24 日,与药师门诊相关的现行地方性文件共有 20 个,涉及 16 个省、区、市。如北京地区鼓励中药临床药师开展药师门诊等临床药物治疗服务,转变中药药学服务模式。湖北省提倡"互联网 +药学服务",开展药师门诊咨询试点,促进优质药学资源下沉(鄂政办发〔2018〕91 号)。部分地区强调开展药师门诊服务的医院级别,如四川省鼓励二级以上医疗机构开设药学门诊(川卫发〔2020〕9 号);山东省支持三级综合医院积极开设药学门诊或医师和药师联合门诊(鲁卫发〔2020〕10 号);重庆市则对药学门诊定下明确指标,要求 2021 年其委属三级医院全部开设药学门诊或医药联合门诊,到 2022 年鼓励有条件的医疗机构根据自身特点开设药学专科门诊(渝卫发〔2020〕72 号)。

现阶段我国药学门诊的开展内容及模式主要还是借鉴国外 MTM 经验,具体干预措施以 MTM 内容为核心,结合医院情况及门诊类型进行相应的调整。如广东省人民医院建立的 MTM 药学门诊,服务病种囊括高血压、糖尿病、哮喘等慢性病,服务内容总体概括为收集患者信息、用药方案评估、用药干预、用药教育、核实患者的接受度及随访预约等。而南京大学医学院附属鼓楼医院则是把 MTM 的模式运用到门诊服务中,开展了高血压专科药学门诊,服务内容包括测量血压及心血管风险评估、用药及疾病健康教育、评估高血压患者生活质量并为其制订个体化降压目标、评估用药方案所带来的药物相关问题及安排随访。

目前,我国药学门诊开设的类型主要有药学综合门诊、药学专科门诊、医师和药师联合门诊。开设的专业主要包括妊娠 / 哺乳期用药管理、抗凝 / 抗栓管理、慢性病管理、疼痛管理、儿童用药管理等。部分医院根据本院医疗服务特色开设了特色药学门诊,为患者提供更多样的药学服务,如北京积水潭医院开设了骨质疏松药学门诊、中南大学湘雅二医院开设了关节置换医药联合门诊及广州医科大学第一附属医院开设了药品分剂量药学门诊等。有研究显示,患者对药学门诊的接纳度呈上升趋势,药学门诊在慢性病患者用药安全与疾病管理中的作用也得到了进一步凸显。

2. **未来方向** 在药学门诊实践中发现,不同患者来药学门诊反映的用药问题复杂程度大不相同,并非所有的用药问题都需要同样内容及强度的药学服务,需要投入的资源、时间和药师的技能也不尽相同。药学门诊引入 MTM 分级管理的理念,开展 MTM 分级服务,可以优化药学门诊服务的工作流程,节约药师出诊时间,提高药学门诊服务的工作效率及服务质量。目前,我国药学门诊服务人群主要是有主观意愿和客观条件支持能够在三甲医院就诊的患者,仍有相当大比例的患者无法获取这种服务资源。

参考美国 MTM 服务分级方法,结合药学门诊的实际 MTM 工作情况,根据不同级别 MTM 服务中药师的关注重点、工作内容及工作方式、药师所需知识和技能等,将 MTM 服务由简单到复杂,分别为一级 MTM 服务、二级 MTM 服务和三级 MTM 服务。

(1)一级 MTM 服务:也称为依从性管理服务,为最基本的 MTM 服务,其特点包括①关注重点为用药依从性管理;②主要内容指对无意的未按处方规定服用药物的患者给予建议,指导患者正确用法用量等;③工作方法为药师通过用药治疗回顾,判断患者用药执行情况、依从性情况,并进行干预;④药师的知识和技能的要求不高,仅要求基本药学技能,相当于门诊或住院药师技能水平。

(2)二级 MTM 服务:其特点包括①关注重点为药物相关问题干预;②主要内容包括但不限于以下内容,包括服用药物时遇到的可疑不良反应或其他用药过程中的问题如药物选择问题、无效的治疗及重复治疗等;③工作方法为通过药物治疗回顾,发现患者用药问题,并由药师干预来解决具体用药问题;④药师的知识和技能的要求,需要更深层次的药学专业知识、专科知识及临床实践经验,相当于培训的临床药师技能水平。

(3)三级 MTM 服务:其特点包括①关注重点为疾病状态管理;②主要内容包括,除了关注患者药物治疗行动方案外,还包括使患者参与非药物治疗、生活方式改变、对自己的健康结果负责的计划,最终形成自我疾病状态管理的意识和能力等;③工作方法为主要针对部分慢性病患者,引导患者承担起自己的疾病治疗责任,培养患者自我管理的意识,疾病管理项目在美国已经应用于一些慢性病,包括糖尿病、慢性阻塞性肺疾病、心力衰竭等;④药师的知识和技能的要求,需要药师持有培训证书(包括 MTM 培训等)及丰富的临床实践经验。

随着国家推行分级诊疗制度及医药同行的不断努力,我国开展药学门诊的医疗机构不再局限于大型三甲医院,将逐步扩展到二级医院、社区中心等基层医疗机构。基层医疗机构因其连续方便的医疗服务性质将成为慢性病管理的理想平台,基层药师将在慢性病管理中承担更大比重的工作,除了开展社区药学门诊,还将扮演家庭药师、开展居家药学服务、解决慢性病患者用药问题,不仅帮助患者减少药物治疗风险,降低治疗成本,也有利于提升民众对药师的专业认可度,同时对促进社区慢性病管理也有积极作用。但由于其药师人数及专业水平的限制,与大型医疗机构相比,基层医疗机构的药学服务水平相去甚远。大型医疗卫生机构与基层医疗机构药学服务的完美衔接将成为药学服务水平提升过程中不容忽视的一个影响因素,大型医疗卫生机构在立足自身的同时还应做好上下联动、深入基层。派遣药师深入基层医疗机构进行药学结对帮扶,开展多种形式的培训带教,并提供现场指导和合理用药建议,在提高基层药师药学服务水平的同时带动基层医疗卫生机构药学服务能力的整体提升。除此之外,还可充分利用"互联网+"技术创新药学服务模式,通过双向转诊平台来实现上下级医疗机构患者用药信息数据共享,进而实现药学门诊服务的上下联动,保障药物治疗的延续性和分级诊疗患者的用药安全。政府还应积极引导优质药学服务资源流向基层,提升基层医疗机构药学服务能力,使患者享受到标准化、同质化的药学门诊服务。

(五)目前存在的问题

虽然国内已有多家医疗机构逐步开设药学门诊,但由于起步时间晚和受限于国情等因素影响,距离国外规范化的成熟体系仍有差距,存在问题依然明显,主要表现在以下几方面。

1. **法律规范缺乏** 缺乏药学门诊相关法律法规是药学服务发展较慢的重要原因之一,不同省区市/地区的医疗机构药学门诊的开设质量参差不齐,开设类型、时长、收费各有不同,虽然这体现了从实际情况出发、因地制宜的灵活思路,但也造成了管理、监督及推广上的困难,药学门诊相关行业标准缺乏,不利于药学门诊的长远发展。药师法尚未出台,而规范性文件及行政规章具有的法律约束力弱,应积极推动"中华人民共和国药师法"的立法,将不同种类的药师区分开,使其业有专攻,明确其在临床治疗方案拟定、患者个体化用药及治疗药物的监测等各方面的责任与权利。

2. **信息化建设有待加强** 尚未建立药学门诊患者就诊记录系统,大部分为纸质记录或 Excel 文档记录,一些地方的药学门诊无挂号,药师难以从医院信息系统中看到患者疾病史、用药史、检验结果等信息。同时,电子病历系统在不同地区、不同医疗机构之间互联互通存在障碍,患者信息的共享性较差,不仅导致统计分析困难,还会影响服务的连续性、时效性和可靠性。药学门诊发展较成熟的国家都有一套健全的电子病历系统,有助于药师了解患者的疾病和用药进程,从而精准诊断。对此,我国要加强药学门诊信息化建设,开发专用的药学门诊工作系统或医疗机构信息系统记录模块,建立完善的患者电子病历系统,并赋予药师即时查看的权限,为药师提供工作便利。

3. **收费标准尚未统一** 目前已经开设的药师门诊大部分没有收费,各个医疗机构的药学服务收费标准尚未统一,且缺少相关政策及法律的支持,在一定程度上限制了药学服务及药学门诊的发展。2013 年世界药学大会明确提出:没有付费的药学服务是不可持续的,对药学服务收取费用是全世界范围内通行的做法,通过挂号缴费,体现药学服务的价值,对行业和学科的健康发展也会起到良性促进作用。例如,澳大利亚采用在药房调剂门诊处方时按每张处方收取一定费用的方法收取药品调剂费;美国则采用按人数收取药品调剂费的方法,即在一定时间内对每人收取固定的调剂费。希望未来我国能够从国家政策层面建立药学门诊的收费标准,实施药学服务收费与药学服务相结合,推进药学门诊开设率和服务覆盖面不断扩大,进而激励和促进药师服务技能不断提升。

4. **药师处方权缺乏** 依据我国相关法律法规,只有医师具有处方权,对是否赋予药学门诊坐诊药师处方权没有达成共识,影响了门诊药师自主权的发挥。如果让药师参与用药决策,赋予其一定的处方权,势必会提高其积极性和工作效率。目前,绝大部分国家都给予了药师不同形式的药师处方权,比如美国的合作实践协议处方模式、加拿大的有限处方模式、英国的非医疗处方权模式等。国外现有研究显示,给予药师处方权可以提高医疗卫生服务效率、患者依从性、合理用药水平。我国在药师处方权上,可以借鉴国外模式,通过与医师订立协议处方,解决药师处方权的问题。即由医师与符合资质要求的药师签订合作协议,药师按照合作协议所赋予的权利与范围负责患者评价及对患者行使处方权的后续管理。明确药师处方权的范围、适用条件、获得处方权的药师资质、医师与药师的职责权利等问题,在遴选医院开展试点的基础上,赋予药师处方权并逐步纳入相关法律法规,进一步提升药师服务能力,履行药师职责。

5. **公众认知度不够** 公众对药学服务的认知不够,遇到用药问题仍倾向于求助医师,导致一些医院的药学门诊就诊人数不足。因此,想要促进药学门诊的发展必须要提高药学门诊的普及率。从患者、医师及医疗机构三方着手,重点宣传药学门诊服务提高用药合理性、安全性,提升药物治疗效果,减轻患者医疗负担等优势。拓宽宣传途径,提高药学门诊相关信息的可及性和便利性。除了可通过传统的宣传形式如展览、宣传海报、专题宣传活动等,还可以通过互联网宣传和科普教育,在医院官网、公众号上设置药学门诊专栏,详细介绍药学门诊服务内容、服务对象、服务方式等,加强对药学门诊及药学服务必要性和重要性的宣传,提高患者对药学门诊的认知。另外,建议医师向有用药需求的患者推荐药学门诊,提高药学服务的针对性和权威性,增加认同感,逐步提升药学门诊就诊率,进而使药学门诊更好地发挥作用。

6. 学科建设差距明显 我国药学学科建设起步晚,特别是临床药师培养起始时间与国外发达国家和地区存在差距。此外,药学临床实践相对缺乏是药学门诊开设面临的困难之一,亟待从高校课程设置及医院药学人才培养等角度加以改善。重视应用技能培养,尤其是药学实践经验。可将临床药物治疗专业知识和用药实践能力作为药师的重点培养方向,并设立硬性规定。鼓励高学历人才培养。借鉴美国的药学博士教育模式,将其分为临床应用型药学博士和科研型理学博士,分方向、分重点予以人才培养。学科建设是一个长期努力奋斗的过程,人才培养、团队建设、药学服务及科研能力提升是学科发展的关键。

二、药学门诊与临床门诊的区别

(一)定义

临床门诊是指医师在医疗机构为不需要或尚未住院的患者诊治疾病的一种行为。有一般门诊、急诊门诊、保健门诊等种类。

药学门诊是指药师在医疗机构为已明确诊断的患者提供一系列专业药学服务的一种行为。有药学综合门诊、药学专科门诊、医师和药师联合门诊等种类。

(二)主体

临床门诊的主体是医师,重点关注疾病诊断与治疗。而药学门诊的主体是药师,侧重点在于以患者为核心的个体化用药服务,以改善临床治疗结局,提高临床使用药物的适应性、有效性、安全性及依从性,降低医疗成本。

(三)服务对象

临床门诊的服务对象主要是欲诊断、治疗的患者。药学门诊的服务对象主要是已有明确诊断的患者及其家属和有用药相关问题的医师、护士、药师等。

(四)工作内容

临床门诊的工作内容包括对患者的诊断治疗(认为必要时收进医院诊治)、健康检查和预防接种、孕妇的产前检查、出院患者的随访等。临床门诊接诊患者时,经过问诊、辅助检查,建立初步诊断,给予患者治疗,如果门诊医师对患者病情有疑问或病情危重,则将患者收入住院病房,在住院期间进一步检查,或进行手术等相关治疗。

药学门诊的工作内容包括收集患者信息、药物治疗评价、用药方案调整、制订药物治疗相关行动计划、患者教育和随访评估六个环节。其中,药物治疗评价和用药方案调整是药学门诊的服务核心,可以从适应证、有效性、安全性、依从性等方面对治疗药物进行分析,结合患者个体情况、所患疾病、所用药物提出个体化建议,保障患者合理用药。

临床门诊和药学门诊的工作内容并不冲突,医师治疗有赖于药师的用药方案推荐和用药监督,药师用药有赖于医师的诊断和治疗方案,应加强医师与药师之间的联系,发挥好协同作用。表10-1从主体、服务对象、工作内容、挂号、处方权、收费、法律责任、作用等对临床门诊与药学门诊进行了对比。

表 10-1 药学门诊与临床门诊的区别

项目	药学门诊	临床门诊
主体	药师	医师
服务对象	诊断明确、对用药有疑问的患者;有用药问题的医护人员	欲诊断、治疗的患者
工作内容	收集患者信息、药物治疗评价、用药方案调整、制订药物治疗相关行动计划、患者教育和随访评估	诊断、治疗
挂号	需要	需要
处方权	无	有
收费	部分收费	收费
法律责任	有	有
作用	促进合理用药,降低医疗成本	提供医疗服务

第二节 药学门诊模式

我国临床药师在药学门诊的开展方面也作出了许多有益的尝试,许多三级甲等医院在依据本身专科发展的特点及需求下开展了药学门诊初步探索,包括设立药学综合门诊、医师和药师联合门诊及药学专科门诊等,也开始涌现了针对疑难患者的多学科联合门诊及互联网药学咨询门诊。这些药学门诊适应深化医改形势,寻求可持续发展的工作模式,为患者提供了一定程度的全方位的药学服务。

一、药学综合门诊

药学综合门诊是目前我国药学门诊的主要形式,主要由患者挂药师门诊号,采取挂号费的形式收取药师服务费用,是在原来药物咨询工作基础上发展起来的,咨询内容范围较广,服务对象多为老年人、孕妇、哺乳期妇女和儿童。药学综合门诊主要是提供 MTM 服务,进行慢性病用药管理,重点服务病种以高血压、2 型糖尿病等为主,但不局限于此,随着药学门诊的发展,服务种类和内容也在不断丰富。例如,首都医科大学附属北京朝阳医院开创了精准用药门诊,由医师、临床药师和临床检验师共同组成的精准用药治疗团队,采用量体裁衣式的治疗方案,结合药物基因检测结果,开展给药方案的调整和评价等工作。该门诊建立了精准用药数据库,将患者诊疗信息结构化,为后期随访及数据统计提供更专业的药学服务做好准备。患者可在诊疗结束后由医师开具药物咨询单,取药缴费后凭咨询单去往药师综合门诊咨询,不需要再次挂号。或者根据自身用药情况直接挂号就诊于药师综合门诊,由临床药师评估后开具用药建议单,再去医师门诊就诊或便民门诊开药,如只在便民门诊开药也不需要再挂号。医师在接诊过程中如对跨病种或其他特殊病理状态用药存在疑虑时,可开具药物咨询单请药师会诊后再作出治疗意见,而药师在接诊过程中如对患者的诊断存在疑问,也可转诊至医师门诊明确诊断后再给出用药建议。

药学综合门诊便于药师与患者充分交流、建立持续的信任关系,使其能在慢性病的长期管理中优化治疗效果。但往往咨询内容范围较广,涉及多学科及多重药物,用药复杂,对药师专业知识和综合服务能力要求高。

二、医师和药师联合门诊

医师和药师联合门诊指由药师与医师在同一诊室或相邻诊室共同针对某类疾病患者或者特殊用药患者,共同诊治患者的门诊形式。这类门诊有特定的专业服务方向,仅需挂号一次,由医师与药师先后为患者服务,医师重点在于病情评估,拟定治疗方案,药师作用在用药评估,药物重整、精简,为患者提供精准用药服务。此外,联合门诊还会根据患者的住院病历、化验单等医疗信息为患者制订个人用药记录单和用药教育手册,进行个体化用药教育,提高患者对疾病和药物治疗重要性的认识程度,并建立随访档案,定期随访患者合理用药和健康状况。

南京大学医学院附属鼓楼医院在2010年建立了我国第一家药师管理的抗凝门诊。抗凝联合门诊由心血管内科医师和抗凝药师联合出诊,保证患者在治疗过程中能得到个体化的抗凝管理;复旦大学附属中山医院开设了肿瘤药学门诊,肿瘤药学门诊主要是帮助肿瘤患者解决复杂的用药问题,由经验丰富的肿瘤药学门诊药师和主治医师共同制订给药方案,通过优化及简化用药方案降低抗肿瘤药物的毒副作用,帮助患者树立正确的药物治疗认知。2021年5月,由国家肿瘤质控中心牵头,联合中国抗癌协会肿瘤临床药学专家委员会和中国药师协会肿瘤药师分会,共同组织相关专家制定了《肿瘤药学门诊规范(试行)》,就肿瘤药学门诊的开设目的、服务对象和范围、出诊药师资质和职责、设施和设备,以及服务形式、内容和记录等,提出了相关标准。

这种工作模式的优势在于专科临床药师能够发挥专业特长,了解患者的病史、症状、体征等,与医师讨论患者病情,建议医师合理的药物选择,保证药物治疗效果的最优化,并以低成本、高质量的优势实现最大化效益,有助于加强患者对药师工作的了解,体现临床药师价值。对医师而言,相对减少了健康和合理用药宣教的工作量,由于药师在场,不会遗漏药学评估。医师和药师联合门诊患者相对容易接受,药师医疗责任风险低,但是药师对医师依赖性强,具有良好医师药师合作关系才能开展起来。

三、药学专科门诊

药学专科门诊主要基于某一类药物治疗管理或针对某一病种的用药,由药师主导的药学专科门诊。药学专科门诊的药师专业独立性强、主动性好,社会认可度高,能较好体现药师专业价值。日本、美国、马来西亚、加拿大建立了形式多样的专科药学门诊,如抗凝(华法林)药学门诊、糖尿病药学门诊、高血压药学门诊、疼痛药学门诊、戒烟药学门诊、移植药学门诊、药物治疗管理门诊、哮喘/慢性阻塞性肺疾病药学门诊、阿尔茨海默病药学门诊、高胆固醇血症药学门诊、慢性丙型肝炎药学门诊、癌症化疗药学门诊、慢性肾病和持续的非卧床腹膜透析药学门诊等。目前,我国开设了专科门诊的医院比较少,开设种类比较多的南京大学医学院附属鼓楼医院,有糖尿病、营养、哮喘、疼痛、妊娠药学专科门诊。福建医科大学附属协和医院的抗凝药学门诊开展得也十分成功,主要针对需要抗凝治疗,如为器官移植术后患者、心脏瓣膜置换术后使用抗凝药物(特别是华法林治疗)的患者提供药学服务。

四、多学科联合门诊

多学科联合门诊指由多个临床科室、药学、护理及医技部门等专家组成的团队,针对患者的病情,在综合各学科意见的基础上,量身打造最科学规范合理的治疗方案,为患者提供精准的一站式诊疗服务,这类门诊最能体现专业技术含量,往往会请高级职称的医务人员参加。多学科联合门诊针对的患者有其特殊性,一般为疑难疾病或治疗涉及多学科、多系统、多器官的患者,常要求治疗团队协作、分工明确,药师以解决用药难点及分析不良反应、药物相互作用,优化给药方案为主,收费比其他门诊高。采用这种就诊方式,患者不必盲目寻医,往返奔波医院的各个科室,不必多次挂号、反复陈述病情,极大地方便了患者就医,还能为患者提供全方位、多学科的综合诊疗服务,让患者能在尽可能短的时间内得到明确的诊断结果和治疗建议。

20 世纪 70 年代美国首次提出多学科诊疗概念,如今多学科联合门诊已成为国内外医学领域积极倡导的模式之一,其目的是使传统的单学科、经验式医疗模式转变为现代的多学科协作、决策模式,为患者制订最佳的个体化治疗方案,从而避免单一治疗、重复治疗和过度治疗等问题,同时还可打破专业偏见和科学堡垒,促进多学科间的交流与合作,进一步推动多学科的共同发展。多学科联合门诊所带来的创新理念和实践,有助于促进学科创新和医院发展,能有效改善患者就医体验,具有良好的社会效益。目前,我国多学科联合门诊还在探索阶段,只在部分综合性医院中有开设,综合性医院学科门类齐全,更适合多学科协作的开展。例如,中国人民解放军总医院开设了老年多学科联合门诊,针对老年人同时患有多种慢性病或处于急性病恢复期,且合并行动能力下降、便秘、失眠、疼痛等老年常见问题,推行以老年综合评估为基础,由老年医学专家为主导,药师、营养师、护理专家、康复专家、心理专家等共同参与的多学科团队,为老年人实行"一站式"老年医学服务模式。

五、互联网药学咨询门诊

互联网药学咨询门诊是一种线上咨询方式,可以通过电子化用药档案与线下药学门诊进行良好衔接,指导患者科学合理用药,提供用药知识宣教,解决患者药物使用中遇到的问题。

国家卫生健康委、教育部、财政部等共同发布的《关于加强医疗机构药事管理促进合理用药的意见》(国卫医发〔2020〕2 号)指出,在开展互联网诊疗或远程医疗服务过程中,要以实体医疗机构内的药师为主体,积极提供在线药学咨询、指导患者合理用药、用药知识宣教等"互联网 + 药学服务",鼓励有条件的地方探索建立区域药事管理或处方审核平台,提升处方调配事中事后监管水平。

线上药学服务,是药学门诊服务的拓展,对保证患者的用药安全具有重要意义。通过开设公众号、患者客户端等,方便患者查询处方信息、药品用法用量、注意事项等。患者可以在线上对用药问题进行留言,由药师定期进行解答。患者也可以通过加入药学咨询群的方式进行药学问题提问,由群内药师进行实时答疑。此外,药师会结合公众的需求,通过查阅相关文献在平台推出专业科普文章,提供患者用药教育在线服务。医院用药咨询公众号还可根据患者用药信息为关注公众号的患者提供服药定时提醒推送服务,从而增加患者的用药依从性。

互联网药学咨询门诊有以下优点:①更方便。不受药师出诊时间、地点的限制。药物相关问题经常是在用药的过程中出现,碰到用药问题时患者可以随时随地提交咨询。②节约时间、金钱。减少了患者往来医院花费的时间、路费和误工成本,还可以减少线下就诊交叉感染的风险。节省了医疗系统成本,降低了住院率,缩短了平均住院日,节约了药品费用及社保基金支付费用。③更及时。及时解决患者用药中存在的疑惑,提高用药依从性,进而提高药物疗效和安全性。特别是出现药物不良反应时,需要及时得到诊断和处理的指导。④更高效。药师可以利用碎片时间进行回答,提高工作效率。同时利用网络医疗软件的功能,药师可编辑形式内容多样的图片、文字和动画教育材料,使患者在家中利用手机便能形象生动地理解药学教育内容。⑤更智能。利用网络软件的功能,设置个体化随访提醒功能,群发科普用药教育材料,让药师和患者建立零距离的沟通和交流平台,不断提升患者的用药依从性和治疗效果。⑥增加药师曝光度,提高公众对药师的认知度。有研究显示,运用移动互联网技术,可降低错误用药引起的不良反应,加强患者与医院的沟通,大大提高患者的满意度。

第三节　药学门诊工作内容与要求

一、药学门诊工作内容

(一) 信息收集

药师应全面收集患者的信息,为患者评估用药治疗方案提供依据。通过询问、查阅患者病历等方式,了解患者用药相关信息。信息可分为主观信息和客观信息两种。

1. **主观信息**　包括患者的基本信息、现病史、既往病史、家族史、手术史、个人史、过敏史、既往用药史、相关检查、当前用药。主观信息采集的目的是在评估时确定患者的身份和用药基本情况,同时方便后续制订个性化的治疗方案。例如,不同年龄适应的药物剂型与剂量是不同的;语言差异和文化背景会影响患者对用药的理解;既往用药史可以了解到患者经历了哪些失败的治疗和药物副作用,从而对用药方案制订有所帮助。

2. **客观信息**　即用药相关检查检验,相关作用一般分成两大方面。一方面是检查检验结果可作为合理选用药物的有效依据;另一方面,检查检验结果可用来监测药物不良反应的发生,特别是易引起人体功能或结构损伤的严重药物不良反应的发生。

药师将上述信息收集完毕后填写在"患者信息记录表"上(详见表 10-2)。

此外,为了保证患者隐私,避免法律纠纷,建立良好的医患关系,维护药师的权利和责任,在进行上述信息收集前需要获取为患者提供相关服务和信息获取的知情同意,并由患者进行签字授权。

信息收集的过程同时也是与患者建立良好的医患关系的过程,药师和患者间建立基于相互尊重、信任和开放的沟通关系是开展药学门诊服务的必要条件。药师可以使用以下策略进行沟通:

(1) 创造安全的环境:轻松的环境会使患者感到亲切,可以消除顾虑并愿意进行开放的沟通。患者和药师需要一个私密的空间可以舒适地坐下来交谈,使患者能感觉到个人的健康信息受到保护和尊重。

(2) 高效交谈:有关药物治疗的交谈对患者是一种新的体验,他们需要一些时间来适应这个过程。运用有效的提问策略可以帮助我们获取所需的信息。适当结合开放式和封闭式问题、主动倾听技巧,运用同理心去表达药师的聆听、理解和关心,可以在交谈中获得准确的信息,同时缓解患者的紧张情绪。注意非语言沟通,非语言沟通包括身体动作、面部表情、手势、触摸、语调,甚至是身体的距离。药师和患者有直接的目光接触,表达药师对患者的关心和理解,同时还可以帮助药师发现患者的理解力、诚信度、感情和态度方面的一些线索。当感知患者的不安和尴尬,及时采用积极的聆听技巧可以减轻患者的不适。

表 10-2 患者信息记录表

姓名		性别		年龄	
出生日期	年 月 日			建档日期	
文化程度	□小学 □初中 □高中 □大学及以上			婚姻状况	□已婚 □未婚 □离异
籍贯		民族		工作	
家庭住址				手机	
体重/kg		身高/cm		体重指数/(kg·m⁻²)	
所属社区				就诊医院	
身份证号				主治医师	
定期复诊	□是 □否			最后检查时间	
填写人	□本人 □家属 □药师			医师联系电话	
既往疾病史					
现病史					
手术史					
个人史					
过敏史					

既往用药史	药品名称、规格	用法用量	起止时间	疗程	停用原因

当前用药	药品名称、规格	用法用量	起止时间	疗程	备注

对药物的了解程度	1) 用药目的　　　　　□清楚　□不清楚 2) 用药方法　　　　　□清楚　□不清楚 3) 用药注意事项　　　□清楚　□不清楚 4) 合并用药　　　　　□清楚　□不清楚			

用药相关检查检验	项目	平时监测情况	最近监测结果	定期监测
				□是 □否
				□是 □否
				□是 □否

药事服务需求/拟解决的用药相关问题	□确实需要服用这么多药物吗？能否减少一点？ □病情已经好转，可以减量或停药吗？ □用药后出现新的不适，是药物的不良反应吗？还是其他原因？ □其他情况：

（3）克服沟通障碍：一是内在因素。药师的个人经验、态度和价值观影响其观点及与他人的互动。例如一位老年患者主诉不适，药师可能会认为这仅仅是衰老的正常过程而忽略，然而事实并非如此。药师应该避免个人经验和信念影响对其他人的看法，并力求做到客观公正、思想开放。二是情绪和感觉因素。药师心烦意乱或感觉不适会影响有效交流。同时药师需要关注患者的情绪与心境状态，必要时可以重新安排交谈时间。三是文化背景。不同文化背景对卫生、健康和疾病的意义的理解有显著差异。许多患者可能偏好使用中医药治疗。药师务必尊重和重视文化差异，不断地努力拓展自身的文化知识和人文素养。四是健康素养。健康素养定义为"个人获取和理解基本健康信息和服务，并运用这些信息和服务作出正确决策，以维护和促进自身健康的能力"。健康素养不等于普遍素养，有高学位和较强阅读能力的患者也可能会有较低的健康素养。药师不必评价每位患者的健康素养，如果一些行为提示患者的健康素养较低，药师可以关注并采取有针对性的沟通策略。

（4）照顾特殊人群：患有各种障碍的人群（例如听力或视力减退者、使用代步工具的人群）尤其老年患者需要特殊的沟通技巧。学习速度慢、短期记忆力减退、注意力不集中、听力和视力下降妨碍老年患者理解药师提供的信息。药师需要尽量减少不必要的信息，或者分阶段提供信息。超过一半的老年患者会经历听力下降，使其无法区分高频率的声音，导致老年人难以区分谈话声音和背景噪声。使用较低的语调，减缓语速，可以改善交谈效果。老龄化会引起视力改变，如视敏度的丧失、外周视力的减退、白内障和无法区分颜色等问题。交谈应在一个光线良好的房间中进行。书面沟通时，类白色纸或粉彩色纸上的大字体比亮白色纸上的小字体更适合老年患者阅读。与语言障碍患者沟通时，可以使用书面交流代替口头交流。语言障碍患者虽然无法用言语回应，但他们有书面交流的能力。药师务必表现出耐心，允许有足够的时间来进行非语言交流。让患者的照顾者加入谈话中可能有助于交流，但保证患者的参与十分必要。

（二）用药评估

药师应对患者用药情况进行全面评估，目的是最终解决或预防潜在或实际存在的药物治疗问题，从而保证患者的用药方案合理、有效、安全及便捷。药师可从药物治疗的适应证、有效性、安全性、经济性、依从性等方面进行评估，基于循证证据及患者具体情况进行综合分析。药师应重点关注患者的治疗需求，解决患者个体化用药及其他合理用药相关问题。药师评估后将列出所有药物治疗相关问题，并填写在"用药评估记录表"上（详见表10-3）。

1. 适应证评估 确定患者具有药物的临床适应证是至关重要的。如果药师不能确定患者药物治疗的适应证，就无法提供有价值的个性化建议。因此，必须建立适应证、药品、给药方案和治疗结局之间的相互联系。评估内容包括但不限于无适应证用药、重复用药、无须药物治疗、治疗中药物的不良反应、需要增加药物治疗等。

2. 有效性评估 有效性取决于评估患者对治疗每个适应证的预期目标的反应。为了评估有效性，必须明确治疗目标。治疗目标是基于以下几点而定：①患者感受到的症状和体征；②潜在疾病相关的异常化验值；③综合体征、症状和化验。通过比较预期的目标与此刻实际的患者状况，判断药物治疗是否有效。评估内容包括但不限于患者对药物耐药、药物剂型不适合、药物对已确诊的疾病无有效作用、药物剂量过低、剂型使用不当、药物使用间隔过长、药物相互作用导致活性降低、药物治疗时间过短等。

表 10-3 用药评估记录表

评估项目	用药相关问题	患者存在的问题	原因分析	优化建议
适应证	● 不必要的药物治疗 □没有用药指征 □疾病治疗无效 □药品剂型不合适 □给药途径不合适 □提示可以非药物治疗 □治疗可以避免的不良反应 ● 需要增加药物治疗 □存在未治疗病情或疾病 □应给予预防性药物治疗 □需要合并另一种药物来加强疗效			
有效性	● 需要选择不同药品 □还有更加有效的药物 □可选用单一成分药,不需用复方药 ● 给药剂量过低 □给药剂量过小 □给药频次过少 □疗程不足 □药物相互作用 ● 药物用法不合适 □给药时间不合适(如餐前、餐后等) □未掌握药物装置的正确用法 □给药途径不合适			
安全性	● 药物不良反应 □正常剂量下产生不期望的药理作用 □产生过敏反应 □存在药物相互作用 □药物对患者不安全(特殊人群或生理状态) □出现药物禁忌 □重复用药 □剂量调整速度过快 □给药途径不当 ● 给药剂量过大 □给药剂量过大 □未根据肝肾功能调整 □给药频次过多 □疗程过长 □重复用药 □药物相互作用			

续表

评估项目	用药相关问题	患者存在的问题	原因分析	优化建议
依从性	• 服药依从性差 □药品太贵 □无法吞咽/服用药物 □药品短缺 □给药时间过于复杂 □患者忘记服药 □没有理解用药说明书 □患者服药观念不正确 □因病无法自行服药 □自行增减药物或药量			
生活方式	• 不健康生活方式 □吸烟 □酗酒 □熬夜			
	• 饮食不当 □高盐 □高脂 □高糖 □高嘌呤			
	• 运动量不够 □没时间 □不想动 □动不了			

3. **安全性评估** 药品和剂量方案可能导致患者的药物不良反应和/或毒性。药师必须判断非预期的反应是否与剂量有关。一般情况下,与剂量相关的问题可以通过更改剂量方案来解决,而与所用药物剂量无关的反应,则通过更换另一种药品来解决。评估内容包括但不限于与剂量无关的不良反应、药物相互作用引起的不良反应、患者存在用药禁忌、药物剂量过高、用药间隔时间太短、用药持续时间过长、药物相互作用引起的毒性反应、药物剂量调整过快、药物剂型不当等。

4. **依从性评估** 依从性描述的是患者的行动,而非药物治疗的效果或作用。有效的药物治疗是要求按照特定的剂量、特定的频率在特定的时间段服用药物。因此,依从性也是药师需要解决的用药问题。评估内容包括但不限于患者对药物信息了解不足、患者更倾向于不使用药物、患者经常忘记服药、患者不能自己正确吞咽或使用药物、药物费用对于患者而言过于昂贵、患者无法购买到这种药物等。

为了进行全面的用药评估,从而准确识别和确认患者药物治疗问题,药师必须具备全面的知识和技能,包括药物治疗学知识、临床实践指南知识、批判性思维能力、解决问题的能力。同时,需要参加专项培训。针对疾病和健康的药学和药物治疗管理实践不断发展变化,药师必须终身学习,密切关注与服务人群相关的新研究和新进展,确保能够指导患者正确使用新药。药师必须充分了解有关现有药物出现风险和效益的新信息。对上市后药品监测报告的学习对于监护患多种慢性病,尤其体弱的老年患者具有重要意义。

（三）处方精简

处方精简（deprescribing）是指对可能导致患者损害或患者不再获益的用药，减少该药剂量或停用该药的计划和管理过程；其目标是减少用药负担和损害，同时维持或提高生活质量。

处方精简是在评估用药治疗方案的基础上，找出可能导致患者损害或患者不再获益的用药，给予停药或减量的处理。主要包括：①同一种药物重复使用（包括成分相同但商品名或剂型不同的药物合用，单一成分及其含有该成分的复方制剂合用）；②药理作用相同的药物重复使用；③某种药品剂量过大；④某种药品疗程过长；⑤用药无指征；⑥联合用药无指征；⑦其他可能导致患者损害或患者不再获益的用药。就诊时如果患者已经出现明显的毒性或损害，家庭药师应指导患者立即停药并及时就医，如果患者只是存在潜在的用药风险或不再获益，则建议停药或减量，并密切监测。

（四）药物重整

药物重整是指比较目前正在使用的所有药物与用药医嘱是否合理一致，给出用药方案调整建议，并与医疗团队共同对不适宜用药进行调整的过程。目的就是避免药疗偏差，如漏服药物、重复用药、剂量错误和药物相互作用。

药物重整是针对接受多系统、多专科同时治疗的慢性病患者，如患有慢性肾脏病、高血压、糖尿病、高脂血症、冠心病、脑卒中等疾病的患者；同时服用 5 种及以上药物的患者；经常于多个医疗机构、多个专科、多个医师就诊的患者；喜欢自行调整用药或自我药物治疗（包括药品、保健品）的患者；老年人、儿童、孕妇、哺乳期妇女、肝肾功能不全患者等特殊人群。

药物重整应重点关注：①核查用药适应证及禁忌证；②核查是否存在重复用药问题；③核查用法用量是否正确；④关注特殊剂型/装置药物给药方法是否恰当；⑤核查是否需要调整用药剂量，重点关注需根据肝肾功能调整剂量的药物；⑥关注有潜在临床意义相互作用、会发生不良反应的药品，考虑是否需要调整药物治疗方案；⑦关注有症状缓解作用的药品，明确此类药品是否需要长期使用；⑧关注特殊人群用药，如老年人、儿童、孕妇、哺乳期妇女、肝肾功能不全患者、精神疾病患者等，综合考虑患者药物治疗的安全性、有效性、经济性、适当性及依从性；⑨核查拟进行特殊检查或医疗操作前是否需要临时停用某些药物，检查或操作结束后，需评估是否续用；⑩关注静脉药物及有明确疗程的药物是否继续使用。

就诊时药师首先要比对患者当前用药与处方/医嘱是否一致，其中无须调整、仅调整给药时间或顺序的可为患者列出服药清单（包括药品名称及规格、用法用量、疗程、注意事项等），由患者按照清单继续服用。对患者需要调整处方或医嘱的用药，则给予加药、换药、停药、调整剂量和用法的建议，并与医师沟通，由医师确认后调整。

医疗机构应定期总结药物重整经验，评估药物重整效果，及时发现问题，组织分享学习药物重整经典案例，持续改进药物重整服务质量。

（五）用药建议

药师应在处方精简和药物重整的基础上对不适宜用药提出调整建议，再结合患者的相关检查和生活方式评估结果，对患者的检查、就医、饮食、运动等其他问题给予针对性的建议。

用药建议包括三类：检查和就医、药物治疗干预、生活方式改善。

1. **检查和就医**　药师可以根据患者的情况,建议需要完善的检查项目和疾病指标监测,充分利用现有的可利用检测设备和物联网技术,患者可在家中自己监测血压、血糖、体重、心率、血脂等参数。

2. **药物治疗干预**　药物治疗干预分为药物治疗方案调整和依从性改善两部分。药物治疗干预根据药师的权限范围可以由药师独自干预,也可以跟医师或其他相关医疗人员合作干预,内容包括启动新的药物治疗、终止药物治疗,或增加给药剂量、减少给药剂量,或更换药品,以及相应的用药注意事项。用药依从性的改善主要是通过提供用药指导,帮助患者充分了解药物治疗方案,并且建议借助必要的药品分装工具和用药提醒工具,并适当应用同伴支持和亲友支持,全方位综合改善患者的依从性。

3. **生活方式改善**　生活方式改善涉及的项目有饮食、运动、心理、环境、吸烟、饮酒、睡眠等。根据患者的具体情况制订个性化的相关生活方式改善处方,并制订相应的目标值、监测周期及实现时间。

用药相关建议由药师填写在"医师沟通反馈表"(详见表10-4)中,并通过协议处方权或与相关医师沟通等方式调整治疗方案。进行药物调整需得到责任医师确认。新用药治疗方案、检查和就医建议、健康管理建议最后汇总填写在"患者用药建议书"(详见表10-5)中,由药师对患者进行全面的用药指导。

表 10-4　医师沟通反馈表

患者基本信息					
姓名		性别	年龄		身份证号
主治医师		科室	就诊日期		沟通日期
当前诊断					

当前用药治疗方案优化建议				
药品名称、规格	用法用量	药物治疗问题	原因分析	优化建议

沟通情况	
沟通方式	□当面沟通,医师签名:　　　　　　　　　　□电话沟通,医师姓名:

医师反馈意见	
沟通结果	□全部接受　□部分接受　□不接受

医师给予的新用药治疗方案			
药品名称、规格	用法用量	用药相关检查建议	备注

药师签名:　　　　　　　　　　联系电话:

表 10-5　患者用药建议书

患者基本信息													
姓名		年龄		性别			身份证号				日期		
当前诊断													

服药清单													
药品名称、规格	用药用量	早餐			午餐			晚餐			睡前	疗程	备注
		前	中	后	前	中	后	前	中	后			

用药变更及注意事项

1.
2.
3.

检查和就医建议

1.
2.
3.

健康管理建议

1.
2.
3.

药师联系方式			
门诊时间		门诊电话	
门诊地址		药师签名	

（六）用药咨询

用药咨询（drug consultation）是指药师利用药学专业知识和工具，向患者、患者家属和医务人员等提供药物信息，宣传合理用药知识，交流与用药相关问题的过程，以提高药物治疗的安全性、有效性、经济性和依从性，实现合理用药目标。

用药咨询内容可包括药品的名称、规格、用法用量、用药疗程、适应证、禁忌证、用药注意事项、药理作用、药物—药物及药物—食物相互作用、贮存方法、药品有效期识别、药品不良反应识别及处置、个体化用药建议、特殊剂型使用指导、特殊人群用药指导、患者用药教育、患者用药依从性教育和疾病的预防等。

用药咨询需遵循以下原则：

1. 药师应遵守国家相关法律法规、规章制度及诊疗指南等要求。

2. 药师应基于药品说明书、循证数据库或专业参考文献，结合医学和药学专业知识，对所回复的咨询内容做到有据可查,注重证据的时效性。

3. 对于暂时无法核实或确定的内容,药师应向咨询者解释,需要经核实或确定后再行回复。

4. 如用药建议与医师治疗方案不一致,药师应与医师进一步沟通后再告知患者,明确治疗方案。

5. 药师应注意保护患者隐私。

6. 药师应拒绝回复以患者自我伤害或危害他人为目的的用药咨询。

7. 药师应严谨理性地回复患者,提高风险防控意识。

8. 对超出职责或能力范围的问题,药师应及时将患者转诊给医师或告知咨询去向。

9. 在提供互联网咨询服务时,要保存咨询记录,以作为服务质量风险控制和追溯凭证。识别危急重症疾病等不适合互联网咨询的情况,应取消咨询并告知咨询者,应尽快去正规医疗机构就诊。

在提供用药咨询服务时,应及时将相关信息记录在"用药咨询记录表"(详见表 10-6)中,表达应客观、真实、准确、及时、完整。用药咨询结束前,咨询药师应为患者给出本次咨询意见。提供口头回复,必要时可针对本次咨询的重要信息给出书面意见。原则上,药师应当场解答患者存在的用药疑惑,对于复杂问题、特殊问题,可在征得咨询者同意的情况下,择日回复。

表 10-6　用药咨询记录表

姓名		性别		年龄	
咨询对象	□患者及家属　□医务人员		特殊人群	□妊娠期　□哺乳期　□其他	
咨询日期	年　月　日		咨询方式	□面对面　□电话　□网络	
咨询内容					
回答内容					
回答依据	□药品说明书				
	□医药工具书名称:				
	□数据库名称: 检索关键词:				
	□其他				
咨询时长			咨询药师签名		

(七)用药教育

用药教育(medication education)是药师对患者提供合理用药指导、普及合理用药知识等药学服务的过程,以提高患者用药知识水平,提高用药依从性,降低用药错误发生率,保障医疗质量和医疗安全。

药师应对患者目前所用药物、用药变更、检查和就医、常见不良反应及生活方式调整等进行教育指导。

用药教育要点如下：

1. **服药清单及用药指导** 服药清单应包括患者当前服用的所有药品和保健品，指导内容包括药品名称、规格，给药单次剂量、频次、途径、时间及疗程。给药单次剂量建议以片或粒等通俗的方式表达，药品有多种规格时（如瑞格列奈有 2mg 和 0.5mg），应提醒患者变更厂家时注意单次剂量的变化。对于特殊剂型药物用法建议通过模具演示、图片或视频教学的方法进行指导。

2. **用药变更及注意事项** 服药清单中变更的任一内容都应作为重点指导内容告知患者。注意事项的教育主要是针对当前用药方案中影响药物疗效或安全性的常见用药误区的提醒，而不是说明书所有注意事项的罗列。对当前用药常见和严重的风险，应预先指导患者如何监测和应对，在什么情况下需要就诊。影响患者主要疾病疗效和存在用药安全隐患的药物漏服处理，如服用格列奈类的患者忘记餐前服药，若餐后想起，则需立即监测血糖水平，若血糖轻度升高，可通过运动降低血糖，不用补服；若血糖明显升高，适当减量补服降糖药。

3. **检查和就医建议** 根据个体化情况，指导患者定期到具体哪个专科进行就诊或完善检查项目。患者可自行在家监测的项目应指导患者购买监测的器具、进行监测的关键步骤和具体时间，可配合监测用具演示指导。

4. **健康生活方式教育** 对疾病疗效影响明显的疾病（如糖尿病、高血压、高血脂、高尿酸等），予以生活方式（包括饮食、运动及其他生活习惯）的指导，如指导糖尿病患者选用低糖指数的食物。如果生活方式对某些药物的安全性影响较大，也应指导患者如何规避用药风险，如指导酗酒的糖尿病患者戒酒以免引起低血糖事件。指导患者预防疾病活动和／或减轻症状，如指导糖尿病足患者护足，避免溃疡和感染。

5. **依从性教育** 若患者担心长期服药对身体不好，药师应消除患者对不良反应的恐惧，指导患者如何监测、预防或缓解不良反应的自我应对方法。对记忆力下降的老年患者，可以建议他们贴便签、将药瓶放在明显的位置、设置闹钟、使用药物分装盒等。

对特殊人群，如老年人、儿童、孕妇、哺乳期妇女、肝肾功能不全者、多重用药患者及认知、听力或视力受损的患者等，应根据其病理、生理特点及药代动力学、药效学情况，制订个体化的用药教育方案，以减少药品不良反应发生，保障患者用药安全、有效。对于本身有意识障碍或其他原因不能自行服药者，用药教育应对负责患者服药的家属或陪护人进行。药师教育后可通过询问或请其复述等方式，确认患者或其照护人已理解相关内容，并接受所提建议。药师需填写"用药教育记录表"（详见表 10-7），用药教育记录书写应客观、规范、及时。

（八）随访评估

随访评估（follow-up assessment）是通过观察、评估和记录药物治疗的实际检验结果和治疗结局，来确认前期工作结果的重要步骤，同时也是对患者用药有效性和安全性的持续追踪，必要时对干预方案进行调整。药师应对患者制订随访计划，通过跟踪随访，与患者建立持续稳定的服务关系，可以持续为患者的药物治疗和生活方式全方位地提供科学规范的指导，实现患者持续获益的终极目标。

随访评估内容由药师根据患者的性质和上一次服务内容来确定，主要包括以下内容：

1. **当前用药治疗方案再评估** 包括但不限于药物治疗效果评价、是否出现新的药物治疗问题、用法用量是否正确、是否发生药物不良反应、用药依从性是否良好、跟踪检查结果等。

表 10-7 用药教育记录表

姓名		性别		年龄		科室	
病历号		联系方式				诊断	

药物过敏史：□无 □有（描述药物名称、表现、处理和预后）

主要药物及用法用量			
药品名称	用法用量	开始用药时间	备注

用药教育主要内容	依据
	□药品说明书
	□医药工具书
	□指南 / 共识
	□医药软件 / 数据库
	□网络资源
患者用药疑问及解答	□其他

药师签字：	患者 / 家属签字：	日期：

（1）评估患者药物治疗的有效性：有效的治疗结局常常与患者出现的体征或症状的消失或减轻相关联。在随访评估时通过询问患者，或让患者主诉来确定这些参数的变化情况，药师将初始评估与患者的反馈进行比较。治疗结局的评估还常常依赖于化验结果。因为在某些疾病或者症状中，很少或几乎没有出现什么临床表现，所以临床结局的判断主要是依据化验结果。高脂血症是一个常见的例子，患者很少表现出与高脂血症相关的临床症状，患者的血脂化验值[胆固醇、低密度脂蛋白（LDL）、高密度脂蛋白（HDL）和甘油三酯]可以作为判断药物疗效的参数。

（2）评估患者药物治疗的安全性：一般情况下，药物治疗的不良反应表现为临床症状、体征和 / 或化验结果的改变。患者的药物不良反应表现在许多方面，药师必须确认患者的临床表现是否包含药物不良反应或与药物剂量相关的毒性反应。通过定期评估患者的化验监测参数可以判断是否存在药物中毒现象，从而避免严重的或永久性的伤害。

（3）对于正在进行药物治疗病症的临床状况作出临床判断：对于急性疾病的患者，随访评估往往可以确定最终的治疗结局。对于慢性病患者,既往持续或连续的随访评估,就是为了确定患者在同样的时间窗内经过药物治疗后的疾病状况是改善还是继续恶化。用于描述药物治疗后的临床结局状态的标准术语应是精确的,并表现出药师和患者作出的决策和行动。

(4)评估患者的新问题:随访评估时,出现的无效结局应考虑为新的药物治疗问题,药师需要停止原有的治疗方案,并制订新的药物治疗方案来控制患者的症状。

2. 药物经济效益估算 用药品种或用药减少后病情稳定或好转的患者,根据处方精简药物的品种及用量,估算节约费用。

3. 患者对药师服务满意度评价 填写"药师服务满意度评价表"(详见表10-8),评价表设计简单,勾选方便,能够帮助药师了解患者需求和关注点,填补服务的空白,从而更好地改进服务模式,提升服务效果。同时也可以作为药师绩效考核的得分点,激励药师提高服务能力。

表10-8 药师服务满意度评价表

患者基本信息				
姓名		年龄	性别	身份证号
随访次数		第 次		随访日期 年 月 日
首诊药师				随访药师
当前诊断				
药学服务内容	□药效说明 □用法用量 □ADR应对 □合并用药 □相互作用 □重复用药 □保管方法 □漏服处理 □特殊人群 □特殊注意事项 指导药品数量 □慢性病管理指导 □生活饮食指导 □随诊就医指导 □其他_____			
服务对象评价表	请您评价此次指导过程 1. 药师着装及礼仪是否适当? □是 □否 2. 指导内容是否清楚、易懂? □是 □否 3. 对于药师指导内容,您认为:□非常需要 □需要 □不太需要 4. 如果再次接受药师指导,您希望更多地了解哪些内容? 您对此次用药指导及问题解答总体评价: □很满意 □比较满意 □基本满意			

患者/家属:

4. 制订下一次随访评估计划 制订下一次随访评估的日程表,包括随访时间和随访内容,提供持续的监护。

随访方式有以下两种:

(1)主动随访:患者自行到门诊复诊或通过电话、聊天软件向药师汇报新情况。

(2)被动随访:药师通过电话或网络手段借助多媒体语音、视频、图文等工具进行。

随访后应将随访情况填写在"随访评估记录表"(详见表10-9)中。

表 10-9 随访评估记录表

患者基本信息					
姓名		年龄		性别	
身份证号			随访日期		
当前诊断					

随访记录						
项目	上次就诊		患者		药师	
	患者旧问题	药师用药建议	执行及改善情况	新问题	原因分析	用药建议
适应证						
有效性						
安全性						
用药相关检查						
生活方式						
其他						
下一次随访评估计划	1. 随访时间： 2. 随访内容：					

经济效应估算						
类型	药品名称及规格	单价/元	原用法用量	现用法用量	节约总量	节约金额/元

节约总金额合计/元：

评估药师签名：

备注：请在以下药物治疗问题类型中勾选相应的序号。
1. 同一种药物重复使用（包括成分相同但商品名或剂型不同的药物合用，单一成分及其含有该成分的复方制剂合用）。
2. 药理作用相同的药物重复使用。
3. 某种药品剂量过大。
4. 某种药品疗程过长。
5. 用药无指征。
6. 联合用药无指征。
7. 其他可能导致患者损害或患者不再获益的用药。

虽然随访评估与初期的用药评估相比,需要花费的时间不多,但是随访评估却是药师获得新的临床经验和知识的重要一步。随访评估凝聚着药师对患者的承诺,强化了治疗关系,并向患者显示了药师与患者合作达到期望治疗目标的意愿。通常情况下,随访评估在初期应安排得比较频繁,直到治疗目标达成(预期血压、胆固醇或疼痛程度等),然后再安排频率较低的随访,以确定所维持的药物治疗可以持续有效地控制患者的病情。

(九)文书管理

医疗机构应制订适合药学门诊工作需要的药学文书记录模式,药师应当将患者就诊产生的医疗文书形成档案保管,包括患者信息记录表、用药评估记录表、医师沟通反馈表、患者用药建议书、用药咨询记录表、用药教育记录表、药师服务满意度评价表、随访评估记录表等。档案在患者再次就诊时相关授权医师和药师能调阅查看。鼓励医疗机构对档案实行电子化管理。

患者就诊结束后,药师应根据就诊目的为患者提供合适的药学服务文书及辅助材料,方便患者查阅和使用,相关文书应简单明了,通俗易懂。

药师应在医院信息系统(HIS)系统中准确记录门诊药学服务的主要内容,形成出诊记录并签名。对于复杂病例,鼓励按照 SOAP 方法详细记录(详见第四章)。

二、药学门诊工作基本要求

为实现保障患者合理用药、促进医疗资源合理分配的目标,需对药学门诊进行规范化建设和管理,以保障药学门诊工作质量。由中国医院协会药事专业委员会编制的《医疗机构药事管理与药学服务》中对药学门诊的组织管理、人员要求、服务对象、服务场所、设施设备等进行了规定与说明,以指导医疗机构实施同质化药学服务、流程化药学保障、规范化药事管理。

(一)组织管理

药学门诊纳入医疗机构门诊统一管理,遵守机构门诊管理规定,由医疗机构药学部门负责实施。医疗机构应当建立完善的药学门诊服务相关管理制度、人员培训制度等,并为药学门诊提供相应软硬件支持。

(二)人员要求

医疗机构药学部门应当对从事药学门诊服务的药师进行条件审核,由本机构医疗管理部门进行备案管理。从事药学门诊服务的药师应当符合以下条件之一:

1. 具有主管药师及以上专业技术职务任职资格、从事临床药学工作 3 年及以上。

2. 具有副主任药师及以上专业技术职务任职资格、从事临床药学工作 2 年及以上。

医疗机构应组织、支持出诊药师参加继续教育培训,培训内容包括但不限于临床医学相关知识、药学专业知识、专业技能、沟通技巧、行业法规等。

(三)服务对象

药学门诊服务对象主要是诊断明确、对用药有疑问的患者,可以包括:

1. 患有一种或多种慢性病,接受多系统药物或多专科治疗的患者。

2. 同时使用多种药物的患者。

3. 正在使用特定药物的患者,特定药物包括特殊管理药品、高警示药品、糖皮质激素、特殊剂型药物、特殊给药装置的药物等。

4. 特殊人群,如老年人、儿童、孕妇、哺乳期妇女、肝肾功能不全患者等。

5. 疑似发生药品不良反应的患者。

6. 需要药师解读治疗药物监测(如血药浓度和药物基因检测)结果的患者。

7. 其他有药学服务需求的患者。

(四)服务场所

药学门诊中的药学专科门诊和药学综合门诊,应设置独立的药学门诊诊室,诊室环境有利于保护患者隐私。医师和药师联合门诊或多学科联合门诊可与团队共用诊室或独立诊室,保证患者就诊便利和保护患者隐私。

(五)设施设备

药学门诊应配备专业数据库、专业参考书、用药教育材料、教具、相关法规及制度汇编等药学工具。药学门诊应当纳入医疗机构信息系统管理,药师可以查询患者诊断、检验、检查、用药等诊疗记录,并记录药学门诊相关信息。药学门诊应当符合诊室的硬件设施要求。

三、药学门诊工作流程

药学门诊的服务路径是以患者为中心、以问题为导向的循环服务路径,该路径根据就诊患者分类而不同,以药物治疗管理为重点。药师根据用药评估将患者分为两种:普通患者和用药复杂患者。

(一)普通患者

普通患者是指经药师评估后无须调整药物治疗方案或药学监护计划的患者。一般包括:

1. 当前用药的目的、治疗目标、服药方法(剂量、频次、时间、途径、疗程、顺序等)、药物相互作用、不良反应、禁忌证、用药注意事项等药物使用相关问题不清楚的患者。

2. 对特殊给药装置(如胰岛素注射器、吸入器等)或居家用药疗效监测仪器(血压计、血糖仪等)操作不清楚的患者。

普通患者由药师根据患者需求提供药学咨询、科普宣教或用药教育服务,必要时进行随访,具体流程见图 10-1。

(二)用药复杂患者

用药复杂患者是指经过药师评估后需要调整药物治疗方案或药学监护计划的患者。一般包括:

1. 存在脏器功能损害的患者、儿童、老年人、存在合并症的患者、孕妇及哺乳期患者。

2. 应用治疗窗窄的药物、抗感染药物、抗肿瘤药物、免疫抑制剂、血液制品等的患者。

3. 患有多种慢性病(如慢性肾脏病、高血压、糖尿病、高脂血症、冠心病、脑卒中等),需要同时进行药物治疗的患者。

4. 联合用药 5 种及以上的患者。

5. 疑似发生药品不良反应的患者。

6. 自己认为需要药学门诊提供服务的患者。

用药复杂患者由药师提供以问题为导向的药物治疗管理服务,具体步骤为:①收集患者信息(主观和客观信息);②评估用药治疗方案(列出问题);③提出建议(用药、检查和就医、健康管理);④用药教育

(制订个体化用药教育方案);⑤随访评估(疗效、药师建议实施情况及改善情况、药品不良反应、当前方案评估、药师服务满意度评价、药师服务产生的经济效益估算)。随访评估后,需要调整方案的患者重新进入药物治疗管理的循环服务路径,无须调整的患者则定期随访评估。具体流程见图 10-1。

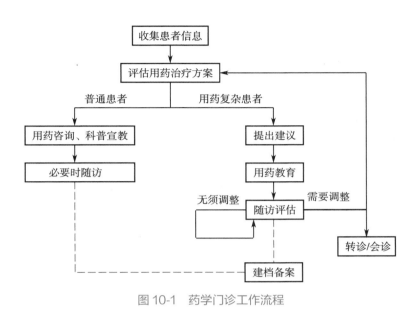

图 10-1 药学门诊工作流程

四、药学门诊工作记录

(一)重要性

患者就诊结束后,药师应记录药学门诊服务内容和过程,以保证药学服务质量。虽然对药师做工作记录目前国内尚无法规上的明确要求,但药学工作记录与患者病历和护理工作记录应该一样,都是重要的医疗文件。这些文件是医疗团队成员包括医师、护士和药师之间交流有关患者治疗情况的原始信息。另外,这些医疗文件也可以用于教学(如培训药学专业学生)、研究(如临床药物评价)、评价药学服务质量(如考察医务人员对临床实践规程或标准的遵循情况)。在应对医疗诉讼或进行医疗事故鉴定时,也可用作重要的证据材料。此外,完整的工作记录文件对于保证患者药物治疗管理服务的持续性,以及用于证明药师的作用和药师服务的价值也都是非常重要的。在临床药学学科发展比较成熟、临床药师制度比较完善的美国,作为专职的临床药师通常是从医疗保险公司、医疗机构和患者等多个途径获得服务的报酬,而工作记录文件则是评价他们工作成效和提供报酬的依据。随着我国药师制度的不断完善,未来药师书写的工作记录将会同医师所写病历以及护士所记护理工作记录一样成为一种法定的、永久的医疗档案。

(二)遵循原则

药师应在药学门诊过程中,将所发现的问题、所下结论、所提建议及所采取的措施做详细记录。但书写工作记录文件需要掌握一般原则和标准。第一,要在药学服务完成后及时记录,防止关键信息被忘记或发生混淆的情况;第二,应遵循医疗文书书写的一般要求,记录内容应清楚、易读、简明、准确和完整;第三,要符合国家和地方法律法规要求,要保证患者隐私受到保护;第四,应注意使用非评判性语言,注意避免使用暗示责备的词语,如"失误""错误""事故""粗心大意"或"治疗不规范"等,避免由此产生与其他医疗团队成员之间的矛盾;第五,记录内容应以事实为依据,客观地进行记录,能够充分反映治疗目标。

（三）具体内容

药师可记录的具体内容包括:

1. 患者的基本信息(包括姓名、性别、年龄、体重、民族、婚姻状况、个人饮食及其他生活习惯、教育程度、职业、联系地址及电话)、既往用药史(包括药物过敏史)。

2. 临床诊断。

3. 病史摘要。简要记录患者所患疾病的主要症状及持续时间、家族史、疾病诊断与最后诊断等。

4. 咨询内容。简要记录患者咨询问题和药师答复结果。

5. 治疗方案。写明适应证、药品名称、用法用量、疗程等。

6. 用药指导。针对患者药物治疗相关问题所提解决问题的建议。

7. 患者满意度。

8. 随访。记录患者对治疗方案的实施情况和病情改善情况。

9. 治疗小结。

药学门诊工作记录表详见表 10-10。

表 10-10 药学门诊工作记录表

就诊日期: 门诊药师: 患者编号:

项目	内容				
基本信息	姓名: 性别: 病历号: 身高 /cm: 体重 /kg: 教育程度:□初中及以下 □高中 □大专 □大学本科 □硕士及以上 职业:□有固定工作 □农民 □学生 □退休 □其他 联系电话: 家庭住址:				
临床诊断					
用药史	药品名称、规格	用法用量	开始服用时间	停止服用时间	备注
	• 用药过敏 □是(具体药物) □否 • 药物不良反应史 □是(具体药物) □否 • 用药依从性 □好 □否 • 妊娠或准备妊娠 □是 □否 • 母乳喂养 □是 □否 • 计划手术 □是 □否				

续表

项目	内容
对药物的了解程度	• 用药目的　　　□清楚　□不清楚 • 用药方法　　　□清楚　□不清楚 • 用药注意事项　□清楚　□不清楚 • 合并用药　　　□清楚　□不清楚
病史摘要	
咨询内容	□基因检测个体化治疗　□血药浓度监测 □抗凝管理　□慢性病管理　□其他 咨询问题：
治疗方案	
用药指导	□药物名称与用途　□用药方法　□不良反应/用药注意事项 □药物/食物相互作用　□特殊贮存要求　□其他 药师建议：
患者满意度	• 您认为门诊药师对药物的讲解 □很详细　□较详细　□一般　□不详细　□很不详细 • 门诊药师是否解决了您的问题 □解决了　□部分解决　□没有解决 • 您对药师的服务 □很满意　□较满意　□一般　□不满意　□很不满意
备注	本次门诊的费用是(　　　)元
随访	
治疗小结	

五、药学门诊工作质量评价

医疗机构应强化药师培训和继续教育,开展学术交流,提高药师培训效果。建立药师绩效考核方法,对出诊药师的工作进行评价。药学门诊质量需以医疗活动的数据为依据综合评价药学门诊服务效果的优劣,可运用质量管理工具,依托现代化的信息工具,定期回顾性评价分析药学门诊的实施情况并持续改进,实现精细化管理。

目前,常用的药学门诊的评价指标为经济、临床与人文结果(economic、clinical and humanistic outcomes,ECHO)模型指标,主要从经济、临床、人文三个维度评估药物治疗或药学服务干预过程的价值。临床产出评价包括药学门诊干预后,患者用药依从性、安全性、有效性的变化;人文产出评价包括服务对象(医师、护士及患者)对药学服务的满意度,以及患者用药知识、心理状况和生活质量改善情况等;经济学评价包括治疗费用与药学服务的成本-效益比。与其他的模型相比较,ECHO 模型不但评估了传统的临床结果,还对经济与人文等相对复杂及隐性的结果进行了评估,这种综合方法为从优化医疗保健资源分配方面考虑经济、临床和人文因素之间的权衡提供了理论基础,并帮助卫生服务研究人员从多维视角策划、实施和评估治疗药物与医疗服务。

国外药学门诊在运行成效方面的研究较多,具体内容包括患者临床症状、用药依从性、不良反应、患者及医护人员满意度、生活质量、治疗成本等,涵盖临床结局、人文结局及经济结局三方面的内容,较为全面。

在评价经济结局方面,国外药学门诊侧重点为治疗费用的减少。如有研究者通过回顾分析 816 例使用抗心律失常药物接受过药学门诊管理的患者资料发现,药师通过药学门诊监测患者抗心律失常药物的使用并进行干预,相对于常规门诊管理,总体治疗费用减少了 21%。还有研究者通过随机对照试验将 250 名门诊糖尿病患者随机分为两组,以药师为主导的团队为试验组,提供每周一次的综合药物管理课程,对照组仅提供常规护理,13 个月后,试验组相比对照组治疗费用明显减少。而国内目前少见药学门诊干预对患者经济结局影响的研究,但是在一些临床门诊开展的研究中加入了药学干预手段,结果显示,可使患者经济上获益。如有研究者采用随机对照试验,试验组在常规护理基础上加入临床药学服务,对照组仅给予常规门诊管理,发现试验组的成本-效果比较对照组低。总体而言,虽然国内的研究缺少对经济结局的评价,但在成本-效度所造成经济影响的研究上有一定的探索。

在评价人文结局方面,国外药师在开展药学门诊过程中,重点对医师、护士及患者的满意度进行全方面评估。研究表明,药师通过开展由药师主导的退伍军人脂质管理药学门诊,患者满意度达 91.4%,其他医务工作者满意度达 87.8%。研究发现,在肿瘤科医师主导的门诊护理团队中加入抗癌专业临床药师,患者满意度与医师满意度都有所改善。而国内对人文结局的研究主要聚焦于患者满意度。如调查分析发现,通过为结核患者提供门诊药学服务,可以提高患者满意度,通过开展肾内科医药联合门诊,患者"非常满意""满意"和"较满意"的结果共占比 86.57%。国外在探索药学门诊对人文结局方面影响效果的内容更全面,特别是针对医师—药师联合门诊,不仅考量患者满意度的提高,还重视协作团队中医务人员对药师工作的反馈,而国内研究目前仍停留在患者满意度阶段,较少涉及医务人员对药师服务质量的评价。这可能是由于国内药学门诊仍处于发展初期,评价患者满意度更能直观地体现服务效果,而忽视了其他医务人员对药师价值的认可。

我国药学门诊的工作质量评价体系尚不成熟,亟须更多的临床药师和药学服务研究者深入探索。医疗机构药学部门应根据评价结果制订针对性改进措施和激励机制,并督导落实,推进药学门诊的可持续发展。

第四节 药学门诊实践案例

案 例 一

(一) 患者主诉及病史摘要

患者,男性,76 岁,因"服用华法林牙龈经常出血且无法做到规律监测 INR,想更换抗凝药物"前来药学门诊就诊。患者既往有高血压病史 10 余年、非瓣膜性心房颤动病史 3 年、冠心病史 3 年。

(二) 患者目前所用药物

患者目前所用药物见表 10-11。

表 10-11 案例一患者目前所用药物

药物名称	用法用量	用药时间
华法林钠片	3.75mg q.d.	3 年
厄贝沙坦片	150mg q.d.	10 余年
阿托伐他汀钙片	10mg q.d.	3 年
琥珀酸美托洛尔缓释片	47.5mg q.d.	3 年
阿司匹林肠溶片	100mg q.d.	3 年

(三) 问诊过程中的用药评估

问诊是接诊患者过程中非常重要的一个步骤。问诊时,应当首先考虑患者主诉问题,随后再结合患者的病史、疾病症状、现用药物及各项检验检查指标,从适应证、有效性、安全性、依从性等方面找出患者目前药物治疗相关问题。

1. 针对本案例,患者主诉服用华法林期间牙龈出血,且不能规律监测 INR,希望更换药物。患者既往有非瓣膜性心房颤动,男性,76 岁,依据心房颤动血栓风险评分 CHA_2DS_2-VASc 评分,该患者得分 4 分,需要规律抗凝治疗;再依据 2020 年欧洲心脏病学会《心房颤动诊断和管理指南》的推荐,该患者可以将华法林改为新型口服抗凝药;进一步查看患者肾功能检查结果显示患者肌酐水平和肾功能水平正常,新型口服抗凝药使用常规剂量即可。

2. 针对患者高血压,目前使用厄贝沙坦片。通过问诊得知,患者规律服用药物,依从性较好,但因家中偏远,并未规律监测血压,平日偶尔去药店测得血压波动范围在 125~130/80~85mmHg。进一步问诊得知,患者平素尚无高血压的症状(头晕、头痛等),亦未出现沙坦类降血压药的不良反应,故针对高血压的药物治疗暂无特殊问题。

3. 针对患者冠心病,目前服用阿司匹林肠溶片、阿托伐他汀钙片及琥珀酸美托洛尔缓释片。通过问诊得知,患者规律服用这 3 种药物 3 年,诊室静坐 5 分钟后心率为 85 次 /min;查看患者的生化检查单发现,患者低密度脂蛋白水平为 3.45mmol/L。

　　进一步问诊得知,患者于 3 年前在当地医院行冠状动脉造影术,结果显示其左前降支近、中段弥漫性病变,最重狭窄 65%,其余血管轻度狭窄。因此,该患者冠心病确诊明确,从适应证角度出发,应当服用目前的 3 种药物。从有效性方面,患者静息心率为 85 次 /min,尚未达标,故琥珀酸美托洛尔缓释片可以加量。患者低密度脂蛋白水平为 3.45mmol/L,尚未达标,考虑患者目前阿托伐他汀使用仅为 10mg,故剂量可增加。

　　4. 综合考虑患者疾病和用药:患者自诉服用华法林期间出现牙龈出血,通过问诊可知,该患者同时服用阿司匹林。阿司匹林与华法林联用易增加出血风险,且依据 2020 年《冠心病合并心房颤动患者抗栓管理中国专家共识》和 2019 年欧洲心脏病学会《慢性冠脉综合征诊断和管理指南》,针对冠心病合并心房颤动患者,仅使用新型口服抗凝药物即可,无须抗凝药和抗血小板药物联合使用,故阿司匹林属于不必要的药物治疗。

（四）问诊后的用药建议

　　1. 建议将华法林改成利伐沙班 20mg q.d. 或达比加群酯 110mg b.i.d.;换药前每日监测 INR,直到 INR<2.0,即可启用新型口服抗凝药。

　　2. 建议将琥珀酸美托洛尔缓释片增加到 71.25mg q.d.。

　　3. 停用阿司匹林肠溶片。

　　4. 建议将阿托伐他汀增加到 20mg q.n.。

（五）问诊后的用药教育

　　1. 心房颤动及抗凝药物使用　对于心房颤动患者,心室率控制、血压水平和抗凝治疗是预防疾病进一步发展的关键。使用新型口服抗凝药期间,尽管食物和药物的影响较小,但仍需自我监测是否出现皮下淤青、牙龈出血、黑便、剧烈头疼等情况。如使用利伐沙班 20mg,应当随餐食用,达比加群酯可在餐后服用。

　　2. 高血压药物使用　高血压药物应晨起空腹温水送服。针对冠心病、心房颤动合并高血压,血压应控制在 130/80mmHg 以下。服药期间除应当规律监测血压外,还应当观察自己有无久坐后站立晕眩、头晕、头疼及胸闷等症状,并在症状出现时监测血压。

　　3. 冠心病药物使用　对于心房颤动合并高血压、冠心病患者,心率控制非常重要,将心率控制在 55~60 次 /min 有助于降低心肌耗氧,减少心脏做功。除此之外,琥珀酸美托洛尔缓释片使用剂量越大,越有利于改善心脏重构,对心脏起到保护作用。因此,患者服用琥珀酸美托洛尔缓释片期间应常规监测心率,并定期到医院依据心率情况及时调整药物剂量。另外,低密度脂蛋白水平是冠心病发生发展的独立危险因素,因此患者在服用他汀类药物期间,应当定期监测血脂水平,使低密度脂蛋白水平降到 1.8mmol/L 以下,如不达标应当及时去医院就诊调整药物剂量。

（六）就诊结束后随访

　　1. 建议心血管内科就诊,将药师意见与心血管内科医师沟通。

　　2. 此次就诊结束后建议 1、3、6、12 个月定期来药学门诊随访。

　　3. 药师随访内容应包括患者有无出血事件、缺血事件以及心率、血压、生化指标等。

（七）药学门诊就诊后总结

　　1. 针对门诊患者,应当明确患者主诉,首先解决其主诉问题。

2. 问诊过程应非常详尽,包括患者既往病史、用药史、主要症状、检验检查指标,从问诊过程中发现患者药物治疗可能存在的问题,并针对性地给予解决建议方案。

3. 问诊过后应当与患者详细沟通目前存在的问题及药师给出建议的理由,如患者对疾病认识不清楚,药师还应当向患者介绍疾病的危害及药物治疗的重要性。

4. 药师应当进行较为详细的用药教育,告知患者每种药物在疾病治疗过程中的作用及可能出现的不良反应,并告知患者在哪些情况下应当及时回医院就诊。

5. 药师应针对自己管理的患者进行有目的的随访,以监测患者药物治疗情况。

案 例 二

(一)患者主诉及病史摘要

患者,男性,55 岁,因"使用抗心力衰竭药物和降血压药后头晕乏力"前来药学门诊就诊。患者既往有心力衰竭病史 4 年,高血压病史 10 余年。

(二)患者目前所用药物

患者目前所用药物见表 10-12。

表 10-12 案例二患者目前所用药物

药物名称	用法用量	用药时间
厄贝沙坦片	300mg q.d.	1 个月
氢氯噻嗪片	12.5mg q.d.	10 余年
琥珀酸美托洛尔缓释片	95mg q.d.	1 个月
螺内酯片	20mg q.d.	3 年
呋塞米片	10mg q.d.	3 年

(三)问诊过程中的用药评估

详细的问诊是寻找患者出现药物治疗相关问题或发现其症状相关线索的重要手段。问诊过程中,应当注意了解患者是否的确患有相关疾病,并将所用药物按照疾病分类,随后再结合患者的病史、疾病症状、现用药物及各项检验检查指标,从适应证、有效性、安全性、依从性等方面找出患者目前药物治疗相关问题。

1. 针对本案例,患者主诉头晕乏力,既往有心力衰竭病史和高血压病史。详细问诊后,得知患者高血压病史 10 余年,其间一直服用厄贝沙坦 150mg q.d.+氢氯噻嗪 12.5mg q.d.,规律测量血压,血压一直在 120/80mmHg 左右,心率控制在 65 次/min,亦未发生过头晕乏力症状。同时,通过其 4 年前心脏超声结果发现,高血压患病期间未出现心脏结构和功能改变,尿常规与生化全套也显示其未出现蛋白尿及肾功能下降。说明患者使用这两种药物控制血压效果较好,既属于适应证用药,也未出现安全性问题。

2. 继续问诊,发现患者有长期吸烟史,吸烟 30 年,戒烟 3 年;有饮酒史,平均每天半斤(1 斤 =500g)白酒;平素生活不规律,应酬较多,每周在外吃饭 4~5 次,好荤食。4 年前患者出现胸闷,活动后气喘,并未在意;3 年前出现夜间不能平躺,伴下肢水肿、纳差,遂于当地县城某医院就诊。当地心脏彩超示 EF 35%,左心房内径 4.5cm,BNP 1 200pg/ml,诊断为心力衰竭,遂在原有药物基础上给予利尿剂呋塞米、醛固酮受体拮抗剂螺内酯及交感神经抑制剂琥珀酸美托洛尔缓释片。患者经过治疗后症状明显好转,其间改善生活习惯,戒烟戒酒,清淡饮食,坚持用药,规律监测血压,血压维持在 110/70mmHg 左右,心率控制在 60 次 /min。其间患者血压尚可,亦未出现头晕乏力症状。说明当地医院给予的心力衰竭治疗方案在延缓疾病进展上起到一定作用。但该治疗方案并非没有问题:厄贝沙坦已经被最新的心力衰竭治疗指南中可选用的沙坦类药物排除,因此药物选择上存在一定的不合理性。

3. 1 个月前患者于当地医院复诊,心脏超声示 EF 37%,左心房内径 4.3cm,血压 115/75mmHg,血钾 3.5mmol/L。经治医师将厄贝沙坦增加到 300mg q.d.,美托洛尔增加到 95mg q.d.。患者回家用药 3 周后出现头晕、乏力症状。近 1 周加重,遂来药学门诊。

4. 进一步问诊发现,患者近 1 个月血压持续降低,本次就诊血压 100/55mmHg,心率 55 次 /min,来诊室前一天在家自测血压 90/50mmHg,心率 55 次 /min。因此,结合患者病史、用药史及症状出现的时间可以推断,应当是由于厄贝沙坦和琥珀酸美托洛尔缓释片剂量翻倍后出现低血压所造成的。依据 2022 年美国心脏病学会(ACC)、美国心脏协会(AHA)和美国心衰学会(HFSA)更新发布的《心力衰竭管理指南》,针对心力衰竭合并高血压患者,厄贝沙坦不再是首选药物,应当使用肾素血管紧张素 - 脑啡肽酶抑制剂,并在患者耐受的情况下将该药递增到最大剂量。另外,1 个月前患者血钾即偏低,应考虑呋塞米是否继续使用。

(四)问诊后的用药建议

1. 建议停用厄贝沙坦,改用沙库巴曲缬沙坦,100mg,每日 2 次。

2. 建议停用呋塞米。

(五)问诊后的用药教育

对于射血分数降低的心力衰竭合并高血压患者,理论上应当使用的药物为 β 受体阻滞剂、RAS 抑制剂或肾素血管紧张素 - 脑啡肽酶抑制剂及醛固酮受体拮抗剂。用药期间应当注意以下几点。

1. **监测血压与心率** 当患者出现低血压或头晕乏力症状时应当将药物减量;当使用药物 14 天后,若血压仍较高,在 140/90mmHg 左右,可将沙库巴曲缬沙坦剂量缓慢增加,并递增到 200mg 每日 2 次;同时,药物剂量调整期间,其日间静息心率应当控制在 55 次 /min 以上。

2. **用药前应监测电解质** 特别应监测血钾水平,心力衰竭患者血钾水平应维持在 4.5mmol/L 左右,因此在停用呋塞米后应当注意是否出现下肢水肿、短时间内体重迅速增加,并监测电解质水平。

3. **建议患者至心血管内科就诊** 患者患高血压病期间血压一直控制较好,未出现靶器官损害。但 4 年前开始出现心力衰竭症状,且 3 年前确诊为心力衰竭,结合其不良生活习惯,建议患者至心血管内科就诊,明确心力衰竭病因。如为缺血性心肌病,则应当在目前治疗的基础上,加用抗心肌缺血药物,以治疗原发疾病。

(六)就诊结束后随访

1. 建议心血管内科就诊,明确心力衰竭发病原因。

2. 此次就诊结束后建议 1、3、6、12 个月定期到心血管内科和药学门诊随访。

3. 药师随访内容应包括患者血压、心率、电解质、心脏彩超、体重、生化指标等。

(七)药学门诊就诊后总结

1. 针对门诊患者,应当在问诊过后明确思路,归纳患者所患疾病种类及针对相应疾病应当采用的药物治疗方案。

2. 针对可能由于药物引起的不良反应类主诉,应当仔细询问所用药物是否产生相关不良反应、不良反应出现的时间,用以判断不良反应的原因。

3. 问诊过后应当与患者详细沟通目前存在的问题及药师给出建议的理由,如患者对疾病认识不清楚,药师还应当向患者介绍疾病的危害及药物治疗的重要性。

4. 药师应当进行较为详细的用药教育,告知患者每种药物在疾病治疗过程中的作用及可能出现的不良反应,并告知患者在哪些情况下应当及时到医院就诊。

5. 药师应针对自己管理的患者进行有目的的随访,以监测患者药物治疗情况。

思考题

1. 试述 MTM 的全称及定义。
2. 试述药物治疗管理的五大核心要素。
3. 试述药学门诊的模式。
4. 如何开展患者药物治疗评估?
5. 你认为药学门诊坐诊药师应具备哪些关键技能(答案不限,合理即可)?

（张晋萍）

第十一章 用药教育与用药指导

随着健康中国战略推进,人民群众对多层次多样化健康需求持续快速增长,对健康管理模式等要求也相应提高,特别是在深化医疗体制改革的形势下,用药教育与用药指导成为现代化医疗中必不可少的环节。用药教育与用药指导是医疗领域中确保患者安全、有效使用药物的重要环节。随着医疗模式的转变,传统的以疾病为中心转向以患者为中心,用药教育与用药指导成为促进患者自我管理、提高用药依从性的关键手段。如何更好地为患者提供规范化和个性化的用药教育与指导,成为广大药师在药学实践中亟待解决的课题。

第一节 用 药 教 育

用药教育(medication education)是指药师对患者提供合理用药指导、普及合理用药知识等药学服务的过程,以提高患者用药知识水平,提高用药依从性,降低用药错误发生率,保障医疗质量和医疗安全。用药教育是药物治疗过程的必要补充,是医疗工作的进一步延伸,是临床药师开展药学服务的重要内容和切入点。

一、用药教育的目的和意义

用药教育的目的是增加患者合理用药知识,提高药物治疗依从性,减少用药相关问题,避免或减少药物不良反应发生,帮助患者正确、安全地使用药物,最大限度发挥药物治疗作用,取得最佳临床疗效。作为保障患者安全有效治疗的重要手段,用药教育具有重要的意义。

1. **提高依从性** 药师通过用药教育向患者讲解遵照药物治疗方案用药的必要性,提高患者依从性。

2. **提高药物治疗安全性** 通过用药教育,患者了解可能出现的不良反应及相应的监测、预防、处理措施,可以减少药物不良反应的发生,提高药物治疗安全性。

3. **提高药物治疗有效性** 通过对药品基本信息、治疗用途、用法用量、使用注意事项等内容进行专业教育,确保治疗方案的正确实施,提高患者参与自身疾病管理的能力,保证药物治疗获得预期效果。

4. **减少用药错误** 用药错误是指合格药品在临床使用及管理全过程中出现的、任何可防范的用药疏失,可能导致患者发生潜在的或直接的损害。可造成用药错误的环节包括处方开具、医嘱执行、药品配送流程等,通过规范标准的用药教育,可减少用药错误的发生。

5. **提高公众合理用药素养** 药师通过形式多样的用药教育,向公众、特定患者群体普及合理用药知识,开展健康科普宣传,提高公众对疾病和药物的正确认识,提升全民合理用药素养。

6. 促进医药护患的良性沟通,提升药师业务水平及专业素质。

二、用药教育的基本原则和要求

用药教育应遵循"以人为本""以患者为中心""以合理用药为核心"的基本原则。为保障用药教育质量,医疗机构应满足以下基本要求。

1. **组织管理** 用药教育服务应当由医疗机构药学部门负责实施并管理。医疗机构应当建立适合本机构的用药教育服务工作制度等。

2. **人员要求** 药师应具有扎实的药物治疗理论知识与专业技能、丰富的临床实践经验、良好的职业道德修养和人文素质、较强的沟通技能。医疗机构从事用药教育服务的药师应当具有药师及以上专业技术职务任职资格。

3. **软硬件设备** 用药教育环境应当安全、舒适,便于交流;有条件的医疗机构可提供专门场地,以保护患者隐私。应配备能够检索专业数据库、药品说明书、处方集、中英文期刊等的电子设备和各种形式的用药教育材料,以及用于记录、统计、查询既往就诊记录和检查记录的电子信息系统。

三、用药教育的方式

用药教育的方式多种多样,不同方式各具特点和适用范围。按照用药教育的对象可分为公众用药教育、门诊用药教育、住院患者用药教育、特定疾病患者用药教育。在进行用药教育时,应充分考虑教育场所、患者接受程度、患者学习方式、健康教育水平、生理及精神状态,灵活选择一种或多种教育方式,以达到更好的用药教育效果。

1. **一对一宣教** 多用于门诊或住院患者的用药教育,对患者药物治疗方案中的全部药物的适应证、用法用量、注意事项、不良反应等进行一对一用药教育,对于存在药物相互作用的药物,梳理合适的用药顺序,避免或减少无益的药物相互作用。

2. **书面宣教** 利用健康教育手册、宣传卡片、图文彩页等书面形式,将特定教育内容通过书面教育的形式传达给患者。该方式内容通俗易懂、节省时间、便于保存读取,适用于有一定文化程度的患者,如使用特殊药物胰岛素、口服抗凝药、吸入剂、免疫抑制剂等的患者。口头用药教育时搭配相应书面材料,可产生事半功倍的效果。

3. **媒介传播** 为了使患者在日常生活中更便利快捷地获取药物知识,可充分借助现代化信息传播媒介如(短)视频、广播、电话、互联网、公众号等进行多方位用药教育,扩展用药教育可及性。

4. **用药专题讲座** 可通过线上、线下的特定用药专题讲座,如妊娠期、哺乳期安全用药,慢性病用药教育,传染病防治等,对特定患者群体及家属进行用药教育。该方式针对性强、受众群体集中、用药教育效率高、效果好。

5. **集中教育** 针对特定主题,举办集中式用药培训,一般采用提高班、培训班等形式,时间以 3~7 天为宜。通过主题鲜明的授课、案例分享、情景剧表演等形式,加强用药教育效果,强化记忆,使参加者在短时间内相对全面地掌握教育内容。

四、用药教育的基本程序

1. 向患者自我介绍,说明此次教育的目的、目标和预计时间。

2. 收集患者疾病史、用药史、文化程度等信息,了解患者及其家属的教育需求,根据初步掌握情况,确定用药教育的方式,充分考虑患者的特殊情况,如视力障碍、听力障碍、语言不通等。

3. 评估患者对自身健康问题和用药情况的了解及治疗期望、能正确使用药物的能力,以及对治疗的依从性。

4. 通过询问,了解患者对用药目的、药物服用方法、剂量、疗程、用药注意事项、常见不良反应等的掌握程度,制订个体化用药教育方案。

5. 结合患者实际情况,选择适当有效的教育方法,如采取口头、书面材料、实物演示等方式进行用药教育,使患者充分了解药物治疗的重要性和药品的正确使用方法。必要时可安排随访,以评估教育计划的完成情况。

6. 用药教育结束前,通过询问患者、请其复述或完成问卷等方式,确认患者对药物使用知识的掌握程度;掌握情况欠佳者,应当再次进行用药教育。

7. 如实填写用药教育记录。

五、用药教育的主要内容

1. **药物(或药物装置)的通用名、商品名或其他常用名称,以及药物的分类、用途及预期疗效** 由于药品存在一药多名、一品多规、复方制剂等特点,为患者理解及应用带来一定困难,同时也会带来用药风险。因此,首先应为患者提供药品基本信息教育,可着重介绍其通用名,如果通用名相同,则属于同一药物,不可同时使用。音似、形似等易混淆的药品,应教育患者注意分辨。如"安博维"是商品名,通用名是厄贝沙坦,而"安博诺"是复方制剂的商品名,通用名是厄贝沙坦氢氯噻嗪片,两个药物均含有厄贝沙坦,使用时应注意剂量及成分的重叠。

2. **药物剂型、给药途径、剂量、用药时间和疗程,主要的用药注意事项** 因药物品种、剂型较多,药师在进行用药教育时应告知患者整体的用药方案和疗程,正在使用或即将使用药品的用药目的、正确使用方法、最佳用药时间、服药间隔、注意事项等。同时对患者进行依从性教育,如糖皮质激素类药物,服用方法一般为每日早晨顿服,不可自行调整药物剂量、不可自行停药,用于治疗肾小球肾炎一般疗程较长,应在医嘱指导下服药;阿仑膦酸钠对食管刺激比较大,宜在清晨用一大杯温开水送服,且服药后至少30 分钟内,应保持直立,避免躺卧。

3. **药物的特殊剂型、特殊装置、特殊配制方法的给药说明** 对药物的特殊剂型、特殊装置、特殊配制方法应进行重点教育,必要时可结合实物演示、图文材料、视频等工具进行教育。如喷雾剂、吸入制剂等使用方法及注意事项,滴鼻剂、滴眼液、滴耳液、贴剂、灌肠溶液的使用方法,外用片剂的配制方法等。

4. **用药期间应当监测的症状体征、检验指标及监测频率,解释药物可能对相关临床检验结果的**

干扰及对排泄物颜色可能造成的改变 应告知患者用药期间可自我监测的症状体征及需医院检测的检验指标、监测频率及检测注意事项。如肝功能检查应禁食,血药浓度监测谷浓度时应在服药前采血,监测峰浓度应根据达峰时间在服药后采血。香菇多糖可能导致真菌筛查 G 试验阳性,吲哚美辛、利福平、苯妥英钠等药物可能引起排泄物颜色改变等信息应提前告知患者,避免引起不必要的用药错误及慌乱。

5. **可能出现的常见和严重药物不良反应,可采取的预防措施及发生不良反应后应当采取的应急措施,发生用药错误(如漏服药物)时可能产生的结果及应对措施** 药品不良反应是指合格药品在正常用法用量下出现的与用药目的无关的有害反应。应告知患者服药期间可能出现的常见和严重的药物不良反应及相应的预防措施和应急措施。应通过口头教育、用药日记等强化,尽量避免用药错误如漏服、错服事件的发生,针对特殊药物,可告知患者相应的补救措施。

6. **潜在的药物—药物、药物—食物/保健品、药物—疾病及药物—环境相互作用或禁忌** 药物间相互作用可能导致药效的增强或减弱,甚至产生病情反复或出现毒副反应。在用药教育时应对整理的患者用药方案进行药物相互作用的判定,避免不良药物相互作用的发生。如蒙脱石散和益生菌制剂等药物联用时,为了保证疗效,两者应至少间隔 2 小时服用。食物可以对部分药物的吸收及药效的发挥产生较大影响,应告知患者服用药品期间饮食注意事项。如高脂饮食可能影响他克莫司的药物吸收,导致患者出现血药浓度波动,应注意空腹服药,并保持稳定的饮食结构。

7. **药品的适宜贮存条件,过期药品或废弃装置的处理** 不同于其他商品,药物贮存条件有严格要求,贮存不当将直接影响药品质量。为确保用药安全,保证药品疗效,药师应告知患者正确贮存药品的方法,如一般情况下,常温、室温为 10~30℃,阴凉为 20℃以下,冷藏温度一般为 2~8℃。胰岛素、生物制剂及受热后易变形的栓剂等需冷藏保存,部分药品如胰岛素开封使用后不应继续冷藏保存,可于室温保存 4 周等。药品应放置于儿童不宜接触的地方。

过期药品及废弃装置处理不当可能危害人民健康,并污染环境。对于过期药品及废弃装置,应按照垃圾分类要求回收;对于毒性大、易致敏药物,不可擅自处理,应交由医疗机构或定点回收部门处理。

8. **患者对药物和疾病的认知,提高患者的依从性** 据研究,患者依从性不佳的原因包括不理解药品说明书、不理解或错误理解医务人员的语言、错误理解治疗目标或不恰当的治疗预期等。选择恰当的方式对患者进行药物知识和疾病知识的教育,提高患者对药物和疾病的认知,有助于提高患者依从性,提高医疗质量。

9. **饮食、运动等健康生活方式指导** 提倡对患者进行健康生活方式指导,如减少或禁止烟酒摄入、适度运动等,对于特殊患者如肾穿刺活检后应告知避免重体力运动、劳动等。针对性进行饮食指导,如低盐饮食、限水、低盐低脂低嘌呤饮食等。如高钾血症患者应注意少食香蕉、柑橘、马铃薯、芹菜等含钾量高的食物。

10. **患者如何做好用药记录和自我监测,以及如何及时联系到医师、药师** 药师应指导患者做好用药记录,尤其是特殊的药物如糖皮质激素、免疫抑制剂、口服降血糖药、胰岛素等,可利用用药日记、用药表格、信息技术打卡等工具辅助做好用药记录。同时指导患者做好自我监测及监测记录,帮助患者制订自我监测计划,如血糖、心率、血压等。最后应告知患者医师、药师的联系方式,在需要时可快速、便捷取得联系。

对特殊人群,如老年人、儿童、孕妇、哺乳期妇女、肝肾功能不全者、多重用药患者及认知、听力或视力受损的患者等,应当根据其病理、生理特点及药代动力学、药效学等情况,制订个体化的用药教育方案,保障患者用药安全、有效。

六、患者用药教育的技巧

1. **与患者建立良好的信赖关系** 在用药教育过程中,应遵循尊重、理解、包容的原则,与患者建立良好的信任关系,相互信任、相互尊重、相互认同,有助于取得更好的用药教育效果。

2. **突出重点,恰如其分地表达** 用药教育应在体现事实的基础上,尽可能使用通俗恰当的语言。过多的信息可能反而使患者无法掌握重点、增加不必要的慌乱和不安,因此应将有必要的信息重点突出地告知患者,不需要把所有信息全部罗列。

3. **理性、正确的判断** 在认真倾听患者症状及感受的基础上,药师应保持情绪冷静,根据患者的表达作出理性、正确的判断和评估。不能带有个人情感色彩,武断得出结论,也应避免盲目跟随患者或家属情绪。应根据患者的表达、实验室检查,并借助客观评估工具,在药师丰富的药学实践经验和冷静思维的基础上作出理性判断。

4. **保护隐私,人文关怀** 在用药教育全过程中,药师应注重并体现对患者的隐私保护,建立患者对药师的信任。尊重患者隐私,尊重宗教信仰、风俗文化,给予患者热诚、关爱的人文关怀。

5. **与医疗团队的沟通技巧** 重视与医师的交流和沟通,通过多渠道介绍和宣传临床药学服务的内容,提高医护人员对临床药学的认知度。发挥学科长处,努力解决药物相关问题,获取医师信任。在临床上不制造矛盾,维护医师信誉。在对病区患者进行用药教育时,必要时可选择将用药教育内容与医师进行沟通,再次确认用药教育目标和注意事项,避免与医疗团队产生冲突。

6. **与老年患者的沟通技巧** 随着社会老龄化进展,医疗中会接触到越来越多的老年患者,老年患者用药存在记忆衰退、漏服少服、根据自身经验或借鉴他人经验用药、多种药物联用等情况。在用药教育过程中,应根据老年患者用药误区、理解能力、学习能力等调整教育节奏及重点。针对老年人短期记忆力、注意力减弱,可以把教育指导任务进行分解,设定合理的短期目标,如逐一掌握各病种用药教育内容、分阶段掌握用法用量、不良反应、自我监测等内容,逐步达成长期目标,并鼓励老年患者积极反馈,以便发现其在用药教育中的薄弱环节,进行重点指导。

7. **与儿童患者的沟通技巧** 一般而言,常见的用药教育模式是医师/药师—家长,儿童很少参与到用药教育,然而相对于家长的用药教育,针对不同年龄儿童的认知能力,进行合适的用药教育同样重要。在和儿童沟通时,可以选择开放式的提问方式,有助于评估儿童的理解能力,采用简单的说明性语句,增加动作和书面图画的交流。对于青少年儿童患者,由于青春期自我意识的成长,可能更倾向于单独进行用药教育。药师可以分别对患者及其父母进行用药教育来取得儿童患者的信任。

七、慢性病患者用药教育

慢性病患者大多数需要终身用药,根据不同慢性病的疾病特点和治疗药物不同,用药教育的重点和内容也有所不同。慢性病患者往往服用多种药物,存在用药方案认知难度高,多种药物共用,潜在的用药风险、用药错误发生率高等特点。因此,药师对慢性病患者开展用药教育具有重要意义。常见慢性病主要包括糖尿病、高血压、冠心病、慢性呼吸系统疾病等30余种疾病。下文以糖尿病患者用药教育为例,展示慢性病患者用药教育框架。

（一）糖尿病疾病教育

1. 糖尿病是一种以血糖水平增高为特征的慢性代谢性疾病,是由胰岛素分泌或作用缺陷所引起。糖尿病治疗目标:维持正常血糖,纠正代谢紊乱,消除糖尿病症状,防止或延缓并发症,降低死亡率。糖尿病治疗基本措施包括糖尿病教育、饮食疗法、运动疗法、药物治疗、血糖监测。

2. 糖尿病的急性并发症包括:糖尿病酮症酸中毒和高渗性非酮症糖尿病昏迷;以及各种感染。

3. 糖尿病的慢性并发症包括:大血管病变引起的冠心病、脑血管病、下肢病变和微血管病变引起的以糖尿病视网膜病变、糖尿病肾病和糖尿病周围神经病变为主的全身小血管损伤。

4. 糖尿病致心血管疾病高危因素包括:吸烟史、高血压史、血脂、血糖、糖尿病病史、体重指数、体力活动、家族史等。

（二）用药宣教

1. 治疗糖尿病药物种类繁多,胰岛素品种多且易混淆。药师在进行用药教育时首先应向患者说明治疗药物的类别、药物治疗的意义、作用特点、用法用量、用药时间、注意事项、相互作用、药物贮存、可能发生的不良反应及减轻不良反应的相应措施等。以一线口服降血糖药二甲双胍为例,二甲双胍可降低2型糖尿病患者的空腹血糖、餐后血糖及糖化血红蛋白值,同时具有不影响血清胰岛素水平、单独使用不易发生低血糖等特点,尤其适用于肥胖型2型糖尿病的治疗。其有普通片和缓释片两种剂型,不同剂型给药频次不同,应注意分辨。二甲双胍应随餐服用,常见不良反应主要为胃肠道反应,肾功能下降者应在医生指导下调整剂量,药品说明书示肾小球滤过率小于 $45ml/(min \cdot 1.73m^2)$ 时禁用,使用二甲双胍期间应注意监测肾功能。药物相互作用方面,二甲双胍可增加华法林的抗凝血作用,需要使用造影剂的患者应暂停应用二甲双胍。严重心肺疾病、代谢性酸中毒、酗酒、严重感染和外伤、维生素 B_{12} 和叶酸缺乏未纠正者禁用。

2. 对于使用胰岛素的患者,应指导患者区分不同胰岛素的作用特点、分类及代表药物。告知患者胰岛素注射方法、正确保存方法及运输携带注意事项。

（三）饮食疗法

除了药物控制血糖稳定外,饮食、运动、情绪、感染等多种因素同样可以导致血糖的波动。饮食疗法是糖尿病的基础治疗,应长期严格执行,良好的饮食控制可减少降血糖药的使用,饮食控制内容包括控制摄入总能量,如正常中轻度体力劳动糖尿病患者热量目标为 $25\sim30kcal \cdot kg^{-1}$（标准体重）$\cdot d^{-1}$;调整食物成分,如适当增加非淀粉类蔬菜、水果、全谷类食物的摄入;根据食物交换份法调整各类食物摄入,如谷薯类、蔬果类、动物性食物及奶制品类等;定时定量规律饮食等。

（四）运动疗法

适当的运动可增加胰岛素敏感性、改善血糖控制情况,并有利于控制体重,特别是对于肥胖型糖尿病患者有良好的疗效。

1. 原则　规律、持续、合理。每周有氧运动至少150分钟。

2. 注意事项 避免空腹运动,以免发生低血糖。高血压、心脏病、脑卒中、糖尿病并发症、严重高血糖患者应避免剧烈运动。

(五)血糖监测

自我血糖监测是调整血糖达标的重要措施,也是减少低血糖风险的手段,监测的血糖结果是药物治疗方案、饮食控制、运动疗法等调整的基础和依据。除此之外,糖化血红蛋白值是评价患者长期血糖控制水平的有效指标,也是调整降糖方案的依据之一。一般糖化血红蛋白应每 3~6 个月复查 1 次,药师应充分向患者告知检测糖化血红蛋白的意义、正常范围及监测周期等,并教育患者开展自我血糖监测。通过改变生活方式治疗的患者:建议每周测 5~7 点血糖谱。口服药物治疗患者:一般每周监测 3 天,分别监测早餐、午餐和晚餐前后 2 次。特殊情况下进行短期强化监测:每周 3 天,每天监测 5~7 个时间点血糖,包括餐前、餐后及睡前。特殊情况包括:有低血糖症状;旅行;感染等应激状态;正在对用药、饮食或运动方案进行调整;糖化血红蛋白水平升高;刚进入一个新的生活环境。

(六)低血糖防护

1. 低血糖的症状 心慌、心悸、空腹感、无力、出冷汗、手脚颤抖、面色苍白等,严重者可能引起重要器官损伤甚至危及生命。

2. 应对策略 随身携带含葡萄糖、碳水化合物高的食物,一旦发生低血糖症状,立即进食。对于服用磺酰脲类口服降血糖药引起的低血糖反应,口服葡萄糖效果不佳者,最好静脉补充葡萄糖,必要时及时就诊。

第二节 用 药 指 导

医生开具处方、药师审核处方是为了保证患者治疗方案的合理性,药师将正确的药物调剂给患者,而患者拿到药物后如何正确服用、监测,是影响治疗效果的关键环节。用药指导是药师在了解患者基本信息、病理生理状态、依从性等内容的基础上,针对性对患者进行合理用药指导,是医生诊疗—审核处方(医嘱)—调配—正确用药—随访评估闭环中重要的一部分。

一、用药指导的目的和意义

用药指导(medication guidance)是指临床药师综合运用医药学知识,用简洁明了、通俗易懂的语言向患者说明药物的用法、用量及注意事项等,解释用药过程中可能出现的问题及应对措施,科学指导患者正确使用药品。用药指导的目的是通过对患者进行用药指导,让患者正确、合理地使用药物,正确对待用药后出现的不良反应,避免和减少用药差错、药物不良反应的发生,从而促进药物合理应用,提高患者用药的依从性,最大限度发挥药物治疗作用,取得最佳临床疗效。

二、用药指导的基本原则和要求

用药指导的基本原则是"以患者为中心""以合理用药为核心",患者利益至上,指导工作围绕合理用药展开,提高患者用药的安全性、有效性、经济性。临床药师需要具备丰富的临床药学专业理论知识、扎实的专业技能和良好的职业道德素养,工作经验丰富,业务娴熟,熟悉患者心理,具有良好的语言表达能力和沟通交流能力,能用简洁明了、通俗易懂的语言回答患者及其家属的问题,对患者的用药指导能抓住要领,能科学、正确地指导患者合理用药,能很好地满足患者的用药指导需求。

（一）口服制剂用药指导原则

1. 普通片剂／胶囊剂 普通片剂、胶囊剂主要指薄膜衣片、糖衣片、胶囊剂等,服药时温开水送服,服药困难者可将药片或胶囊置于舌根部,再用温开水送服。

2. 肠溶衣片剂／胶囊剂 肠溶衣包膜可防止药物被胃酸破坏,减少药物对胃黏膜刺激,提高药物吸收。该类药物应避免咬碎、碾碎或打开胶囊外壳服用,对于无法整粒吞服患者,应咨询医生或药师,选择其他合适的药品。

3. 缓控释片剂／胶囊剂 多采用不溶性骨架片或微孔型渗透泵等技术,使药物以一定速度释放。该类药物不可嚼服、压碎或打开胶囊壳服用。尽量在固定时间服用以保证体内药物浓度平稳。该类药物可能会以原形整片随排泄物排出,会误导患者以为药物服用不成功或药品存在质量问题甚至补服药物,应告知患者药物成分已被吸收,避免发生用药错误。

4. 泡腾片进入水中后,有机酸和碳酸氢钠在水的作用下会产生大量二氧化碳,使片剂迅速崩解和融化,应待其完全融化后服用。严禁直接吞服或含服。

5. 含片一般舌下含服,不宜直接吞服。

6. 咀嚼片充分咀嚼后吞服。

7. 干混悬剂、颗粒剂用水稀释或溶解成均匀的液体后服用,服用前充分振摇,避免长时间放置。

8. 软胶囊一般用水吞服,尽量避免服药后马上躺下。贮存时应避免热、湿、挤压等。

9. 口服液体制剂用量杯准确量取药液,量取时视线与量杯刻度平齐,注意不要污染瓶口。倒出的多余药液应妥善处置,一般不宜倒回原药瓶。口服乳剂、混悬剂使用前应充分振摇药瓶,使其再分散均匀。一般口服液体制剂开封后,在未被污染的情况下,常温可保存 4 周。

（二）贴剂用药指导原则

宜贴于清洁、干燥、完好无损的皮肤处。清洗双手,选择无毛发或刮净毛发的部位,避开伤口,避开剧烈运动、活动部位。为减少贴剂对皮肤的刺激、提高疗效,每次可选择贴于身体不同部位。使用贴剂过程中可正常淋浴洗澡,避免使用刺激性洗涤剂。不可加热贴膜部位,因部分贴剂背衬中含金属条,做磁共振成像前应摘去贴剂,以免引起皮肤灼伤。

（三）呼吸道给药制剂用药指导原则

1. 气雾剂 指药品与适宜的抛射剂制成的液体、混悬液、乳浊液,置于特制阀门系统的耐压密闭容器中,使用时借助抛射剂压力将药物呈雾状喷出。使用方法可概括为"一呼二吸三屏气",一般步骤为:

（1）取下吸口盖,吸口朝下,底部朝上,充分振摇使混悬液混合均匀。如启用新气雾剂,一般先空喷 4 次,超过 1 周未使用的气雾剂,一般先空喷 2 次。

（2）在可耐受的情况下,吸入前先尽量缓慢呼气至最大限度,后立即准备吸气,不可对着吸口呼气。

（3）经口缓慢吸气，可用嘴唇或牙齿轻含喷口，吸气同时按下驱动装置 1 次，使药物释出。

（4）吸气结束，屏气 5~10 秒，缓慢呼气。完成吸入后，应漱口，清除口腔内药物。

（5）若需再次吸入，应等待至少 1 分钟后再吸入。若同时使用几种气雾剂，应标明顺序，通常先使用气管扩张剂，再使用抗胆碱药或糖皮质激素类药物。

2. 粉雾剂　吸入粉雾剂是固体微粉化原料药物单独或与合适载体混合后，以胶囊、泡囊或多剂量贮库形式，采用特制的干粉吸入装置，由患者吸入雾化药物至肺部的制剂。干粉雾颗粒的流速与患者吸气流速相吻合。常用的粉雾剂根据吸入装置不同主要分为两种，代表装置分别为都保和准纳器。

（1）都保作用特点为通过特殊装置，可使药物吸入达到深肺部。使用方法：准备—呼气—吸气—呼气。具体步骤为：①旋转并移去瓶盖，检查剂量指示窗，当红色记号达到指示窗底线时，表明吸入器已空，此时摇动吸入器听到的声音不代表还有药物，充分振摇，使其混匀，握住瓶身，使旋柄处于下方，将底座旋柄朝某一方向转到底，再转回原位置，听到"咔哒"一声，表明完成 1 次剂量的充填；②吸入之前，先轻轻呼气至最大限度（勿对吸口呼气）；③嘴唇包住吸口，用力且深长地吸气，吸气后屏气 5~10 秒；④呼气，盖紧瓶盖，完成吸入后漱口以免口腔念珠菌感染。

（2）准纳器作用特点为低吸气阻力，输出的是预先设置好的剂量，输出剂量准确稳定，患者吸入后有感觉，有准确计数装置（指示窗），防潮性能好。使用方法为：打开—推开—吸入—关闭。①打开：一手握住外壳，另一手大拇指放在拇指柄上，向外推动拇指至完全打开；②推开：握住准纳器，向外推滑动杆至发出"咔哒"声，避开准纳器，轻轻呼气至最大限度；③吸入：嘴唇包住吸口，用力且深长地吸气，勿从鼻吸入，吸气后将准纳器从口中拿出，继续屏气 5~10 秒；④关闭：将拇指放在手柄上，往后拉手柄，发出"咔哒"声表示准纳器已关闭，滑动杆自动复位以便下次使用。若需再次吸入，应关闭准纳器，等待至少 1 分钟后再吸入，吸入完毕应漱口，不可随便推动滑动杆，以免造成浪费。

3. 喷雾剂　常用的鼻喷雾剂主要有丙酸倍氯米松鼻气雾剂、布地奈德鼻喷雾剂、糠酸莫米松鼻喷雾剂、鲑鱼降钙素鼻喷剂等。

糖皮质激素类鼻喷雾剂使用方法为：准备—呼气—吸气—呼气。①准备：打开喷嘴盖，充分振摇混匀；②吸入之前，先轻轻呼气至最大限度（勿对吸口呼气）；③将喷口放入鼻孔内，缓慢吸气的同时按下药罐将药物释出；④呼气，盖紧瓶盖。使用糠酸莫米松鼻喷雾剂、布地奈德鼻喷雾剂时需先启动，振摇瓶身后向空气中喷压数次至看到均匀喷雾再给药，如喷雾器停用 14 日以上，则应在使用时重新启动。

（四）眼部给药制剂用药指导原则

1. 滴眼剂　滴药前应先检查滴眼剂是否清澈无污浊，开封 4 周后不宜继续使用。使用时清洁双手，如眼内分泌物较多，应清洁分泌物。用手指轻轻下拉下眼睑，滴管接近眼睑，但不要碰到眼睑，以免污染。药物滴入后轻闭眼睛，上下转动眼球，同时轻按住鼻根内眼角泪囊。滴药结束应拧紧瓶盖。

2. 眼膏剂　先清洁双手，如眼内分泌物较多，应清洁分泌物。手指下拉下眼睑，挤入约 8~10mm 长眼膏剂，轻闭眼睛，轻揉眼睑 2~3 分钟，闭眼休息 2~3 分钟。若与滴眼剂同用，应先使用滴眼剂，间隔至少 5 分钟后再使用眼膏剂。

(五)滴鼻剂用药指导原则

清洁双手,使用前应先将鼻腔分泌物擤净或洗净。滴药时滴孔距鼻孔 1~2cm。滴药后,轻按几下鼻翼,使药液分散鼻腔,保持滴药姿势 3~5 分钟。如果同时需要使用两种以上滴鼻剂,两药间隔时间需 3 分钟以上。

(六)滴耳剂用药指导原则

清洁双手,使用前应先将耳道内分泌物洗净。滴药时用手向后上方(儿童向后下方)牵拉耳廓,以使外耳道拉直。滴药后保持原体位 3~5 分钟(耳浴用药一般保持姿势 10 分钟),轻压耳屏 3~5 次,使药液流入中耳。

(七)栓剂用药指导原则

1. 直肠栓 洗净双手,插入栓剂前,应检查栓剂有无变软,为避免栓剂变软而不易插入使用,可将完整包装的栓剂置入凉水几分钟,至栓剂变硬。插入前应先去除外部包装使栓剂裸露,采取左侧卧位,右膝弯曲,栓剂尖端朝前,推入直肠内距肛门口 2~4cm 处。使用后可能会产生便意,为了药物更好吸收,尽量在使用栓剂 1 小时内不排便。

2. 阴道栓(片) 多数阴道栓剂于睡前使用,少数使用时机应遵医嘱。使用前洗净双手,有条件可冲洗外阴、阴道。插入栓剂前应先去除外部包装使栓剂裸露,采取仰卧位,屈起双膝向外展,栓剂尖端朝前,推入阴道内距阴道口 5~6cm 处,合拢双腿,保持仰卧姿势 30 分钟,尽量在使用栓剂 2 小时内不排小便。

三、用药指导的主要内容

1. 门诊患者用药指导

(1)调剂药师用药指导:除调配发药外,调剂药师还应对患者或其家属进行简短的用药指导,告知药物的用法、用量、可能出现的药物不良反应、药物贮存保管及主要注意事项等,进行基本用药常识指导。

(2)药物咨询的用药指导:负责药物咨询的药师肩负着向患者及其家属提供药物咨询和用药指导的任务。药师可深入浅出地向患者或其家属介绍各药物治疗目的、药物作用特点及可能的不良反应、禁忌证、用法用量、用药期间是否需要限制饮食、严禁烟酒、如何正确贮存药物及其他需注意的问题,回答患者疑问。通过门诊用药指导,使患者严格按照规定的服药方法、服药时间和服药剂量服药,最大限度地发挥药物的治疗作用,防止或减少不良反应的发生。

2. 住院患者用药指导

(1)前期准备:临床药师对患者进行用药指导前应熟悉病历,尽可能了解患者病情和用药情况,如患者病史、检验结果、药物治疗方案等;根据患者用药信息查阅相关资料,如所用药物的药理作用、适应证、用法用量、不良反应、注意事项等。临床药师平时应善于积累丰富的专业知识,才容易正确回答患者提出的各种问题,才有能力发现、解决和预防潜在的用药问题。

(2)评估:通过与患者或其家属面对面交流,询问患者药物或疾病相关问题。获取患者对疾病的了解程度、对药物的熟悉程度、对治疗方案的接受情况和执行度,以及对目前治疗的反应和疑问。评估患者依从性,发现药物相关问题。对患者的评估应做到细致、客观、有事实依据和科学依据,不可浮于表面或抱有偏见。

（3）解决问题、用药指导：通过评估，发现患者药物相关问题后，药师可针对发现的问题进行重点突出的用药指导，纠正患者用药误区，指导患者正确用药。

（4）复述及答疑：对于用药指导中的重点内容或不易理解的内容，可请患者进行复述。最后询问患者是否还有其他疑问，并进行解答。

四、用药指导的技巧

良好的服务技巧有助于获取患者信任、妥善处理用药问题，提高服务质量和患者满意度。药师进行用药指导时除了必备的专业知识和技能，还应注意服务技巧。药师掌握服务技巧并将其应用于用药指导，会使得深奥枯燥的专业知识更容易被理解、被执行，使用药指导的效果更有成效，显著增加患者对药师的信任感，提高用药依从性。

（一）问候的重要性

一句礼貌的问候，可以作为用药指导的良好开端。"您好！""需要我帮忙吗？""今天感觉怎么样？"等，可以拉近药师与患者的距离，表达为患者提供药学服务的意愿和态度，有助于用药指导的展开。

（二）倾听的技巧

积极倾听的两个要素：反映患者的感情、站在患者的角度去思考。患者描述用药情况和问题，药师通过倾听理解患者的问题，产生共情，找出患者恰当的需求，并帮助其解决。因此倾听在用药指导中尤为重要，可以帮助药师理解患者真正的困惑及需求、收集更多有用信息，通过专业知识准确回答问题，更好地传达安全用药信息，提高用药指导的准确性及质量。

（三）语言沟通的技巧

语言沟通方式包括开放式谈话、封闭式谈话、焦点式谈话，每种方式各有其特点。通过开放式谈话可以帮助患者自由表达，药师除了获得想要获取的信息外，还可获取患者谈话中透露的其他信息。封闭式谈话主要指通过提问或设置选项，将患者的回答范围进行限定，有助于高效准确收集相关信息，但患者的回答内容相对封闭。焦点式谈话通过提供一个相对集中的问题，患者可围绕问题进行回答，有助于理清条理、更集中明确需要获取的信息。在用药指导过程中，药师可灵活采取一种或几种谈话方式，语气应亲切诚恳，音量适中。条理清晰有逻辑，逐步深入，重点解决关键问题，必要时可重复强调重点，重视反馈的信息，善于引导患者表达，对于不确定的信息，采取恰当的方式再次确认，不可含糊其词。

（四）复述的重要性

为提高用药指导的质量，药师应评估患者接受程度，鼓励患者复述或重复操作药品的使用是有效评估途径之一。因为每个人的文化程度不同，理解能力不同，语言的表达方式不同，理解能力也有所不同。避免出错的最好方式之一就是请患者复述，以发现理解偏差，进一步减少用药错误，提高用药指导技能。

（五）专业术语的使用

尽量避免使用医学、药学专业术语，用简单、容易理解的语句解释药物的相关知识及注意事项，关注患者的反应和掌握程度。推荐将自我监测指征和生活中常见的场景相关联,如患者出现血尿,可以引导患者描述血尿程度是"茶色""酱油色""洗肉水色"等。尽量和日常作息建立联系,如吃饭、睡觉、上班前等,让患者容易执行并便于记忆。

(六)非语言沟通的技巧

非语言沟通包括目光接触、面部表情、身体语言等,药师在用药指导过程中应避免一直记录问题,通过同理心的行为基础:姿势开放不防卫、身体前倾投入、眼神柔和注视对方脸及鼻、身体放松、心情放松等营造良好的沟通氛围。避免因为身体语言、表情、动作等给患者带来不必要的不适,建立良好的职业风范。

(七)谈话距离

与患者的距离不宜太近或太远,以半米为宜,可让患者感觉舒适并愿意深入谈话。过近的距离可造成"安全领域"被侵犯的感受,引起对方不适,而太远则需提高声调,容易引起他人注意,让患者有尽快结束谈话的想法,不利于进一步交流。

(八)设定用药指导的限度

用药指导的目的主要是发现并解决药物相关问题,对于超出用药指导范围的情况进行恰当限定和处理,有助于药师更好地进行正常的用药指导,使用药指导环境正常化并有助于保护药师,主要有以下三种情况:

1. 指导对象妨碍了正常的用药指导秩序。如果患者经提醒后仍喋喋不休或大声喧哗,并且谈论的都是与药物无关的内容,找不到谈话的重点,影响正常的工作秩序和用药指导,药师应及时停止混乱秩序,向患者及其家属道歉表明仍有其他患者需要服务,如无药物相关的问题,应坚决而委婉地表明态度,中止谈话。

2. 患者对医师的治疗有意见或已产生争议纠纷时,药师应注意用药指导的限度。药师避免在患者面前评论医师的处方,如对医师的方案产生疑问,可以通过与医生沟通,达成一致后再通过恰当的方式告知患者,以免使患者对医疗产生怀疑导致治疗失败,甚至引起医师与药师的矛盾。

3. 正确处理知识盲区。由于知识范围限制,药师在用药过程中难免会触及知识盲区,遇到无法处理的情况。在这种情况下,应告知患者需进一步查找资料。先记录好患者问题及联系方式,认真查找资料,寻求答案后及时准确处理。对于涉及医疗诊断或外科学科领域的问题,药师接触较少,不可凭主观的判断随意回答,可以直接建议患者寻求专科医师处理。

(九)尊重患者的隐私

尊重患者隐私是药学服务人性化的体现,是职业的基本要求,也是药师人文素养的表现。药师应有意识地尊重并保护患者的隐私,给予患者宽松、可信任的氛围,提高患者治疗信心。不可把患者的病史资料作为谈资;需要时可请家属或其他陪伴人员暂时离开,以免影响患者情绪,不过多追问与疾病治疗无关的生活细节;对患者所患疾病持以客观科学的态度。

五、慢性病患者用药指导

慢性病主要是指以心脑血管疾病、糖尿病、慢性肾脏病、慢性呼吸系统疾病、精神异常等为代表的一组疾病。例如高血压是最常见的慢性病,也是心脑血管疾病发病和死亡的主要危险因素之一。高血压病程较漫长,治疗包括生活方式的改善和药物控制。对高血压患者进行合理用药指导,可以提高血压达标率,减少高血压并发症。下文将以高血压的用药指导为例。

1. 小剂量开始,平稳降压。初始治疗时通常采用较小的有效治疗剂量,平稳降压,避免血压下降过快而影响重要脏器灌注。同时,小剂量开始有助于观察药物治疗效果、不良反应和患者个体差异,并根据需要逐步增加剂量。

2. 优先选用长效制剂。尽可能使用每日 1 次给药持续 24 小时均匀释放的长效药物,均匀释放药物便于有效控制夜间血压与晨峰血压。更少的服药次数便于患者按时服药,提供依从性。

3. 联合用药。高血压涉及肾素 - 血管紧张素系统(renin angiotensin system,RAS)、交感神经系统、容量负荷等多种因素。通过不同机制的药物联用可以提高疗效,减少每种药物的单用剂量,同时还有可能互相抵消原有的副作用,如利尿剂与 ACEI/ARB 类药物联用,利尿剂可激发 RAS,而 ACEI/ARB 可阻断 RAS 系统,且 ACEI/ARB 可间接拮抗醛固酮,升高血钾,可防止利尿剂低血钾的副作用。小剂量联合用药,既可以服用多种降压药,也可服用单片复方制剂。

4. 个体化用药。高血压产生机制不同,高血压患者个体情况如年龄、性别、病理生理状态等也不相同,降压方案的制订也应个体化,不能机械照搬药物治疗方案。如心率较快的高血压患者可首选 β 受体阻滞剂,合并高钾血症患者不宜首选 ACEI/ARB 类药物,合并哮喘、房室传导阻滞患者不宜选用 β 受体阻滞剂等。

5. 应坚持长期服药、监测及随访,不可随意减量或停用药物。

6. 生活方式的改善被认为是高血压治疗的首要措施,可贯彻高血压治疗的始终,适用于所有高血压患者。包括减少精神和心理压力、适度体育运动、健康的饮食习惯,如限制钠盐摄入、限制饮酒、减轻体重、戒烟等。

六、特殊人群用药指导

(一)肝脏疾病患者用药指导

肝脏疾病可导致肝血流下降、肝外或肝内血液分流、血浆蛋白减少、胆汁分泌减少、肝脏代谢和清除能力下降,从而影响药物吸收、分布、代谢、排泄过程。肝功能不全时,大部分药物代谢减慢、游离药物增多,药物治疗方案中尤其是包含治疗窗窄、毒性大的药物,应进行个体化用药指导。

1. **肝功能不全患者药代动力学和药效学特点** 患有肝脏疾病时,可出现肝内血流阻力增加、门静脉高压、肝内外的门体分流及肝实质损害。内源性的缩血管活性物质在肝内灭活减少,药物不能有效经过肝脏的首过效应,在肝脏代谢清除的药物生物利用度提高,血药浓度增高而导致药物的药理作用、不良反应均可能加强。首过效应明显的药物有对乙酰氨基酚、阿司匹林、吗啡、硝酸甘油、利多卡因、哌唑嗪等。肝硬化时,对乙酰氨基酚生物利用度可增加 50%,而哌替啶、普萘洛尔可增加 2 倍。

药物在体内的分布主要通过与血浆蛋白结合而转运,酸性药物主要与白蛋白结合,碱性药物主要与脂蛋白和酸性蛋白结合。肝脏疾病时,肝脏蛋白合成功能减退,血浆白蛋白浓度下降,导致药物血浆蛋白结合率下降,血液中结合型药物减少,游离型药物增加。即使血药浓度测定可能在正常范围,但具有活性的游离性药物浓度增加,会使该药的药理作用和不良反应发生风险相对增加,尤其对于蛋白结合率高的药物如华法林、呋塞米、普萘洛尔、地西泮、苯妥英钠等,影响更加显著。

肝脏疾病使得肝细胞数量减少、肝细胞功能受损,肝细胞内的药物酶尤其是 CYP450 酶的活性和数量均会不同程度减少,使主要通过肝脏代谢清除的药物代谢速度和程度降低,清除半衰期延长,血药浓度升高,甚至引起蓄积性中毒。

对于某些需要在肝脏进行生物转化的前体药物如泼尼松、氯吡格雷、依那普利、环磷酰胺等,肝脏疾病时其药理作用可能降低。

2. **肝功能评估方法**　肝功能的检查包括多项检测指标,不同检测指标的临床意义不同,分别反映肝细胞损伤、胆红素代谢和肝脏合成功能。

血清转氨酶是反映肝细胞损伤的重要指标,包括谷丙转氨酶(GPT)和谷草转氨酶(GOT)。正常生理状态下,GPT、GOT 通常低于 40U/L,当肝细胞受损时,肝细胞膜通透性增加,细胞质内 GPT、GOT 释放入血,导致血清 GPT、GOT 升高。各种原因肝脏疾病都能引起血清转氨酶轻至中度升高,当 GPT 超过正常上限 3 倍时,可视作肝损害敏感而特异的指标,GPT 超过正常上限 8 倍时,一般可视作肝功能严重损害。

胆红素(bilirubin,BIL)是血液循环中衰老红细胞在肝脏、脾脏中被分解和破坏的产物。总胆红素包括间接胆红素和直接胆红素两种形式。胆红素是临床上判定黄疸的重要依据,也是肝功能的重要指标,常反映肝细胞损伤或胆汁淤积。

肝脏是合成白蛋白(albumin,Alb)的唯一场所,血清白蛋白水平反映肝脏合成代谢功能和储备功能,也是评估肝硬化严重程度及判断预后的指标。血清白蛋白水平降低见于:营养摄入不足、合成障碍、消耗过多。肝脏合成功能降低时,血清白蛋白明显降低,常见于肝硬化失代偿期和急、慢性肝衰竭。凝血酶原时间(PT)是评估肝脏合成功能的另一指标,血液凝固需要凝血因子参与,大部分凝血因子由肝脏合成,所以 PT 可在一定程度上反映肝脏合成储备功能。PT 的正常值为 11~15 秒,较正常值延长 3 秒以上具有临床意义。严重肝细胞坏死和肝硬化患者 PT 明显延长。另外,PT 延长还可见于口服抗凝药物治疗、弥散性血管内凝血(disseminated inravascular coagulation,DIC),或维生素 K 缺乏者。

除了单独的检验指标,肝功能的评估还应结合患者症状、体征等综合判断。Child-Pugh 评分是应用广泛的对肝功能进行分级评估以用于临床诊治决策的工具。它以腹水、肝性脑病、凝血酶原时间(PT)、血清胆红素、血清白蛋白 5 项指标为依据(表 11-1),根据总得分数划分为三个级别:总分 5~6 分为 A 级,7~9 分为 B 级,10~15 分为 C 级。

表 11-1　Child-Pugh 评分

观测指标	分数		
	1	2	3
肝性脑病 / 期	无	1~2	3~4
腹水	无	轻	中重度
血清胆红素 /$(\mu mol \cdot L^{-1})$	<34	34~51	>51
血清白蛋白 /$(g \cdot L^{-1})$	>35	28~35	<28
PT 延长 /s	<4	4~6	>6

3. 肝功能不全患者用药原则

（1）尽量选用不经肝脏代谢、对肝脏无毒的药物。禁用或慎用损害肝脏的药物（表 11-2）。

表 11-2 药物性肝损伤的分型及典型药物

分型	药物
固有型：与剂量正相关	对乙酰氨基酚、胺碘酮、他汀类药物、烟酸、阿司匹林、可卡因、环孢素、甲氨蝶呤、化疗药物、抗逆转录病毒药物、丙戊酸、考来烯胺、肝素等
特异质型：通常与剂量无关	阿莫西林 - 克拉维酸钾、头孢菌素类、异烟肼、呋喃妥因、米诺环素、氟喹诺酮类、大环内酯类抗生素、来氟米特、非诺贝特、胺碘酮、他汀类药物、赖诺普利、苯妥英等
间接型：与剂量相关性不明确	抗肿瘤药、糖皮质激素、单克隆抗体（抗肿瘤坏死因子、抗 CD20 单克隆抗体、免疫检查点抑制剂）、蛋白激酶抑制剂

（2）禁用或慎用可引起肝性脑病的药物如中枢抑制剂，以及经过肝脏代谢活化才起效的药物。

（3）必须使用经肝脏代谢的药物时，应注意调整给药方案。

（4）初始剂量宜小，必要时进行治疗药物监测，以便制订个体化给药方案。

（5）定期监测肝功能，及时根据肝功能调整治疗方案。

4. 肝功能不全患者剂量调整原则 根据 CTP 评分调整剂量的一般原则：A 级患者用 50% 的常规剂量；B 级患者用 25% 的常规剂量；C 级患者，应使用经临床试验证实安全性好或药代动力学不受肝功能影响，或可进行有效浓度监测的药物。

（二）肾功能不全患者用药指导

肾脏是药物清除的主要器官，也是药物代谢的器官之一。对于肾功能不全的患者，体内毒素及代谢产物发生蓄积，水、电解质、酸碱平衡发生紊乱，使各器官系统发生功能上或器质上的改变，导致药物在肾功能不全患者中的体内过程与正常人相比发生了显著变化。为避免药物在体内蓄积、药物效应和不良反应加强，肾功能不全患者应进行药物治疗方案调整和特殊的用药指导。

1. 肾功能不全时药代动力学和药效学特点 肾功能减退时，许多因素可影响药物的生物利用度，如尿毒症患者胃肠道紊乱出现恶心、呕吐、腹泻等，可减少药物在胃肠道的停留时间从而影响药物吸收。延长胃排空的因素，如腹膜透析患者的腹膜炎、糖尿病肾病合并的自主神经病变及应用铝剂，可使药物肠道吸收减慢而影响治疗效果。服用抗酸药物可使胃肠道 pH 值升高，弱酸性药物如阿莫西林等解离增多，从而导致药物吸收减少。

药物在体内的分布主要依赖于其理化性质及血浆蛋白结合率。肾功能不全可改变药物与血浆蛋白结合率，主要表现为：酸性药物血浆蛋白结合率下降，如苯妥英钠、呋塞米；碱性药物的血浆蛋白结合率通常表现为不变（如普萘洛尔），仅少数下降（如地西泮、吗啡）。药物血浆蛋白结合率改变可能的作用机制为：血浆蛋白含量下降；酸性代谢产物蓄积，竞争血浆蛋白，使药物蛋白结合率下降；血浆蛋白结构或构型改变，导致药物与蛋白结合点减少或亲和力下降。药物分布容积也可改变，大多数药物特别是高蛋白结合率药物表现为分布容积增加，某些蛋白结合率低的药物，如庆大霉素、异烟肼等分布容积无改变。此外，水肿、腹水也可增加药物表观分布容积，脱水则减少药物表观分布容积。

肾功能减退时,少数经肾脏代谢的药物生物转化会发生障碍,如维生素 D_3 的双羟化障碍,代谢产物会在体内蓄积有可能加重肾脏损伤。药物在人体内的排泄途径很多,但大多数药物主要通过肾脏排出体外。肾功能不全时,由于肾小球滤过下降、肾小管分泌减少、肾小管重吸收增加、肾血流量减少,使药物或代谢产物在体内蓄积,相应的药物不良反应或毒性作用也会加强。

2. 肾功能评估方法 肾功能包括肾小球滤过功能、肾小管重吸收和分泌功能、肾脏内分泌功能,临床应用中肾功能的评估一般是指肾小球滤过功能。肾小球滤过率(glomerular filtration rate,GFR)是指每分钟从双肾滤过的血浆量(ml)。GFR 不能直接测定,只能通过某种标志物的清除率测定进行评估。测定 GFR 的标志物有两类:外源性的菊粉、放射性核素标志物、非放射性核素标记的造影剂和内源性的血肌酐、血尿素氮、胱抑素 C 等。

(1) 血肌酐(Scr):内源性肌酐来自自身肌肉的新陈代谢,每 20g 肌肉可代谢产生 1mg 的肌酐,外源性肌酐来自肉类食物在体内的分解代谢。肾脏是肌酐排泄的主要器官,肌酐由肾小球滤过后排出体外,肾小管重吸收和分泌很少。由于每天生成的血肌酐量相对恒定,在外源性肌酐摄入量稳定的情况下,血肌酐水平取决于肾小球滤过率。因此,临床常用血肌酐值来评估肾小球滤过率即肾功能。

(2) 血尿素氮(blood urea nitrogen,BUN):蛋白质的代谢产物,每 1g 蛋白质代谢可产生 0.3g 的尿素氮。尿素氮从肾小球滤过后在各段肾小管均可被重吸收。所以,血尿素氮的排泄除了受肾小球滤过率的影响,也受肾小管功能的影响,其清除率相较 GFR 为低。此外,尿素氮受高蛋白饮食、肾血流量、消化道出血、发热、感染、水肿等因素影响,因此,一般不单独应用尿素氮来评估 GFR。

(3) 胱抑素 C(cystatin C,CysC):是含 120 个氨基酸残基多肽链的内源性低分子非糖基碱性蛋白,主要存在于血液中。胱抑素 C 产生比较恒定,生成量不受性别、年龄、肌肉量、饮食等影响。胱抑素 C 分子量小,带正电荷,能从肾小球自由滤过,在近曲小管几乎完全被重吸收,但重吸收后被完全分解代谢。肾脏作为清除循环中胱抑素 C 的唯一器官,肾小管不分泌胱抑素 C。因此,胱抑素 C 与 GFR 有良好的相关性,灵敏度高,是评估肾功能的理想指标。

(4) 估算肾小球滤过率(estimated glomerular filtration rate,eGFR):单一的检验指标易受年龄、性别、体表面积、饮食等多因素影响,难以客观反映肾功能水平。研究者通过总结公式来克服年龄、性别、体重等因素导致的偏差,通过计算得出的肾小球滤过率称为估算肾小球滤过率。与血肌酐值相比,eGFR 更能客观地反映肾功能水平,常用的公式有以下四种。

1) cockcroft-gault 公式(CG 公式):内生肌酐清除率(endogenous creatinine clearance,Ccr)$[ml/(min \cdot 1.73m^2)]=[140-$年龄(岁)$]\times$体重$(kg)\times[0.85($女性$)]/[Scr$ 值$(mg/dl)\times 72]$。该公式计算出的肌酐清除率能比较准确地反映肾小球滤过功能,但此公式源自对多数肾功能正常者的研究,在肾功能不全患者中可能存在一定偏差,在慢性肾脏病各期可能会高估 GFR。适用于肾功能正常者和通过计算 GFR 调整药物用量,不适用于慢性肾脏病患者、儿童、过度肥胖者。

2) MDRD(modification of diet in renal disease) 公式:eGFR$[ml/(min \cdot 1.73m^2)]=186\times Scr$ 值$(mg/dl)^{-1.154}\times$年龄$^{-0.203}\times[0.742($女性$)]$。MDRD 公式是在多数肾脏病患者中总结出来的,因此在慢性肾脏病患者中能够较准确地反映真实的 GFR 水平,适用于慢性肾脏病患者,不适用于维持性透析者、急性肾功能不全患者、儿童。

3）CKD-EPI（chronic kidney disease epidemiology，CKD-EPI 公式）：包括基于血肌酐和 / 或胱抑素 C 的三种计算公式。

CKD-EPI 血肌酐公式：

男性：Scr 值≤0.9mg/dl，eGFR=141×（Scr 值 /0.9）$^{-0.411}$×0.993^{年龄}；Scr 值 >0.9mg/dl，eGFR=141×（Scr 值 /0.9）$^{-1.209}$×0.993^{年龄}。

女性：Scr 值≤0.7mg/dl，eGFR=144×（Scr 值 /0.7）$^{-0.329}$×0.993^{年龄}；Scr>0.7mg/dl，eGFR=144×（Scr 值 /0.7）$^{-1.209}$×0.993^{年龄}。

CKD-EPI 胱抑素 C 公式：

男性：CysC 值≤0.8mg/L，eGFR=133×（CysC 值 /0.8）$^{-0.499}$×0.996^{年龄}；CysC 值 >0.8mg/L，eGFR=133×（CysC 值 /0.8）$^{-1.328}$×0.996^{年龄}。

女性：CysC 值≤0.8mg/L，eGFR=133×（CysC 值 /0.8）$^{-0.499}$×0.996^{年龄}×0.932；CysC 值 >0.8mg/L，eGFR=133×（CysC 值 /0.8）$^{-1.328}$×0.996^{年龄}×0.932。

CKD-EPI 血肌酐—胱抑素 C 公式：

男性：Scr 值≤0.9mg/dl、CysC 值≤0.8mg/L，eGFR=135×（Scr 值 /0.9）$^{-0.207}$×（CysC 值 /0.8）$^{-0.375}$×0.995^{年龄}；Scr 值≤0.9mg/dl、CysC 值 >0.8mg/L，eGFR=135×（Scr 值 /0.9）$^{-0.207}$×（CysC 值 /0.8）$^{-0.711}$×0.995^{年龄}。

男性：Scr 值 >0.9mg/dl、CysC 值≤0.8mg/L，eGFR=135×（Scr 值 /0.9）$^{-0.601}$×（CysC 值 /0.8）$^{-0.375}$×0.995^{年龄}；Scr 值 >0.9mg/dl、CysC 值 >0.8mg/L，eGFR=135×（Scr 值 /0.9）$^{-0.601}$×（CysC 值 /0.8）$^{-0.711}$×0.995^{年龄}。

女性：Scr 值≤0.7mg/dl、CysC 值≤0.8mg/L，eGFR=130×（Scr 值 /0.7）$^{-0.248}$×（CysC 值 /0.8）$^{-0.375}$×0.995^{年龄}；Scr 值≤0.7mg/dl、CysC 值 >0.8mg/L，eGFR=130×（Scr 值 /0.7）$^{-0.248}$×（CysC 值 /0.8）$^{-0.711}$×0.995^{年龄}。

女性：Scr 值 >0.7mg/dl、CysC 值≤0.8mg/L，eGFR=130×（Scr 值 /0.7）$^{-0.601}$×（CysC 值 /0.8）$^{-0.375}$×0.995^{年龄}；Scr 值 >0.7mg/dl、CysC 值 >0.8mg/L，eGFR=130×（Scr 值 /0.7）$^{-0.601}$×（CysC 值 /0.8）$^{-0.711}$×0.995^{年龄}。

4）18 岁以下儿童应用 Schwartz 公式：

新生儿：eGFR=0.33×身高（cm）/Scr 值（mg/dl）。

≤1 岁：eGFR=0.45×身高（cm）/Scr 值（mg/dl）。

1~13 岁：eGFR=0.55×身高（cm）/Scr 值（mg/dl）。

13~18 岁（含 13 岁）：男性，eGFR=0.65×身高（cm）/Scr 值（mg/dl）；女性，eGFR=0.55×身高（cm）/Scr 值（mg/dl）。

3. 肾功能不全患者用药原则

（1）熟悉常用药物的药代动力学和药效学特点，尽量选用不经肾脏代谢、对肾脏没有损害的药物，避免肾功能进一步下降。如避免使用四环素药物、造影剂、非甾体抗炎药等。

（2）避免使用毒性较大或长期使用有可能产生毒性的药物，仅在有明确指征时选择使用。如呋塞米、万古霉素等，尽量选择半衰期短的药物。

（3）选用疗效易衡量、毒副作用易辨认的药物。

（4）选用不经肾脏途径代谢和排泄的药物或双通道排泄药物。如不得不使用经肾脏代谢、排泄药物，应根据肾功能损害程度调整给药方案。

（5）对治疗窗相对窄的药物，条件允许时可以通过治疗药物监测测定血药浓度，以便制订个体化给药方案。

（6）用药期间密切关注药物不良反应及肾功能进展，及时干预。

4. 肾功能不全患者剂量调整原则 肾功能不全患者，经肾清除的药物消除半衰期通常与肌酐清除率或血肌酐水平相关，在肌酐清除率不低于 30ml/min 时，药物清除半衰期变化相对缓慢，肌酐清除率小于 30ml/min 时，消除半衰期显著延长。在调整治疗方案时，应根据肾功能的损害程度、药物毒性尤其是肾脏毒性、药物蛋白结合率、药物排泄途径、药物可透析性等因素进行个体化治疗。

（1）按照肾功能损害程度评估经肾排泄药物剂量（表 11-3）。

表 11-3 根据肾功能损害程度调整药物剂量表

肾功能	Ccr/(ml·min^{-1})	40~60	10~<40	<10
	Scr/(μmol·L^{-1})	≤177	>177~884	>884
	BUN/(mmol·L^{-1})	≤7.1	>7.1~21.4	>21.4
药物用量	正常剂量倍数 /%	75~100	50~75	25~50

（2）调整给药剂量：对于绝大部分经肾排泄的药物，可以将每日或每次正常剂量除以患者 Scr 值（mg/dl），即得肾功能不全患者每日或每次剂量，给药间隔不变。

（3）延长给药间隔：对于绝大部分经肾排泄的药物，可以将每日或每次正常剂量乘以患者 Scr 值（mg/dl），即得肾功能不全患者每日或每次剂量，给药剂量不变。

（4）根据公式计算出应调整的给药剂量或时间间隔：$D_{RF}=D_{NL}\cdot[1-F_K(1-K_f)]$；$I_{RF}=I_{NL}\cdot[1-F_K(1-K_f)]^{-1}$。其中，$D_{RF}$ 为肾衰竭患者药物剂量；D_{NL} 为正常人药物剂量；F_K 为原型药物经肾脏排泄的百分比；K_f 为肾衰竭患者肾功能为正常肾功能的百分比，$K_f=Cl_{RF}/Cl_{NL}=$ 肾衰竭患者肌酐清除率 / 正常人肌酐清除率 $=Cl_{RF}/100$；I_{RF} 为肾衰竭患者用药时间间隔；I_{NL} 为正常人用药时间间隔。

5. 透析患者剂量调整原则 通过腹膜透析清除血浆中的药物往往不够充分，腹膜透析对于大多数治疗药物而言，其清除能力微乎其微，一般可以按照肾小球滤过率调整方案，不必针对腹膜透析进行药物治疗剂量方面的调整。

对于血液透析患者，影响药物通过透析膜的因素有：①药物特性，如分子量大小、水溶性、蛋白结合率、分布容积等；②透析器特性，如透析膜成分、孔径大小、滤过面积、透析液流速、透析模式等；③血液成分阻力及透析液成分阻力，一般情况下，分子量小于 500Da 的药物可以自由通过普通透析膜，分子量大于 500Da、蛋白结合率大于 90%、药物低水溶性或分布容积大的药物不易通过透析膜。对于血液透析清除显著的药物，需在透析后补充剂量。根据透析清除量确定每次透析后补充剂量，药物补充剂量 =（药物理想血浆浓度 – 目前血浆浓度）× 分布容积 × 体重（kg）。

连续性肾脏替代疗法（continuous renal replacement therapy，CRRT）是通过连续不间断的血液净

化治疗,模仿自然肾脏功能,以最接近生理状态温和地维持患者代谢物清除、体液量平衡和酸碱平衡等。作为高通量透析,CRRT 由于透析器膜孔径大,大多数药物清除主要与分布容积、蛋白结合率有关。由于药物清除与尿素清除成比例,因此,可通过尿素清除率估算药物清除率,并以此调整药物剂量。

（三）妊娠期患者用药指导

妊娠期和哺乳期妇女属于药物治疗的特殊人群,孕产妇的生理、生化功能及其体内药物代谢动力学、药物效应动力学特点与普通人群比较均有明显差异。妊娠期间母体和胎儿通过胎盘组成一个相对独立又紧密联系的整体。药物可能通过胎盘使胎儿被动接受药物,妊娠期用药不当可能会影响胎儿发育安全。通过妊娠期或围妊娠期用药指导,可以提高孕妇或备孕女性合理用药水平,减少妊娠期用药危害。

1. **妊娠期母体药代动力学特点**　妊娠早中期,因雌激素、孕激素的影响,消化系统张力降低,动力下降,胃酸分泌减少、肠道蠕动减慢,使口服药物的吸收减慢,达峰时间延长,峰浓度降低,经过胃肠道吸收的药物其吸收速率减慢。早孕反应如呕吐,会导致口服药物吸收减少。

从妊娠早期开始,血容量逐渐增加 35%~50%,血浆增加多于红细胞增加,血浆容积增加约 50%,脂肪增加约 25%,体液总量增加约 8 000ml,使药物分布容积增加,妊娠期血药浓度下降、血浆蛋白被稀释、游离型药物增多,药效和不良反应加强,药物进入胎盘量增多。

由于妊娠期间孕激素浓度增高,引起肝脏微粒体药物羟化酶活性增加,导致药物代谢能力有所增强。雌激素水平增高,胆汁淤积,药物排出慢,可能导致药物蓄积。药物代谢影响比较复杂,且不同的药物,代谢影响程度不同,可能产生不同的结果,暂无统一定论。

妊娠期心输出量增加,肾血流量及肾小球滤过率增加,药物及代谢产物通过肾脏排泄加快,以原型从尿中排出的药物消除加快,导致血药浓度降低。

2. **药物通过胎盘的影响因素及在胎儿体内过程**　胎盘是由胚胎的绒毛组织与母体子宫内膜形成的母子间交换物质的过渡性器官,在妊娠 12 周前后完全形成。胎盘建立起母体与胎儿两套血液循环,两者互不相通,但可进行母体与胎儿间的物质交换。药物一般通过被动扩散透过胎盘,其是否能够通过及药物扩散的速度与药物分子量、蛋白结合率、胎盘表面积、胎盘血流量、胎盘内膜厚度、胎盘代谢的药物量有关。通常来说,相对分子质量小于 500Da 的药物可以轻易地通过胎盘屏障,相对分子质量较大或血浆蛋白结合率较高的药物则难以通过胎盘屏障(免疫球蛋白 G 是唯一可以通过胎盘的免疫球蛋白)。胎盘中含有大量的能影响药物代谢的酶,妊娠 8 周的胎盘便能参与药物的代谢。

需要注意的是,药物即使不通过胎盘屏障仍然可能通过间接作用对胎儿产生影响,如通过收缩胎盘血管影响胎儿气血供应;使子宫张力增加,致胎儿缺氧性损伤;改变产妇的生理条件对胎儿产生间接影响(如致孕妇低血压等)等。

进入胎盘内的药物主要通过扩散、膜孔滤过、易化扩散、主动转运等方式进入胎儿体内。少量药物经羊膜转运至羊水中,羊水中药物多以游离型存在。妊娠 12 周后,胎儿通过吞饮羊水致少量药物经胎儿胃肠道吸收,而胎儿尿液排入羊水的药物、代谢产物可再次随胎儿吞饮羊水重新吸收,形成羊水肠道循环。

胎儿肝、脑相对血流量大，60% 血液流入肝脏，所以肝内药物分布较多，但是肝脏代谢能力相对低。胎儿血 - 脑屏障发育不健全，药物容易通过血 - 脑屏障进入中枢神经系统，从而影响中枢神经系统的发育。胎儿血浆蛋白含量比母体低，体内游离型药物浓度较高。胎儿肾排泄药物的功能很差，容易造成药物在胎儿体内积累。且胎儿体内血浆蛋白结合后的药物不能通过胎盘向母体转运，导致药物在胎儿体内停留时间延长。

胎儿肝脏中酶的水平为成人的 30%~50%，故对药物代谢能力较成人低。胎儿将体内极性小、脂溶性高的药物代谢为极性大、亲水性强的代谢产物。通常在妊娠 11~14 周，胎儿的肾脏开始具有排泄功能，但是因肾小球滤过率低，药物及其降解产物排泄缓慢，经代谢后，药物较难通过胎盘屏障向母体转运，从而在胎儿体内蓄积导致损害，如沙利度胺。

3. 妊娠不同阶段胚胎发育影响

(1) 受精后 2 周内，受精卵未着床，用药对宝宝的影响是"全"或"无"。"全"表现为有害药物全部或部分破坏胚胎细胞，胚胎早期死亡导致自然流产；"无"表现为药物未损害胚胎或损害较少量细胞，此阶段的胚胎细胞在功能上具有潜在的多向性，可以补偿或修复被损伤的细胞，胚胎可以继续正常发育，不出现异常。

(2) 受精后 3~8 周是胚胎器官分化发育阶段，也是致畸高危期，该阶段胚胎细胞失去多向性，开始定向分化发育，一旦受到有害药物作用，可能产生形态上的异常而出现畸形。但是，在这段时间内，各器官发育时间不同，对药物影响的判断也不相同。如四肢和眼睛于受精后 24~46 日发育，而该阶段内使用的药物如果不会对胎儿四肢和眼睛发育有影响，那么对胎儿造成影响的概率很小。具体情况需要咨询医师或药师进行评估，以及在接下来的产检中进一步确认药物是否对胎儿造成了不利影响。需注意的是，器官发育有时是多器官同期发育，所以 1 种药物可能造成多重器官畸形。不同器官发育时间见表 11-4。

表 11-4 药物致畸最敏感期

器官 / 系统	发育期 /d	器官 / 系统	发育期 /d
神经系统	15~56	四肢	24~46
眼	24~39	外生殖器	36~55
心脏	24~40		

(3) 受精后 9 周至足月是胎儿生长、迅速发育、功能完善阶段，对有害药物的敏感性逐渐降低。仅有神经系统、生殖器和牙齿仍在继续分化，特别是神经系统分化、发育和增生是在妊娠晚期和新生儿期达到高峰，需避免使用对这些部位有影响的药物。由于胎儿肝微粒体酶未发育完全导致药物代谢慢、血 - 脑屏障通透性高，此时若使用不当药物，容易在胎儿体内（尤其是脑、心等血流丰富的器官）造成蓄积，使胎儿受损，可表现为胎儿生长受限、低出生体重和功能行为异常。

4. **危险度分级** 1979 年，美国 FDA 根据动物实验和临床实践经验，针对胎儿致畸风险，建立了ABCDX 五级风险分类法，按照安全性从大到小将药物分为 ABCDX 五级（表 11-5）。大部分药物说明书中明确注明了风险级别，但需要注意的是，同一种药物在不同情况下可见于不同的分类。这是因为致畸水平和药物的剂量相关。用药剂量越大，发生致畸的风险越大。如维生素 A 按照分级为 A 类药物，但每日大剂量 2.5 万 IU 则可增加致畸风险，发生面瘫、眼部畸形等，为 X 类药物。

表 11-5　FDA 妊娠用药风险分级

分级	说明
A 类	临床对照研究未发现妊娠早期(3 个月)用药对胎儿产生危害,亦没有证据表明在妊娠的中后期用药对胎儿有危害,如甲状腺素等
B 类	动物生殖研究未显示药物对胎仔有危害,但缺乏临床对照研究;或动物生殖研究观察到药物对胎仔有危害,但未在妊娠早期的临床试验中得到证实,如阿莫西林等
C 类	动物生殖研究证实药物对胎仔有危害(致畸或使胚胎死亡,或其他),但尚无临床对照研究,或在临床和动物研究中无可利用的资料。本类药物仅在对孕妇和胎儿的获益大于危害时可用,如氯霉素等
D 类	对人类胎儿的危害有肯定的证据。但尽管有害,当对孕妇绝对有益时方可使用(如用来挽救孕妇生命,或治疗其他较安全药物治疗无效的严重疾病时),如四环素等
X 类	动物和临床研究或人类用药经验表明药物对胎儿有危害。该类药物用于孕妇的危害明确大于获益,禁用于妊娠或可能妊娠的患者,如沙利度胺等

很长时间内 ABCDX 分类被广泛用于药物妊娠安全的评价,成为指导妊娠期用药的重要参考依据。然而,在临床应用中发现,该药物分级法过于简单,不能有效传递妊娠期妇女的用药风险,给临床医生在指导孕妇用药时带来一定的困扰。而且,研究发现全球现有的 3 个国家妊娠期用药危险性分级(美国、澳大利亚、瑞典)差别较大,不应仅用危险性分级系统评估妊娠期用药危险性。

2014 年,FDA 发布了新的妊娠与哺乳期标示规则(pregnancy and lactation labeling rule,PLLR)。新的标示规则下要求药品说明书特殊人群用药项下应包括 8.1 妊娠期(包括分娩)、8.2 哺乳期、8.3 女性和男性生育力的影响。与旧的规则相比,增加了 8.3 女性和男性生育力的影响,以提供药物治疗前、治疗期间或治疗后进行妊娠测试或避孕建议的相关信息,以及人类或动物研究中药物对生育能力影响的相关信息。但遗憾的是,新用药规则并未给出具体药物信息,无法直接应用于临床上评估妊娠期用药危险性。

5. 妊娠期患者用药原则

(1)严格把握用药适应证,不能滥用,也不能盲目不用。如患甲状腺疾病、癫痫、系统性红斑狼疮等需要长期服药的慢性病,需在医生和药师指导下制订备孕计划,孕期定期监测病情及用药,勿自行停药,以免引起原患疾病恶化、复发,致母体、胎儿双方产生更大损伤。

(2)单药有效时避免联合用药。

(3)尽量选择疗效肯定、不良反应明确的药物,避免选用尚未确定对胎儿是否有不良影响或缺少相关信息的药物,避免使用试验药物。

(4)在保证治疗效果的前提下,尽量小剂量用药,条件允许的话,可优先考虑局部给药方式。

(5)根据孕周及胚胎发育阶段合理制订药物治疗方案,早孕期间避免使用 C、D 类危险分级药物。

(6)使用危险级别高的药物时,应充分向患者及其家属说明利弊,提前做好知情同意。

(7)权衡利弊后确需使用明确对胎儿有害药物时,应建议终止妊娠。

（四）哺乳期患者用药指导

母乳是婴儿最理想的天然食物，通过母乳喂养，婴幼儿可在免疫、营养、亲子、认知等方面获益。世界卫生组织、美国儿科学会等均提倡并号召母乳喂养。研究显示，医疗需求和药物的使用可能是导致母乳喂养过早结束的重要原因之一。哺乳期用药不当可能影响婴幼儿健康或泌乳量下降，合理的用药指导可帮助哺乳期患者正确、安全地使用药物，减少因药物使用而终止哺乳事件的发生率，维护母亲及婴幼儿健康。

1. 药物通过乳汁分泌的特点　药物通过母乳进入新生儿体内的量，与两方面因素有关：一是药物分泌至乳汁中的数量；二是新生儿能够从母乳中摄入药物的数量，这取决于药物能否自新生儿胃肠道吸收及吸收数量的多少。

（1）药物以被动扩散方式从乳汁排出。多数情况下，药物是否进入乳汁、进入乳汁的量跟母体血浆药物浓度水平有关。母体血浆药物浓度上升，乳汁中药物含量也增加；母体血浆药物浓度下降，乳汁中的药物则会重新转运至母体血浆，有少数药物因为转运时药物离子状态的变化不能返回母体。

（2）与药物分子量有关。分子量小于 500Da 的药物容易转运至母乳；分子量小于 200Da 的药物，乳汁中的浓度较高，甚至接近血药浓度。

（3）与药物解离常数有关。解离度越高的药物越容易进入乳汁，乳汁的 pH 低于血浆，因此弱碱性药物（如巴比妥类）更易透过乳汁。

（4）与药物蛋白结合率有关。在母体血浆中循环的药物，或者与蛋白结合，或者以游离形式存在于血浆。通常只有游离形式的药物才能进入乳汁。因此，蛋白结合率越高的药物，乳汁中药物浓度越低。

（5）与药物脂溶性有关。药物脂溶性越高，在乳汁中的浓度就越高。一般容易穿过血 - 脑屏障进入中枢神经系统的药物脂溶性都比较高，这类药物乳汁中的浓度也越高。

（6）婴儿对药物的口服生物利用度。药物进入母乳并被婴儿摄取，在吸收前必须通过婴儿的胃肠道。大多数药物在婴儿肠道内被破坏不能被吸收，或经肝脏首过效应后，未进入或仅小部分进入婴儿血液循环。

药物进入新生儿体内，因其血浆蛋白含量少，与药物结合能力差，致使具有药理活性的游离型药物增多。新生儿肝功能尚不健全，葡糖醛酸转移酶活力不足，影响新生儿对多种药物的代谢，肾滤过能力也差，清除药物代谢的能力低下，容易引起药物在新生儿体内蓄积中毒。尤其是葡萄糖 -6- 磷酸脱氢酶（glucose 6 phosphate dehydrogenase，G-6-PD）缺乏症患者服用或通过乳汁服用磺胺类等氧化性药物后，即使是极低的药物浓度，仍可能引起急性溶血，对儿童产生严重损害。

2. 哺乳期用药安全分级　临床药理学家 Thomas W. Hale 博士建立了哺乳期用药安全分级（L 分级），将哺乳期用药按其危险性分为 L1~L5 五个等级。

L1：最安全。大量哺乳期女性用药研究，没有观察到对婴儿的副作用会增加。在哺乳期女性的对照研究中没有证实对婴儿有危险，该类药物可能对喂哺婴儿的危害甚微；或者该药物不能被婴儿口服吸收利用。

L2：比较安全。在有限数量的对哺乳期女性用药研究中没有证据显示副作用增加，哺乳期女性使用该级别药物有危险性的证据很少。

L3：中等安全。目前还没有针对该类药的哺乳期妇女用药的对照研究数据，喂哺婴儿出现不良反应的危害性可能存在；部分研究结果显示有轻微的非致命性副作用。本类药物只有在权衡对婴儿的利大于弊后才可使用。没有发表相关数据的新药可自动划分至该级别。

L4：可能危险。有明确证据显示哺乳期妇女用药对婴儿会造成危害，但哺乳期妇女用药后的益处大于对婴儿的危害。

L5：禁忌。研究证实对婴儿有明显的危害或者该药物对婴儿产生明显危害的风险较高。哺乳期妇女应用这类药物显然是无益的。本类药物禁用于哺乳期妇女。

3．哺乳期患者用药原则

（1）药物选择：按照哺乳期用药安全分级选择药物，尽量选择 L1、L2 级别的药物，避免使用 L5 级药物，如确实需要使用，应暂停或终止哺乳。

（2）哺乳时机：避免在血药浓度高峰期间哺乳，可在下一次用药前、血药浓度较低的时段进行哺乳。避免使用长效药物及多种药物联合应用，尽量选用短效药物，以单剂疗法代替多剂疗法，以减少药物在体内蓄积的机会。

（3）给药方式：在不影响疗效的前提下，尽量选择对乳汁影响最小的局部给药，如适当选用吸入剂、喷剂、外用剂型等。口服优于静脉用药。

（4）暂停及恢复哺乳：如需短期内服用哺乳期用药风险级别高的药物，可暂时更换哺乳方式，改为人工喂养。药物治疗疗程结束后，一般可于 5 个药物清除半衰期后恢复哺乳。

（5）药物性乳汁分泌减少：哺乳期妇女除了关注用药风险，还应注意药物所致泌乳量变化，避免服用药物导致泌乳量减少。如口服避孕药含有的雌激素等对催乳素一定的抑制作用，可使乳汁分泌减少。

（五）儿童患者用药指导

作为特殊的用药群体，儿童不是缩小的成人，有其独特的生理特点，如儿童患者是在连续不断的生长发育过程中，各系统器官逐渐长大，功能日趋完善，这些特点均可能影响到药物的药代动力学及其合理应用。

1．儿童患者药代动力学特点　儿童各系统器官功能发育不完善，药物的吸收、分布、代谢、排泄与成人有差异，并且较成人更易发生药物不良反应或用药错误。了解儿童患者生理特点及药代动力学学特点，对儿童合理用药指导十分必要。

新生儿期胃排空时间可长达 6~8 小时，在胃内吸收的药物比较完全；肠蠕动能力低，药物在肠道停留时间增加，同时新生儿肠黏膜通透性高，药物的肠道吸收增强。但腹泻患者则会减少肠道停留时间，药物吸收减少。婴幼儿皮下毛细血管丰富，黏膜、肺泡等相对面积比成人大，外用药物容易通过黏膜吸收。

婴幼儿体液量相对较大，使得水溶性药物在体内的分布容积增大，血药浓度降低，药物消除减慢，半衰期延长。血浆蛋白浓度低于成人，且血浆蛋白结合力较低，因此婴幼儿血浆游离型药物浓度会明显增加。新生儿或婴儿血 - 脑屏障功能低于成人，通透性较成人大，有些药物如青霉素在脑脊液中的浓度较成人高。

新生儿出生 50 天后,肝脏开始有代谢药物的作用,但因体内的葡糖醛酸转移酶和肝微粒体酶活性低,新生儿及婴儿对药物的代谢低于成年人,药物在体内容易蓄积。

婴幼儿期肾脏和肾血流量迅速增加,6 个月后肾小球滤过率基本达到成人水平,1 岁左右肾小管分泌、重吸收功能也接近成人水平。

2. 儿童患者用药原则

(1)严格掌握适应证,忌滥用药,避免预防使用抗菌药物、感冒药等。

(2)尽量选择儿童专用药品,避免使用成年人药品。

(3)给药途径和方法:首选口服给药,最好以颗粒剂、口服液体制剂为主,但部分药物应避免奶、果汁等食物影响。婴幼儿吞咽功能不完善,服药时应注意避免误吸呛咳,注意防止呕吐。儿童皮肤、黏膜吸收效果好,谨慎把握外用剂量。

(4)严格掌握用药剂量,用法用量应精准,尽量选择儿童专用剂型药物。

(5)严密观察用药反应,儿童应激能力较差,部分药物易产生特异质反应,在用药过程中应密切注意药物不良反应,尽早发现并正确干预。

(6)应在成年人监护下用药。

3. 儿童患者剂量折算 给药剂量不当是儿童患者发生药物性损害的主要原因之一。在药物临床研究的过程中,由于伦理学等原因,很多药物研究未纳入儿童群体,使得相关药物缺乏可靠的儿童用药临床研究和安全性数据。相当部分药物对儿童患者的使用剂量缺乏明确的界定。如何在缺乏明确推荐剂量的情况下,安全、有效地进行剂量换算成为儿童患者用药的常见问题。除了查阅药品说明书,儿童用药权威书籍、文献外,儿童药物剂量计算方法也可作为制订药物方案的参考之一,如体重法、年龄折算法、体表面积法等。

(1)体重法:根据儿童体重,按常规剂量进行折算。体重(kg)× 每千克体重规定用量 = 儿童每日用量。

体重称量时应注意排查患者病理生理状态,如水肿的患者应参考干体重等。未能获取准确体重量时,可按照年龄(月龄)推荐体重:

1~3 个月体重(kg):月龄数 ×0.7+3。

4~6 个月体重(kg):月龄数 ×0.6+3。

7~12 个月体重(kg):月龄数 ×0.5+3。

1 岁以上:足龄数 ×2+8。

(2)年龄折算法:参照成人剂量,根据儿童实际年龄进行换算。

[0.01 ×(14+ 月龄)]× 成人剂量(适用于 1 岁以内儿童);[0.04 ×(5.5× 年龄)]× 成人剂量(适用于 1~14 岁儿童)。

(3)体表面积法:目前被认为是相对科学的方法,适用于各年龄段儿童包括新生儿甚至成人。

当已知推荐的儿童剂量时:儿童剂量 = 儿童体表面积(m²)× 剂量 /m²。

当仅知成人剂量,无儿童剂量推荐时:儿童剂量 = 成人剂量 /m²× 儿童体表面积(m²)/ 成人体表面积(1.73m²)。

体重≤30kg 体表面积计算公式:体表面积(m²)= 体重(kg)×0.035+0.1;体重 >30kg 体表面积:体重

每增加 5kg,体表面积增加 $0.1m^2$。

（六）老年患者用药指导

老年患者存在多药联用、药物相互作用、身体机能下降、凭借自身经验或他人经验用药、盲目依赖药物或盲目排斥药物等用药不当现象。通过学习老年药代动力学特点、用药原则、药物相互作用等,药师可对老年患者进行有针对地、有目的地用药指导,取得良好的用药指导效果。

1. **老年患者药代动力学特点** 老年患者胃酸分泌减少,肠黏膜上皮细胞减少,伴随着全身血液循环速度减慢,消化道血流量下降,可能导致药物吸收减少。但同时胃肠道活动减弱,使药物相对长时间滞留在肠道,利于大多数药物吸收。肝血流量下降,使主要经肝脏消除药物的首过效应降低,血药浓度升高。因此,老年患者对某特定药物吸收的变化应综合多种因素具体分析,并据此调整方案,暂无统一规律。

老年患者体内脂肪比例增加,肌肉和水比例下降,脂溶性药物分布容积增大,水溶性药物分布容积减少,血药浓度增加。血浆白蛋白含量减少使血中游离型药物浓度增大,药物分布容积增大。当同时服用多种药物尤其是血浆蛋白结合率高的药物时,应注意可能发生的药物相互作用。

作为药物代谢的主要器官,老年患者肝细胞减少、肝血流量减少、肝微粒体酶活性降低,对药物代谢速度变慢,容易造成药物在体内蓄积,尤其是首过效应大的口服药物。

老年患者肾脏重量减轻、肾血流下降、肾小球滤过率降低、肾小管分泌功能降低,即使无肾脏基础疾病,药物排泄能力也有下降,这也是老年患者容易发生药物蓄积的主要原因。所以,老年患者在使用主要经肾排泄的药物时,应相应地减少用量或延长用药间隔。

2. **老年患者用药原则**

（1）为老年患者开处方药之前,应全面了解老年患者的病史、用药史和目前所用药物的基本资料;了解中药、保健品使用情况,规避潜在的药物相互作用;掌握所使用药物的药理作用、不良反应及用药禁忌。

（2）确定诊断后,首选采用非药物疗法。因老年人处于身体机能下降和衰老的自然过程,有些身体状况无须通过药物干预甚至药物干预效果甚微。明确需要药物治疗后,需整体评估用药的疗效和潜在风险,保证获益大于风险。

（3）药物的剂量遵从小剂量原则,逐渐加大到合适剂量,一般采用成年人的 1/2~3/4 的剂量。药物的种类和数量应尽量少,尽量避免一次服用多种药物,同时用药尽量不超过 5 种,服药的方法尽量简单。

（4）用药前,首先评估是否存在可能影响治疗效果的病理状态;应避免药物间的不良相互作用或者新处方药物对目前所患疾病的不利影响。

（5）定期评估药物疗效和不良反应,病情好转后应及时停药;发现潜在的不良反应时及时评估利弊,并进行干预。

（6）做好医嘱执行,指导老年患者及其照护者使其掌握药物的正确用法;确保药物保存在合适环境中,并定期检查有效期。

第三节　用药教育与用药指导实践案例

案例：泌尿系统疾病——肾病综合征

(一) 病史摘要

患者，男性，30 岁，身高 172cm，体重 80kg。因"尿检异常 3 个月余，双下肢水肿 3 周"入院。

现病史：患者于 3 个月余前因"咳嗽、胸痛"就诊，查尿常规示尿蛋白 +，尿潜血 ++，血浆白蛋白 18.2g/L，胆固醇 7.74mmol/L，甘油三酯 1.65mmol/L。胸部 CT 示胸腔积液。尿量正常，未注意尿中有无泡沫，无腰痛及肉眼血尿，无尿频、尿急、尿痛，无光过敏、皮疹、口腔溃疡，无皮肤紫癜、腹痛、血便。诊断"肺部感染、胸腔积液、肾病综合征"，行抗感染、利尿治疗后，胸痛、咳嗽消失，出现双下肢水肿，伴尿中泡沫增多。于 2 个月前开始应用"甲泼尼龙琥珀酸钠 60mg"静脉滴注，后序贯改为口服醋酸泼尼松 75mg，1 个月前自感尿中泡沫较前减少、水肿较前好转，自行调整口服醋酸泼尼松 40mg，3 周前双下肢水肿再次加重，增加口服醋酸泼尼松剂量至 60mg，自感无明显好转，为求进一步治疗就诊我院。自发病以来，饮食睡眠尚可，大便正常，小便同上述，近 10 天体重较前增加 5kg。

既往体健，否认高血压、糖尿病、冠心病等慢性病病史。

过敏史：未发现药物、食物及其他物品过敏史。

个人史：无抽烟、饮酒史。已婚未育。无家族及遗传病史。

体格检查：体温 36.5℃；脉搏 76 次 /min；呼吸 19 次 /min；血压 131/72mmHg。眼睑无水肿，扁桃体无肿大，双下肢凹陷性水肿。双肺叩诊呈清音，未闻及干湿性啰音。

辅助检查：胸部 CT 示胸腔积液。

实验室检查：尿常规示尿蛋白 2+，潜血 1+。血生化示血浆白蛋白 17.6g/L，血肌酐 82μmol/L，胆固醇 9.07mmol/L，甘油三酯 5.28mmol/L。

入院诊断：肾病综合征。

(二) 治疗方案

(1) 肾穿刺活检明确病理类型：Ⅱ期膜性肾病。

(2) 抑制免疫炎症反应：醋酸泼尼松 35mg q.d.，他克莫司胶囊 1.5mg q.12h.。

(3) 降尿蛋白：贝那普利 5mg q.d.。

(4) 降脂：阿托伐他汀钙片 10mg q.n.。

(5) 抗凝：硫酸氢氯吡格雷片 75mg q.d.。

(三) 用药教育要点

(1) 糖皮质激素用药教育：患者既往因自行调整糖皮质激素剂量导致病情反复，依从性欠佳，应对患者再次强调糖皮质激素用药注意事项。①糖皮质激素是临床上常用的一类具有抗炎、免疫抑制等作用的药物，可用于治疗各种原发性肾小球肾炎和继发性肾小球肾炎，疗效肯定，但通常用药时间较长，一般大于 6 个月。②糖皮质激素一般用药原则为足量、足疗程、缓慢减量、长期维持。在药物治疗过程中，不可自行调整用药量或突然停药，以免病情反复或发生停药反应。③剂量换算，常用糖皮质激素包括醋酸泼尼松、甲泼尼龙,两者等效换算关系为 5mg泼尼松 =4mg甲泼尼龙。醋酸泼尼松片规格为 5mg,甲泼尼龙片规格为 4mg,换算原则通俗来说是"一片换一片"。长期服药过程中,如突然缺药,可按照剂量换算其他糖皮质激素。④用法用量:一般于早晨 07:00—08:00 将 1 日总剂量(7 片)一次性用水送服;如有消化道不适,也可分为早晨、中午两次顿服。应避免于下午、傍晚、夜间服用。⑤药物不良反应:长期应用或大剂量应用可能出现不良反应,大部分不良反应可以通过药物进行预防、治疗和控制,多数不良反应随着药量的减少会逐步改善。主要包括精神兴奋、睡眠变差、饮食增加,应注意保持稳定规律饮食,必要时可服用药物改善睡眠;可能出现高血压、高血糖或高血脂,可通过服用降压药、降血糖药、调脂药治疗;如出现胃疼、胃酸、胃灼热感,可通过服用抑酸剂预防;长期应用可能导致骨质疏松,可通过补钙、必要时补充双膦酸盐预防;使用糖皮质激素可降低机体免疫力,容易发生感染,且感染也是肾小球肾炎的诱因之一,主要包括感冒、伤口感染、腹泻等,应注意预防感冒、食用清洁新鲜的食物、保持良好的卫生习惯。用药期间在做好定期复查、预防感染的同时,应坚持自我监测,若用药期间出现胃痛、不明原因的局部疼痛、情绪异常、反酸、黑便等不适症状,请及时联系专业医师或药师,以便尽快处理,避免药物不良反应的加重。

(2) 他克莫司用药教育:此次新增药物他克莫司(又称为 FK506)是肾内科常用的免疫抑制剂,主要用于治疗器官移植时的排异反应、原发性肾病综合征和部分继发性肾小球肾炎等。①使用方法,他克莫司每天服药两次,每次 1.5mg,建议严格空腹给药:餐前 1 小时或餐后 2~3 小时用水送服,每两次服药时间需间隔 12 小时,以保持他克莫司血药浓度平稳,避免浓度波动。②由于不同厂家、不同剂型的他克莫司制剂生物利用度可能有差别,为避免血药浓度异常波动,在治疗过程中,尽量选择固定厂家的他克莫司,避免随意更换不同厂家,若确有所需,一般于更换后 1 周监测血药浓度以调整剂量。③血药浓度监测,服药过程中定期监测稳态谷浓度。监测方法为在达稳态后(至少规范服药 5 次),于下一次服药前抽血采样,可以正常饮食,不可吃药后采样。④应长期服药,不可自行调整剂量或突然停药,以免病情反复或发生停药反应。⑤他克莫司可能与多种药物或食物发生药物相互作用,如可增加他克莫司血药浓度的药物有地尔硫䓬、维拉帕米、红霉素、克拉霉素、氟康唑、伊曲康唑、伏立康唑等;可增加他克莫司血药浓度的食物如葡萄柚汁等。可减少他克莫司血药浓度的药物有卡马西平、苯巴比妥、苯妥英钠、利福平等;可减少他克莫司血药浓度的饮食主要指高脂饮食。为保证他克莫司血药浓度的稳定,服用他克莫司期间如同时服用其他药物,建议在专科医生或药师指导下服用,并密切监测血药浓度。⑥不良反应,他克莫司可能引起糖耐量异常和电解质异常如高钾高镁等、血细胞减少、肾功能损伤、精神异常、震颤等,大部分不良反应在减量或停药后可逐步恢复。他克莫司可降低机体免疫力,容易发生感染,应注意防治感染。

(3) 其他用药教育:①贝那普利每日 1 次,一次 5mg,宜餐前服用,服用该药目的为降尿蛋白,可用于非高血压患者,常见的不良反应主要有肾功能损伤、高血钾、干咳。②调脂药阿托伐他汀钙片每晚睡前服用 10mg,常见的不良反应主要是转氨酶升高、横纹肌溶解,如有肌肉疼痛、关节肿胀、酱油尿等表现,应及时就诊,部分药物如环孢素、食物如葡萄柚汁等与他汀类药物会产生相互作用,导致横纹肌溶解风险增高或药物浓度波动,应在医生或药师指导下服用相关药物。③硫酸氢氯吡格雷片每日 1 次,一次 75mg,用于预防血栓形成。该药物常见不良反应主要是出血包括皮下出血、黏膜出血、消化道出血、注射部位出血等,服药期间应关注出血情况,发现皮下出血点、异常瘀斑、黑便、胃痛等症状时及时就诊。

（4）健康教育：①肾病综合征由于肾小球滤过屏障导致大量血浆蛋白从尿液排出，从而产生"三高一低"（大量蛋白尿、低蛋白血症、高脂血症、水肿）。常见的并发症包括感染、血栓及栓塞、急性肾损伤和蛋白质、脂肪代谢紊乱。②治疗期间，应定期门诊随访，第一次随访一般于2周后，可逐渐延长至每月随访一次，甚至更长间隔。复查血常规、尿常规、肝功能、肾功能、血脂、电解质及他克莫司血药浓度。自我监测血压、心率、血糖、尿色、尿泡沫情况、尿量、水肿情况、出血点、骨痛、肌痛、大便颜色等。③生活上应注意规律作息、适度运动、保持良好心态。饮食上应注意食用新鲜食物，稳定饮食结构，低盐饮食，避免使用不洁食物或辛辣刺激食物。热量推荐每日每千克体重不少于30~35kcal，每日每千克体重0.8~1g优质蛋白（新鲜的鱼、肉、蛋、奶及豆类）。

思考题

1. 试述用药教育的方式及其各自特点和适用范围。
2. 试述患者用药教育的技巧。
3. 试述眼部给药制剂用药指导原则。

（林翠鸿）

第十二章 药物重整

根据卫生保健组织认证联合会(the Joint Commission Accreditation of Healthcare Organizations, JCAHO,简称联合会)的定义,药物重整(medication reconciliation,简称 Med-Rec)是指获得每个患者当前完整准确的院外用药清单,比较目前正在应用的所有药物与入院前及转科前药物医嘱是否一致或合理的规范化过程,包括药品名称、剂量、频次及给药途径等;涵盖的药物不仅包括处方药,还包括非处方药(nonprescription drug,over-the-counter drug,OTC)、中药、疫苗、诊断和对比剂、替代治疗药物、放射药物、血液制品等。

第一节 概　　述

一、药物重整的概念

药物重整是指药师在住院患者入院、转科或出院等重要环节,通过与患者沟通、查看相关资料等方式,了解患者用药情况,比较目前正在使用的所有药物与用药医嘱是否合理一致,给出用药方案调整建议,并与医疗团队共同对不适宜用药进行调整的过程。这些药物可以是处方药、非处方药、替代治疗药物。药物重整服务旨在最大限度地实现"保证患者医疗安全"这个首要目标,实现药物治疗的准确性和连续性,减少临床用药差错和药品不良反应。

药物重整服务应当由药学部门负责实施并管理,其优势体现在以下几点。

1. **临床药师在医师问诊的基础上能更全面掌握患者用药信息**　医师与药师问诊的侧重点不同。医师进行问诊时一般侧重于患者临床表现及病情发生发展,采集到的药物治疗信息往往十分有限。而临床药师对药品名称、药理学特点、剂量、给药途径、不良反应及相互作用等更为敏感,更容易挖掘出既往用药信息并发现存在的问题。临床药师药物重整工作第一步是收集患者入院/转科药物信息清单,准确采集患者完整的用药史是药物重整服务的重要前提。在医师问诊的基础上开展药学问诊,可在一定程度上完善患者的既往用药史及不良反应史。患者改变治疗场所时,往往会导致其以前用的药物和现在医生的医嘱不一致,这种行为,我们称之为药疗偏差。与患者的现行治疗方案比较,发现治疗中存在的药疗偏差,进而有效地干预,以保证患者药物治疗的连续性。据调查,80%的药疗偏差源于用药史采集不完全,约 50% 药物相关事件及 20% 药物不良反应源于与治疗人员缺乏有效沟通。国内外研究表明,药师通过开展药物重整服务,使每张处方的平均用药错误从干预前的 1.45 个减少至干预后的 0.76 个,潜在的药物不良事件减少约 80%,极大地减少了患者医疗交接过程中的用药差错。

2. **药师开展药物重整服务后对患者进行用药指导和教育,提高用药依从性**　在住院期间,患者通常需要接受新的药物或更换药物治疗,进行药物重整后药师主导的面对面患者用药教育能显著提高患者对药物治疗方案的理解。药师在医嘱重整基础上进行用药教育,不仅可以及时减少院内外用药错误的发生,而且通过对用药差异的识别、确认和沟通教育,可以在医生、护士、药师、患者之间达成共同的用药认知,保证患者治疗方案的延续性,特别是能显著减少患者由于对用药方案的不认同导致的自行停药,从而提高患者的用药依从性。同时,临床药师通过分析患者的用药反应,提高患者用药依从性而完善自身药学服务理念,进一步提高自身药学服务水平。综上所述,可将药物重整的效益归纳为以下几个方面:①减少用药问题,引导目标人群建立正确的用药习惯、方式和意识;②增进医患沟通,提高临床治疗中患者的信任度和满意度;③通过合理用药,降低医疗费用,节约卫生资源,减轻社区、家庭及社会的经济负担。

3. **药学部门开展药物重整工作促进合理用药**　药物重整工作是临床药师对住院患者用药前及用药时的干预,相比事后医嘱点评工作促进合理用药更有实践意义。医院临床药师可以选择从重点科室、危重患者、慢性病住院患者入手,设计并建立患者个人信息和用药信息记录表格,分别获取患者目前所服用药物的信息清单和医师处方的药物信息清单,比较两张清单上的药物信息,综合得出患者应该服用的药物,与医师、护士沟通后,提供患者应该服用药物的信息清单或可能最优的出院用药计划,同时指导教育患者用药并记录,实现医院药物重整的"收集、重整、共享"工作。医院药物重整工作的发展将从几名临床药师到逐步建立一支由医师、药师、护士及医院医疗质量和安全专家组成的工作团队,从重点科室少数患者逐步推广到医院的多数科室,逐渐完善电子系统记录模式和网络系统,从而最终实现医院药师和社区药师对患者用药从院内到院外的无缝药物重整服务。因此,医院药物重整工作的起步与发展需要多部门的支持与协作,同时临床药师深入临床一线,开展药物重整和用药教育等药学服务,促进临床合理用药,是当今乃至今后临床药师工作的重要组成部分。

二、药物重整的目的和意义

1. **药物重整的目的**　药物重整的目的就是避免药疗偏差,如避免漏服药物、重复用药、剂量错误和药物相互作用的发生。医疗中的每一个保健环节的转换(如入院、转科和出院)都涉及开立新的医嘱或者重开已有的医嘱药物,这些过程都需要药物重整。这些转换的保健环节包括不同医院(setting)、不同病区(service)、不同的卫生保健人员(practitioner)和不同的监护层次(如 ICU 到普通病房)之间。

药疗偏差主要包括:①无意识漏服必需的药物;②出院后没有重新开始必需的家庭药物治疗;③出院后的重复用药;④服药的剂量和时间错误;⑤存在不良药物—药物相互作用和药物—疾病相互作用。

2. **药物重整三部曲(CAS)**

(1) **收集(collect)准确的用药史**:包括处方药、非处方药(OTC),可以由护士、药师完成,也可以由医师平行独立完成。既往用药史的收集来源包括与患者或患者的家庭成员面谈、电话咨询患者的全科医师、查阅患者的住院病历、咨询患者的社区药师及其他社区医务人员。

(2) 整理药疗医嘱清单(act on the medication list):患者入院、治疗单元转科或出院过程中,都要进行药物重整,包括继续服用、停止服用或服用处方额外的药物等,形成一个药疗清单,并且包括医师的签名认可。在这个过程中,药师、护士或其他医务人员也可以补充或完善医师的这个决策。

(3) 分享完整的清单(share the complete list):与患者的下一个健康服务人员分享这个完整的药疗清单,包括被停用的药物。患者被无缝隙地转移到下一个医疗服务机构需要细致的合作、准确的移交过程和准确的信息。

具体的药物重整步骤:①对于一个新入院的患者,药物重整包括获取和确认患者的既往用药史、记录和书写入院期间的药物治疗方案等医嘱、建立一个用药记录;②在出院环节,药物重整包括确定患者出院后的药物治疗方案、为患者家庭药物治疗提供出院指导、用药教育,把药物治疗清单传递给随访医师。③对于门诊患者,药物重整包括记录一个完整的当前用药史,根据患者本次门诊时药物增加或调整的情况,及时更新患者的药物治疗清单。

3. 药物重整的意义

(1) 降低用药偏差,减少用药错误:WHO 在 2006 年提出了 5s 工程,即针对全球患者安全的 5 个亟待解决的问题,其中"过渡期的准确用药"就是一个。理想状态的用药史采集是可以系统地从患者、家属或其他可靠渠道获得患者所服用的所有药物使用信息,包括用药史、过敏史、所用药物的名称和用法用量等。但实际上,由于各种因素,常常不能完整地获得患者入院时的用药信息,或用药信息在不同医务人员之间、不同医疗环节之间传递不完整,都可能出现用药差错。有研究显示,急诊患者用药差异的发生率为 48%~87%,有 22%~82% 的门诊患者存在用药差异,22%~54% 的入院患者存在用药差异,出院时约 41% 的患者存在用药差异,约 1% 的用药偏差可直接或间接导致药品不良反应和再住院等不良临床结局,而药物重整是解决用药差异的重要途径。如果没有药师进行药物重整,用药错误患者中将有 22% 受到不同程度的损害,如该错误用药在出院时仍得不到纠正,则患者受损概率将上升至 59%。通过药物重整,可以提高医务人员获得患者用药信息的效率,有效减少患者用药数量,改善患者预后,减少药品不良反应的发生,让患者在不同医疗机构或治疗环节中得到必需的药物治疗,从而降低由于用药错误导致的医疗资源浪费,具有明显的经济学效益。通过收集患者完整准确的用药史,经多方共同合作实施全面正确的药物重整,提前识别并解决这些用药不一致行为,会减少不必要的药疗偏差。

(2) 保障药物治疗的准确性和连续性:美国卫生系统药师协会(ASHP)鼓励医院及各种医疗机构,通过多组织跨学科合作实施药物重整服务,以保障患者被照顾的准确性和连续性。药物重整为患者提供了一个无缝的药学服务模式,可实现药物治疗的准确性和连续性,减少用药差错和药品不良反应。特别是从 ICU 转回普通病房、从综合医院转回社区服务中心等环节,防止因机构转换出现非故意的治疗方案变化,影响治疗效果。

(3) 节约医疗成本:药物重整具有明显的经济学优势。在美国医院实施以患者为中心的药物重整制度后,虽然每年需新增药师相关费用美元,但却可节省不良事件相关费用美元。在国内,有研究探讨临床药师开展药物重整服务对心血管慢性病患者的药品使用费用的影响,分析药物重整服务用于慢性病管理的获益及服务成本。结果发现,临床药师通过药物重整服务可降低患者住院药品费用 778.06 元,降低出院后院外 1 个月药品费用 214.18 元。可见，药物重整在保障药物安全有效的同时，也达到了为患者节约医疗费用的目标，符合我国正在进行的新医改方向。

三、国内外药物重整工作现状

1. **国外药物重整服务现状**　药物重整或药物整合的概念最早追溯到 2003 年。2004 年，麦迪逊患者安全协作组织（the Madison Patient Safety Collaborative，MPSC）成立了第一个药物重整小组。2005 年卫生保健组织认证联合会（the Joint Commission on Accreditation of Healthcare Organizations，JCAHO）将药物重整定义为比较患者正在使用的所有药物与目前用药医嘱是否一致的过程，其中药物指医生处方的药物和患者自己购买的非处方药，也包括血液制品等。该组织将药物重整列为"全民患者安全目标"之一。2006 年 JCAHO 对其认证医院强制实施药物重整。2007 年 WHO、美国联合委员会（the Joint Commission，JC）、美国国际联合委员会（Joint Commission International，JCI）联合发布的《医院评审标准》中建议医疗机构进行药物重整服务，并将其作为美国医院认证的条件之一。2011 年美国医疗保健改善研究所（Institute for Healthcare Improvement，IHI）、加拿大安全用药实践研究所、加拿大患者安全研究所（Canadian Patient Safety Institute，CPSI）发布药物重整实施和入门指南，要求创建并验证完整准确的用药史（best possible medication history，BPMH），并记录与患者 / 家属、主管医师沟通医嘱的任何药物变化。2012 年 WHO 发布 High 5s 药物重整操作规程；美国卫生保健研究和质量机构（Agency for Healthcare Research and Quality，AHRQ）发布 MATCH 工具包。2014 年美国医院学会发布 MARQUIS 实施手册，手册通过 BPMH 创建入院前用药清单（pre-admission medication list，PAML），并将其录入病历，同时创建入院用药医嘱（admission medication order，AMO）；对比 PAML 与 AMO，识别有无差异。转科和出院时，以入院前用药清单和当前药物清单为基础，创建相应药物清单，对比并更正医疗转换前后所有清单的药物差异。逐步推进药物重整的规范化和制度化。国际药学联合会（International Pharmaceutical Federation，FIP）于 2021 年发布《药物重整：药师的工具包》（*Medicines Reconciliation：A Toolkit for Pharmacists*），旨在将药物重整作为一个结构化流程来实施，以减少与用药安全相关的错误和伤害。该工具包的受众人群为面向患者的药师，总结了在社区和医院环境下实施药物重整的定义、程序及影响，并提供具体工具以支持药物重整的施行。工具包概述了药物重整服务的三个关键步骤，即：①创建完整准确的用药史（BPMH）；②将 BPMH 与入院、住院转院或出院时开具的药物进行比较，并找出差异；③将差异分为有意或无意，并采取适当的行动，从而协调差异。工具包还详细描述了在监护过渡期间药物重整可能遇到的潜在问题，综合各项相关因素解决问题。该工具包可作为指导药师进行药物重整实践的指南，并影响决策者和药学从业者建立或改造药物重整流程。

美国俄亥俄州苏马阿克隆城市医院和俄亥俄州伍斯特社区医院通过医疗质量测定、错误统计和患者满意度等多项指标对药物重整提高临床疗效的情况进行了评估，同时探索能应用于继续医学教育活动的有效的教学案例。结果发现，依托网络系统是实现药物重整的有效途径。在药物重整中，药师能对医师和护士起到至关重要的辅助作用。在每次患者转诊前完成药物重整可以减少用药错误的发生，有助于为患者提供更为安全的诊疗服务。

目前，苏马阿克隆城市医院逐渐将医院的药物重整和出院指导等全部由纸质记录改为电子表格。

苏马阿克隆城市医院医学事务和质量委员会副主席表示,对于所有医疗卫生人员来说,患者安全是重中之重,药物重整是为患者提供安全诊疗的重要基石。未来将考虑开展针对药物重整跨学科的继续医学教育活动,以达到为患者提供最理想的诊疗服务的目的。

当前,药物重整已成为临床药师的重要职责之一。美国、加拿大、荷兰、新加坡等国家已经全面推行此项工作,部分国家的医疗机构认证组织如 JCAHO 将药物重整作为医疗机构认证必须开展的工作之一。调查显示,2008 年美国有 90% 以上的医疗机构实施了药物重整制度。同时,西班牙也将药物重整服务纳入医院的日常工作中。

在美国,药师可以通过远程医疗提供综合药物管理,还可以参与老年患者药物干预项目。老年患者每天接受多种药物治疗,容易发生药物相互作用或导致药源性疾病。老年患者药物干预项目的目的是精简或重整老年患者的药物。药师可以在互联网客户端远程收集患者用药信息,了解各种治疗药物及药物相关问题,在 24 小时内完成药物重整服务,制订监护计划。澳大利亚一项研究显示,经药师远程药物重整后的老年患者平均用药数量从基线的 14.9 种降低到 13.4 种,药师的远程药学服务的建议涉及 72% 的患者。

国外药物重整工作的步骤包括:①临床药师收集整理患者药物治疗记录,制订监测和评估计划;②临床助理医师问诊前打印药物信息清单;③临床助理医师问诊时向患者提供药物治疗清单;④患者(包括其家属或照顾者)更新并确认清单;⑤临床医生、临床药师与患者再次沟通确认清单内容;⑥临床医生或临床药师(在系统中)更新患者药物治疗清单。图 12-1 为美国患者入院药物重整流程图。

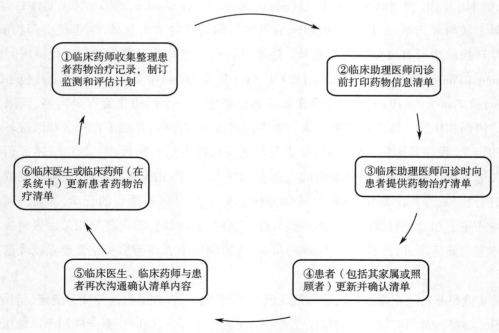

图 12-1 美国患者入院药物重整流程图

2. 国内药物重整服务现状 在我国香港和台湾地区,药物重整服务模式已经纳入医院信息管理系统(hospital information system,HIS),并设立了重整专用程序,患者是否实施药物重整及实施的质量会记录在数据库里,作为新开医嘱的依据和评估医师的指标。

在我国,传统的医疗模式是以医生、护士为主体,提供医疗服务,医生根据患者的症状、体征及实验室检查诊断疾病,然后开具治疗药物,护士负责执行医嘱,完成治疗过程中的具体事务。这个过程中缺少了药师对患者用药安全性和合理性的药学服务,患者的用药史在病例中常常以"不详"记录。我国药物重整起步较晚、受重视程度不高,在2010年之前都未出现对药物重整服务的相关报道。药物重整服务在我国目前还处于起步和发展阶段,药物重整还不是一个分工明确的常态化工作。2019年的一项调查显示,有18.2%的医院开展药物重整,整体呈现东部强、西部弱和三级医院开展比例高于二级医院的特点。

近年来,我国一些医疗机构积极探索适合药物重整的工作模式和流程,以老年病、糖尿病、肾脏疾病患者为主要对象,在药物重整的临床实践、工作模式、服务策略等方面进行研究。研究覆盖的科室多为肾脏内科、肿瘤内科、老年科、内分泌科、心血管内科、呼吸内科等具有多重用药且相对复杂的科室,实施的模式多以药物重整为基础的药学监护。部分临床药师在慢性病患者中开展药物重整服务实践并取得一定成效,他们对药物重整服务工作模式的探索和实践显示,药物重整在规范采集用药信息、优化给药方案、减少用药差错、保证患者用药安全、提高用药依从性、提高药物治疗效果等方面具有重要作用,同时也发现药物重整是临床药师参与临床药物治疗、提供药学服务的一个新的切入点。

门诊患者的药物重整对我国患者尤其重要。我国目前缺乏系统的家庭医师逐级分诊制度,每个患者可以自由选择医院和医师,同一个疾病在多家医院或多个医师就诊后,每个医师可能开出大量不同的药物,最终会让患者无所适从,更无法判断患者能否准确服用药物。可以推测,我国患者这种药疗偏差是很高发的。

在我国,药师在药物重整服务中可发挥较好的作用,其优势在于如下几点:①普遍存在药疗偏差。我国很多患者在诊疗过程中会在多个临床科室就诊,多名临床医生按照专科诊疗特点为其开具药品,容易出现重复用药、药物相互作用等问题。②药师专业上的优势。很多专科医师只了解本专业疾病药品的使用方法,对其他专科用药不够熟悉,而药师对不同专业的药物知识掌握得较为全面,可以对患者不同专科的药物进行梳理和重整。③药师更侧重于挖掘患者用药信息。我国医师相较于国外医师,接诊工作更加繁重,往往需要在短短的几分钟内了解患者的一般情况,判断病情,难以深入了解患者的既往用药史,容易出现遗漏的情况。医师侧重于诊断疾病,而药师专注于药品的使用。因此,药师较医生和护士对患者的用药情况掌握得会更加准确。

药物重整服务在我国实施过程中也折射出一些问题:①观念因素。医护人员、药师对药物重整的概念、认识和重视程度不够,患者依从性不佳。药物重整应是多学科合作的重要内容之一,与医疗质量高度相关,药学部门应联合医院质量管理部门或医务部门,主动开展临床培训和患者教育,提高医务人员和患者对药物重整的认知度。②人员因素。《医疗机构药学服务规范》第3部分药物重整中第四条指出"医疗机构从事药物重整工作的药师应符合本规范通则中相关'人员资质'要求,应取得临床药师岗位培训证书且从事临床药学工作2年及以上"。虽然临床药师作为药物重整的主要实施者,但临床药师培训基地自2006年成立以来,全国范围内仅培训了上万名临床药师,其数量远远不能满足临床需求。就一般药物重整而言,需要工作时间为14.2~27.4min/次,三级医院所需的时间普遍较二级医院更长。当临床药师与床位数比例在1∶20时,工作时间已经超过了正常的上班时间,很难保障患者的全覆盖。③药物重整的信息化。患者依从性差,网络病例系统不够完善,各医院之间不能互联互通,这些因素限制了药物重整服务在我国的发展。④药学服务收费。国外药师服务收费主要通过 3 种模式,一是药品进销差价补偿,代表国家主要为欧洲国家;二是单独设立收费项目补偿,主要包括药师调剂和其他药学专业服务费用,代表国家有加拿大、韩国等;三是混合补偿,药品进销差价和药学专业服务并存,代表国家有美国、英国和日本等。我国尚未建立药物重整工作的收费标准。福建省医疗保障局发布的《关于在省属公立医院试行药学服务收费政策的通知》中给出了包括药物治疗门诊、静脉药物配置费、血清药物浓度测定、各类滥用药物筛查、用药指导的基因检测、多学科综合门诊、住院诊查费等 15 项药学服务的具体收费标准,此规定自 2022 年 7 月 1 日起实施。药物重整的收费标准和收费模式还需要在出台相关政策的同时,推出有效措施保障政策落实到位,多级协作制订有效的支付机制和绩效考核措施,促进药物重整服务的收费。

我国的卫生行政部门和医院的医务人员应该逐渐推行这项工作,提高药师在住院、出院和门诊环节中进行药物重整的地位和作用,切实保障患者的用药安全,提高治疗效率。同时,医疗机构的药物重整工作的发展应从单一临床药师逐步过渡到建立由临床医师、临床药师、护士及医疗质量安全专家组成的工作团队;从重点科室的重点患者逐步推广到大多数住院患者;从纸质记录模式逐步过渡到电子系统记录模式的网络系统,最终实现医院药师和社会药师对患者用药从院内到院外的全程化、无缝式的药物重整服务体系。

第二节 药物重整的作用和依据

一、药物重整的作用

(1) 提高医务人员直接信息沟通效率:规范的药物重整流程,要从医生、药师、护士三方面入手,根据专业性质做好细化和分工。医生方面:门急诊医生在开具住院通知单之前或者住院医生在填写病程记录时,应详细记录患者正在使用的药品品种数、用药剂量等信息,如果药物种类超过 5 种或存在其他特别原因,建议通知药师进行药物重整。护士方面:病房护士在填写入院评估单时,应对患者自带药品进行详细记录,包括品种数量及药名,超过 5 种药物可提醒药师进行药物重整。药师环节:药师对用药复杂案例进行梳理,对比医嘱用药清单和自备药品清单,开展药物重整服务,与医生、护士沟通,完成药物重整。药物重整的过程将医生、护士、药师和患者紧密联系起来,多方不断沟通保障患者用药安全。

(2) 减少药物不良事件:药物重整服务是为了解决用药错误和药物不良反应事件发展而来的一项服务。药师采集获得的用药史比其他医务工作者更准确和完善,因此,要充分发挥临床药师在药物重整工作中的作用。临床药师通过医嘱重整,识别医嘱中的用药差错,记录并干预,定期对出现的用药差错和临床医师进行面对面沟通交流,提高临床医师对用药差错的意识,大大减少用药错误及潜在伤害事件的发生,减少药疗偏差,体现临床药师的价值。

(3) 确保患者所用药物为临床必需:临床药师通过药学问诊,在患者入院及转科的 48 小时内完成,详细记录既往疾病、过敏史和用药情况等，可调取患者以往电子病例查阅用药史，尤其重视非本专科疾病的用药情况，评估既往用药的依从性、疗效和不良反应，决定是否延续以往治疗还是调整治疗方案，尽量避免漏服药物和无理由更换药物，保证患者能得到一致性和连续性的治疗。同时，对患者的疾病状态、肝肾功能等生理状态进行全面评估，确保所有的药物符合患者当前的疾病状态，规避潜在的用药风险。

二、药物重整要点及评价指标

（一）药物重整要点

1. 核查用药适应证及禁忌证。

2. 核查是否存在重复用药。

3. 核查用法用量是否正确。

4. 关注特殊剂型 / 装置药物给药方法是否恰当。

5. 核查是否需要调整用药剂量，重点关注需根据肝肾功能调整剂量的药物。

6. 关注有潜在临床意义相互作用、发生不良反应的药品，考虑是否需要调整药物治疗方案。

7. 关注有症状缓解作用的药品，明确此类药品是否需要长期使用。

8. 关注特殊人群用药，如老年人、儿童、妊娠期与哺乳期妇女、肝肾功能不全者、精神疾病患者等，综合考虑患者药物治疗的安全性、有效性、经济性、适当性及依从性。

9. 核查拟行特殊检查或医疗操作前是否需要临时停用某些药物，检查或操作结束后，需评估是否续用。

10. 关注静脉药物及有明确疗程的药物是否需继续使用。

（二）药物重整相关评价指标

1. **药物使用不一致发生率**　分别对比患者入院前药物使用清单与入院时医嘱、入院时医嘱与转科时医嘱、入院时医嘱与出院时医嘱，查找药物使用不一致处，最终分析统计出各个节点不一致率。再分层次分析不一致率与药品数量、药品种类、疾病（主诊断）的关系；不一致情况中漏服、重复、相互作用、剂量、频次、用药时间所占比重，以及医源性与患者原因导致的偏差比例。

2. **药物使用相关的不良事件发生率**　患者在入院后至 1 个月跟随回访期内，所有发生的可能与药物使用相关的不良事件发生率。药物使用相关的不良事件包括药品不良反应、药物使用差错、药品质量问题、药品贮存错误等导致的不良事件。

3. **患者再住院率**　患者出院后因同类疾病（以入院诊断为依据）再次入院占总出院人数的比例，考察时间段为跟随回访至患者出院后 1 个月内。

4. **用药依从性评价**　可采用 Morisky 调查问卷，该问卷总分为 0~8 分，分数越高表示患者的药物依从性越差。该问卷可以帮助医生评估患者的药物依从性，及时调整治疗方案，提高治疗效果。

5. **药物相关问题（drug-related problem，DRP）**　分类系统采用欧洲药学监护网络基金会（Pharmaceutical Care Network Europe，PCNE）发布的最新的 V9.1 版。PCNE 分类系统主要包含 5 个部分：问题、原因、干预计划、干预方案的接受、DRP 状态。其子分类非常全面，问题的分类有 3 个主要方面，原因的分类有 9 个主要方面，干预计划的分类有 4 个主要方面，干预方案的接受有 3 个主要方面，DRP 状态有 3 个主要方面。每个部分均包含二级目录。

6. DRP 的潜在危害 根据 Bayliff 工具对其危害程度进行分级：0 级无临床影响；1 级存在潜在轻微的临床影响；2 级存在潜在的临床影响并需要相关治疗或延长住院天数；3 级有生命危险。

三、重整药物类别分析

常见的需要进行药物重整的药物类别包括以下几类。

1. 降压药 重整药物一般包括钙通道阻滞剂、血管紧张素转化酶抑制剂、血管紧张素 II 受体阻滞剂及单片复方制剂，此类药物除降压作用外，还是冠心病二级预防用药，故在心内科应用普遍。常见用药偏差为用法用量不适宜、重复用药。如患者对药物剂型特点认识不足，在血压偏低时，自行将缓控释制剂（如硝苯地平控释片、吲达帕胺缓释片）掰开服用；杓型高血压患者晚间服用降压药；转院或转科时，由于不能提供既往详细用药史、医生/患者惯用药品商品名等，导致开具同类药物或含同类药物的复方制剂，出现重复用药。硝苯地平控释片通过膜调控的推拉渗透泵原理在 24 小时内近似恒速释放药物，若掰开服用时会破坏半透膜，药物会在短时间内大量释放，易引起血压骤降，故必须整片服用。杓型高血压患者血压昼夜变化呈"双峰一谷"，日间高于夜间，晚上服药会使血压进一步降低，导致心、脑、肾等重要脏器血流灌注不足，故每日 1 次的长效降压药应清晨服用。

2. 抗心律失常药 在重整药物类别中也常见，主要包括 β 受体阻滞剂、延长动作电位时长药（如胺碘酮）、Na^+ 通道阻滞剂（如普罗帕酮），此类药物常见用药偏差为用法用量不适宜。如在饭后服用琥珀酸美托洛尔缓释片，每日 2 次；患者过于担心普罗帕酮的舌唇麻木等药品不良反应，在症状缓解后自行停药。琥珀酸美托洛尔缓释片以微囊化的颗粒组成，几乎以恒定速率释放药物，血药浓度平稳，作用超过 24 小时，推荐每日 1 次给药。普罗帕酮具有与普鲁卡因相似的局部麻醉作用，可出现舌唇麻木的药品不良反应，应充分告知患者其获益与风险，应饭后与饮料或食物同时吞咽，不得咀嚼。

3. 调脂药 主要包括他汀类药物、胆固醇吸收抑制剂（如依折麦布）、调脂中成药（如血脂康）等，此类药物常见用药偏差为用法用量不适宜、适应证不适宜。如动脉粥样硬化性心血管疾病一级预防时，对低危患者首诊时直接启用中等强度他汀类药物治疗；阿托伐他汀、依折麦布联合使用时，两药同时服用；辛伐他汀上午服用。对于低、中危动脉粥样硬化性心血管疾病的一级预防，应首先进行生活方式干预，3~6 个月后待低密度脂蛋白胆固醇未达标后才启动低、中强度他汀类药物治疗。为避免阿托伐他汀、依折麦布联用时峰浓度重叠，影响肝功能，建议于早、晚分别服用。由于人体内胆固醇合成和低密度脂蛋白受体峰表达时间均在深夜并持续至早晨，同时 HMG-CoA 还原酶活性在黄昏前后缓慢上升，深夜达峰值，故短效 HMG-CoA 还原酶抑制剂（如辛伐他汀、普伐他汀）应晚上服用。

4. 抗血栓药物 冠心病、心房颤动是心内科常见的两大需抗血栓治疗的疾病，在药物重整时应予以关注。主要包括抗血小板药和抗凝药，常见用药偏差为用法用量不适宜、药物选用不适宜。如患者在饭后服用阿司匹林肠溶片；为不能定期随访监测凝血指标的非瓣膜性心房颤动患者开具华法林。阿司匹林对胃黏膜有刺激作用，而肠溶片耐酸不耐碱，主要通过胃部，在小肠内分解，故需空腹服用，以使药物迅速通过胃部，避免直接刺激胃黏膜。华法林受药物、食物、基因多态性等因素影响大，服药期间需定期监测凝血指标。对于不愿定期监测的非瓣膜性心房颤动患者，若无禁忌，可考虑换用利伐沙班、达比加群酯等新型口服抗凝药物。

第三节　药物重整的内容与过程

一、药物重整的内容

1. 入院患者药物重整服务　通过与患者或其家属面谈、查阅患者既往病历及处方信息等方式,采集既往用药史、药物及食物过敏史、药品不良反应等相关信息。具体包括目前正在使用的药物、既往使用过的与疾病密切相关药物和保健品的名称、剂型规格、用法用量、用药起止时间、停药原因、依从性等。药师根据诊断及采集的用药信息,对比患者正在使用的药物与医嘱的差异。如正在使用的药物与医嘱存在不适宜用药或出现不一致情况,药师应当提出用药方案调整建议,并与经治医师沟通,由医师确认后调整。药师根据上述信息建立药物重整记录表,由患者或其家属确认、经治医师签字。

2. 转科、出院患者药物重整服务　药师根据转科或出院医嘱,对比正在使用的药物与医嘱的差异。如正在使用的药物与医嘱存在不适宜用药或出现不一致情况,药师应当提出用药方案调整建议,并与经治医师沟通,由医师确认后调整。药师建立药物重整记录表。

二、药物重整要点

不同机构和医院之间药物重整的方法不同,总的来说药物重整是一个综合的收集、核实、比较和分享的过程,具体步骤如下。

1. 收集用药史是药物重整的基础　通过问诊患者或其家属、电话咨询患者的全科医生或社区药师、查看自带药品或既往调剂记录等方式获得患者用药清单。入院用药清单上应包含:①患者姓名、性别、年龄、入院日期、诊断等基本信息;②所用药物名称、适应证、剂量、给药途径、频次、末次用药时间、药物过敏史等药物信息;③重整信息提供者、实施者、重整效果(用药依从性评价、重整满意度评价)等其他信息。为使清单更加准确而完整,应制订规范的收集流程,并及时更新。

2. 重整药物和医嘱清单是药物重整的关键　获得清单后,与目前药物医嘱对比,发现其中药物不一致后与医生交流,确定其是否为不一致行为,进而根据患者此次治疗需要,对药物进行重整。入院和转科重整类型主要分为继续、停用、加用3种。如继续服用降压降脂等慢性病药物,必要时调整剂量或频次;围手术期停用阿司匹林、氯吡格雷、华法林、活血化瘀中药等会增加术中出血风险的药物;根据患者个体状况(年龄、肝肾功能)及疼痛评分加用止疼药等对症治疗药物等,或根据糖尿病患者血糖变化情况调整胰岛素或口服降糖药。出院重整时除继续、停用、加用外,还包括恢复用药、换药等类型,如恢复住院期间暂停的治疗药物,换用适合家庭使用的治疗药物(静脉制剂换为口服制剂)等。

3. 分析完整的清单是药物重整的结果　患者出院时,临床药师将重整后的最佳出院药品清单(best possible medication discharge list,BPMDL)交予患者,同时分享到网络病例系统里,清单内容包含继续使用药物、增加药物、停止药物及在院调整药物,还包含出院后恢复药物及新开药物等,并注明药物的名称、剂量、服药时间及适应证等,通过与患者本人及其下一个健康服务人员分享清单,帮助患者更好地理解药物的变更，提高患者用药依从性，并为以后的医疗活动提供准确的用药记录，重整结果还可作为诊断疾病、判断药物不良反应的依据，为以后的剂量调整提供参考。

三、药物重整服务过程

（一）服务对象

药物重整服务对象重点包括以下几类。

1. 接受多系统、多专科同时治疗的慢性病患者　如慢性肾脏病、高血压、糖尿病、高脂血症、冠心病、脑卒中等疾病的患者。

（1）药物重整在心血管慢性病管理中的应用：心血管疾病是严重影响人们身体健康的一类疾病，我国心血管疾病患病率呈持续升高趋势。心血管内科以老年患者居多，常合并多种慢性疾病，合并用药种类较多，且老年人生理和病理因素导致其肝肾功能减低，此外还有复杂的药物相互作用，极易发生药物不良反应，是急需药物重整的重点人群。

我国临床药师对心血管慢性病患者开展药物重整服务，对药物相关问题进行梳理，发现普遍存在"患者服药时间或服药间隔时间不恰当""不适当的联合用药（包括中药、保健品联用）""不适当的重复用药（多种活血化瘀类中成药合用较多）""无指征用药"和"药物遗漏"等问题。

（2）药物重整在肿瘤患者用药管理中的应用：目前，肿瘤的内科治疗主要依赖于化疗、分子靶向药物和免疫治疗药物，大多数化疗药物对正常细胞和肿瘤细胞均有细胞毒作用，许多分子靶向药物和免疫治疗药物的不良反应也与剂量和用药频率密切相关，因此肿瘤治疗中重复用药可能导致危及生命的严重后果。此外，我国还不能实现不同医院间治疗记录的共享，因此多方求医、多处开药的行为给用药安全带来了极大的隐患，也是药物重整的重点人群。

临床药师对肿瘤患者用药进行药物重整，发现的药物相关问题包括以下几点：①药物选择方面，由于患者正在使用有抗肿瘤作用或成分不明的中药，若与化疗或靶向治疗同时进行，可能增加肝损伤、腹泻等药物相关不良事件的发生率和严重程度。②患者相关因素，表现为"患者服用了不必要的药物"。由于肿瘤疾病的特殊性，患者和家属在确诊后会有较大的心理波动，一部分患者会多方求治，在不同医院开具不同的药品；一部分患者会为提高免疫力，自行加用各种药品、保健品及其他产品。这些行为均会增加患者用药的品种和数量，带来药物相关问题，增加用药风险。③药物治疗有效性问题，表现为患者未按说明书或医嘱使用药品，减少了用药频次、用量或未服用药物。④药物治疗存在超说明书问题，药品说明书并不代表医疗水平的前沿，超说明书用药也不等同于不合理用药。医药学的发展会对药品提出新的要求，药品的新作用一般是医师临床治疗过程中扩大了药品说明书规定的范围后发现的，对医药学的发展起到了一定的推动作用。规范、合理的超说明书用药不仅可以提高疗效，也为临床治疗开辟了新的途径；不合理的超说明书用药不仅会增加患者的治疗风险和费用，也会引发医疗纠纷。因此，临床药师在进行药物重整时，应关注肿瘤患者使用药物常见的用药相关问题，识别和判断超说明书用药的合理性。

（3）药物重整在慢性肾功能不全（chronic kidney disease, CKD）患者用药管理中的应用：慢性肾功能不全患者，除了肾脏疾病外，还常伴有高血压、糖尿病、高血脂、贫血、骨代谢紊乱、电解质代谢紊乱等多种并发症，需长期服用多种药物。在用药过程中，由于药物种类较多，可能会出现遗漏、重复、用法用量错误等现象。因此,对于此类患者进行药物重整非常必要。

临床药师对慢性肾功能不全患者的用药进行药物重整,应注意如下药物相关问题:①药物用法用量不适当。部分肾功能不全患者由于对药物缺乏足够的认识,不能正确掌握服药时间。此外,部分医师未根据患者肾功能状态调整药物的用量,易产生药物不良反应/事件。②药物相互作用。CKD患者由于并发症多,服药种类也较多,同时发生药物相互作用的可能性较高。③药物选用不适当。CKD患者由于肾功能出现不同程度的减退,在药物的选择上需谨慎,应避免肾毒性药物的使用,避免肾功能减退造成的药物体内积蓄。此外,在药物选择上,还应综合考虑患者并发症、临床检查结果及用药依从性。

临床药师针对CKD患者开展药物重整服务的切入点包括:①药学问诊应掌握全面、准确的用药史。药学问诊应涵盖患者服用药品的名称、规格、产地、用法、剂量、疗程及疗效,患者过敏史,引起不良反应或药源性疾病的药物,不良反应的处理及转归。②进行CKD不同肾功能分期、不同透析模式下药物剂量的调整,基于药代动力学、药效学、药物相互作用对肾功能不全、合并不同疾病的患者给药方案进行优化。③开展患者用药指导和教育。CKD患者年龄偏大、病程较长、服药依从性差,因此,临床药师为患者制订重整用药清单,并用简单、通俗易懂的语言讲解用药知识,保证患者用药安全性,提高患者的用药依从性。

(4)药物重整在神经内科患者用药管理中的应用:神经内科疾病以脑血管病、癫痫、帕金森病、重症肌无力、痴呆、抑郁等慢性病为主,患者常常涉及多次出入院,且患者多以年老体弱、情绪不稳定、用药依从性差、生活质量低为主要特点,在患者入院、出院等治疗环节,由于用药信息沟通不畅及患者用药自主性差等多种原因,容易出现用药差错。因此,临床药师通过开展药物重整服务,可识别和处理治疗环节中的用药差错,以确保用药安全。

临床药师对神经内科患者进行药物重整服务,常见的药物相关问题及原因有:①用药时间不正确、用药依从性差。神经内科部分患者在精神意识上存在障碍如记忆力减退等,而家属不能完全了解患者病情,故会加大用药误差的风险。患者年龄偏大,用药品种偏多,用药信息在不同医务人员之间、不同医疗环节之间传递不完整加大了发生用药差错的可能性。②用药品种过多,有不必要的药物治疗。神经内科用药中,中成药及中药制品或天然制品的使用频率较高,出现的用药问题的概率也较高。临床药师应建立中西医结合的临床思维,强化中医药基础理论,利用中药化学、中药药理学、中药药剂学等相关知识对中西药联合应用的安全性、有效性进行评价和监护,为药物重整打下坚实基础。在药物重整过程中可以减少不必要的用药,转而以改变饮食、生活习惯的方式去辅助患者治疗。

临床药师应结合神经内科慢性病患者的用药特点,在患者入院、出院等治疗过渡环节,准确采集患者最全面的用药史,整合归纳用药医嘱,及时发现用药错误,追踪回顾多次出入院时的药物不良反应史,给予个体化的用药指导,及时预防和减少相关的药物不良事件,协助医师为患者提供最佳用药方案,有效保障患者的用药安全。

2. **同时服用5种及以上药物的患者** 当多种药物合用时,对其进行药物重整服务,应考虑药物相互作用。

药物相互作用(drug interaction)是指一种药物与另一种或多种药物同时或间隔一定时间内应用时所发生的药代动力学(PK)和药效学(PD)变化。药代动力学相互作用机制是合用后药物的吸收、分布、代谢、排泄过程产生了相互影响。药效学相互作用是指药物合用后产生了协同增效或拮抗药效。药代动力学相互作用会影响药效。美国国家卫生统计中心（National Center for Health Statistics，NCHS）的数据显示，30 天内有 32% 的人至少服用了 3 种处方药，有 12% 的人至少服用了 5 种处方药物。在 65 岁或以上老年人中，这些数字急剧上升至 67% 和 41%。用药种类越多，由此导致的不良药物相互作用的发生率越高。有调查发现 2 种以上药物合用，不良反应发生率约为 4%；6 种以上药物合用，不良反应发生率约为 10%；15 种以上药物合用，不良反应发生率约为 80%。因此，对于同时服用 5 种及以上药物的患者应进行药物相互作用的评估。充分认识药物相互作用，有助于指导药物重整，增强药物合用治疗效果，减少不必要的用药，规避药品不良反应 / 事件的发生。

代谢酶和转运体是影响药代动力学相互作用最主要的 2 个因素。代谢过程是药物合用容易发生药物相互作用的重要阶段。药物代谢通常包括 2 个阶段，进行氧化、还原和水解反应的Ⅰ相代谢和进行结合反应的Ⅱ相代谢，参与Ⅰ相代谢的酶主要是 CYP450 酶，介导了约 75% 的临床药物代谢。CYP450 酶系介导的抑制和诱导作用是药物发生相互作用的最常见原因，其中约 70% 的药物相互作用由酶抑制引起，约 23% 由酶诱导引起。尿苷三磷酸葡糖醛酸转移酶（UGT）是Ⅱ相代谢中最重要的酶，40%~70% 的临床药物经过 UGT 代谢。转运体是产生药代动力学相互作用的另一个重要因素。转运体广泛分布于小肠、肝、脑等多种组织器官中，可参与药物的吸收、分布和排泄过程。口服药物在肠道内的浓度较高，可能作用于肠上皮细胞的转运体而影响药物吸收。此外，药物合用后可影响药物分布，使药物到达靶组织、靶器官的浓度降低或增多，可能会减轻药效或增加毒副作用等。只有充分掌握了发生药物相互作用的作用机制，才能更好地解释和解决临床中存在的用药问题。

目前，药物相互作用领域知识主要存在于不同的载体中，官方渠道如药品监督管理部门的文件、药品说明书、网站或医疗组织发布的临床指南等，非官方渠道如医药相关的科技文献、第三方数据库、书籍、网站等。现将常用的可收集和查询药品相互作用的工具归纳如下。

（1）药品说明书：在药物相互作用项下查找。

（2）各个国家的药品监督管理部门官网是查询药品信息最为权威的网站，较常用的网站有：

1）国家药品监督管理局（National Medical Products Administration，NMPA）：https://www.nmpa.gov.cn。

2）美国食品药品管理局（FDA）：https://www.fda.gov/drugs。

3）欧洲药品管理局（European Medicines Agency，EMA）：https://www.ema.europa.eu/en。

（3）查找药物相互作用的网站

1）Medscape，网址：https://reference.medscape.com，进入网站，工具（TOOLS）中有"Drug Interaction Checker"，输入对应的药品进行查询。

2）Drugs.com，网址：https://www.drugs.com，进入网站有"Interactions Checker"项，点击进入输入药品信息进行查询。

（4）查找药物相互作用的数据库

1）Micromedex 数据库：首页中有药物相互作用选项。

2）UpToDate 数据库：可以查阅药品说明书和药物相互作用，有 App 和网页版，但需要购买账号。

（5）查找药物相互作用的 App

1）用药助手：有 App 和网页版，可以查询药品说明书和药物相互作用。

2）美康 McDEX：有 App 和网页版，可以查询药品说明书、药物比较和药物相互作用。

3. **医师提出有药物重整需求的患者** 医师提出需要进行药物重整服务,表示该用药清单可能存在潜在不适当用药的情况。潜在不适当用药(potentially inappropriate medications,PIM),指药物有效性尚未确立和/或药物不良事件的风险超过预期的获益,同时缺少较安全的可替代药物。

通常认为,患者使用 5 种或 5 种以上药物被称为多重用药。对老年住院患者进行调查,发现多重用药占 81.4%。为评价和改善老年人群 PIM 现状,许多国家和地区研发了适用于本国/地区情况的老年 PIM 审查工具,如潜在不适当用药的 Beers 标准、STOPP/START 标准等。为早发现、早解决和早预防 PIM,促进老年多病共存患者合理用药,加强慢性病管理,许多国家和地区研发了 PIM 分类工具,如 PCNE 分类系统,是一种世界公认的 PIM 分类方法,使用范围广泛,可用于评估住院、门诊及社区等患者的 PIM。PCNE 分类系统能更加清晰和准确地用于鉴别所有 PIM,对大多数临床医师或临床药师来说是一种方便易行的分类工具。

近年来,国内临床药师开始将 PCNE 分类系统引入药学服务实践过程中,基本围绕以下几个方面进行:①针对药物相关问题的干预效果评价;②老年患者药物相关问题研究;③住院医嘱点评;④药物重整。

PCNE 分类系统(V9.1)包括问题(Problem,P)、原因(Cause,C)、干预计划(Intervention,I)、干预方案的接受(Acceptance,A)以及 DRP 状态(Outcome,O)5 个基本分类和更为详细的二、三级目录。见表 12-1~表 12-5。药师可率先评估患者的药物治疗方案,识别药物相关问题,以有效性、安全性为依据进行问题分类,并从药物选择、药物剂型、剂型选择、治疗疗程、调剂、药物使用过程、患者相关、患者治疗地点转换相关 8 个方面分析原因。随后药师从医生、患者、药物 3 个层次实施介入方案,追踪患者病情并记录介入方案的接受与否和问题解决状态。一个问题可以有多个原因,导致多个介入方案,但只会有一个解决状态。

表 12-1 药物相关问题分类(Problem)

药物相关问题分类(DRP 分类)	V9.1 编码	药物相关问题分类(DRP 分类)	V9.1 编码
治疗效果	P1	治疗安全性	P2
治疗失败	P1.1	发生药物不良事件(可能存在的)	P2.1
治疗效果不佳	P1.2	其他	P3
无治疗指征	P1.3	不必要的药物治疗	P3.1
		不确定的问题或投诉,需进一步说明	P3.2

表 12-2 药物相关问题的原因(Cause)

原因分类	V9.1 编码	原因分类	V9.1 编码
药物选择	C1	不适当的联合用药(包括与中药、保健品联用)	C1.3
不适宜的用药(未依据相关指南/处方集)	C1.1	不适当的重复用药(药理作用相同或活性成分相同)	C1.4
无指征用药	C1.2	尽管存在适应证,未给予药物治疗	C1.5

续表

原因分类	V9.1 编码	原因分类	V9.1 编码
同一适应证使用太多种不同的药物	C1.6	卫生专业人员没有给药	C6.4
药物剂型	C2	卫生专业人员给药错误	C6.5
剂型不适应(对该患者而言)	C2.1	卫生专业人员给药途径错误	C6.6
剂量选择	C3	**患者相关**	C7
药物剂量过低	C3.1	患者故意服用少于医嘱的药物或完全不服药	C7.1
单一活性成分的剂量过高	C3.2	患者服用了超出处方剂量的药物	C7.2
给药频次不足	C3.3	患者滥用药物(没有制约的过度使用)	C7.3
给药频次过多	C3.4	患者服用了不必要的药物	C7.4
给药时间的指示错误、不清楚或遗漏	C3.5	患者摄取的食物与服用的药物之间有相互作用	C7.5
治疗疗程	C4	患者贮存药物不当	C7.6
疗程过短	C4.1	患者用药时间和 / 或间隔时间不适当	C7.7
疗程过长	C4.2	患者无意间以错误的方式服用或使用药物	C7.8
调配	C5	患者无法按照说明使用药物	C7.9
处方药物无法获得	C5.1	患者无法正确理解用药说明	C7.10
未提供必要信息或建议不正确	C5.2	**转诊相关**	C8
建议错误的药物、规格或剂量	C5.3	药物清单交接核对问题	C8.1
调配的药物或剂量错误	C5.4	**其他**	C9
药物使用过程	C6	没有进行或没有适当的疗效监测(如 TDM)	C9.1
卫生专业人员给药时间和 / 或剂量不适宜	C6.1	其他原因	C9.2
卫生专业人员给药不足	C6.2	无明显的原因	C9.3
卫生专业人员给药过量	C6.3		

表 12-3　药物相关问题干预计划(Intervention)

干预分类	V9.1 编码	干预分类	V9.1 编码
无干预	I0.1	药物层面	I3
医生层面	I1	药物调整	I3.1
仅告知医生	I1.1	药物剂量调整	I3.2
医生询问相关信息	I1.2	药物剂型调整	I3.3
建议医生修改	I1.3	药物使用说明调整	I3.4
与医生讨论修改	I1.4	药物暂停使用或停用	I3.5
患者层面	I2	开始使用药物	I3.6
患者(药物)咨询	I2.1	**其他干预或活动**	I4
仅提供书面信息	I2.2	其他干预(明确列出)	I4.1
患者求助于医生	I2.3	上报不良反应	I4.2
与患者家属交谈	I2.4		

表 12-4　药物相关问题干预方案的接受（Acceptance）

干预接受情况	V9.1 编码	干预接受情况	V9.1 编码
接受干预	A1	未接受干预,未同意	A2.2
接受干预全面实施	A1.1	未接受干预,其他原因(须注明)	A2.3
接受干预部分实施	A1.2	未接受干预,原因不明	A2.4
接受干预但未实施	A1.3	**其他**	A3
接受干预实施情况不明	A1.4	建议干预,接受与否未知	A3.1
未接受干预	A2	未提出干预	A3.2
未接受干预,不可行	A2.1		

表 12-5　药物相关问题状态和结果（Outcome）

干预结果	V9.1 编码	干预结果	V9.1 编码
0. 问题状态未知	O0.1	3. 没有解决	O3
1. 已解决	O1	问题没有解决,患者不合作	O3.1
问题完全解决	O1.1	问题没有解决,医师不合作	O3.2
2. 部分解决	O2	问题没有解决,干预无效	O3.3
问题部分解决	O2.1	不需要或不可能解决问题	O3.4

　　PCNE 分类系统实用性强,适用范围广,为我国药师工作提供了新的思路。临床药师运用 PCNE 分类系统对药物相关问题进行整理、分析、干预和结果跟进,对患者使用的药物进行药物重整,实现了药学监护的持续改进,最大化地保证患者用药的安全、有效,其优势表现在以下几点:①PCNE 分类实现了药学监护过程中发现问题—分析问题—解决问题—评价结果的闭环管理,使药学服务模式更加标准化、规范化;②基于 PCNE 分类系统对药物相关问题进行科学系统地分类管理,能够为后续的药物重整干预措施给予方向性指导,减少临床上药物不良事件的发生,从而降低患者的健康成本与医疗成本;③通过对药学服务过程的指标性评价和记录,有利于量化药师工作量,体现临床药师工作价值,并为药师能力考核提供客观性数据。在今后的工作中,可将 PCNE 分类系统与医院信息系统整合,结合药学服务的实践,补充统一潜在的药物相关问题的评判标准,逐步建立适合我国医疗国情、适用于医疗机构和社区基层诊疗体系、操作简便的信息化药学监护分类体系。

　　(二) **药学问诊在药物重整服务中的作用**

　　目前,临床医师进行问诊时一般侧重于临床表现及病情发生发展,药学问诊侧重于以下几个方面:①患者既往用药史,包括药名、剂量、疗程及治疗效果;②不良反应史,引起不良反应的药物、处理及转归;③过敏史,包括药物、食物及其他物品导致过敏的表现及处理;④伴发疾病的药物治疗、自备药品的使用情况等。通过药学问诊,可详细了解患者病情、疾病治疗情况、用药依从性、不良反应发生史,为药物选择提供依据,并发现潜在的药品不良反应和药物相互作用,保证治疗的连续性。

　　1. 通过药学问诊,全面了解患者药品不良反应史及过敏史,为选择合适的药物提供依据。药物过敏史属于临床医师问诊的常规内容,不良反应史则容易被医师忽略。在病历首页中记载的过敏史需要仔细甄别,药师应通过详细询问进而判断其是否为过敏、过敏的严重程度及再次使用是否存在风险等。

同时,通过了解既往用药史、用药后的不适症状,掌握患者药品不良反应史,避免类似药物不良反应的发生。

2. 通过药学问诊,了解药物治疗史,判断导致不良反应发生的药物。患者在使用多种药物时,不良反应由哪一种药物引起较难判断。药物使用与不良反应发生的先后顺序、停用药物后不良反应的变化等是判断因果关系的重要依据。临床药师通过问诊、查阅患者现有治疗资料等,可协助临床医师初步判断导致不良反应的药物并调整治疗方案。

3. 通过药学问诊,了解可能的药源性疾病,帮助临床医师明确诊断。某些患者因其他疾病使用药物治疗,这部分内容容易被忽略。药学问诊在详细了解其他疾病的治疗药物时,可能发现新的用药信息如药源性疾病,以协助医师判断患者本次疾病的病因并调整治疗方案。

4. 通过药学问诊,详细了解既往疾病史,判断疾病的成因,协助医师制订治疗方案。患者在入院前可能有几段既往疾病史,医师所关注的往往是最近及最相关的疾病进展的情况。临床药师可对其病史进行深入的问诊,可能发现一些与现行疾病相关的治疗信息,协助判断本次疾病的成因并采取合适的治疗方案。

5. 通过药学问诊,了解患者自备药品的使用情况,避免重复用药及药物相互作用。患者在住院期间,因其他疾病或本病治疗效果不佳,会自行使用其他药物治疗。药师在问诊时可积极发现其有无使用自备药品,或是否按医嘱使用自备药品,避免重复用药及药物相互作用的发生。

药师通过对药物剂型、给药途径、给药剂量、药理学特征、药物相互作用等专业知识的理解和掌握,在医师问诊的基础上开展药学问诊,可在一定程度上完善患者的既往用药史及不良反应史,与患者现行的治疗方案进行比较,发现治疗中存在的问题和可能的风险,进行有效的干预,保障用药安全。

(三) 用药相关信息收集的具体内容

1. 通过与患者或患者家属面谈、电话询问、查阅患者既往病历及处方信息等方式采集既往用药史、药物及食物过敏史、药品不良反应等相关信息。

2. 既往用药史的内容至少应包括目前正在使用的药物及既往使用过的与疾病密切相关的药物和保健品的名称、剂型和规格、用法用量、用药起止时间、停药原因、依从性等。

3. 根据采集的用药信息建立药物重整记录,可参见表 12-6。

4. 与患者或其家属核实采集的用药信息。

(四) 用药评估

1. 根据病情诊断及采集的用药信息,对比患者正在应用的药物与住院医嘱的差异,若正在应用的药物与住院医嘱出现不一致或存在不适宜用药,需与医师沟通分析原因,进行药物调整需得到责任医师认可。

2. 药物重整应重点关注:①核查用药适应证及禁忌证;②核查是否存在重复用药问题;③核查用法用量是否正确;④关注特殊剂型/装置药物给药方法是否恰当;⑤核查是否需要调整用药剂量,重点关注需根据肝肾功能调整剂量的药物;⑥关注有潜在临床意义相互作用、发生不良反应的药品,考虑是否需要调整药物治疗方案;⑦关注有症状缓解作用的药品,明确此类药品是否需要长期使用;⑧关注特殊人群用药,如老年人、儿童、孕妇、哺乳期妇女、肝肾功能不全者、精神疾病患者等,综合考虑患者药物治疗的安全性、有效性、经济性、适当性及依从性;⑨核查拟进行特殊检查或医疗操作前是否需要临时停用某些药物,检查或操作结束后,需评估是否续用;⑩关注静脉药物及有明确疗程的药物是否继续使用。

表 12-6 医疗机构药物重整记录表

患者姓名		年龄		性别		联系方式	
ID 号		□入院时间 □转入时间				□出院时间 □转出时间	
主要诊断							
过敏史:(食物、药物等过敏史,包括过敏表现)							

药物列表:
信息来源:□患者/家属 □病历资料 □其他

药品名称 (通用名)	用法用量	用药原因	开始时间	停止时间	备注(药物重整 建议及理由)

药师签字: 医师签字: 日期:

注:1. 列表中应列出患者全部用药,开展重整的药物请注明重整建议及重整理由;2. 如有患者自带药品,请在药品名称后加"*"; 3. 如因转科需要暂停或调整用药,请注明。

3. 药师根据转科或出院医嘱,如正在使用的药物与医嘱存在不适宜用药或出现不一致情况,药师应当提出用药方案调整建议,并与医师沟通,由医师确认后调整。药师填写药物重整记录表(表 12-6)。

（五）重整记录分享

1. 转科时,应将患者的药物重整记录表交接给相应医疗团队。

2. 出院或转入其他医疗机构时,将患者目前用药清单交给患者并完成用药教育,若有需要患者出院后停用的药物,应告知停用时间。

（六）文书管理

1. 所有药物重整的结果(继续用药、停药、加药、恢复用药、换药)均应记录,并注明时间及原因(可参见表 12-6)。

2. 应加强对药物重整档案信息的保密工作,重视对患者隐私权的保护。

3. 促进药物重整工作流程及相关文档管理信息化。药师应当书写药物重整记录,并纳入住院病历管理。

四、药物重整服务质量管理与评价改进

（一）质量管理

医疗机构应制订药物重整服务质量管理制度,定期对药物重整服务进行质量控制,其内容包括:

1. 记录是否完整。

2. 药物重整内容是否经医师核对允许。

3. 药物重整内容是否恰当。

（二）评价改进

1. 医疗机构应定期通报药物重整相关记录检查结果,制订改进举措,督导落实并有记录。

2. 医疗机构应定期总结药物重整经验,评估药物重整效果,及时发现问题,组织分享学习药物重整经典案例,持续改进药物重整服务质量。

五、药师应用信息化提升药物重整发展的具体策略

1. **构建现代化的信息技术管理系统**　药师应用信息化来提升药物重整,对提高患者的治疗效果、实现科学用药具有重要的意义。然而,要真正地实现药物重整的目标,还必须构建完善的、现代化的信息技术管理系统,将药物重整纳入到系统化管理体系,实施"模块化"管理。目前,绝大多数医院都建立了就医诊疗的数字化、信息化管理系统,患者挂号、就诊、检查、取药等都实施了信息化管理,就医的效率大幅提升,这为药师药物重整工作的开展提供了宝贵的借鉴经验。实践中,各大医院应依托于目前的信息化管理系统,为药师设置药物重整的开放端口,比如药物比对管理模块、患者用药实时监督管理模块、处方审核处置管理模块、用药预警管理模块等,然后再将这些"子模块"整合成一套完善的药物重整管理系统,并与医院的药品使用管理系统进行对接,搭建起信息化完善的药师"数字化管理平台",以提升药物重整的工作效率与质量。另外,平台的搭建,还应该考虑到药学信息传播的融入,结合药学部门药品管理目前向医生、护士、部分管理者开放的现状,进一步完善药学信息传播模块,辅设用药指导管理模块,通过云平台实现对药师用药的实时指导,促进药师应用信息化提升药物重整的工作质量,夯实药物重整发展的基础。

2. **科学设置药物重整信息化管理模块**　药师应用信息化开展药物重整工作,在构建了药物重整管理系统以后,还必须科学设置药物重整信息化管理模块,将药物重整工作纳入到"模块化"管理系统,这样才能够规范药物重整的具体工作流程,确保药物重整工作成为药师用药的重要组成部分。实践中,应重点抓好两点:①科学设置每类疾病用药清单、用药规范等,各大医院应结合自身的优势、疾病类型等设置每类疾病常用药物清单(如果有条件,还应该根据该类疾病患者的性别、年龄、病情差异等细化用药清单)作为药物重整的"模块"。"模块"可作为药师开展药物重整工作的"参考标准",避免因为药师认知差异或者药师频繁更换岗位而导致无法精准开展药物重整工作的情况出现。②科学设置患者用药记录模块,该模块主要是用于记载患者来院治疗前用药的种类、名称、规格、时间等。一方面,能够帮助药师准确无误地记录患者的用药情况,另一方面,药师可以通过与"参考标准"进行比较,初步判断患者用药是否科学、规范,这对于提高药物重整的工作效率与质量、促进有效治疗目标的顺利实现具有重要作用。

3. **完善处方信息化处理模块**　药师药物重整工作的开展,不能仅仅局限于核对清单、用药是否规范,关键还需要通过药物重整工作处理不合理的处方,实现患者的对症治疗。在医院药物重整发展中的应用信息化,目的就是最大限度地发挥信息化建设的作用,实现用药前、用药过程中、用药后干预的有效结合,处理不合理的用药处方,这就必须要建立相应的处方处理模块。实践中,医院等医疗机构应依托

于现有的就医管理系统、药物管理系统进一步完善合理、规范用药管理系统,系统可注入用药适应证、用药路径、用药禁忌、用药配伍、用药疗程等方面内容,设置相应的处方审核管理"子模块",然后根据危害程度制订干预措施,比如:对于一些致命性、禁忌的用药处方必须直接进行拦截,对于特殊用药处分必须要全面、仔细审核,而对于一些常规药方也需要利用信息系统中事先设置的模块进行比对。通过运用这种信息化比对管理系统,帮助药师开展药物重整工作,能够有效降低处方错误发生的概率,这对于提升患者的用药治疗效果可起到重要的推动作用。另外,借助信息化管理系统,还可以通过建立用药预警监控管理模块提升药物重整的工作质量与水平。医院构建了药物重整信息化管理系统以后,药师能够实现任意药品、任意时段、任意类型患者、任意科室等的即时组合的统计分析,通过重点监控重点药品、重点患者、重点科室来实现对各类药物消耗的实时在线监控,通过观察系统中各类药品消耗变化的曲线准确排查药品消耗突变问题,从而实现药物重整专业化、数字化管理的目标,最终实现患者用药的科学化、规范化、透明化。

第四节　药物重整实践案例

以临床药师开展心血管内科入院患者药物重整的实践为例。

（一）对象与方法

1. **一般资料**　研究对象为 2020 年 10 月—2021 年 9 月心血管内科新收入或新转入的心血管慢性病住院患者。纳入标准:①患者第一诊断为冠状动脉粥样硬化性心脏病、原发性高血压、慢性心力衰竭、心律失常等慢性病,需要药物治疗 3 个月及以上;②患者神志清楚,无意识障碍,入院时服用药物≥2 种,有配合临床药师进行药学问诊及下转到社会康复中心复诊的意愿;③病历资料完整。排除标准:①近期有急性、慢性感染者;②合并肿瘤者;③伴有不同程度认知障碍,无法正常沟通或家属不愿意配合者;④入院后 48 小时内无法接受临床药师问诊者。

2. **研究方法**

（1）用药依从性评估:临床药师根据 8 条目 Morisky 用药依从性问卷（eight-item Morisky medication adherence scale,MMAS-8）对入选患者的用药依从性进行评估。条目 1~7 的答案均为"是"或"否",分别计 0、1 分;条目 8 采用 Likert 5 级评分,答案为"非常困难""困难""一般""容易"和"非常容易",分别计 0、0.25、0.5、0.75、1 分。该量表总分（0~8 分）为各条目评分之和,总分越高代表患者用药依从性越差。

（2）药物重整:临床药师对新入院或新转入患者进行药物重整。

1）患者信息收集:参考 2019 年由中国医院协会药事专业委员会编写的《医疗机构药学服务规范》中药物重整的相关规定,临床药师通过与患者或其家属面谈、查阅患者既往病历及处方/医嘱信息等方式,收集并整理患者近 1 个月内的药物清单（包括处方药、非处方药、保健品等）,记录其基本信息（包括姓名、性别、年龄、入院诊断、住院号）、既往服用药物及过敏史（药物名称、剂型规格、用法用量、起止时间、停药原因、依从性等）,对比患者正在使用的药物与医嘱的差异及用药后的相关情况（包括疗效、不良反应、需要监测指标的药物是否定期监测等）。

2）药物相关问题（DRP）分析：获取并记录有效信息后，临床药师以有效性、安全性为依据，借助 PCNE 分类系统 V9.1 对纳入患者存在的 DRP 进行分类汇总，并分析原因。

3）重整干预：在患者入院 24 小时或 48 小时内，临床药师根据相关指南、文献、药学数据库及患者的症状、体征、相关异常指标化验值等，与主管医生沟通确认后进行药物重整。

4）患者出院后的药学服务：临床药师就出院药物清单对患者或其家属进行用药教育，并将患者的药物清单、入院时用药依从性、可能会出现的 DRP 等信息移交给社会康复中心的药学门诊药师，由后者对患者进行后续服务，包括记录药品使用情况、不良反应发生情况、复诊情况等，以期实现药物治疗闭环管理。

（3）数据处理应用 SPSS 22.0 软件对数据进行处理。符合正态分布的计量资料以 $\bar{x} \pm s$ 表示，不符合的计量资料以中位数表示；计数资料以例数或率表示。

（二）结果

1. 一般情况　共整理纳入了 100 例心血管内科住院患者的药物重整资料。其中，男性 54 例、女性 46 例，平均年龄（60.21 ± 9.69）岁，平均共患慢性病（2.84 ± 0.83）种；患者服用药物的中位数为 5.00 种，同一患者服用药物数量最多为 13 种；用药依从性评分为（5.64 ± 1.40）分。研究对象入院时的基本情况和临床特征见表 12-7。

表 12-7　研究对象入院时的基本情况和临床特征

基本情况	结果	基本情况	结果
性别[例(%)]		冠状动脉粥样硬化性心脏病	20(20.00)
男性	54(54.00)	心律失常	17(17.00)
女性	46(46.00)	共患慢性病数量/种	2.84 ± 0.83
年龄/岁	60.21 ± 9.69	服用药物数量中位数/种	5.00
第一诊断[例(%)]		住院时间/d	7.92 ± 2.89
高血压	40(40.00)	服药依从性评分/分	5.64 ± 1.40
心力衰竭	23(23.00)		

2. 用药情况

（1）患者入院前医嘱外药物使用情况：通过对患者及其家属进行药学问诊，发现有 21 例患者（占 21.00%）在入院前 1 个月内自行使用了中药（中成药、中草药）、保健品、家庭偏方等，且未告知主管医生。

（2）治疗药物偏差：100 例患者中，有 74 例患者（占 74.00%）累计治疗药物偏差 110 个，包括用法用量、药物相互作用等，共涉及 10 个类别 61 种药物；累计药物偏差数排名前三位的药物分别为心血管系统药物、消化系统药物、内分泌系统药物。

3. DRP 分析

（1）DRP 数量和类型：对 110 个治疗药物偏差可能产生的 DRP 进行分类，共发现 122 个 DRP（某些药物可能存在不止 1 个 DRP）。其中，影响治疗有效性的 DRP 最多，共 74 个（占 60.66%）；其次为影响治疗安全性的 DRP 共 28 个（占 22.95%）；影响其他问题的 DRP 20 个（占 16.39%）。122 个 DRP 的分类结果见表 12-8。

表 12-8　122 个 DRP 的分类结果

问题类型	DRP 数量 / 个	占比 /%
P1 治疗有效性	74	60.66
P1.1 治疗无效	10	8.2
P1.2 治疗效果不佳	59	48.36
P1.3 有未治疗的症状或适应证	5	4.10
P2 治疗安全性	28	22.95
P2.1(可能)发生药物不良事件	28	22.95
P3 其他	20	16.39
P3.1 不必要的药物治疗	18	14.75
P3.2 不确定的问题,如可能引起患者检验结果异常	2	1.64

（2）DRP 的产生原因：根据 PCNE 分类系统 V9.1,从药物选择(药物、剂型、剂量、疗程)、调配、使用过程(患者相关、转诊相关)进一步对 122 个 DRP 的发生原因进行分析,共发现 126 个原因(部分 DRP 的发生不止 1 个原因)。122 个 DRP 的原因分析结果见表 12-9。

表 12-9　122 个 DRP 的原因分析结果

项目	代码及原因	一级目录数 [个(%)]	二级目录数 [个(%)]
药物选择	C1 药物选择	29(23.02)	
	C1.1 不适当用药(因未依据指南或处方集)		6(20.69)
	C1.2 无指征用药		3(10.34)
	C1.3 不适当的联合用药(与中药、保健品)		10(34.38)
	C1.4 不适当的重复用药		5(17.24)
	C1.5 存在适应证,未予以治疗或不充分		3(10.34)
	C1.6 同一适应证使用太多种不同的药物		2(6.90)
	C2 药物剂型	1(0.79)	
	C2.1 药物剂型 / 配方不适宜(对患者而言)		1(100.00)
	C3 药物剂量	21(16.67)	
	C3.1 药物剂量过低		5(23.81)
	C3.2 单一活性成分的剂量过高		1(4.76)
	C3.3 给药频次不足		7(33.33)
	C3.4 给药频次过多		5(23.81)
	C3.5 用药时间的指示错误、不清晰或遗漏		3(14.29)
	C4 治疗疗程	6(4.76)	
	C4.1 疗程过短		1(16.67)
	C4.2 疗程过长		5(83.33)

续表

项目	代码及原因	一级目录数 [个(%)]	二级目录数 [个(%)]
调配	C5 调配	3(2.38)	
	C5.1 处方药物无法获得		2(66.67)
	C5.3 建议了错误的药物、规格或剂量		1(33.33)
药物使用过程	C7 患者相关	62(49.21)	
	C7.1 患者故意服用少于医嘱的药物		6(9.68)
	C7.2 患者服用了超出处方剂量的药物		2(3.23)
	C7.3 患者滥用药物		4(6.45)
	C7.4 患者服用了不必要的药物		8(12.90)
	C7.5 患者摄取了与药物有相互作用的食物		5(8.06)
	C7.7 患者服药时间或服药间隔时间不适当		32(51.61)
	C7.8 患者无意间以错误的方式服用药物		2(3.23)
	C7.10 患者无法正确理解用药说明		3(4.84)
	C8 转诊相关	2(1.59)	
	C8.1 转诊时用药清单交接核对问题		2(100.00)
其他	C9 其他	2(1.59)	
	C9.1 没有进行或没有适当的疗效监测		2(100.00)

4. 住院期间药物重整干预效果 针对患者出现的 DRP,临床药师从医生、患者、药物层面进行干预。结果显示,临床药师分别在医生、患者、药物层面给出相应干预 58、67、58 个(同一问题可能对应多个干预层面),此外还包括涉及不良反应上报相关部门的其他干预 5 个。临床药师所有关于药物调整的干预均与患者及主管医生沟通,其中被接受并执行的干预有 155 个,接受率为 84.70%。主管医生不接受的原因主要是认为临床药师提出的患者症状与药物相关性不大;患者不接受的原因主要是自身指标控制尚可且没有出现临床药师所说的潜在副作用,例如有 1 例高血压、高血脂的住院患者,服用的慢性病治疗药物有阿托伐他汀钙片、硝苯地平缓释片,同时自行服用了中成药血脂康胶囊,该胶囊的主要成分为红曲,由 10 余种天然他汀类成分构成,其单日剂量的降脂效果与阿托伐他汀钙片相当,因此联用后副作用的发生风险会大于疗效增益,但患者认为其已使用超过 3 个月,血脂控制尚可,因此不接受临床药师的干预。药物重整干预的接受情况见表 12-10。

表 12-10　药物重整干预的接受情况

干预类型	干预数/个	接受并执行数/个	接收部分执行数/个	不接受干预/个
I1 医生层面	58	49	7	2
I2 患者层面	67	56	8	3
I3 药物层面	58	50	4	4
I3.1 药物治疗方案调整	11	8	2	1

续表

干预类型	干预数/个	接受并执行数/个	接收部分执行数/个	不接受干预/个
I3.2 药物剂量调整	10	9	1	0
I3.3 药物使用方法调整	26	26	0	0
I3.4 停用药物或保健品等	8	5	1	2
I3.5 启用新药物	3	2	0	1

5. 患者出院后的药学服务　慢性病患者大部分需要长期用药治疗。为了避免患者在转诊过程中可能出现的用药偏差,在患者出院的 1 个月内,由下转社会康复中心药学门诊药师通过面谈、电话等方式依据 MMAS-8 对入院时依从性差的 66 例患者进行回访。结果显示,有 59 例患者回访成功,其中有 15 例患者用药依从性高、36 例患者依从性中等、8 例患者依从性差。

以上为临床药师参与药物重整服务的全过程,药物相关问题分析深入,记录详细,具有代表性。

思考题

1. 简述药物重整的目的。
2. 简述药物重整要点。
3. 简述入院患者药物重整服务内容。
4. 简述药疗偏差主要包括的内容。

（孙建军）

第十三章　慢性病用药管理

　　慢性病管理在现代医疗健康体系中占据着至关重要的地位,它直接关系到患者生活质量的提升、医疗资源的有效利用以及社会整体健康水平的提升。心脑血管疾病、糖尿病、慢性阻塞性肺疾病等慢性病,具有病程长、用药多、相互作用多等特点,对患者及家属构成较大的依从和照护负担,药师可以发挥重要的作用,在慢性病药物管理中为患者提供适当的药物管理,减少多重用药、提高用药依从性和减少不适当用药等,整合优化治疗方案,减少在住院,使患者能够维持较高的生活自理能力和社会参与度,提高患者的医疗照护质量。

　　本章节将对慢性病药物治疗影响因素、用药管理内容及管理模式进行阐述,探讨说明潜在不适当用药、多重用药、用药依从性与慢性病管理的关系,针对以上因素借鉴国际国内管理经验,辅以评估量表、实践案例进一步详述分析。

第一节　慢性病药物治疗影响因素

一、潜在不适当用药

(一) 定义

　　潜在不适当用药(potentially inappropriate medication,PIM)是指一类高风险药物,这类药物在使用过程中存在潜在不良反应风险超过了预期的治疗益处,需要重点关注。PIM 的定义通常基于现有的临床证据和专家共识,旨在识别那些可能对患者造成不利影响的药物使用情况。这一概念最初由美国老年医学会(American Geriatrics Society,AGS)在其 Beers 标准中提出,并随着时间的推移不断更新和完善。

(二) 发生率

　　基于不同研究标准和方法,PIM 的发生率差异较大。但普遍认为,在老年和慢性病患者中,PIM 的发生率较高。自 20 世纪 90 年代初以来,已经有超过 500 多项研究分析了 PIM 的发生率,这些研究分析了门诊、急诊、住院和社区、养护机构的患者。根据 2023 年中国学者发表在 *JAMA Netw Open* 上的一项系统评价和 Meta 分析,全球老年人在门诊服务中的 PIM 率为 36.7%(95% CI,33.4%~40.0%)。这一数据涵盖了来自 17 个国家的近 3.712 亿名老年参与者。我国研究发现住院患者的 PIM 发生率为 20.00%,

而另一项研究则显示某三甲医院老年住院患者中,83.92% 存在 PIM 问题。基于 Beers 标准的研究显示,门诊和住院患者的 PIM 发生率分别可达 3.1%~81.0% 和 11.9%~87.4%,以上研究结果基本一致,凸显了问题的普遍性。

（三）PIM 的原因与主要类型

1. PIM 的原因

（1）缺乏疗效证据。

（2）存在更安全或更有效的替代疗法。

（3）与患者特定的健康状况或并发症不相容。

（4）在特定人群中使用时可能引发严重不良事件。

2. PIM 的主要类型

（1）药物选择不当:选择没有足够证据支持其疗效或安全性的药物。

（2）剂量不当:使用超出推荐剂量或低于最低有效剂量的药物。

（3）疗程不当:长期使用本应短期使用的药物,或在没有明确适应症的情况下使用药物。

（4）药物相互作用:同时使用多种药物时,未考虑到潜在的药物相互作用,这可能导致不良反应的发生。

（5）缺乏监测:未定期评估药物的有效性和安全性,以及是否需要调整治疗方案。

（四）PIM 的负面影响

1. 医疗资源消耗　PIM 不仅增加了患者的医疗负担,还显著影响了医疗资源的利用。系统综述表明,PIM 处方与更高的住院率、门诊就诊次数及急诊访问次数显著相关,导致了医疗资源的浪费和医疗成本的上升。

2. 临床结局与经济负担　大量证据表明,PIM 是不良健康预后的风险因素,包括增加不良事件、药物相互作用、住院率、医疗费用以及发病率和死亡率。例如,一项美国研究对 2000—2001 年的大于 65 岁的老年人的医疗数据进行回顾性评价,最终发现 PIM 是更高医疗支出的独立危险因素。研究者基于此保守估计 2001 年全美老年人群因 PIM 而多花费 72 亿美元。

综上,为了减少潜在不适当用药,临床实践中通常会采用各种工具和标准,如 Beers 标准、STOPP/START 标准等,以帮助临床医生识别并避免这些问题。此外,加强多学科合作,实施个体化的药物管理计划,定期评估患者的药物使用情况,都是提高慢性病管理质量的关键策略。

二、多重用药

（一）定义

多重用药(polypharmacy)的具体概念指的是在医疗实践中,患者同时使用多种药物进行治疗的现象,如案例 13-2 患者接受了 14 种药品。这一概念通常包含以下几个关键要素①药物数量:多重用药通常指患者同时使用 5 种或更多的药物,药物品种不仅包括处方药,还包括非处方药、补充剂和中药等。②用药目的:这些药物可能用于治疗不同的疾病或症状,或者是为了管理慢性病和预防疾病并发症。③潜在风险:多重用药可能增加药物不良反应、药物相互作用、治疗复杂性和医疗成本的风险。④适当性:多重用药不仅仅是药物数量的多少,更重要的是这些药物是否都是必要的,是否有充分的证据支持其使用的合理性。⑤患者群体:虽然多重用药在任何年龄段的患者中都可能出现,但在老年人、慢性病患者和病情复杂的患者中更为常见。

多重用药的概念强调了在医疗实践中需要平衡药物治疗的效果与潜在风险,确保药物治疗的安全性和有效性。因此,医疗专业人员需要仔细评估患者的用药情况,避免不必要的药物使用,同时对正在使用的药物进行密切监测和管理。

（二）发生率

在全球范围内,多重用药在老年人群中尤为普遍。不同国家和地区的具体发生率有所不同,但整体趋势是随着年龄的增长,多重用药率显著上升。一项系统回顾研究显示,不同国家的多重用药流行率存在很大差异,在发达国家,约 30% 的 65 岁及以上的老年人服用 5 种或更多的药物,而服用超过 10 种药物的老年患者约为 10%;根据患者人群分类,社区居民、住院患者和机构患者的多重用药发生率分别为 30.2%、61.7% 和 56.9%。在我国,多重用药的发生率也相对较高。根据《老年人多重用药评估与管理中国专家共识(2024)》的数据,我国 60 岁及以上老年患者多重用药率高达 70.8%,每日平均服用药物数量达 8.6 种,药物不良反应发生率高达 29%。这表明多重用药是一个全球性的问题,这些差异可能与地区经济发展水平、医疗资源分布、患者健康状况及用药习惯等因素有关。

（三）多重用药的负面影响

随着用药种类的增多,治疗复杂性增加,药物之间的相互作用、药物与疾病之间的相互作用以及用药差错的风险也随之上升,这些因素可能抵消多重药物治疗原本的益处。

特别是对于慢性病患者,尤其是老年慢性病患者,他们的身体机能相对脆弱,作为老年综合征的一部分,这一特点进一步加剧了多重用药的风险。例如,一项在日本进行的研究针对 584 名接受大型手术的患者进行分析,发现多重用药与住院时间延长显著相关。这表明多重用药不仅加重了患者的经济负担,而且严重威胁了他们的健康。

多重用药可能引起的后果包括跌倒、虚弱、功能下降、自我感觉健康状况不佳、治疗依从性降低、药物不良事件、生存质量下降、认知功能障碍,甚至是死亡。这些风险在不同地区和医疗机构之间存在差异。例如,在韩国的老年住院患者中,46% 的患者经历了多重用药,这些患者在随后的 5 年内死亡率超过 25%,住院率超过 18%。

在社区居住的慢性病居民中也观察到了多重用药的不良影响。一项系统评价发现,7%~45% 的老年人存在多重用药情况,这与自我感觉健康状况不佳、身体活动受限、跌倒、抑郁及疼痛的发生呈正相关。这种较高的差异性归因于每个国家的临床指南、多重用药和潜在不适当用药(PIM)的定义以及地理因素的特异性。

综上所述,多重用药的负面影响广泛且深远,需要医疗专业人员、政策制定者和患者本人共同努力,通过合理用药和有效的医疗管理策略来降低这些风险。

（四）多重用药的风险因素

多重用药的风险因素可划分为两大主要类别:卫生保健系统的风险因素与患者自身的风险因素。这两方面因素相互交织,共同影响着患者用药的安全性和有效性。

1. 卫生保健系统的风险因素

（1）医疗记录不全:不完整的医疗记录可能导致医生在开具新处方时无法全面了解患者的用药历

史,从而增加重复用药或药物相互作用的风险。

(2) 持续用药的自动处方:在某些情况下,系统可能会自动续开处方,而未能充分评估患者当前的健康状况和用药需求,导致不必要的多重用药。

(3) 转院/转科时差错:患者在不同医院或科室间转移时,医疗信息的传递可能出现差错,导致用药方案的不连续或冲突。

(4) 只关注疾病的某些需求的处方:医生可能过于专注于治疗特定症状或疾病,而忽视了患者整体的健康状况和用药负担,从而开出不必要的多重用药处方。

2. 患者自身的风险因素

(1) 年龄:老年患者是多重用药的主要风险群体。随着年龄的增长,身体机能下降,对药物的代谢和排泄能力减弱,同时多病共存的现象更为普遍,导致用药种类增多。

(2) 住院治疗:老年/慢性病患者常因病情需要住院治疗,出院时可能会携带大量药物,其中部分可能是不必要的或存在潜在风险的。

(3) 性别差异:系统评价显示,女性在接受多重用药治疗时面临更高的风险。这可能与女性在某些慢性病(如心血管疾病、糖尿病等)中的高发病率有关。

(4) 认知功能障碍:认知功能下降的患者可能难以理解和遵循复杂的用药指导,增加用药差错的风险。

(5) 身体虚弱与合并症:身体虚弱和多种合并症的患者更容易受到药物副作用的影响,且对药物的耐受性较差。

(6) 长期居住在护理设施中:这些患者可能更容易受到医疗决策的影响,且用药监管相对较弱。

(7) 特定慢性病:如糖尿病、心脏病、肿瘤、代谢综合征和慢性阻塞性肺疾病等慢性病的患者,由于需要长期治疗和管理,其多重用药率通常较高。

【案例 13-1】

一名 75 岁男性患有良性前列腺增生,正在服用特拉唑嗪。出现带状疱疹伴疱疹后神经痛,医生开具了阿米替林。使用后患者出现了尿潴留。

【案例 13-2】

一名 80 岁女性患有高血压、糖尿病和缺血性心脏病。目前正在使用 14 种药物:阿司匹林、法莫替丁、氨氯地平、甲基多巴、依那普利、格列齐特、二甲双胍、辛伐他汀、异山梨酯、呋塞米、氯化钾和其他必要时使用的药物(倍他司汀、氯苯那敏和佐匹克隆)。

由于担心血压控制不佳、脚部水肿、头晕和失眠,患者强烈拒绝逐渐减少药物品种。最近因头晕和跌倒入院,发现血压 108/50mmHg,心率 90 次/min,轻度脱水伴高钾血症(尿素 7.8mmol/L,肌酐 60μmol/L,钠 144mmol/L,钾 4.8mmol/L)和维生素 B_{12} 缺乏(100pmol/L)。

(五) 多重用药中的"处方瀑布"现象

处方瀑布(prescription cascade)是指在医疗实践中,由于对患者疾病管理不当,导致一系列不必要的药物治疗的过程,这种不断增加药物种类的现象,可能会持续下去,形成一种类似瀑布效应的连锁反应,导致患者服用的药物越来越多。

【案例 13-3】

一名 70 岁男性患有阿尔茨海默病,长期服用美金刚、舍曲林、喹硫平和劳拉西泮治疗,因偶然跌倒导致后背疼痛,加用曲马多止痛。他在服药后出现恶心和呕吐,随后继续加用甲氧氯普胺止吐。之后,该患者出现发热、烦躁不安、四肢僵硬。怀疑与舍曲林、曲马多和甲氧氯普胺合用所致 5- 羟色胺综合征有关。

分析:舍曲林与曲马多合用可增强 5- 羟色胺作用,而舍曲林与甲氧氯普胺协同作用增强,最终导致患者出现明显锥体外系症状。

点评:根据患者用药情况,考虑其主要症状为躯体及心理表现,可请专科医师优化治疗方案,减少喹硫平或劳拉西泮用量以降低跌倒风险;当患者摔倒后可使用其他机制的止痛药物而非曲马多,从而打破处方瀑布,而不是为了改善曲马多恶心和呕吐不良反应,继续加用甲氧氯普胺。

处方瀑布的预防策略包括以下几个方面:

1. 优化医嘱输入系统 在现有的电脑化医嘱输入系统中,进一步增强临床决策支持功能,不仅提供药物剂量、相互作用及过敏反应的自动提醒,还应集成疾病诊断指南、药物选择合理性评估及剂量调整建议,以辅助医生作出更加精准的临床判断。此外,对于新处方或处方变更,系统应自动触发对患者当前用药清单的全面审查,评估新增药物与现有药物的潜在相互作用及可能的不良反应。

2. 促进多重用药管理

(1) 定期药物审核:建立定期(如每季度)的患者药物审核制度,由药师或医疗团队成员主导,确保药物方案的合理性和必要性,及时识别并减少不必要的多重用药。

(2) 简化治疗方案:鼓励医生在可能的情况下简化药物方案,减少药物种类和剂量,以降低药物间相互作用的风险和患者的管理负担。

3. 加强症状评估与不良反应监测

(1) 症状导向的评估:每当患者出现新症状时,应首先进行全面的症状评估,排除药物不良反应的可能性,避免错误地将药物不良反应视为新疾病而开具额外药物。

(2) 不良反应监测网络:建立或利用现有的药物不良反应监测和报告系统,鼓励医护人员及时上报疑似药物不良反应,以便快速识别并采取措施。

4. 加强多学科协作与培训

(1) 多学科协作:鼓励医生、药师和其他医疗专业人员之间的沟通和合作,共同管理患者的药物治疗。

(2) 培训与教育:定期对医护人员进行药物管理、不良反应识别、处方瀑布预防等方面的培训,提升其专业能力。通过讲座、手册、在线资源等形式,向患者普及合理用药知识,提高其对药物不良反应的识别能力和自我保护意识。

三、慢性病患者用药依从性

(一) 定义

依从性(compliance)也被称为顺从性或顺应性,是指患者在接受医疗建议或治疗后,其行为(如服药、饮食调整、改变生活方式等)与医生医嘱的一致性程度。它反映了患者与医疗工作者之间的合作与配合关系,是确保治疗效果和疾病管理成功的重要因素。具体来说,依从性涉及以下几个方面:

1. 用药依从性 患者按照医嘱正确服用药物,包括剂量、频率、时间和疗程的遵守。

2. 治疗计划依从性　患者遵循非药物治疗计划,如饮食控制、运动、戒烟、戒酒等生活方式的改变。

3. 随访依从性　患者按照医嘱参加定期的医疗随访和检查。

依从性的定义强调了患者行为的主动性,即患者愿意并能够按照医疗建议采取行动。然而,依从性并不总是意味着患者必须完全遵守医嘱,因为在某些情况下,患者可能会根据自己的价值观、信仰或对治疗的理解作出调整。因此,依从性是一个动态的过程,可能随着患者情况的变化和治疗经验的积累而变化。

(二)流行病学

自 1968 年首项关于依从性的研究发表以来,相关研究者发表了许多论文,致力于发展评价依从性的方法、识别导致依从性差的因素,并探索提高依从性的策略。然而,尽管有这些努力,改善依从性的效果并不理想。在发达国家,慢性病治疗的不依从性达到 30%~50%,在发展中国家这一比例甚至更高。由于测量方法和研究人群的差异,老年和慢性病患者药物不依从的患病率在不同研究中差异很大,介于9%~54% 之间。

(三)负面影响

不依从性对患者健康和卫生保健系统产生了显著的负面影响。不依从性导致许多患者无法从药物治疗中获益,进而影响疾病控制和症状缓解,导致患者的生活质量和健康状况恶化。同时,不依从性也会引起医疗成本相应增加,包括药物浪费、治疗失败、住院和医疗成本增加。如果药物不依从性未得到足够的重视,可能导致药物剂量的不当增加或调整为更强力的药物,从而提高药物不良事件发生的风险。

(四)依从性的影响因素

根据 WHO 的报道,依从性的影响因素可以归为五个维度:社会和经济、卫生系统相关、疾病相关、患者相关和治疗相关(表 13-1)。

表 13-1　影响依从性的五个维度

社会和经济	患者相关
社会经济相关因素	患者对所需治疗的看法
治疗费用	认知功能
卫生系统相关	健康素养
保健服务的特点	自我照顾的积极性
患者和医生的互动	社会支持
患者随访	**治疗相关**
多个提供者	多种药物
疾病相关	治疗复杂性
疾病特点	药物不良反应
严重程度	治疗持续时间
慢性或急性疾病	

可能造成依从性障碍的因素包括以下几个方面：

1. 与患者相关的障碍

（1）医患沟通：医患之间的沟通不畅或关系不佳可能影响患者的依从性，如：医生因时间限制无法充分教育患者，导致患者对治疗理解不足。

（2）对治疗策略怀疑或否定：患者对疾病和治疗的知识不足造成对治疗方案或治疗效果的负面感知，降低其对治疗的信心。

（3）对不良反应的恐惧：患者对药物可能引起的不良反应的担忧可能导致不依从。

（4）认知障碍：在慢性病患者特别是老年患者，身体或精神能力的下降，认知障碍是影响依从性的一个重要因素，可能影响患者执行治疗计划的能力。

（5）抑郁：抑郁在慢性病患者中普遍存在，可能影响自我管理和药物依从性。

2. 与药物相关的障碍

（1）多重用药：使用多种药物可能增加治疗复杂性，影响依从性。

（2）复杂的药物方案：复杂的用药方案可能难以遵循，导致依从性下降。

3. 社会支持相关的障碍　社会支持差，缺乏足够的社会支持可能影响患者的治疗信心和依从性。

4. 与治疗策略相关的因素

（1）药物不良事件：药物引起的不良反应可能降低患者的依从性。

（2）复杂的药物方案：复杂的用药方案可能导致患者难以理解或遵循。

（3）药物方案变化：最近药物方案的变化可能引起混淆，影响依从性。

（4）合并多种疾病：多种疾病的存在可能增加治疗的复杂性，影响依从性。

（五）药物依从性的评估

药物依从性的评估是医疗实践中一个重要的环节，它有助于识别患者是否按照医嘱正确使用药物。评估依从性的方法没有"金标准"，根据判断方式可分为直接法和间接法，每种方法都有优点和缺点（见表 13-2）。

表 13-2　依从性评估方法的优缺点

方法	优点	缺点
直接法		
直接观察疗法	最准确	患者可以将药片藏在嘴里或扔掉；不适合日常使用
检测药物或代谢物在体液中的水平	客观	需要患者积极配合甚至定期随访；价格昂贵
检测体液中相关生物标志物	客观	
间接法		
问卷调查，患者自主报告	简单；廉价；临床上最常用的方法	回访间隔时间增加容易出现错误；结果容易失实
药片计数法	客观，可量化且容易操作	数据容易被患者更改（如倒出药片）
药品续配频率	客观，容易获得数据	补药率不等同于药物摄入情况；需要一个封闭的药房系统

续表

方法	优点	缺点
评估患者的临床反应	简单,较容易操作	其他非用药依从性因素会对临床反应造成影响
随身电子用药监测器	结果易于量化;可追踪用药模式	昂贵;需要回访及从药瓶下载数据
测量生理标志物	通常情况下是容易执行的	标志物可能因其他原因缺失(如代谢增加、吸收不良)
患者用药日记	帮助纠正记忆力差的情况	容易被患者篡改
当患者是儿童时,对监护人或药师的问卷调查	简单;客观	容易失实

1. **直接法**　主要有直接观察疗法、检测药物或代谢物在体液中的水平、检测体液中相关生物标志物,是评价依从性客观和直接的方式。例如,苯妥英钠或丙戊酸钠等抗癫痫药物的血清浓度可能反映患者对药物治疗方案的依从性,血药浓度低于有效水平则可能反映出依从性差或剂量不够。但直接检测的方法花费较为昂贵,需要患者积极配合定期随访,对患者造成一定不便。

2. **间接法**

(1) 使用问卷对患者或监护人进行调研、患者用药日记、随访就诊时的临床反应等方法,操作简单,但需要患者或监护人有一定的理解能力,同时可能存在信息缺失或不准确,主观性强,造成误判。

(2) 药片计数法(即计算患者剩余药片的数量)是医务人员喜欢使用的评价方式,但是这种方法也存在一些问题,部分患者会将药物转移或丢弃,从而影响评价结果。

(3) 药品续配频率评价是封闭药房系统中总体依从性的评价指标,以每次开药时间或频次进行评价,这些数据可以通过电子病历和信息系统提取,是相对客观的信息。

(4) 随身电子用药监测器能记录和标记开瓶、滴液(如青光眼)或使用(如哮喘)的时间。这些设备提供相对精确的患者用药行为记录,但无法判断用药正确性,如患者可能会打开容器而不服药,或服用了错误的剂量,或将药物放进了另一个容器中或同时从容器中服用多个剂量,从而使产生的数据无效。而且通常随身电子用药监测器价格昂贵。不过这种方法可以在复杂的临床情况下提供关于依从性的最准确和最有价值的数据,并提高我们对用药行为的认识。

在特定的临床或研究情景中,某些评估依从性的方法可能是优先考虑的,但是组合使用多种评价方法方可以最大限度地提高评价准确性。

(六) 药物依从性的改善

由于药物依从率低往往是多因素导致的,因此需要多层次的方法来改善。一般而言,这些方法包括行为干预、患者教育、自我管理、改善药品包装和日常提醒、整合照护。

1. **行为干预**　行为干预旨在通过改变患者对药物治疗的行为来提高依从性。这些干预基于认知行为理论,针对失调性情绪、行为和认知,旨在促进健康的生活方式,并积极改善症状和治疗。然而,行为干预的效果存在矛盾的结果。整合了多种干预方法的措施通常最为有效,但由于成本效益不高且在日常临床实践中难以实施,其应用受到限制。

基于以上调研,研究人员致力于开发高效的行为干预措施,特别是针对老年人的干预措施,包括接受过认知行为方法培训的卫生保健专业人员直接向患者提供行为咨询、电话随访和家访(特别是与患者教育结合后),提供出院前后综合干预的规划和支持,更容易产生积极的影响。

药师在提高患者依从性的过程中也起到了作用。药师开展的结构化咨询和持续用药监测提高了患者的满意度和丰富了患者药物知识;此外,由于干预措施仅针对依从性差和高风险患者,因此干预的成本效益良好。

2. **患者教育** 患者教育已成为医学领域的一个重要分支,卫生保健提供者充分解释如何服药、向患者提出和讨论任何不愿意服药的问题,以及与患者讨论他们对健康和相关治疗的信念和知识,来教育患者促进药物依从性。同样,向患者及其家属或照料者提供有关药物和疾病相关信息、处方药物的适应证和不良反应及如何处理等内容的教育,对于提高患者用药依从性也是有效的。

有关药物治疗和疾病的沟通和信息至关重要,提高依从性的干预措施不仅必须关注患者,还必须关注更广泛的背景和医疗保健系统,这一观点正在逐渐被接受。为了实现更好的依从性,在采用以患者为中心的医疗和患者共同决策原则下,向患者提供有关其疾病和治疗的信息非常重要。

3. **自我管理** 面对慢性病日益增多的挑战,自我管理的概念变得尤为重要。自我管理是指个人、家庭、社区照护和医护人员共同管理慢性病的症状、治疗、生活方式、心理社会、文化和精神方面。自我管理包括多个方面,如自我照护、自我监测、依从性、健康行为改变、患者教育和协同照护。患者根据自己的具体情况,包括生活方式选择、了解自己的医疗记录、自我监测和用药依从性。与面对面就诊相比,自我管理更方便,通过网络或手持电子设备辅助,使用远程诊疗服务、远程护理及监控、互联网问诊或用药咨询等,解决自我管理中的各种问题,以维持长期效益。

4. **改善药品包装和日常提醒** 50%~60% 的慢性病患者都存在药物依从性的问题。通过日常提醒患者服药或安排医疗就诊和筛查可以改善患者健康。干预方式多种多样,如短信、提醒设置、互动式语音应答系统(interactive voice response system,IVR)、视频电话、七日药盒等。研究表明,这些干预方法对于提高患者依从性和改善临床结局或多或少有益。

5. **整合照护** 整合照护作为一种综合性的医疗管理模式,旨在通过增强医疗保健系统内部及跨领域的连通性、一致性与协作性,提升照护质量与患者满意度。该模式涵盖了多学科照护团队、临床路径与反馈机制、患者教育与自我管理支持等多个方面。通过简化并定期审查药物方案、评估并治疗潜在的心理障碍、鼓励家属参与药物管理以及利用社区照护服务提供社会支持等措施,整合照护模式为患者提供了全方位、个性化的照护体验,有效促进了药物依从性的提升。整合照护旨在提高照护质量和生活质量,提高医疗服务提供者和有复杂健康问题患者的满意度和照护效率。

【案例 13-4】

一名 76 岁男性患有阵发性室上性心动过速、医源性库欣综合征,服用索他洛尔、氢化可的松。该患者因室上性心动过速发作入院,追问病史,患者由于疲劳和心率过低自行停用索他洛尔;因为面部水肿,偶尔服用氢化可的松。

【案例 13-5】

一名 79 岁的独居女性,正在接受药师家访。由于不能按时服药,药师在她家里发现了许多剩余药品,初步评估有认知障碍。

案例点评:

案例 13-4 反映了药物不良反应导致药物依从性差。在对患者的医疗状况和药物适应证进行教育和解释后,以及在患者的担忧得到解决后,患者同意服用氢化可的松,并在后续随访中定期复查后恢复了低剂量索他洛尔。

案例 13-5 反映了由于认知障碍使得患者的药物管理不当。患者高龄、社会支持差、药品储备多也是导致药物管理不当的因素。因此不仅仅需要优化她的治疗方案,而且应该进一步开展认知评估和社会支持。

第二节　慢性病用药管理内容与实践

一、潜在不适当用药管理内容

由于目前很难避免多重用药,因此解决这一问题的实际方法是在减少潜在不适当用药(PIM)的同时加强药物的合理使用。目前临床上已经制定了标准和评估程序,以筛选慢性病 / 老年患者的 PIM。这些标准大多数是基于试验证据、系统评价、专家小组建议和共识评估的明确标准,目的是提高药物的适宜性,尽量减少药物不良事件和由其引起的住院治疗。

目前 PIM 判断标准包括两个大类,即不需判断可直接回答的明确(explicit)标准和需要凭借个人知识判断的隐含(implicit)标准。最广泛使用的是 Beers 标准和老年人不适当处方筛查工具(screening tool of older persons prescriptions,STOPP) / 老年人处方遗漏筛查工具(screening tool to alert to right treatment,START),简称 STOPP/START 标准。

1991 年,Mark Beers 博士使用德尔菲法与专家小组达成共识,制定了老年人不适当处方的标准,并以他的名字命名——老年人潜在不适当用药的 Beers 标准。美国老年医学会采用了该标准,并根据美国可用的药物列表对其进行了修订,其主要目的是改进老年人的处方,减少不期望副作用发生率,减少不必要的药物费用。

Beers 标准适用于 65 岁或 65 岁以上的非卧床、急性和住院患者,但不适用于接受临终关怀或姑息治疗的患者。需要强调的是,Beers 列表并不能代替为老年人开处方时的专业判断,它旨在成为临床医生的指导材料。

自发布以来,Beers 标准已经过验证,并定期更新。最新版本 Beers 2023 标准列出了五类内容:①老年人应避免 PIM;②在某些疾病或综合征中应避免的药物和药物类别;③需谨慎使用的药物;④应避免的药物—药物相互作用;⑤肾脏疾病患者应避免或减量的药物。所述的每项标准都由推荐的合理性、证据水平和推荐的强度进行补充。

STOPP/START 标准是由爱尔兰 Cork 大学附属医院组织欧洲多国专家于 2008 年研制而成,现已更新至 2023 版(第三版)。STOPP/START 标准为 65 岁及以上的慢性病老年患者提供了专门的处方指南。与 Beers 标准一样,STOPP 标准包括一系列 PIM。此外,一份潜在处方遗漏列表(START 标准)提醒临床医生根据提示开具适当的处方。STOPP/START 标准并不是简单列出避免 / 慎用的药品,STOPP/START 标准描述了在不同临床情况下,不合适的药物或药物类别,或应考虑使用的药物,因此这个标准被认为与临床实践更契合。STOPP/START 标准也已更新,以保持其临床有效性。

制定 STOPP/START 标准的研究是在科克大学医院进行的,研究对象是患有急性疾病的老年群体。根据 STOPP 标准,发现的潜在不适当用药发生率如下:25% 的人服用一种不适当药物,7% 服用两种不适当药物,2% 服用三种不适当药物。最常见的问题是有明确禁忌证的患者应用长效苯二氮䓬类和 / 或三环类抗抑郁药,以及使用药物增加易感患者跌倒的发生率。此外,另一个常见的错误是重复用药——为同一患者开具两种非甾体抗炎药、ACEI、5- 羟色胺再摄取抑制剂或两种抗血小板药物的处方。

我国医务人员在借鉴美国、加拿大、日本、法国、挪威、德国、韩国、奥地利、泰国等国家的 PIM 标准后,开始探索制定符合我国国情的 PIM 标准。中国老年保健医学研究会合理用药分会、中华医学会老年医学分会、中国药学会老年药学专业委员会、中国药理学会抗衰老与老年痴呆专业委员会、中国药理学会药源性疾病学专业委员会采用德尔菲法制定了《中国老年人潜在不适当用药判断标准》(2017 年版)(表 13-3)。

表 13-3　中国老年人潜在不适当用药判断标准

药物名称	用药风险点 / 使用建议	风险强度
A 级警示药物(24 种 / 类)		
神经系统用药		
1. 劳拉西泮	①神经系统不良反应(镇静时间延长、健忘、共济失调、认知功能障碍、行为异常);②跌倒;③低血压;④呼吸抑制	高
2. 阿普唑仑	①老年人体内半衰期延长;②神经系统不良反应(镇静时间延长、嗜睡、健忘、共济失调、认知功能障碍、情绪激动、烦躁不安、幻觉、精神错乱、抑郁);③跌倒和骨折;④低血压;⑤呼吸抑制	高
3. 苯海索	①抗胆碱能不良反应(口干、视物模糊、心动过速、恶心、呕吐、尿潴留、便秘);②长期应用可出现神经系统不良反应(嗜睡、抑郁、记忆力下降、幻觉、意识混乱)	高
4. 二氢麦角碱	①疗效不确切;②用药风险大于获益;③血管收缩可引起心绞痛、高血压	低
5. 艾司唑仑	①神经系统不良反应(镇静时间延长、嗜睡);②跌倒	低
6. 尼麦角林	①疗效不确切;②用药风险大于获益;③体位性低血压;④跌倒	低
7. 唑吡坦	①神经系统不良反应(认知功能障碍、激越、烦躁不安、幻觉、精神错乱、反应时间延长);②跌倒和骨折	低
精神药物		
8. 氟西汀	①神经系统不良反应(失眠、头晕、意识不清、烦乱、激越);②低钠血症;③半衰期长	低
9. 利培酮	①避免用于痴呆患者行为异常的治疗,仅在非药物治疗失败或患者对自己及他人造成威胁时应用;②增加痴呆患者的脑血管意外及死亡风险	低
10. 奥氮平	①神经系统不良反应(镇静时间延长、认知功能障碍);②锥体外系和抗胆碱能不良反应(帕金森病、肌张力减退);③跌倒;④增加精神病患者的病死率	低

续表

药物名称	用药风险点 / 使用建议	风险强度
11. 喹硫平	①避免用于痴呆患者行为异常的治疗,仅在非药物治疗失败或患者对自己或他人造成威胁时应用;②增加痴呆患者的脑血管意外及死亡风险	低
解热、镇痛、抗炎与抗风湿药		
12. 萘丁美酮	①避免长期使用,除非其他可选择药物疗效不佳,应同时服用胃黏膜保护剂;②消化道出血、溃疡(年龄 >75 岁;口服或肠外给予糖皮质激素、抗凝药物及抗血小板药物)	高
13. 双氯芬酸	①消化道出血、溃疡;②肝损伤;③肾损害;④高血压	低
14. 布洛芬	①消化道出血、溃疡;②肝损伤;③肾损害;④高血压	低
心血管系统用药		
15. 利血平(>0.1mg/d;降压 0 号和复方利血平片等)	①神经系统不良反应(镇静、抑郁、嗜睡);②体位性低血压;③胃肠功能紊乱	高
16. 多沙唑嗪	①体位性低血压、脑血管和心血管疾病;②尿失禁 / 排尿障碍;③神经系统不良反应(眩晕、轻微头晕、嗜睡)	高
17. 地高辛(>0.125mg/d)	严重心律失常(QT 间期延长和尖端扭转性心律失常)	低
18. 胺碘酮	严重心律失常(QT 间期延长和尖端扭转性心律失常)	低
抗过敏药		
19. 氯苯那敏	①抗胆碱能不良反应(便秘、口干、尿潴留);②神经系统不良反应(镇静时间延长、嗜睡、意识不清、谵妄);③心电图变化(QT 间期延长);④老年人过敏反应首选二代抗组胺药	低
内分泌系统用药		
20. 胰岛素(sliding scale)(根据血糖水平动态调整的胰岛素注射法)	低血糖风险(谨慎增加剂量)	低
血液系统用药		
21. 华法林	①个体差异大,蛋白结合率高,过量易致大出血;②老年人服用药物多,且生理状态改变,可能的相互作用及单药导致的不良反应风险增加;③常规监测凝血指标	低
22. 氯吡格雷	①血液系统不良反应(血小板减少、中性粒细胞减少、胃肠道出血、紫癜、鼻出血、眼部出血、血尿、颅内出血);②神经系统不良反应(头痛、头晕、意识混乱、幻觉)	低
泌尿系统用药		
23. 螺内酯(>25mg/d)	①心力衰竭患者高血钾风险增加,尤其剂量 >25mg/d、合并使用非甾体抗炎药、血管紧张素转化酶抑制剂、血管紧张素 Ⅱ 受体阻滞剂或补钾制剂时;②避免用于心力衰竭或内生肌酐清除率 <30ml/min 的患者	低
呼吸系统用药		
24. 茶碱	①心脏不良反应(心房纤维化、心房扑动和心动过速等);②神经系统不良反应(癫痫、失眠、易激惹);③恶心及腹泻(剂量相关性)	低

药物名称	用药风险点/使用建议	风险强度
B级警示药物(48种/类)		
神经系统用药		
25. 氯氮䓬	①老年人体内半衰期延长；②神经系统不良反应(镇静时间延长、嗜睡、健忘、共济失调、认知功能障碍、激越、烦躁不安、幻觉、精神错乱、抑郁)；③跌倒和骨折；④低血压；⑤呼吸抑制	高
26. 硝西泮	①神经系统不良反应(镇静时间延长、认知功能障碍、嗜睡、健忘、共济失调、情绪激动、烦躁不安、幻觉、精神错乱、抑郁)；②跌倒和骨折；③低血压；④呼吸抑制	高
27. 巴比妥类(除外苯巴比妥)	①比大多数镇静催眠药更易产生依赖性、耐受性和撤药反应；②神经系统不良反应(意识不清)；③跌倒和骨折	高
28. 苯巴比妥	①神经系统不良反应(镇静时间延长、逆转性兴奋作用、嗜睡、记忆减退、异常反应、激越)；②运动障碍、共济失调；③呼吸抑制	高
29. 氯硝西泮	①神经系统不良反应(镇静时间延长、健忘、认知功能障碍、行为异常、谵妄、抑郁)；②呼吸抑制；③共济失调和跌倒	高
30. 地西泮	①老年人体内半衰期延长；②神经系统不良反应(镇静时间延长、嗜睡、健忘、共济失调、认知功能障碍、激越、烦躁不安、幻觉、精神错乱、抑郁)；③跌倒和骨折；④低血压；⑤呼吸抑制	高
31. 苯妥英钠	①神经系统不良反应(谵妄、震颤、共济失调、眼震)；②贫血；③骨软化症；④跌倒	高
32. 己酮可可碱	①疗效不确切；②用药风险大于获益；③体位性低血压和跌倒	低
精神药物		
33. 阿米替林	①较强的抗胆碱能不良反应(便秘、口干、尿潴留、青光眼)；②神经系统不良反应(镇静时间延长、嗜睡、意识不清、认知功能障碍、谵妄)；③过量产生心脏毒性；④体位性低血压；⑤跌倒；⑥风险大于获益	高
34. 氯丙嗪	①体位性低血压、心悸或心电图改变；②锥体外系不良反应(震颤、僵直、流涎、运动迟缓、静坐不能、急性肌张力障碍)，长期大量服药可引起迟发性运动障碍；③次选药物	高
35. 多塞平	①较强的抗胆碱能不良反应(便秘、口干、尿潴留、青光眼)；②神经系统不良反应(镇静时间延长、嗜睡、意识不清、认知功能障碍、谵妄)；③过量产生心脏毒性；④体位性低血压；⑤跌倒；⑥风险大于获益	高
36. 马普替林	①较强的抗胆碱能不良反应(便秘、口干、尿潴留、青光眼)；②神经系统不良反应(镇静时间延长、嗜睡、意识不清、认知功能障碍、谵妄)；③过量产生心脏毒性；④体位性低血压；⑤跌倒；⑥风险大于获益	高
37. 氯氮平	①神经系统不良反应(帕金森病样症状、肌张力障碍、镇静)；②抗胆碱能不良反应；③粒细胞缺乏症；④心肌炎；⑤增加精神病患者的死亡风险	高
38. 奋乃静	①神经系统不良反应(迟发性运动障碍、帕金森病样症状、肌张力障碍、静坐不能、认知功能障碍、镇静时间延长)；②抗胆碱能不良反应(尿潴留、便秘、视觉改变)；③体位性低血压；④跌倒；⑤增加精神病患者的死亡风险	低

药物名称	用药风险点 / 使用建议	风险强度
39. 氟奋乃静	①神经系统不良反应(迟发性运动障碍、帕金森病样症状、肌张力障碍、静坐不能、认知功能障碍、镇静时间延长);②抗胆碱能不良反应(尿潴留、便秘、视觉改变);③体位性低血压;④跌倒;⑤增加精神病患者的死亡风险	低
40. 氟哌啶醇	①神经系统不良反应(迟发性运动障碍、帕金森病样症状、肌张力障碍、静坐不能、认知功能障碍、镇静时间延长);②抗胆碱能不良反应(尿潴留、便秘、视觉改变);③体位性低血压;④跌倒;⑤增加精神病患者的死亡风险	低
41. 阿立哌唑	①避免用于痴呆患者行为异常的治疗,仅在非药物治疗失败或患者对自己或他人造成威胁时应用;②增加痴呆患者的脑血管意外及死亡风险	低
42. 氟伏沙明	①恶心、呕吐;②困倦、头晕;③抗胆碱能不良反应(口干、便秘)	低
43. 舒必利	①锥体外系不良反应;②迟发性运动障碍	低
解热、镇痛、抗炎与抗风湿药		
44. 吲哚美辛	①神经系统不良反应多于其他非甾体抗炎药;②消化道出血、溃疡或穿孔;③肝损伤;④肾损伤	高
45. ≥2 种非甾体抗炎药合用	未见疗效提高,但发生不良反应的风险增加	高
46. 保泰松	①消化道出血、溃疡或穿孔;②血液系统不良反应	高
47. 吡罗昔康	①消化道出血、溃疡或穿孔;②肾损伤;③高血压	高
48. 萘普生	①消化道出血、溃疡;②肾损伤;③高血压	高
49. 酮洛芬	①消化道出血、溃疡或穿孔;②高血压;③肝损伤;④肾损伤	低
50. 依托考昔	①消化道出血、溃疡或穿孔;②存在心血管方面的禁忌证	低
心血管系统用药		
51. 可乐定	①体位性低血压;②心动过缓;③晕厥	高
52. 普鲁卡因胺	①避免作为心房颤动的一线用药;②对于老年患者,控制心率比控制心律可更多获益	高
53. 硝苯地平(常释剂型)	①心肌梗死或脑卒中的风险增加;②低血压;③便秘	低
抗感染药物		
54. 加替沙星	①血糖异常改变(高血糖、低血糖);②神经系统不良反应(头晕、痉挛、抽搐、晕厥、意识模糊、昏迷、癫痫、精神异常);③心脏不良反应(心悸、心动过缓、QT 间期延长)	低
55. 氨基糖苷类抗生素	①肾损害;②耳毒性	低
56. 万古霉素	①皮肤反应(史 - 约综合征、中毒性表皮坏死松解症、剥脱性皮炎);②肝损伤;③肾损伤;④休克、过敏样症状	低
57. 克林霉素	①过敏样反应(过敏性休克、高热、寒战、喉头水肿、呼吸困难);②泌尿系统不良反应(血尿、急性肾损伤)	低

续表

药物名称	用药风险点/使用建议	风险强度
抗过敏药		
58. 异丙嗪	①抗胆碱能不良反应（口干、视物模糊、胃肠道反应）;②神经系统不良反应（镇静、嗜睡、意识障碍）;③老年人过敏反应首选二代抗组胺药	低
59. 苯海拉明	①抗胆碱能不良反应（口干、视物模糊、胃肠道反应）;②神经系统不良反应（镇静、头晕、意识障碍）;③心电图变化;④老年人过敏反应首选二代抗组胺药	低
内分泌系统用药		
60. 生长激素	①体液潴留（水肿、关节痛、腕管综合征）;②男性乳房女性化;③空腹血糖受损	高
61. 格列本脲	长效药物,可引起低血糖	低
62. 甲地孕酮	①增加血栓风险;②增加老年患者死亡风险	低
血液系统用药		
63. 噻氯匹定	①防治血栓作用并不优于阿司匹林;②血液系统不良反应（中性粒细胞减少/粒细胞缺乏、血栓性血小板减少性紫癜、再生障碍性贫血、出血倾向）	高
消化系统用药		
64. 莨菪碱类	①疗效不确切;②抗胆碱能作用强;③避免使用（特别是长期使用）	高
65. 颠茄生物碱	①疗效不确切;②抗胆碱能作用强;③避免使用（特别是长期使用）	高
66. 西咪替丁	①神经系统不良反应（意识障碍、谵妄）;②比其他 H_2 受体拮抗剂有更多的相互作用	低
麻醉药与麻醉辅助用药		
67. 哌替啶	①神经系统不良反应（意识不清、谵妄、癫痫发作、镇静）;②呼吸抑制;③跌倒	高
68. 吗啡、吗啡缓释片	①使用过量易出现呼吸抑制;②一旦发生呼吸抑制则持续时间长	低
69. 曲马多	①神经系统不良反应（癫痫发作、谵妄、眩晕）;②呕吐;③便秘	低
骨骼肌松弛药		
70. 巴氯芬	①跌倒;②神经系统不良反应（健忘、意识障碍、嗜睡、谵妄、头痛、镇静）	低
71. 氯唑沙宗	①难以耐受的抗胆碱能不良反应;②可耐受剂量的疗效不确切;③镇静;④骨折	低
泌尿系统用药		
72. 托特罗定	①抗胆碱能不良反应（便秘、口干、加重青光眼）;②神经系统不良反应（谵妄、认知功能障碍）	低

　　上述明确（explicit）标准仅基于临床证据,没有考虑个别患者的情况,如共患病和个人偏好。因此,它们不能取代以患者为中心作决策的临床判断,但它们可以提醒临床医生注意不适当用药的潜在情况。相较于明确标准,还有一类隐含标准,隐含标准是基于临床判断的,关注的是患者个体,而不是药物或疾病。药物适宜性指数（medication appropriateness index）是一套隐性评价工具,在研究中经常使用。它

包括确定给定药物适当性的 10 个项目：是否满足药品的适应证、该药品是否有治疗效果、剂量是否正确、用药指导是否正确、用药指导是否实用、临床上是否存在药物—药物的相互作用、临床上是否存在药物—疾病的相互作用、与其他药品是否有不必要的重复、费用与同等效用的药品相比偏高还是偏低、疗程长短是否可以接受。每个问题后包含正向、中立和负向 3 种态度的答案以供选择，分别对应 1、2、3 级。如果有至少 1 个项目的评级为 3，则整体评价该药物不具有适宜性，否则认为药品总体是具有适宜性的。随后生成总分，分数越高表示药物使用不当越多。尽管这些评估过程以患者为中心，涉及整个药物治疗方案，但其适用性受到现实限制，如该工作耗费时间且取决于临床医生的知识和经验。

除此之外，Jenni Burt 汇集了专家意见后，制定了针对多重用药的患者 PIM 评价条目，评价内容如下：①病历上记有用药说明；②没有有效的非药物替代方案；③药品遴选符合既定的临床实践；④无临床显著的药物—药物相互作用（包括重复用药）；⑤如果该药有用药禁忌，开处方的医师应给出开具该药的正当理由；⑥对于患者，该药有适应证；⑦所用药品应当是根据患者的年龄、肝肾功能开具的，应有适宜的剂型、给药途径和给药间隔，且不能低于临床剂量或可能产生毒性；⑧该药物不能精简；⑨患者 / 照护者了解该药物疗法；⑩患者按时服药；⑪一线的临床医师每年至少审核 1 次该药物疗法；⑫如果发生药物不良反应，病历本上会记录详细的反应和未来的监测建议。

在案例 13-1 中，医生为患有良性前列腺增生的老年男性开具阿米替林（具有强烈的抗胆碱能特性）被认为是不合适的（Beers 和 STOPP 标准），因为阿米替林可导致尿潴留，并且市面上有抗胆碱能作用较少的替代药品。例如，可以选择加巴喷丁治疗带状疱疹后神经痛。

二、多重用药管理内容

多重用药的管理主要体现在处方精简的管理策略。处方精简（prescription simplification）是一种医疗实践，其目的是通过简化药物处方来提高患者对药物治疗的依从性，减少药物相互作用和药物不良反应的风险，同时降低医疗成本。在处方精简的过程中，医生会评估患者的用药情况，并采取措施减少不必要的药物使用，优化药物选择，确保患者能够理解和遵循治疗计划。这通常包括减少用药种类、简化用药方案、使用方便的药物形式和剂型，以及提供患者教育和支持。通过这些方法，处方精简旨在提高治疗效果，改善患者的生活质量，并促进更有效的药物管理。

在老年人群中，处方精简尤为重要，因为随着年龄的增长，老年人可能同时患有多种慢性病，需要服用多种药物，这增加了药物相互作用和不良反应的风险。

（一）处方精简的方式

1. 药物审查和优化　医生会对老年患者的用药情况进行定期审查，确保所有药物都是必要的，并优化药物组合，优先考虑精简的药物类别是使用率或过度治疗率高、严重不良反应、其他有效治疗方案可用或易于停止的药物。

2. 减少用药种类　在某些情况下，医生可能会选择一种药物来替代多种药物，以减少药物种类。例如，如果一个老年患者同时使用两种降糖药，医生可能会考虑使用一种更有效的药物来控制血糖。

3. 简化用药方案　医生会尽量简化用药方案，确保老年患者能够轻松理解和遵循。例如，如果一个老年患者需要服用多种药物，医生可能会将所有药物集中在一天中的某个时间段，以减少用药次数。

4. 使用方便的药物形式和剂型　医生会选择适合老年患者的药物形式和剂型,以提高用药的便利性和依从性。例如,如果一个老年患者难以吞咽片剂,医生可能会选择液体或贴片形式的药物。

5. 提供患者教育和支持　医生会向老年患者提供用药指导,确保他们了解如何正确服用药物,并解答任何疑问。例如,医生可能会使用图表或简化的说明书来帮助老年患者记住用药时间。

最常见的停用药品是抗高血压药物、苯二氮䓬类和抗精神病类药物,停用这些药物的好处不仅限于减少多重用药,还包括降低跌倒风险、改善认知和精神运动功能。尽管通常认为处方精简是可行和安全的,但担心症状反弹或复发及潜在病情恶化是处方精简的主要障碍。

对于不接受修改治疗方案的患者或护理人员很常见,这种态度会对处方精简的成功产生负面影响。反对停药的原因包括患者认为药物是必要的或有益的,以及他们对于临床条件恶化或戒断效应担心,特别是如果他们以前有过停药的不良经历。另一个障碍是患者咨询时间有限和缺乏临床医生的支持。对于这类人群,可以尝试逐步精简的方法,为患者提供接受时间,解除患者对新方案的疑虑,抑郁症和焦虑症的患者可能需要额外对其精神状况进行干预。识别老年人药物使用风险和处方精简的工具见表 13-4。

表 13-4　识别老年人药物使用风险和处方精简的工具

工具名称	功能
美国老年医学会的比尔斯(Beers)标准,2023 版	确定可能增加风险的不适当药物,并避免老年人使用
老年人不适当处方筛查工具(STOPP) / 老年人处方遗漏筛查工具(START)标准	避免老年人用药(STOP 标准)和潜在处方遗漏(START 标准)
EMPOWER 工具(eliminating, medications through patient ownership of end results)	用于减少患者使用苯二氮䓬类药物
①Morisky 药物依从性量表(4/8 个问题) ②用药方案复杂度指数(medication regimen complexity index)	经验证的评估工具,用于确定用药依从性问题、用药障碍和用药方案复杂性;疾病特异性验证,最常用于高血压、哮喘等

(二)医生在处方精简中承担的角色

医生在预防老年 / 慢性病患者不必要的多重用药方面发挥着关键作用。他们的职责是权衡和评估患者的每一项临床信息。通过了解他们的老年 / 慢性病患者的疾病、身体状况和家庭 / 社会状况,医生处于一个理想的位置,可以为每个患者选择合适的药物。在此过程中,医生应确定"优先"疾病,始终考虑可能的副作用和相互作用。"棕色袋子(brown-bag)药物评估"是一种有效的药物评估方法,患者每隔六个月,将所有定期服用的药物[包括医生和其他人开出的所有药物(非处方药、中草药等)]"装在棕色袋子(brown-bag)里",带到医生办公室,由医生全面评价患者的用药。它已被证明在减少多重用药方面非常有效。通过这种方式,患者可以从药物中获得最大收益,并减少药物浪费。

在给患者开药之前,医生应回答几个关键问题,以确定治疗方案是否合理。

1. 这种药真的有必要吗?

2. 该药物属于哪个药效学大类,其作用机制是什么?

3. 我想用这种药物达到什么目的?

4. 我如何评估这种药物的有效性？

5. 我应该给多少剂量，多长时间？

6. 我是否选择了最简单的治疗方案？

7. 在开药之前，我是否评估了患者的生物年龄和实际年龄（因为这些年龄并不总是一致的）？

8. 患者年龄、现有疾病，或其他合并药物是否会影响药物的吸收、代谢或排泄？

9. 我应该考虑哪些可能的药物副作用？

10. 患者用药依从性好吗？ 运动、视觉、认知或其他方面的疾病是否会影响服药依从性？ 患者是否能够单独服药，或者是否应得到他人的帮助和 / 或监督？

11. 我是否需要向患者或其家属进一步说明药物的服用方式、作用和副作用？ 我是否应该写下给药方案（品种、剂量、时间表，是否空腹服用）？

对于需要接受处方精简的患者，医生可以参照处方精简的关键八步骤进行处方精简（缩写为ACADEMIA）。A：评估（assess），评价患者当前使用的所有药物，包括非处方药和其他来源的药物（可以使用棕色袋子（brown-bag）药物评估——将所有使用的药物都装在一个袋子里并交给医生审查）。C：老年综合评估（comprehensive geriatric assessment），评估患者的功能、有无老年综合征，并评估其预后对寿命的影响。A：提高依从性（adherence），采取措施包括：为每个患者提供七日药盒；通过日历建立患者的用药时间表；采用泡罩包装的药品；简化患者用药方案；邀请患者本人及其照护者共同提升用药依从性。D：优化建议（development），新提出的建议，应与患者的个人愿望和他 / 她的道德观念相符合。E：再识别（emergence），重新核对当前的药物治疗，识别没有适应证的药物及与患者的偏好不匹配甚至是错误的治疗方案。M：精简（minimization），使用处方精简的技巧。I：跨学科（interdisciplinarity），与药师合作，提出药物相互作用的问题、药学监护计划和建议。A：警惕（alertness），对反弹、新的药物不良事件进行监测和再评价。

所有这些针对慢性病患者或预期寿命有限的患者的处方精简的步骤可以归纳为三个步骤。第一，使用框架模型，考虑照护目标、受益时间、预期寿命、临床状态这些参数与治疗目标的一致性。第二，通过评估患者的整个用药清单、临床状态、生理功能和预后等方面进行判断。在这个步骤中，必须确定药品清单的优先次序，确定要剔除的药物并进行监测。第三，建立具体药物的停药 / 减少计划、随访监测计划。

（三）处方精简的优先顺序

【案例 13-6 】

一名 60 岁男性患有转移性肺癌，接受姑息治疗。患者的其他病史包括糖尿病、高血压和脑血管病。患者有恶病质、疼痛、呼吸困难和经口摄食少。使用药物包括吗啡、甲氧氯普胺、番泻叶、依那普利、二甲双胍、格列齐特、辛伐他汀、阿司匹林和泮托拉唑。

以患者为中心的照护越来越强调满足个别患者的需求，以维持其生活质量和基本功能。照护目标应个体化，综合考虑疾病对患者短期和长期健康的影响、患者的病情及个人意愿。根据患者当前情况，制订优先级照护计划，这可以将药物使用引导到对患者最重要的区域，并减少或停止对患者健康状况意义不大的药物。在案例 13-6 中，一名有多种合并症的患者被诊断为转移性肺癌，其预期寿命有限。患者及其家人都选择了姑息治疗（护理目标），因此他们主要关注的是疼痛和呼吸急促（临床主要症状）。

正确控制这些痛苦的症状应该是当务之急。除了非药物治疗外,调整药物治疗以缓解症状是必要的:其他慢性病(如糖尿病和脑血管病)的药物治疗应尽量减少,原因是可能不会观察到潜在的益处,反而会增加药物相互作用和不良事件(如低血糖、食欲缺乏、出血和腹泻)。

第三节　慢性病用药管理模式

一、慢性病患者药学监护

药学监护(pharmaceutical care,PC),是指医疗机构药师应用药学专业知识向住院患者提供直接的、负责任的、与药物使用相关的监护,以期提高药物治疗的安全性、有效性与经济性。

药物治疗管理(medication therapeutical management,MTM)是药学监护实践过程中形成的一种服务策略。MTM 最先在美国发起,美国的 MTM 模式在法律法规及操作规范上已基本成熟,成为美国重要的社区药学服务模式之一。我国慢性病 MTM 的服务模式处于不断探索与实践阶段,发展趋势良好。

(一) 药学监护职责

1. 参与日常医疗查房,了解患者基本情况,审核病区用药医嘱,重点审查药物相互作用、药物配伍禁忌等。

2. 参与药物治疗方案的设计,根据用药监护分级标准对患者实施相应等级的监护,并书写监护记录。

3. 临床药师根据治疗的需要可利用药物相关基因检测、治疗药物监测等手段,结合药代动力学和药效学特性,为患者制订个体化用药治疗方案。

4. 临床药师监护药物治疗效果及安全性,针对监护等级较高的患者,应对其治疗相关资料进行收集、整理、分析、评估和反馈;建立患者用药档案,对患者进行随访,追踪药物治疗效果。

5. 结合临床药物治疗实践,进行用药调查,开展合理用药、药物评价和药物利用的研究。

(二) 分级监护对象

根据患者疾病状态、病理生理状态(如:高龄、肝肾功能异常等)、用药情况(如:药物种类及数量、药物治疗窗窄等)、特殊治疗情况(住院接受血液透析治疗、经食管给药等)将患者分为一、二、三级监护。

1. **一级药学监护患者**　具备以下情况之一的患者,可以确定并实施一级药学监护:

(1) 严重肾功能不全(肌酐清除率 Cl<30ml/min)或接受血液净化治疗的患者。

(2) 严重肝功能不全[生化指标:GPT 或 GOT>5 倍正常值上限(ULN),或碱性磷酸酶(ALP)>5 倍 ULN,或总胆红素(TBIL)>3 倍 ULN]或 Child-Turcotte-Pugh(CTP)评分≥10 分者。

(3) 重症感染、高血压危象、急性心力衰竭、哮喘持续发作、急性心肌梗死及癫痫持续状态的患者。

(4) 同时应用药物超过 15 种的患者。

(5) 应用强心苷类药物、华法林、硝普钠等治疗窗窄的药物;联合应用 3 种及以上抗肿瘤药物的患者;接受溶栓治疗的患者。

(6) 血药浓度监测值异常者或出现严重 ADR 者。

（7）原接受二级药学监护患者病情或用药发生变化,需进行一级监护的患者。

2.二级药学监护患者　具备以下情况之一的患者,可以确定并实施二级药学监护:

（1）中度肾功能不全(30ml/min<Cl<70ml/min)或接受血液/腹膜透析患者。

（2）中度肝功能不全(生化指标 GPT 或 GOT 或 ALP 在 2~4 倍 ULN 或 TBIL 在 2~3 倍 ULN)或 child-pugh 评分 7~9 分者。

（3）超高龄(>80 岁)患者;妊娠;既往药物过敏史;既往上消化道出血史;既往癫痫病史;中度感染、甲状腺危象、酮症酸中毒、凝血功能障碍、临床检验出现危急值者、慢性心力衰竭、慢性阻塞性肺疾病、哮喘、药物中毒患者。

（4）同时应用药物超过 10 种或同时使用 2 种以上有明确相互作用药物的患者。

（5）使用特殊管理级抗菌药物或存在抗菌药物不良反应高危因素者(凝血功能异常、中枢神经系统损伤等)。

（6）接受静脉糖皮质激素、抗凝药、免疫抑制剂、肠外营养治疗、抗精神病药物、化疗药物治疗患者。

（7）接受静脉输液泵入给药、经胃管给药的患者。

（8）原接受三级药学监护患者病情或用药发生变化,需进行二级监护的患者。

3.三级药学监护患者　具备以下情况之一的患者,可以确定并实施三级药学监护:

（1）病情稳定,不存在前述一、二级药学监护患者的特殊情况者。

（2）药物治疗方案确定,用药品种数目不超过 10 种,未应用前述一、二级药学监护患者接受的特殊给药方式及治疗措施的患者。

（三）分级监护具体内容

针对一、二、三级监护患者,明确分级监护项目及总要求(表 13-5),涉及药学评估内容、药学查房内容、医嘱审核频次及患者教育等。

表13-5　分级监护项目及总要求

监护级别	药学评估		药学查房		医嘱审核频率	出院指导时间
	时间	内容	频率	内容		
一级监护	监护起始日	拟定药学监护计划	每日进行	患者一般情况;肝肾功能、凝血功能;ADR;药物治疗效果;用药依从性;血药浓度	每日进行	出院时完成
二级监护	监护起始日	拟定药学监护计划	至少每周2次	患者一般情况;肝肾功能、凝血功能;ADR;药物治疗效果;用药依从性	每周3次	出院时完成
三级监护	入院当日	评估患者用药依从性	至少每周1次	患者一般情况;ADR;用药依从性	治疗方案发生变化时	出院时完成

1.一级药学监护患者

（1）在监护起始日(大多为入院当日)对患者进行药学问诊,并根据医生诊疗计划制订相应的新入院患者药学监护记录表(表 13-6)。

表 13-6 新入院患者药学监护记录表

入院日期：　　　　　　　　　　查房日期：　　　　　　　　　　查房科室：

基本情况	住院号		床号		姓名	
	年龄		体重/身高		性别	

主诉	
诊断	

主要实验室检查结果	肾功能	
	肝功能	
	其他	

院外用药医嘱重整		用药依从性评估	

初始治疗方案（包括患者具体使用的药物和不合理用药干预情况）	

用药分析	有效性			
	安全性	药品不良反应		既往史
				家族史
		相互作用		
	经济性			
	适宜性			

药学问诊	

监护计划	

问题及患者反馈	

药学监护过程〔主诉、查体、辅助检查、诊疗方案调整、药学监护（包括疗效、药品不良反应、治疗过程、依从性）〕	

药师建议（相关问题、建议内容及参考依据、医护采纳情况、患者接受程度）	

药师签字：　　　　　　　　　　日期：

（2）每日参与医学查房，完成查房记录。查房记录应包括重要生命体征变化情况、主要病情变化、诊疗方案调整情况。

（3）每日进行药学查房，查房内容应包括患者一般情况，肝肾功能，凝血功能，药物相关不良反应、用药安全性监护。关注正在进行血药浓度监测的药物。对意识清楚可交流的患者进行药学问诊，了解用药依从性、药物治疗效果等情况，交代药物的服用时间及注意事项。

（4）每日完成在院患者药学监护记录表（表13-7），内容应包括患者基本生命体征及重要化验结果、药学监护计划执行情况、药物治疗方案调整、药师干预内容及药学监护计划调整。

表13-7 在院患者药学监护记录表

查房日期： 查房科室：

基本情况	住院号		床号		姓名	
	年龄		体重		性别	
患者诊断						
修正诊断						
实验室检查结果更新	肾功能					
	肝功能					
	其他					
治疗方案调整（包括患者具体使用药物，治疗方案调整原因和不合理用药干预情况）						
用药分析	有效性					
	安全性	药品不良反应处理情况				
		相互作用				
	经济性					
	适宜性					
药学问诊						
监护计划						
问题及患者反馈						

续表

药学监护过程 [主诉、查体、辅助检查、诊疗方案调整、药学监护(包括疗效、药品不良反应、治疗过程、依从性)]	
出院患者用药指导	
药师建议(相关问题、建议内容及参考依据、医护采纳情况、患者接受程度)	

药师签字： 日期：

（5）每日对患者执行医嘱情况进行审核，对不合理医嘱进行干预，建立药物重整记录表（表 13-8）。

表 13-8　药物重整记录表

患者姓名		年龄	性别	住院号	
□入院时间 □转入时间			□出院时间 □转出时间		
诊断			过敏史		
药品名称 (通用名)	用法用量	开始时间	停止时间	药物重整建议及理由	

患者或家属签字：　　药师签字：　　医师签字：　　日期：

注：1. 列表中应列出患者全部用药，开展重整的药物请注明重整建议及重整理由；2. 如有患者自带药品，请在药品名称后加"*"；3. 如因转科需要暂停或调整用药，请注明。

（6）患者出院时对患者或其家属进行出院用药指导（表 13-9）。

（7）选择重点患者完成药历。

表 13-9　出院用药指导重点内容

患者姓名		年龄	性别	住院号	

1. 药物（或药物装置）的通用名、商品名或其他常用名称，以及药物的分类、用途。
2. 药物剂型、给药途径、剂量、用药时间和疗程，主要的用药注意事项。
3. 药物的特殊剂型、特殊装置、特殊配制方法的说明。
4. 用药期间应当监测的症状体征、检验指标及监测频率，解释药物可能对相关临床检验结果的干扰及对正常生理现象可能造成的改变。
5. 常见和严重不良反应，可采取的预防措施及发生不良反应后应当采取的应急措施，发生用药错误（如漏服药物）时可能产生的结果及应对措施。
6. 潜在的药物—药物、药物—食物/保健品、药物—疾病及药物—环境相互作用。
7. 药品的适宜贮存条件，过期药或废弃装置的处理。
8. 患者对药物和疾病的认知，提高患者的依从性。
9. 饮食、运动等健康生活方式指导。
10. 患者如何做好用药记录和自我监测，以及如何及时联系到医师、药师。

患者或家属签字：　　药师签字：　　医师签字：　　日期：

2. 二级药学监护患者

（1）在监护起始日（大多为入院当日）即进行药学问诊，并根据医生诊疗计划制订相应的新入院患者药学监护记录表（表 13-6）。

（2）每周至少参与医学查房 2 次，完成查房记录。查房内容应包括重要生命体征变化情况、主要病情变化、诊疗方案调整情况。

（3）至少每周进行药学查房 2 次，查房内容应包括患者一般情况，肝肾功能，凝血功能，药物不良反应、用药安全性监护。对护士进行特殊给药方式用药指导。对患者或家属进行药学问诊，了解用药依从性、药物治疗效果等情况，交代药物的服用时间及注意事项。

（4）当患者生命体征及生化指标发生明显变化时、药物治疗方案进行重大调整后、药师进行药学干预后完成在院患者药学监护记录表（表 13-7），并调整药学监护计划。

（5）每周对患者执行医嘱进行三次审核，对不合理医嘱进行干预，建立药物重整记录表（表 13-8）。

（6）患者出院时进行出院用药指导（表 13-9）。

（7）选择重点患者完成药历。

3. 三级药学监护患者

（1）患者入院当日即进行药学问诊，了解患者用药情况，评估患者用药依从性。

（2）至少每周参与医学查房 1 次，了解诊疗方案调整情况。

（3）至少每周进行药学查房 1 次，查房内容应包括患者一般情况、是否存在药物不良反应表现、了解用药依从性。对第一次接受特殊剂型药物治疗的患者进行用药指导。

（4）治疗方案发生变化时进行医嘱审核，对不合理医嘱进行干预，建立药物重整记录表（表 13-8）。

（5）患者出院时进行出院用药指导（表 13-9）。

二、慢性病患者自我用药管理

(一) 正确认识药物

慢性病患者通常需要服用一种或多种药物来治疗和预防疾病。因此,正确认识药物,是一项非常重要的自我用药管理工作。

为了保证药效,良好的依从性是非常重要的。药物通常可通过如下途径发挥作用:缓解症状;改善病情或延缓疾病的发展;预防疾病发作;替代身体不能再生产的物质。

药物不良反应的定义是:合格药物在正常用法用量下出现的与用药目的无关或意外的有害反应。有些不良反应是可忽略不计或是可以预知的,而有些则是不可预测的,严重的不良反应甚至可危及生命。经调查发现所有进入医院接受治疗的患者中,5%~10% 的患者出现过药物不良反应。因此,选择合适的药物至关重要。

服药时思想力量也至关重要。药物在身体内有两种反应:一种反应是由药物本身所导致;另一种反应是由对药物的信念和期望所引起。研究已证明信念的力量。在服食安慰剂的患者当中,即使服用纯粹是糖的药丸,有 1/3 的患者会感到病情得到改善。安慰剂的作用证实正面信念和期望可启动体内的自我治疗机能。

(二) 了解药物不良反应

通常治疗剂量下可导致患者出现的不适反应是副作用。除了副作用,药物还可能会有过敏反应、毒性反应、后遗效应等。过敏反应指药物作为抗原或半抗原刺激机体产生的病理性免疫反应。毒性反应指药物剂量过大或药物在体内蓄积过多时发生的危害性反应。后遗效应指停药后体内血药浓度降至阈浓度以下时残存的药理效应。

药物不良反应发生的原因主要有以下 3 种:

1. **药物方面的原因** 包括药物作用的性质、药物杂质、药物添加剂等。

2. **机体方面的原因** 包括生理因素、遗传因素、病理因素等。

3. **用药方面的原因** 包括给药途径、联合用药情况等。通常,慢性病患者需要服用多种药物。服用药物种类越多,出现不良反应的风险、药物产生相互作用的风险就越高。

患者需要和医生保持良好沟通,向医生详细反映服药后的情况,叙述疗效的同时也需反馈其他不适情况。医生通常会根据患者所提供的信息调整给药方案。

(三) 开具药品前必须告诉医生的信息

医生在开具药品前,患者必须将一些重要信息告诉医生,主要包括:①患者患病情况。患者需要告知目前所患的所有疾病。此外,如果处于妊娠或哺乳期,也应该告诉医生。②既往用药情况。患者应当有记录既往用药的习惯,如曾经用过哪些药来控制病情,什么时间服用,效果如何等。这些信息可以帮助医生制订药物治疗决策。③当前用药情况。患者要告诉医生正在服用的所有药物,包括保健品。让医生了解正在服用的药物可避免开出能引起相互作用的药物。患者可以准备一份自己正在服用药物的清单,包括药物名称和具体用法用量,或者随身携带所服用的药物让医生亲自查看。④既往用药的不良反应。患者应当向医生说明以往服药后出现的过敏或异常反应,需要明确具体是哪种药引起了什么样的反应。

（四）服用药品时患者必须清楚的信息

患者服用药品时必须对药品有全面的认识：①熟悉药物的通用名称。一种药物的通用名称仅有一个，但因药品生产企业的不同商品名称可有多个。患者在服药前应仔细阅读说明书，认清药物的通用名称从而避免重复用药。②了解服用药物的药理作用。了解药物如何缓解或改善症状，以及服药后多久才能产生疗效。③明确服药时间和剂量。药物应该在饭前、吃饭时还是饭后服用；如果漏服一次该怎么办，是下次加倍服用还是想起时立即服药；是否要把所有的药物服完，还是持续服药直至症状消失为止。④饮食。服用药物期间是否对饮食有要求。患者需要向医生询问有关药物与食物之间是否存在相互作用。⑤如何应对药物的副作用。患者需要了解服药后常见的和重要的副作用。如果出现相应副作用，应该采取什么措施来应对。⑥记录随访时间。

为避免漏服，按时服药，可参照以下建议：①把药物放在显眼或是容易触碰到的地方，还可以将服药与多年养成的习惯相联系；②制作一张服药时刻表；③可使用"药盒"，按照每天服药时间把药物分别放置；④设置闹钟，提醒患者按时服药；⑤请家人帮助，提醒患者按时服药。

第四节　慢性病用药管理实践案例

案例：一例重度心力衰竭伴利尿剂抵抗患者临床药师会诊分析

心力衰竭是各种原因导致心脏结构和/或功能的异常改变，使得心室收缩和/或充盈发生障碍，在静息或运动时出现心输出量下降或心腔内压力升高，从而引起的一组复杂的临床综合征，主要表现为活动耐量下降（呼吸困难、疲乏）和液体潴留（肺淤血、体循环淤血及外周水肿）。

（一）病例资料

患者，男性，54岁。因"活动后心累、气促6⁺月，加重7天"入住我院心内科。既往无特殊疾病史。现病史：6⁺月前患者无明显诱因出现活动后心累、气促，多于快步行走及提重物时出现，7天前患者无明显诱因出现心累、气促明显加重，稍活动即感明显喘累，伴夜间阵发性呼吸困难，端坐呼吸，尿量减少（具体不详），经利尿剂等治疗后，患者活动后喘累症状未见缓解，今为进一步就诊入住我院。入院查体：T 36.7℃，P 80次/min，R 20次/min，BP 88/51mmHg，体重70kg，身高161cm。高枕卧位，呼吸急促，颈静脉搏动可见，肝颈静脉回流征（+）。心尖搏动位于第五肋间左锁骨中线外1cm，腹部膨隆，肝于剑突下7~8cm，肋下5~6cm可触及。双下肢明显水肿。辅助检查：2021-11-17床旁心电图示 V_4、V_5 导联ST段压低0.3mV，T波倒置；V_6 导联ST段压低0.2mV，T波倒置；V_1、V_2 导联Qs波，ST段上斜行抬高0.2mV。入院诊断：心力衰竭；心功能Ⅳ级；缺血性心肌病；扩张型心肌病。

入院立即启动抗心力衰竭治疗：托拉塞米注射液20mg q.d. i.v.、呋塞米20mg q.d. p.o. 利尿，螺内酯20mg q.d. p.o. 改善心室重构，氯化钾缓释片补钾治疗。因患者血压偏低，心功能Ⅳ级，暂未给予ACEI类及β受体阻滞剂类药物；密切监测血压，必要时使用多巴胺升压；待患者病情稳定后择期行冠状动脉造影术。

入院第2天患者仍心累气促，双下肢水肿明显；血钠136mmol/L、血肌酐99μmol/L。于是呋塞米加量至40mg q.d. p.o.，但症状未缓解。之后呋塞米加量并调整给药方式：40mg q.d. 静脉推注，继以

40mg 静脉滴注,同时加用氢氯噻嗪片 25mg p.o. q.d.,症状仍未缓解,小便量一直小于 1 000ml。入院第 6 天:患者仍心累气促,双下肢水肿明显;体重无明显变化;BP 85/57mmHg;昨日小便量 1 000ml;血钠 127mmol/L;血钾 4.5mmol/L;血肌酐 116μmol/L,B 型脑钠肽前体 3 858ng/L。加用重组人脑利钠肽 15μg/h 持续微量泵入,并请临床药师会诊。临床药师建议停用托拉塞米及重组人脑利钠肽,加用托伐 普坦 15mg q.d. p.o.。入院第 8 天:患者心累气促稍缓解,但夜间仍不能平卧,双下肢水肿有所改善;血 钠 141mmol/L;血肌酐 112μmol/L。临床药师随访,建议加用多巴胺注射液 3μg/(kg·min)持续微量泵入。 入院第 11 天患者心力衰竭症状明显缓解,双下肢无水肿;血钠 138mmol/L;血肌酐 86μmol/L。临床药师 随访,建议停用托伐普坦及多巴胺,继续冠心病二级预防及利尿剂(呋塞米和螺内酯)治疗。患者冠脉造 影示三支血管严重病变,无法安置支架,建议行冠状动脉旁路移植术。目前患者症状改善,病情平稳,拟 转心外科手术治疗。

（二）治疗方案分析

1. 利尿剂抵抗　利尿剂抵抗一般是指在减轻水肿的治疗目标尚未达到之前,利尿剂的利尿作用 减弱或消失的临床状态。对于利尿剂抵抗,《心力衰竭合理用药指南》(第 2 版)推荐的处理措施包括: ①改变袢利尿剂的用量及用法,可考虑静脉注射联合持续静脉滴注;②联合使用不同种类的利尿剂; ③加用托伐普坦;④应用增加肾血流的药物,如静脉使用小剂量多巴胺或重组人脑利钠肽;⑤考虑超滤 治疗。

2. 心力衰竭伴低钠　本例患者因心力衰竭住院,入院时血钠 136mmol/L,为改善心力衰竭症状和 体征,强化利尿剂使用 5 天后,水钠潴留未明显改善,但血钠却降至 127mmol/L。血钠降低与心力衰竭 本身的病理学特点及利尿剂的使用均密切相关,在心力衰竭住院患者中,超过 20% 合并低钠血症。心 力衰竭会激活人体肾素 - 血管紧张素系统(RAS),并促进血管升压素(vasopressin,AVP)的分泌,进而造 成水钠潴留。早期患者不会出现明显的血钠异常,但心力衰竭发展至重症阶段,患者体内的血管升压素 水平过高会增强肾脏对水的重吸收,醛固酮及血管紧张素的过表达会减少向集合管输送的钠离子,加之 治疗期间对患者严格的限盐,最终导致患者出现低钠血症。研究显示,低血钠与慢性心力衰竭患者死亡 风险增高和因心力衰竭住院风险增加密切相关。

因此,对于该例患者,改善低钠血症与改善水钠潴留均十分重要。由于心力衰竭引起的多为稀释 性低钠血症,因此临床上多通过限制液体摄入量、应用利尿剂等来改善心力衰竭症状和低钠血症。但利 尿剂的过度使用容易引起钠离子丢失,加重低钠血症;而限制液体摄入对于电解质的调节起效较慢。基 于对心力衰竭合并低钠血症的认识,血管升压素水平的升高在电解质紊乱中发挥了重要作用。如降低 AVP 的浓度或拮抗它对肾脏的作用可起到改善低钠血症的作用。托伐普坦为血管升压素 V2 受体拮抗 剂,其主要优势在于排水的同时不增加钠离子排泄,不会激活 RAS。近年来有许多文献报道托伐普坦可 改善心力衰竭患者临床症状,减轻利尿剂抵抗,升高血清钠浓度,且安全性良好。因此,对于心力衰竭伴 低钠血症的患者,托伐普坦可发挥其优势作用。

3. 心力衰竭伴肾功能恶化风险　患者入院后血肌酐由 99μmol/L 上升至 116μmol/L,肾脏功能 恶化倾向加上心力衰竭症状未改善提示患者目前的利尿方案欠佳。一项在日本进行的临床研究中, 对 174 例急性失代偿性心力衰竭(acute decompensated heart failure,ADHF)患者进行了肾脏功能恶化 (worsening renal function,WRF)风险评估,研究结果显示,托伐普坦组患者的 WRF 发病率较常规治疗组显著降低,分别为 22.7% 和 41.4%(*P*<0.05)。该结果初步证明托伐普坦可降低 ADHF 患者 WRF 的发生风险。近年来,有多项研究表明使用托伐普坦的患者肾功能水平优于使用袢利尿剂患者。因此,托伐普坦对于心力衰竭伴肾功能损害倾向患者具有良好的临床应用前景。

综上,本例患者心力衰竭伴低钠,同时有肾脏功能恶化倾向,而利尿剂的强化使用并未改善患者心力衰竭症状,而且还加剧了低钠与肾功能恶化的进展。此时加用托伐普坦可成为一种选择,主要是利用该药排水不利钠及保护肾脏的特点。而临床医生选择加用重组人脑利钠肽,该药物虽然具有改善心力衰竭症状、加强利尿的作用,但其也会增加尿钠排泄,同时说明书明确指出收缩压 <90mmHg 时禁用该药,患者自入院起血压一直偏低,且收缩压一直低于 90mmHg。因此临床药师建议停用重组人脑利钠肽,加用托伐普坦。同时也建议停用托拉塞米,因为托拉塞米与呋塞米均属 Na^+-K^+-$2Cl^-$ 同向转运抑制剂,不建议联合用药。因托伐普坦价格较昂贵,临床药师积极与患者及其家属沟通,患方表示愿意接受该方案。托伐普坦起始剂量通常为 15mg q.d.,用药 24 小时后根据需要可增加至 30mg q.d.,最大剂量为 60mg q.d.。该患者加用托伐普坦片 15mg q.d.,2 天后,心累气促稍缓解,双下肢水肿有所改善,但夜间仍不能平卧,复查血钠 141mmol/L。研究显示中大剂量托伐普坦会显著增加高钠血症发生。为避免血钠进一步上升,临床药师建议暂不增加托伐普坦的剂量,加用小剂量多巴胺改善肾脏血流。

4. 小剂量多巴胺在难治性心力衰竭患者中的应用　多巴胺的量效关系尚存在一定争议,《中国心力衰竭诊断和治疗指南 2018》指出:<3μg/(kg·min),激动多巴胺受体,扩张肾动脉;3~5μg/(kg·min),激动心脏 $β_1$ 受体,具有正性肌力作用;>5μg/(kg·min),激动心脏 $β_1$ 受体、外周血管 α 受体。一项系统评价研究显示,较低剂量多巴胺的确能增强利尿,保护肾功能,对再住院率和死亡率无影响。不同剂量的多巴胺亚组分析显示,3~5μg/(kg·min)组较 <3μg/(kg·min)组有更好的利尿和肾功能保护作用,且无研究间异质性。《多巴胺药物临床应用中国专家共识》推荐多巴胺[<5μg/(kg·min)]与利尿剂联合应用于左室射血分数减低(heart failure with reduced ejection fraction,HFrEF)的 ADHF 患者改善利尿,降低容量过负荷。因此建议该患者加用多巴胺 3μg/(kg·min)持续微量泵入,用药 3 天后,患者心力衰竭症状明显缓解,双下肢无水肿。

(三)临床药师会诊意见

患者入院第 6 天会诊建议:①停用托拉塞米注射液和重组人脑利钠肽,加用托伐普坦 15mg,每日 1 次,口服;②用药后的 24 小时内应避免限制液体摄入,如口渴时应及时饮水;③初次服药时第二日应监测血清电解质和血容量的变化情况,稳定后隔 2~3 日复查;④随访。

患者入院第 8 天随访建议:加用托伐普坦后血钠较前增加 14mmol/L,目前已达 141mmol/L,暂不增加托伐普坦剂量,联用多巴胺注射液 3μg/(kg·min)持续微量泵入 3 天。

患者入院第 11 天随访建议:①患者心力衰竭症状明显缓解,双下肢无水肿,停用托伐普坦及多巴胺;②根据心力衰竭症状可行利尿剂(呋塞米和螺内酯)间断治疗。

(四)总结及体会

心力衰竭是一种复杂的临床症状群,是各种心脏疾病的严重阶段,发病率高,并呈逐年上升趋势。对于有液体潴留的心力衰竭患者,利尿剂是唯一能充分控制和有效消除液体潴留的药物,是心力衰竭标准治疗中必不可少的组成部分。但在临床工作中,常会发现慢性心力衰竭患者出现利尿剂抵抗,而利尿剂抵抗极大地增加了猝死或因泵衰竭导致死亡的风险。因此,如何选择利尿剂及如何应对利尿剂抵抗,对于急性心力衰竭或重度心力衰竭患者具有重要临床意义。本文就心内科—例心力衰竭患者的利尿方案进行分析,以期为临床重度心力衰竭患者利尿剂抵抗的应对策略提供参考。

　　利尿剂抵抗在慢性严重心力衰竭或长期应用利尿剂的患者中比较常见,据统计,其在心力衰竭患者中的发生率为25%~30%,并且与总病死率、猝死和泵衰竭导致的死亡存在独立相关性。在临床实践中,慢性心力衰竭伴利尿剂抵抗是临床上较为常见却处理十分棘手的问题,是多重因素共同作用导致的结果,应根据患者具体情况实施个体化治疗,并注意监测不良反应。本案例中,临床药师作为治疗团队中的一员,根据药物的作用特点,结合患者疾病特征,为临床医生提出合理的用药建议,并注重与患者沟通,使医生与患者都能满意地接受药物治疗方案。并在用药过程中进行持续随访,根据病情变化进一步优化治疗方案,最终达到满意的治疗效果。

思考题　　　　　　1. 药物依从性的改善方法有哪些?

　　　　　　　　　　2. 目前潜在不适当用药判断标准包括哪两个大类?

　　　　　　　　　　3. 简述处方精简的关键八步骤。

(邱　峰)

第十四章　循　证　药　学

伴随着临床药学学科的发展,循证药学已成为重要的原则和方法学,指导和推动着围绕药物治疗方案制订与评价、治疗指南制订与修订、药物经济学评价、与药品有关的医疗卫生决策等各个领域的大量药物治疗相关工作的开展。以"循证""药物""不良反应""治疗"等关键词粗略检索,截至 2023 年,相关的文献总量比 2005 年前增加了 10 余倍。可见,以临床药学学科的整体发展为先导,循证药学逐步发展出其自身的药学背景和理论基础,围绕着药物治疗领域的实际问题形成了特定的学科领域,成为组成临床药学学科体系的一门应用学科。

第一节　概　　述

一、循证药学的产生

循证药学的产生是社会和科学技术发展的需要和必然,是循证医学在药学领域的延伸和发展。

遵循证据的思想古已有之,但循证医学一词在 1992 年才正式提出。20 世纪后半叶,心脑血管疾病、肿瘤、自身免疫性疾病等多因性疾病逐渐成为严重危害人类健康的首要疾病群,生命科学的发展也使得新药、新的治疗技术不断涌现,这些均增加了临床诊治工作的复杂性,为疾病的诊断和治疗决策带来了新的挑战。同时,人们对自身健康程度的高度关注,以及对社会医疗资源的合理分配并充分利用的愿望,也使得医疗服务的目的不再仅仅是考虑解除病痛、维持生命等短期治疗效果,还需考虑治疗的预后、对患者生命质量的影响及药物应用的合理性等问题。这些均使传统的临床医生依据个人经验、陈旧的或未经严格评价的证据进行临床诊治决策的模式不能满足新的临床实践的需要。与此同时,临床流行病学等方法学的发展,促使了大量针对临床诊治问题、以人体为对象的临床研究证据的涌现,但却因文献检索方法的限制和人们对这些科研结果的意义认识不足,使这些科学研究产生的新知识静静地埋没在医学文献的海洋里。著名的英国流行病学家、内科医生 Archie Cochrane 于 1972 年在其专著 *Effectiveness and Efficiency:Random Reflections on Health Care* 中指出:"由于资源终将有限,因此应该使用已被证明的、有明显效果的医疗保健措施"。到了 20 世纪 80 年代,许多人体大样本随机对照试验结果发现,一些理论上应该有效的治疗方案,实际上无效或害大于利;而另一些似乎无效的治疗方案却被证实利大于害,应该推广。1992 年,加拿大 McMaster 大学 David Sackett 教授和他的科研组,在长期的临床流行病学实践基础上正式提出循证医学的概念,开始撰写一系列有关循证医学原理的文献,并定义循证医学(evidence-based medicine,EBM)是慎重、准确和明智地利用当前所能获得的最好研究依据,同时结合个人的专业技能和临床经验,考虑患者的价值和愿望,解决所遇到的临床问题的一种临床实践方法。

循证医学被喻为临床科学的人类基因组计划,是临床实践的新模式,它强调临床证据,要求临床工作者广泛、系统地搜集有效的文献,运用正确的评价方法,筛选最有效的应用文献(即证据)指导临床实践。20 世纪末,循证医学对医学发展的贡献已得到了广泛的支持和认可,并以其丰富的科学内涵、相应的理论体系和研究方法渗透到医疗卫生的各个领域,推动了一大批新的分支学科的产生和发展,如循证护理学、循证妇产科学、循证儿科学、循证公共卫生等,同时也催生了循证药学(图 14-1)。

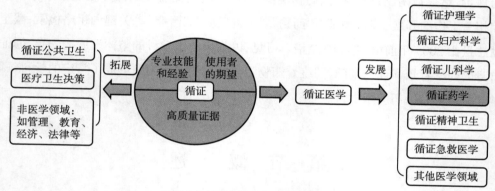

图 14-1　循证与循证实践的范畴

20 世纪 80 年代以前,临床药物治疗方案的选择和治疗效果的评价大多以临床医师的经验和推论为基础,即根据某一药物对反映疾病变化的临床指标,如血压、血流动力学、血液生化指标(血糖、血脂等)、影像学等的改变来推断其是否发挥了治疗作用。药师也是以散在的药物临床研究和药动学研究资料为依据,凭经验并借助治疗药物监测结果参与临床药物的选择。这种传统的对药物选择、药物有效性、安全性和预后等的评价是建立在非系统观察的临床经验基础上,即在具体的临床工作中,医药工作者往往把自身的经验、直觉、掌握的基础理论或对动物实验结果的推理,或零散的、非系统的人体研究结果作为临床决策的证据。这在药物临床应用过程中,尤其是初期,是行之有效且必要的。但伴随着临床实践,人们在获益于药物的同时,因医药工作者的经验和知识水平有限而受到药源性危害的例子也不在少数。例如,分别有着 35 年和 13 年临床应用史的芬氟拉明和右芬氟拉明,曾在 80 年代作为减肥药风靡美国市场,用于肥胖症的长期治疗(长于 3 个月),但应用一段时间后,1997 年美国药物不良反应监测中心发表报告认定:两者长期使用会引起心脏瓣膜不可逆的损伤从而引起心脏病。基于这样的新认识,美国 FDA 撤销了这两种畅销减肥药。可见,谨慎、选择性地利用所能获得的最准确的研究依据应用于临床药学实践,对提升有限的临床经验和知识水平,实现对药物及其治疗策略的正确认识和评价,促进用药决策的科学合理,是非常重要的。至 20 世纪 90 年代后期,医药工作者认识到,"社会和医院药房进行的药学领域相关活动都应同医学功能相似,建立在遵循循证医学原则的循证药学的基础上"。于是伴随着循证医学和临床药学的发展,循证药学也开始了其在临床药学中的指导作用。

二、循证药学的概念及意义

循证药学是遵循最佳科学依据的药学实践过程。参考循证医学的定义,循证药学(evidence-based pharmacy)可以定义为:将遵循证据的理念与临床药学学科相结合,全面应用于现代药学实践过程中,以达到合理用药目的的综合性应用学科。其可以有狭义和广义两种理解。狭义循证药学亦可称为"循证临床药学",是指药师在药学实践过程中,慎重、准确和明智地应用当前最佳证据,与药学临床实践经验和专业知识技能相结合,考虑患者的选择和意愿,提供科学合理的药学服务过程。广义循证药学是以循证的理念在药学活动中作出各项决策的工作模式,这些实践活动可涉及药物研发、生产、配送、贮存、使用、管理及药学教育等过程中的问题、干预、效果和持续改进等。

尽管现代的疾病处置手段有很多选择,但是,药物治疗仍然是疾病处置最常用的手段,因此,合理用药对提高临床医疗技术水平具有重要作用。临床药学是临床实践的重要组成部分,它的兴起和发展,正是为了提高药物治疗的水平。在临床药学实践中,临床药师面临新药和老药新适应证的不断提出,面对蜂拥而至的大量药学信息,如何正确地搜集科学文献,掌握和使用正确的文献评价方法,判断研究报告中可能存在的偏倚,如何去伪存真,以及如何利用有效的科学证据来指导临床合理用药已逐渐成为临床药物治疗的关键。1997 年英国皇家药学会提出,促进药学中的循证实践将为药学服务开辟新纪元。2001 年 Phil Wiffen 教授在其著述的 *Evidence-Based Pharmacy* 一书中强调:21 世纪的药学实践应该以证据为基础。按照循证药学的基本思路与要求,临床药师在临床药学实践中,应系统地收集围绕药物应用方法开展的临床药学研究结果(文献),此即为证据,是循证的基石;科学地评价科研证据,评估其在制订合理用药方案中的作用,并以此作出临床药物治疗决策。收集与评价过程即为求证的阶段,而临床用药实践则是用证的过程。可见,循证药学是开展临床药学工作、实现合理用药这一目标目前最值得推崇的途径,也是推动临床药学实践发展的重要策略和有效方法。

三、循证药学的基本要素

(一) 高质量的证据是循证药学的核心

循证药学以利用当前最佳证据解决临床用药实际问题为主要特征。因此,在循证药学实践过程中,"证据"及其质量是关键。循证药学的"证据"按研究方法不同可分为原始研究证据和二次研究证据两类。

原始研究证据是对直接以患者为对象开展药物试验研究所获得的第一手数据进行统计学处理、分析和总结后得出的结论。获得原始研究证据的研究方法主要包括随机对照试验(randomized controlled trial,RCT)、交叉试验(如药物生物等效性试验)、前 - 后对照研究、队列研究等。其中,RCT 遵循了科学研究设计的随机和对照原则,减少了试验中由于各种主观或客观条件所造成的偏倚,从而使结论更加真实可信。尤其是多中心、大规模、前瞻性的随机对照临床试验,跨国的几十家、上百家甚至数百家医院共同参与,对成千上万的患者进行长达 3~5 年甚至更长时间的追踪观察,其研究结果更有说服力,因果关系论证程度更佳。

二次研究证据是尽可能全面地收集某一问题的全部原始研究证据,进行严格评价、整合处理、分析总结后所得出的综合结论,是对多个原始研究证据再加工后得到的更高层次的证据。其主要来源于系统评价、临床实践指南、临床决策分析等。当前，药学信息更新迅速，药学文献层出不穷，但由于受人力、物力和时间的限制，多数临床试验的样本量较小，受试对象往往局限于某些特征人群，即使是双盲 RCT，其质量也良莠不齐，甚至会因各种偏倚的影响而得出不一致的结论。因此，在应用其结论进行临床决策之前，必须对试验的质量进行严格评价，并在数据资料合适的情况下将资料进行整合分析，从而获得更为客观的结论，由此引入了系统评价的方法。著名的 COCHRANE 协作网展示过一项"短程价廉的激素类药物氢化可的松应用于早产孕妇可能降低早产新生儿呼吸窘迫综合征发生风险的 RCT"系统评价结果。其收集了 1972 年至 1991 年共 7 项临床试验的结果，但 7 项结果不一致，因此根据单个临床试验的结果难以确定该疗法的利弊。而系统评价结果明确肯定：氢化可的松的确可以降低新生儿死于早产并发症的危险，使早产儿死亡率下降 30%~50%。由于没有进行相关的系统评价分析和报道，直至 1989 年，多数医生并未认识到该项治疗措施的效果，成千上万的早产儿可能因其母亲未接受相应治疗而死亡。在临床药物治疗过程中，这种因没有对 RCT 研究结果进行及时的、不断更新的系统评价，以获得更确切或可靠的结论而导致的治疗时机错失、医疗质量降低，甚至以患者的生命为代价的例子比比皆是。系统评价（systematic review，SR）提供了一种严格的评价文献的方法，是最佳的间接证据来源。其针对某一具体临床问题，采用临床流行病学减少偏倚和随机误差的原则和方法，系统、全面地收集全世界所有已发表的原始文献或未发表的文献资料（如毕业论文、学术报告、会议论文集、内部资料、其他语种的有关资料及正在进行的临床试验研究结果等），筛选出符合质量标准的文献，进行严格的定性或定量评价，获得较为可靠的结论。

Meta 分析（meta-analysis）是近几年广为应用的一种运用定量方法汇总多个研究结果的系统评价方法，有时又称"荟萃分析""后综分析""汇总分析"等。Meta 分析采用统计学方法，将多个独立、针对同一临床问题、可以整合的临床研究综合起来进行定量分析，从统计学角度达到增加样本含量，最大程度地减少各种形式的偏倚，提高检验效力的目的。尤其当多个研究结果不一致或都没有统计学意义时，采用 Meta 分析可克服因各研究质量差异、样本含量不同等所造成的数据结论的偏倚，得到更加接近真实情况的综合分析结果。需要注意的是，Meta 分析不等同于系统评价。当数据资料适合使用 Meta 分析时，系统评价可采用 Meta 分析以提高结果的可靠性，此为定量系统评价；当数据资料不适合使用 Meta 分析时，系统评价只能解决文献评价问题，不能解决样本含量问题，此为定性系统评价。因此，系统评价可以采用 Meta 分析，也可以不采用 Meta 分析。

高质量的 RCT 结论或高质量的系统评价结果，是循证药学最高级别的证据（金标准）。

（二）临床药师的专业技能与经验是循证药学实践的保障

循证药学提倡将所得到的最佳临床用药证据与临床药师的实践经验相结合，为患者制订获益最大的临床用药方案与药学监护计划。忽视临床药学实践经验，即使得到了最佳的证据也可能用错，因为最佳的证据在用于每一个具体患者时，必须因人而异，根据患者的性别、年龄、人种、病理生理情况、疾病特点、社会经济情况等灵活应用。面对复杂的临床用药问题，没有放之四海而皆准的"最佳证据"，或者说，没有任何一个"最佳证据"能够解决所有的临床问题。因此，在临床实践中切忌生搬硬套所谓的"最佳证据"。

开展循证药学要求临床药师应具备以下方面的综合能力：系统的临床药学专业理论和技能；一定的临床流行病学、统计学和药物经济学基础；较强的协作和交流能力。同时，现代临床药师应终身学习，随时更新知识,跟踪本领域最新研究进展,充分了解和应用最新的临床用药证据,才能保证为患者提供高质量的临床药学服务。

（三）充分考虑患者的期望或选择是循证药学实践的重要思想

临床药学是围绕"患者"的药学服务。因此,循证药学提倡临床药师在重视患者疾病治疗的同时,必须尊重患者的选择和意愿,力求从患者的角度出发,了解患者对药物的认识、对治疗效果的期望、对治疗方案的选择等。只有在药物治疗过程中与患者保持良好的沟通和交流,才能获得患者的高度依从,确保药物治疗方案的顺利实施,使患者获得最佳的治疗效果。

第二节　循证药学实践的过程与方法

一、循证药学实践的过程

循证药学实践的过程如图 14-2 所示,包括提出问题、寻找证据、评价证据、应用证据和后效评价等 5 个步骤。

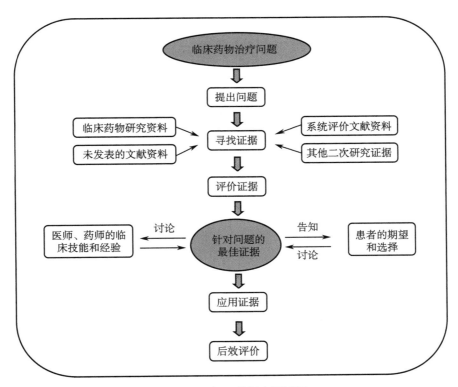

图 14-2　循证药学实践过程

（一）提出问题

提出明确的临床药物治疗问题,是实践循证药学的第一步。它包括如何根据临床诊断,结合患者具体的病理生理情况和药物治疗目标,提出药物治疗过程中与药物选择、剂量确定、给药途径及给药间隔、疗程、药物不良反应及药物联合应用的合理性等相关的问题。能否提出一个好的临床用药问题,并能用准确可靠的方法来回答这个问题,是提高疾病临床治疗质量和药物临床研究水平的关键。找准循证问题类似于临床科研的选题,可确保其后的循证方向的正确,明确收集该问题相关的证据范围,提高检索证据的效率。避免因问题不准确或者重复,造成研究结果毫无价值及资源浪费。因此,临床药师应勤于学习药学专业知识,努力培养对临床实际问题的敏感性,善于在临床药学工作中认真观察、发现问题和提出问题,并依据其轻重缓急,提炼出临床上最亟须解决的问题,最大程度满足临床工作所需,为临床合理用药提供最佳的、最急需的证据。

良好临床问题的构建应具备以下基本标准:

1. **必要性** 临床选题应从临床的实际问题出发,符合客观规律,具有研究价值科学性。研究问题的提出都必须有根有据,不能凭空想象。在临床药学实践中,要关注患者所关注的问题,即从患者角度,根据理论知识和自己的实践经验进行初步整理分析,选择那些具有争议、疑难、重要、急需解决并需要优先回答的临床用药问题。

2. **创新性** 创新性是指研究问题和采用的研究方法具有原创性、独特性和首创性。如研究结果尚有争议的问题;对问题的研究采用新方案、新指标或明显增大了样本量等。临床实践中提出的问题往往不一定是全新的问题,而有可能是已有人研究过的问题。但随着新证据的积累,原有的研究结果很可能会发生改变,因而有必要再次进行更新,但切忌重复他人的工作。

3. **可行性** 可行性指是否具备完成拟开展研究项目所需要的条件,包括技术可行性、经费可行性、操作可行性等。提出的问题一定要具体,有针对性和可操作性,否则会影响问题的顺利解决。提出问题的范围应适度,范围过于宽泛可能会导致资料来源和研究类型的庞杂,无法得出准确、一致的结果。反之,提出问题的范围太局限,可能因所获资料较少而容易出现偶然性影响作用,增加出现假阳性和假阴性结果的机会,使结果不可靠;此外,还存在着结果的推广价值受限制的问题。

(二)寻找证据

循证药学是遵循证据的药学实践,也是追求证据的药学。证据及其质量是循证药学的关键,是实践循证药学的重要基石。及时、系统、全面地获得最佳证据是循证药学研究和实践的基础。通过证据检索可以:①获得更多有关疾病特征、临床干预措施及其预后的新知识,有利于决定对患者采取何种干预措施、何种建议以消除其疑虑及病痛;②了解疾病病因、药物或其他治疗措施不良反应的因果关系,有利于对患者进行病因学诊断、治疗和预防;③学习更多有关疾病机制的新理论、新知识,有利于对疾病进行有效的诊断和防治,了解新的诊断技术方法的进展,有利于提高对疾病诊断的准确性;④了解处理某种疾病的经验和教训,借鉴他人成功的经验,吸取失败的教训;⑤比较各种防治疾病方法的优缺点,有利于及时终止对患者弊多利少的防治措施,而采用利多弊少的新方法、新措施;⑥了解各种临床医疗保健服务工作的需求、质量评估及经济分析,有利于提高自身服务水平和服务质量,减轻患者的疾病负担;⑦了解本专业及相关学科的新进展、新动向,有利于开阔科研思路,开展新的临床科学研究。

临床药师应善于获取有价值的药学新信息,不论是源于大型的、多中心的随机对照临床试验的证据,还是建立在临床试验基础上的系统评价的结论,都可以而且应该应用到循证药学实践过程中来,为药物治疗决策服务。

(三)评价证据

临床证据种类繁多、来源复杂、质量良莠不齐,从证据的真实性、临床价值及适用性等方面严格、规范、系统地评价所获得的证据,从中找到能够解决问题的最佳证据,这是实践循证药学的核心环节。对临床证据进行评价,可以让极其繁忙的临床医生仅花费少量的宝贵时间,就可以从良莠不齐的海量研究证据中查阅到所需要的信息,从而改进临床决策,为患者选择最佳诊疗方案,提高医疗质量。

1. **临床证据评价的基本要素**　临床证据评价的基本要素包括临床证据的内部真实性、临床重要性和适用性。

(1) 临床证据的内部真实性:真实性评价能正确反映被研究人群真实状况的某一研究结果的正确程度称为内部真实性(internal validity)。真实性评价是循证医学文献评价的核心,是该证据是否可信的关键。评价证据的内部真实性贯穿整个研究的开始、实施和结束,重点关注该研究整体设计是否科学、研究方法是否合理、统计分析是否正确、研究结果是否支持研究结论等问题。

采取限制研究对象类型、严格的研究设计,消除或控制研究中有关的偏倚与混杂因素干扰,改善研究的环境条件和干预措施等手段可以提高内部真实性。

(2) 临床证据的临床重要性:若证据真实可靠,其结论的临床意义和实际价值还需要用客观指标量化。临床研究问题不同,其评价指标也不相同。以评价治疗性研究证据为例,评价指标包括:事件发生率(event rate),如病死率、生存率、治愈率等,也可以是组间事件发生率的差值,如相对危险度降低率(relative risk reduction,RRR)、绝对危险度降低率(absolute risk reduction,ARR),需要治疗多少例才能获得一例最佳效果(number needed to treat,NNT)等,同时获得以上指标的置信区间(credibility interval,CI)来表示估计值的精确度。诊断性研究可采用灵敏度(sensitivity,Sen)、特异度(specificity,Spe)、阳性和阴性预测值(positive/negative predictive value)、似然比(likelihood ratio,LR)及受试者工作特征曲线(receiver operator characteristic curve,ROC 曲线)等指标来判断某种实验性诊断是否具有临床价值。

重要性应包括统计学意义和临床意义,需两者结合起来判断。统计学意义由检验假设的 P 值小于预先设定的检验水准表示:①当研究结果既有统计学意义又有临床意义时,可以肯定其重要性;②若仅有临床意义而无统计学意义,不能盲目否定其临床价值,应计算Ⅱ型错误率或检验效能;③当研究既无统计学意义又无临床意义时,这类文献意义非常有限。

评价证据的临床重要性应重点关注证据所涉及临床问题是否明确具体、所选择的评价指标是否正确等问题。

(3) 临床证据的适用性:评价研究证据的适用性,即外部真实性(external validity),涉及最佳证据如何用于临床实践的问题,指研究成果与目标人群和临床实践的重复程度,或研究过程与临床实践模式间的相似程度,研究结果能否推广应用到研究对象以外人群。

研究人群与其他人群的特征差异、研究对象类型等因素将影响外部真实性。增加研究对象的异质性可以提高外部真实性。

2. **临床证据评价的主要原则**

(1) 方法学评价是基础:正确的研究设计方案是获得真实可靠的研究结果的根本保证。因此,方法学评价是证据评价的基础。

(2) 证据的真实性是评价重点:真实性是证据的生命,是作为是否采用该证据的基本依据,不具备真实性的证据是毫无价值的。因此,评价临床证据时真实性评价应作为重点。

(3) 评价要选择恰当的指标:各研究设计方案分别有相应的评价标准或指标。选择的评价指标是否恰当,直接影响评价的结果。因此,应根据研究设计类型选择恰当的评价标准或指标。

(4) 评价要力求全面系统:评价临床证据时应对该研究的全过程,包括选题、设计、测量、分析、结果解释等逐项逐条进行评价,并完整报告评价所获得的全部结果,包括其优点和局限性。

(5) 评价要富有建设性:临床证据来自对患者或人群的观察或试验,由于无法严格控制各种研究条件,误差(偏倚和随机误差)混杂只能控制而无法消除。因此,评价临床证据时要善于发现其优点,使用其有利的部分,而规避其缺陷,不要求全责备,因存在小缺陷就全盘否定。

(6) 正确认识阴性结果:通常,研究者都希望获得肯定性的、有效的阳性结果。同时,阳性结果文章比阴性结果文章容易发表,而且有较多机会发表在高影响因子的期刊上,会有更高的引用率。其实,否定一项无效甚至有害的干预措施,其贡献不亚于肯定一项确实有效的干预措施。只要设计科学、测量严谨、分析客观、结论正确,阴性结果同样有意义。因此,在针对某一临床问题的临床证据进行评价时,应注意不要遗漏阴性结果的证据。

(四) 应用证据

将经过严格评价所获得的最佳证据用于指导临床药物治疗方案与药学监护计划的制订或评价,以促进临床用药的安全有效,实现循证药学实践的最终目的。

(五) 后效评价

通过以上四个步骤确定临床药物治疗方案与药学监护计划并实施后,应关注应用最佳证据指导解决具体问题的结果,并对结果进行分析评价。一个成功的循证药学实践过程,可用于指导进一步的实践;反之则应分析原因,找出问题,再针对新的问题进行新的循证研究和实践。

总之,完整的循证药学实践过程包括:提出明确的临床药物治疗问题;尽可能系统、全面地寻找针对问题的证据资料;对所找到的证据作正确、客观的评价,以得出最佳证据;应用所获得的最佳证据确定药物治疗方案与药学监护计划;对药物治疗方案与药学监护计划的实施效果进行总结与再评价。

二、循证药学实践的基本方法

(一) 提出临床问题的方法

临床医师在临床实践中遇到患者存在的问题,想解决却存在知识、能力不足时,就要找准问题并记录下来,通过自己的临床思维对其进行整理和排序,先抓好关键问题并作出如何解决这个(些)问题的策略计划,有的放矢地查阅文献、进行文献评价,并选择最佳证据来解决患者的问题。在提出临床问题的方法上,要掌握的是:①涉及的问题一定与患者的诊断、治疗和预后密切相关;②涉及的问题一定与临床实践循证医学、提高医疗水平最为相关;③涉及的问题一定是临床实践中最有用,也是最重要的;④涉及的问题往往也是临床实践循证医学中最为常见的。

临床实践中,临床医师通常会从疾病的病因、诊断、治疗及预后等环节提出需要解决的临床问题,国际上常采用 PICO 四个要素构建临床问题(称为 PICO 框架):①药物干预措施针对的人群(P, population);②药物干预本身的界定(I, intervention);③对照组(C, comparison)的选择;④结局指标(O, outcome measure)。只有尽可能在以上要素的基础上构建研究问题,才能更合理地设计系统评价分析,否则在制作过程中可能会出现逻辑混乱、工作量巨大、数据难以整合及结果难以解释等问题,进而导致不断修改研究设计,以及多次返工徒增不必要的工作量。

1. **人群的选择及定义**　首先要明确疾病或临床情况的标准界定,以确定某个研究中是否有这些疾病或临床问题,比如国际疾病分类 -10(International Classification of Diseases-10,ICD-10)或者国际通用标准;其次要明确探讨是否为该类疾病或临床情况特殊范畴,比如某年龄段、性别、种族、地区、教育程度及疾病严重程度等,但将研究限定于特定的人群或背景,应有合理的原理,应避免毫无生物学或社会学根据而单凭个人兴趣按患者年龄、性别或种族将患者分类进行研究。确定研究对象应该考虑以下问题:①如何界定疾病 / 临床问题,是否适用统一界定标准? ②研究对象最重要的特征是什么? ③是否有关人口学因素(性别、年龄、地域等)? ④是否存在其他应排除的人群类型(可能对干预措施的反应不同)? ⑤如何处理只包括相关受试者亚组结果的研究?

2. **药物干预措施和对照的描述**　根据研究目的明确界定干预措施和对照的定义,比如说是单纯评价干预措施的效果(选择与安慰剂、不处理、标准治疗等为对照)和 / 或比较不同干预措施的效果差异(如不同药物、不同种类的比较等)。如果是药物干预,那么制剂、给予途径、剂量、持续时间和给予频率等因素应加以考虑。对于较复杂的干预措施(如教育或行为干预),需明确规定这些措施共同的或本质的特点。确定干预措施和对照应该考虑以下问题:①干预措施是否稳定(如剂量 / 强度、给予方式、实施者、频率、持续时间、干预时机差异如何)? ②是否存在临床界定值(如当低于某剂量 / 强度可能不适于临床)? ③当有多组比较,其中一组为感兴趣的干预措施如何处理? ④当干预措施与其他药物联合,这种情况如何考虑?

3. **结局指标的定义**　在结局指标的确定中,我们往往需要经过一些必要的过程:

(1) 通过文献查阅、专家咨询、头脑风暴等方式建立一个"结局指标池"。

(2) 结合我们研究的具体问题、指标收集的可行性,进行指标筛选。

(3) 通过事先设计结局指标收集表抽取一部分研究进行预调查,并进一步完善指标体系。

这里需要考虑的问题是:①请相关临床医生参与充分确定结局指标对患者的重要性;②结局指标定义是否明确,比如心血管事件的定义及实验室指标高于多少或低于多少算作结局;③考虑对所有决策制定者有影响的结局,包括经济学数据;④考虑结局指标的数据类型和测量时点。

4. **纳入研究设计类型**　选择研究类型应基于该种研究类型是否能够解答提出的临床问题。虽然某些研究设计方案在证据等级上有差异,比如评价疗效时,RCT 强于队列研究,但队列研究同样能够从不同角度及不同程度给出证据信息。在某些特殊的临床问题研究上,RCT 并不能作为很好的考虑,比如比较手术和药物的疗效差异;干预措施受到伦理限制时,非 RCT 则是理想的选择。所以,什么样的研究设计能提供最可靠的信息去回答系统评价中提出的问题是需要考虑的,而一般情况下,探讨药物干预效果的最佳研究设计为 RCT。

如问题"对晚期非小细胞肺癌患者,程序性死亡受体 1/ 细胞程序性死亡配体 1(programmed death-1/programmed cell death 1 ligand 1,PD-1/PD-L1)抑制剂是否比含铂化疗方案在疾病复发及生存期方面更具优势? "将该原始问题根据 PICO 要素构建为:P:晚期非小细胞肺癌患者;I:PD-1/PD-L1 抑制剂;C:含铂化疗方案;O:无病生存期和总生存期。

在日常临床药学实践中,临床药师应从临床需要出发提出问题,善于思考,跟踪本专业的研究进展,学会从患者的角度加以考虑,才能提出和构建良好的临床用药问题,最终指导临床药学实践。

（二）医药文献检索策略

医药文献检索步骤可分为 5 步：①明确临床问题及问题类型；②选择合适的数据库；③根据选定的数据库制订相应检索策略和关键词；④选择检索方法；⑤评估检索结果，调整检索策略。

1. **明确临床问题及问题类型** 可按照 PICO 原则提出明确可解答的临床问题。根据问题性质，可分为背景问题和前景问题。明确问题性质有助于优先选择合适的数据库，以便更快找到答案。①背景问题（如治疗急性期支气管哮喘的药物有哪些？）的答案常见于教材、百科、参考、指南等证据类型；对应的证据来源如普通纸版教材、百度百科、Best Practice、Up To Date 等。②前景问题（如针对急性尿路感染女性老年患者，磺胺类抗生素和三代头孢哪个效果更好？）的答案通常存在于原始研究、系统评价临床指南、循证知识库等证据类型中；对应的证据源如 PubMed、Cochrane Library、Best Practice、Up To Date 等。

根据问题来源，可分为诊断、治疗、预后、病因、预防，不良反应及成本和经济学问题等。明确问题来源，有助于在检索原始研究数据库时，选择合适的过滤器缩小检索结果范围以便准确查找，比如 PubMed 的 Clinical Queries 即提供诊断、治疗、预后、病因和预防 5 种临床研究过滤器，方便读者快速找到最适合解决该类问题的最佳临床研究证据。

2. **选择合适的数据库** 常用的医学文献数据库主要有：

（1）中文数据库：常用中文文献数据库有 4 个，中国知网、万方数据、维普数据库和中文社会科学引文索引。

（2）外文数据库：外文数据库种类数量繁多，通常至少应检索 PubMed、Embase 和 Cochrane Library 3 个数据库。

3. **根据选定的数据库制订相应检索策略和关键词** 选定数据库后，应初步拟定检索词并尽可能全面。检索式通常由检索词和检索规则组合而成，检索词通常使用主题词及灵活的自由词放置在不同的字段中结合。但值得注意的是，不同的数据库中主题词规则可能不同，所以不能将一个数据库检索策略套用到其他数据库中。检索规则包括逻辑运算符（如"or""and""not"）、通配符（如"*""$"）、截词符（如"？""#"）及相邻运算符（如"near/x""Adj/x"）等。通过检索词和检索规则的合理搭配以达到检索全面合理的效果。

（1）确定检索词：数据库选择好后，还应针对已分解的临床问题选择恰当的检索词。列出一组与临床用药问题有关的词，这些词应包括自由词和主题词。由于研究的内容可能涉及特殊的人群、特殊的干预措施或结果，而研究内容的主题概念在数据库中的检索用词又常标引得不够完善，没有列入主题词表，在这种情况下用主题词检索就很难令人满意。自由词检索与主题词检索的结果差别较大，检索结果不仅受检索方式、检索策略的影响，也与各数据库主题标引的质量和收录范围有直接关系。为提高检索质量和检索效率，应熟悉数据库的主题词表，了解相关主题词在词表中的收录情况。在选择检索词时，既要重视对主题词的选择，充分利用主题词检索系统的优点（如主题词的树状结构、主题词和副主题词的组配、对主题词扩充或不扩充检索等），但也不能忽视自由词检索方式的应用。

确定检索词要考虑满足两个要求：一是课题检索要求；二是数据库输入词的要求。

选词原则：①选择规范词，选择检索词时，一般应优先选择主题词作基本检索词，但为了提高检索的专指性,也可选用自由词配合检索;②注意选用国外惯用的技术术语,查阅外文文献时,一些技术概念的英文词若在词表中查不到,可先阅读外文的有关文献,再选择正确的检索词;③一般不选用动词和形容词,不使用禁用词,尽量少用或不用不能表达课题实质内容的高频词;④为保证查全率,尽量选全同义词,需考虑同一概念的几种表达方式,同一名词的单、复数、动词、动名词、过去分词形式等,词根相同时,可用截词符解决,要考虑上位概念词与下位概念词;⑤用化学药品名称检索时,要注意其别名、俗称等其他表达形式的应用;⑥植物和动物药名,其英文和拉丁名均要选用。

(2) 确定检索策略并实施检索:检索策略是指在分析检索信息需求的基础上,选择适当的数据库并确定检索途径和检索词,确定各词之间的逻辑关系与检索步骤,以制订出检索表达式并在检索过程中修改和完善。检索策略应针对所选数据库的特点来制订。

制订针对疾病和干预措施的检索策略的一般步骤是:针对相关的疾病选用多个检索词,用"OR"连接,同时将用于治疗该疾病的各种干预措施可能涉及的检索词也用"OR"连接,再将涉及疾病和干预措施的两组检索词用"AND"连接。

制订检索策略时常需确定检索的灵敏度(sensitivity)和特异度(specificity)。若关注灵敏度方面,可扩大检索范围,提高相关文献被检索出的比例,提高查全率;若关注特异性方面,则可缩小检索范围,排除非相关文献被检索出的比例,提高查准率。检索者可根据检索目的来选择。若为制作证据(如撰写系统评价)而进行检索,对灵敏度应有足够的重视。

4. **选择检索方法**　检索方法主要包括电子检索、手工检索、从已发表的相似主题的系统评价的参考文献中检索。除发表的论著外,还应了解尚未发表的内部资料及多语种相关资料,向相关领域的专家学者及药品等的生产厂家了解更多有关干预措施的信息。

(1) 电子检索包括检索 PubMed、Embase、Cochrane Library、ClinicalTrials.gov、中国知网、万方数据等数据库。可以采用主题词和自由词相结合的形式构造检索策略。检索 RCT 时,可以将自拟的检索式同 Cochrane Library 推荐用以筛查 RCT 的检索式相结合,最终形成完整的检索策略。

(2) 手工检索即是通过阅读专业杂志、会议论文摘要等,查找符合纳入标准的文献。手工检索可补充电子检索的疏漏,应引起重视。

(3) 从已发表的相似主题的系统评价的参考文献中检索也是重要的手段。高质量的论文一般会引用丰富的相关研究文献,其中可能含有电子检索和手工检索都未能检出的有价值的文献。

根据所提临床问题的类型和现有条件,先检索密切相关的数据库,若检索的结果不能满足需要,再检索其他相关数据库。或先检索可能直接相关的数据库,当检出文献的结果不理想时,再检索第二个或多个数据库。同时,检索时按照计算机辅助决策系统、证据总结、证据摘要、系统评价和原始研究顺序逐级检索,如果从上一级数据库检索获得的文献解决了提出的临床问题,则不需要继续检索下一级数据库,以避免时间浪费。

5. **评估检索结果,调整检索策略**　对检索结果进行评价主要是看检索的结果是否在预期的范围之内。如果是为使用证据而进行检索,主要是从证据的级别和临床适用性来判断检索结果的质量。如果是为制作证据而进行检索,对检索结果的评价步骤有:浏览检出记录的标题和摘要,评价该记录是否符合事先制订好的纳入和排除标准,纳入符合要求的文献。对潜在的有可能符合纳入标准的记录及不能确定是否需要纳入和排除的记录,应阅读全文,以进一步判断或评估。若检索结果不能满足需要,有必要对已检索过的数据库进行再次检索或检索其他数据库。由于不同的数据库收录范围不同,检索术语、主题词表及检索功能存在差异。因此,需在检索过程中仔细选择检索用词,并且不断修改和完善检索策略,调整检索策略的灵敏度或特异度,以便制订出能满足检索需求的高质量的检索策略。

(三) 医药文献的质量评价

循证药学最大的特点是证据质量评价,其结果决定循证药学决策的正确性和科学性。尤其是医学文献信息量大,质量参差不齐,真假难辨,而文献质量评价是获得科学、可靠的最佳证据的核心方法。

1. **证据质量与偏倚** 临床试验设计、实施、分析的整个过程都会产生影响质量的因素。二十世纪五六十年代,社会学家首先提出对研究的真实性分类,被医学研究者借鉴后提出控制系统误差以提高研究的真实性,减小随机误差以提高研究的精确性。随机误差由个体差异和事件发生的概率造成,任何研究皆有,无法完全消除,可用统计学方法判别;系统误差理论上不应该出现,但因对研究控制不严发生,可减小和消除。故研究者把主要精力放在控制系统误差,即偏倚上。

偏倚是研究结果或统计推断中的一种系统误差,具有一定的方向性,不同偏倚可能导致低估或高估干预措施的真实效应。目前对偏倚最常见的分类方法是按照偏倚出现的阶段,分为选择偏倚(selection bias)、信息偏倚(information bias)和混杂偏倚(confounding bias)。

(1) 选择偏倚:选择偏倚出现在研究初始阶段研究对象的选择和分组过程,因研究者的偏好或兴趣,有意识地选择符合自己要求的研究对象,且不正确地组成观察组和试验组,使两组观察对象在研究开始时已存在除诊疗措施以外的差异,从而导致研究结果不同。常见控制选择偏倚的方法有:严格控制研究对象的纳入和排除标准;干预性研究采用随机分组的方式;病例对照研究中尽量选择新诊断患者等。

(2) 信息偏倚:信息偏倚出现在采集研究对象信息的阶段,因对两组的观察者采集信息的强度和频度存在差异,或对试验非规范化操作或影像学资料判断差异,导致研究结果偏离真实情况。常见控制信息偏倚的方法有:严格质量控制措施;尽量采用盲法;尽量收集客观指标的资料;注意调查技巧,避免无应答、回忆和说谎偏倚。

(3) 混杂偏倚:混杂偏倚虽可出现在整个临床研究中,但在临床研究结束后的资料分析阶段才被发现和分析出来。因同时存在两种以上影响最后结果的因素混杂在一起,可能错误地判定最终结果是由某一单一因素引起,从而夸大其效果,导致与真实值的偏离。混杂偏倚的控制贯穿试验全过程:设计阶段可采用限制、随机分组、配对等方式;测量和结果判断采用盲法;资料分析阶段可采用分层分析、标准化分析或多因素分析。

2. **证据质量评价工具类型** 证据质量评价工具主要包括 3 种类型:

(1) 条目:由单个条目组成,也是实施评分的最基本构成单位。单个条目与临床研究的方法学有关,并对具有与效果估计偏倚潜在相关的某个方面如随机分配隐藏、盲法等进行评估。应用较少,常常为构建后续评估工具的基础。

(2) 一览表或清单:由多个评价质量和偏倚风险的条目组成,评估研究中每个质量条目的完成程度,采用"是""否"或"不清楚"进行分类标示,但每个条目不给予评分。

(3) 量表:由多个评价质量和偏倚风险的条目组成,通常根据赋予每个条目相同权重或不同权重的评分,能定量地估计整个研究的质量。

3.　**证据评价的基本方法**　评价证据应先初筛临床证据的真实性和相关性,再明确临床证据的类型,最后根据临床证据类型按相关标准进行评价。

(1) 初筛临床证据的真实性和相关性

1) 初步判定临床证据的真实性:以该临床证据是否来自经同行评审(peer-reviewed)的杂志、产生证据的机构是否与自己所在的机构相似、该证据是否由某个组织所倡议且其研究设计或结果是否因此受影响等为参考指标,对临床证据的真实性作出初步的判断。

2) 初步判定临床证据的相关性:以下列 3 项指标为参照,对临床证据的相关性作出初步的判断。①若该临床证据提供的信息是真实的,是否为自己的患者所关心的问题及对其健康有无直接影响;②该临床证据是否为临床实践中常见问题,其涉及的干预措施或试验方法在自己所在机构是否可行;③若该临床证据提供的信息是真实的,是否将改变现有的医疗实践。

(2) 明确临床研究的类型:不同临床问题其最适合的研究设计方案不同,研究设计方案不同其研究功效亦不同,其标准评价内容和侧重点也不同。正式评价前应明确所研究的问题和所采用的设计方案,了解证据等级的高低。

(3) 根据临床证据类型按相关标准进行评价:临床证据的评价应遵循临床流行病学 / 循证药学的原则与方法,并根据其分类属性采用相应的评价标准进行科学评价。

1) 原始研究:常见的原始研究证据包括病因、诊断、治疗和预后。

2) 二次研究证据:常见的二次研究证据主要包括系统评价、临床实践指南、药物临床应用指导原则等,是临床药师获得有效信息的最佳途径。

4.　**证据质量评价的具体内容**　从证据产生的各主要环节入手,阐述证据评价的具体内容和注意事项。

(1) 研究目的:是否以问题为基础来确定研究目的;研究目的或假说是否明确具体,并清晰陈述;所研究的问题是否具有临床重要性;研究假说是否具有科学性、先进性和可行性。

(2) 研究设计:不同研究设计方案各有其优点与适用范围。是否基于研究问题的具体特点及研究设计方案的科学性和可行性来合理选择设计方案;所选择的研究设计方案是否优于既往相似或相同问题的研究设计。

(3) 研究对象:目标人群定义是否明确;研究对象有无公认的诊断标准及适当的纳入标准与排除标准,样本的代表性如何;样本量是否足够;研究对象分组是否保证了组间均衡可比。

(4) 观察或测量:研究变量有无明确的定义;结局观察指标是否明确、有无准确定义,是中间替代指标还是结局观察指标,是否采用客观观察指标,结局测量方法是否恰当、准确,测量指标的判断标准和临床意义是否明确;是否采用盲法收集资料。

(5) 结果分析:是否根据研究设计方案和资料的性质选择合适的统计分析方法;计算是否正确;研究中可能出现的偏倚、混杂和交互作用是否进行了分析;统计推断是否恰当。

(6) 质量控制:研究全过程可能出现的主要偏倚有哪些,是否采取了相应的控制措施;所采取的偏倚控制措施的实际效果如何。

(7) 结果表达:研究中观察效力有多大;研究结果的表达是否观点清晰,数据准确;是否有量效或剂量反应或效应关系的证据；核心结果的表达是否标准化；如为阴性结果，统计学把握度是否足够。

（8）卫生经济学：对干预措施是否采用成本 - 效果分析、成本 - 效益分析、成本 - 效用分析等方法来评价经济效益和社会效益，是否进行了增量分析和敏感性分析。

（9）研究结论：是否回答了研究假说；研究发现与实验室研究所得的作用模式是否一致；研究所获的结果能否从生物学上进行合理解释；研究发现与同类研究结果是否一致；研究结论是否可以外推；研究发现是否肯定引起现行临床实践模式的某种改变。

最后，评价者应全面总结以上各方面的评价结果，提出改进研究或如何使用该证据的建设性意见。只有经过严格评价所获得的最佳证据，才能用于指导临床合理用药，从而实现循证药学实践的最终目的。

第三节　循证药学在药学领域的作用

一、指导药物利用评价

药物利用评价（drug utilization review，DUR 或 drug utilization evaluation，DUE）是指在药物治疗过程中，根据预先确立的标准，对整个用药的全过程进行评价，并提出纠正措施，改进用药模式，达到改善医疗结果、提高医疗质量目的的工作。DUE 可用于一个药物或一类药物、疾病状态或条件、药物应用过程（如开处方、药品调配、给药和监测）或特殊治疗的结果。通过对药物使用进行评价，可及时发现问题，并通过一定的途径加以解决，以达到减少患者用药不当与错误，防止药物滥用及控制治疗用药的目的，促进合理用药。美国卫生系统药师协会（ASHP）在其临床药学工作指南中，将 DUE 作为临床药学工作的重要组成部分。

20 世纪 80 年代以前，评价药物相关的问题多以临床经验和推论为基础，如硝苯地平经临床观察能降低血压，又无明显的肝肾毒性，多数患者也能耐受，被认为是一种安全有效的降压药广泛用于临床，并被推广用于治疗不稳定型心绞痛、急性心肌梗死和心力衰竭等。但是，经病例对照研究表明，硝苯地平虽能有效降压，达到临床满意效果，但可能增加心肌梗死和死亡的危险，而且用药剂量越大，危险性也越大，若无 β 受体阻滞剂作为基础，单独使用硝苯地平治疗不稳定型心绞痛是危险的。据此，人们对这个已广泛应用了 20 年的药物的安全性和临床应用方法有了新的评价。可见，对药物及其应用过程中的问题进行科学的评价离不开循证思想的指导。

临床药师承担着保障合理用药的使命，在药物利用评价和完善药物利用评价的过程中担当着不可推卸的责任，包括制订药物利用评价的执行计划、与医生和其他人员合作制订具体药物利用评价标准并设计有效的药物应用方案、审核与药物利用标准不符的医嘱，以及收集、分析、评价具体患者的数据，发现、解决并预防与药物治疗有关的问题等。只有遵循循证药学的原则，将不断更新的、高质量的临床证据应用于对用药过程的判断和改进过程中，才能作出科学、正确的评价，实现药物评价的最终目的。

二、指导基本药物遴选及药品的购进和淘汰

基本药物是满足人们重点卫生保健需求的药物,是从大量的临床应用药物中,经过科学评价而遴选出的在同类药物中具有代表性的药物。2002 年 WHO 对基本药物(essential medicines)的定义是:"满足人们基本的健康需要,根据公共卫生的现状、有效性和安全性,以及成本 - 效果比较的证据所遴选的药品"。WHO 从 1977 年开始开展全球性的基本药物目录制定工作。 2000 年,WHO 开始接受循证的理念和方法,并于 2003 年起正式运用循证药学方法和系统评价的证据进行基本药物的遴选工作。我国国家药品监督管理局(State Drug Administration,SDA)药品评价中心于 2001 年成立,与包括中国循证医学中心在内的相关学术机构合作,首次尝试使用循证的原则和方法开展了 3 类西药和 1 类中药的循证评价,建立了相应的技术规范,探索 2002 年国家基本药物目录的筛选。2003 年 3 月 12 日,国家食品药品监督管理局(State Food and Drug Administration,SFDA)药品评价中心在北京召开了"循证评价在基本药物目录遴选中的应用"研讨会,提出采取多种办法深入开展疑难品种循证评价研究,以逐步探索出一套相对完善的药品循证技术规范等。卫生部于 2013 年发布了《国家基本药物目录(2012 年版)》,自 2013 年 5 月 1 日起施行;2018 年,国家卫生健康委员会发布了调整完善后的《国家基本药物目录(2018 年版)》,自 2018 年 11 月 1 日起施行。目前,我国在基本药物筛选和评价方面仍存在较大差距,遴选体系不够完整,评价方法不够完善,尤其是中药的评价方法及如何实施中药的遴选,仍是尚待解决的问题。

医院新增和淘汰药品是一项比较棘手的工作,涉及面广,人为因素多,直接影响着药物的临床应用。新药的购进通常先由临床科室提出用药申请,药剂科相关人员拟出该药在本院的同类药,再由相应临床科室的专家给出该药的评价意见,最后经医院药事管理委员会讨论决定。对药品的评价缺少系统分析,信息多来源于厂商提供的资料、零星检索的文献报道、很临床科室专家的个人意见等。应用循证的理论和方法,基于最佳的临床研究证据或系统评价证据决策需购进或淘汰的品种,对规范医院新增和淘汰药品制度、减少人为因素的干扰,客观地评价药品及其临床应用价值,保障临床药品供应的合理性和科学性具有重要的意义。

三、指导药物临床试验

药物临床试验是以健康志愿者或患者为对象所进行的药物系统性研究,是药物研发过程的关键环节之一。回顾历史,"神龙尝百草"是简单、原始、经验型的药物临床试验。目前,临床试验在方法学上有了很大的发展和进步,其实施也有严格的质量规范要求。药物临床试验所采用的"随机""对照""盲法""安慰剂"等科学方法,都是循证药学所要求和强调的。在符合伦理学要求的基础上,遵循循证原则进行的药物临床试验的设计和实施,其结果的可信度增加,对药物临床决策的意义也更大。

目前循证医学和循证药学研究的很多证据源于"回顾性研究",即以现在为结果,回溯过去的研究方法。虽然基于这种研究方式的证据能够为临床工作者的决策提供很大的帮助,但也具有一定的局限性。"前瞻性研究"不仅可获得"患者应用某一种药物后是否达到临床指标上的满意"的疗效评价,更重要的是,还可以进行终点指标,即预后的评价,包括有效寿命、总死亡率、疾病重大事件(如急性心肌梗死、呼吸衰竭、脑卒中、猝死等)、生活质量及卫生经济学指标(成本 - 效益比)等。医药工作者应该按照循证药学对 RCT 设计的要求,以追求高质量的药物临床试验为目标,更多地开展"前瞻性研究",为临床

药物治疗决策提供最佳证据。

随着新药开发和研制的步伐越来越快,新药不断出现,老药新的适应证也不断被发现,使得针对这些特殊对象的临床研究成为临床药学实践的一个重要组成部分。循证药学作为有力的实践模式和方法,架起国际文献互通的桥梁,通过对已有的随机对照临床试验文献进行系统评价,可在现有研究水平上得出更具指导性的结论,并有助于提高后续研究的严谨性与科学性。其更重要的意义在于推动新药临床科研工作尽可能选择目前论证强度最高的随机双盲对照试验或论证强度较强的非盲法 RCT,从而使以保证临床试验科学性为核心的《药物临床试验质量管理规范》(Good Clinical Practice, GCP)与循证药学相互促进、相得益彰。

四、指导临床药学实践和个体化给药

临床药学的核心问题是合理用药,确保患者用药的安全、有效、经济和适当。在临床药学实践过程中,由于病情的复杂多变、患者的个体差异等,临床药师将面临各种围绕药物临床应用和决策的问题。例如,如何正确评价各种药物的治疗方法;如何为患者选择最佳的药物;如何为患者制订最适合的用药方案;等等。解决这些问题仅仅依靠临床实践经验和个人的推断是行不通的。循证药学为临床药师深入临床药学实践提供了可行且目前最有效的模式。依据循证药学理念,药师在掌握丰富的基础知识的前提下,应注重对临床研究证据的收集、分析和客观评价,同时考虑患者的个体性和适用性,为药物应用问题提供最优化的、具有说服力的解决方法。

药物反应的个体差异是临床药物治疗过程中最困扰医务工作者的问题之一。同一种疾病、同样的药物、同等的剂量,对某些人有效、安全,对另一些人却无效,甚至可能引起严重的不良反应。如某些超敏感个体应用常规剂量的肌松药琥珀胆碱,会出现严重且持续时间长的呼吸肌麻痹;原发性高血压患者对降压药物治疗的个体差异;不同患者应用美芬妥英、华法林和异烟肼等药物表现出明显不同的药物效应及不良反应等。鉴于此,2003 年 9 月国际药学联合会第 63 届世界药学大会的专题报告中提出了"个体化治疗"的概念。个体化药物治疗(individualized drug therapy, IDT)是一种基于个体的药物遗传学和药物基因组学信息,根据特定人群甚至特定个人的病情、病因及遗传基因,提供针对性治疗和最佳处方用药的临床药学实践方法。个体化药物治疗的提出为循证药学实践带来了挑战,同时也带来了新的发展要求。尽管循证药学的证据来自有关的临床试验研究,在应用于临床决策之前进行了方法学和证据质量的评价,但在应用时,即便是与研究中情况类似、适用性良好的患者,由于个体差异的存在,依然会出现偏离预期药物治疗效果的情况。因此,完整地理解循证药学思想,以最佳研究证据为核心,结合临床实践经验和患者的个性化信息开展循证药学实践显得十分重要。个体化药物治疗尤其需要以循证药学原则为指导的高质量、代表性广泛、来源完整和可靠的临床研究证据,除了尽可能地组织多中心、跨地区、多种族、大样本的随机对照临床试验外,还应将药物基因组学的发展与临床试验的设计相结合,针对具有不同药物遗传特性的人群开展相应的药物临床研究,为临床个体化治疗提供更全面、更客观的循证证据。2005 年 3 月美国 FDA 制定的个体化医疗指南提出,应该对临床药物试验重新进行设计,建议研究前和研究中即对药物的个体化差异进行评价,以便尽快发现有效治疗药物。总之,临床药师应结合患者个体情况,广泛收集临床证据,为临床设计合理的个体化给药方案,这是临床药学的努力方向,也是提高临床药学服务质量的具体体现,使临床用药更趋于科学合理。

五、指导药物经济学研究

广义的药物经济学(pharmacoeconomics)是从整个社会角度出发,研究以有限的药物资源实现健康状况最大限度改善的合理途径与合理方法的学科。药物经济学把用药的经济性、安全性和有效性处于同等的位置,应用现代经济学的研究手段,结合流行病学、决策学、生物统计学等多学科的研究成果,全方位地确定、测量、比较分析不同药物治疗方案、药物治疗方案和其他方案(如手术治疗)及不同医疗或社会服务项目(如社会养老和家庭病床等)的成本、效益、效果和效用,其目的不仅仅是减轻患者的医疗负担,节约卫生资源,而是通过对卫生资源应用的合理评价和规划,更有利于政府或其他决策者进行医疗卫生决策。

传统的药物经济学评价多以临床试验为基础,即基于一个临床试验中的模型和数据,对药物和治疗方案进行经济学评估。这些独立、分散、各具特点的药物经济学研究,往往因研究者立场的差异、资源与能力有限及环境差异等,存在着研究视角不同、分析范围偏窄、时间跨度不足、对照比较不充分等缺憾,从而无法作为政府决策的依据。将循证药学原则应用于药物经济学研究,即循证的经济学评价,则能较好地解决这些问题。通过对药物试验类研究文献的系统性整合和分析,实现基于广泛证据而非具体试验的经济学评价,从而更好地适应研究目的。由于整合了多方数据,并根据决策需要重新整理和评价,使药物经济学循证方法具有研究视角灵活、范围恰当、时间跨度长、相互间比较较为充分、不确定性讨论较充分等特点,故更能满足药物决策的需要。

目前,循证的经济学评价在国际上尚属于起步阶段,在利用循证方法进行药物经济学评价的过程中,会遇到模型、指标结构等资料不统一、难以整合等问题。如何针对这些问题,合理地设计评价策略,需要进一步研究和实践。

六、循证药学原则在中药治疗中的应用

中药以其独特的功效在保障人民健康方面起着重要的作用。然而,中药的疗效评价以经验和推论为基础,严谨的试验设计少,主观的多,可重复性的少,缺乏现代药物临床研究的常用评价手段。中药的选择与淘汰多以中医理论为指导,以个人临床经验总结、师承授受、临床病案报道和近现代以来逐步出现的临床描述性研究等研究报告为依据,难以得出真实、客观的疗效评价,影响了研究结论的推广和获得广泛的认可。

循证药学观念的提出为中药治疗科学化、规范化,以及在国内乃至国际上的发展提供了更为广阔的空间和令人期待的前景。根据中国中药协会不完全统计,按照国家新药随机双盲对照、多中心进行中药安全性、有效性和药物经济学评价的不到10%,中药产品的安全性和有效性也受到各方质疑的困扰。循证药学对药物的疗效及安全性研究证据有一套严格的分级和评价体系,疗效评价注重终点指标和生存质量,强调从临床有效性、安全性、卫生经济学、伦理学等方面综合评价医疗干预措施的临床疗效,其原理和方法已得到现代医学的广泛接受和认可。借鉴循证药学的原理、方法和研究成果,可最大限度地发挥中医药治疗注重终点结果和生存质量的优势和特色,将为中医药的现代化研究提供一种崭新的视角,以科学可靠的规范和标准建立其疗效和安全性评价体系,促进中医药的发展。

循证药学的观念符合实践是检验真理唯一标准的哲学思想,它淡化了直觉的、非系统的临床经验及

由理论为中心推理产生的临床决策依据,更多地重视源于客观的、可靠的、经系统评价所产生的证据,更注重以患者为中心的治疗效果终极指标的改变,追求疗效与利益的统一。应用循证药学的概念与模式对现有的中医药文献及目前展开的中医药研究进行科学系统的评价,规范中药临床研究行为,拓展中医药研究方法,可以大大提高中药资源的合理利用与经济效益。

七、循证药学在其他药学领域的应用

循证药学实践可为药品监督管理部门制定切实可行的政策法规提供最可靠的资料(证据)。生产企业可应用循证药学原则对某一药品进行全面评价,从而选择新药的研发方向。另外,非处方药品目录、医疗保险目录等的制定都离不开循证药学信息的支持。

除了上述应用,循证药学的提出,还为药物应用相关领域的发展带来新的思路。如有助于临床药师深入临床参与治疗,使临床药师不再局限于实验室的工作,而是真正在临床实践中发挥作用;在临床上开展继续教育,一方面关注药物治疗的新证据,另一方面促进临床药师工作素质和水平的提高、与时俱进;有助于药品信息资源的建立;有助于科学的药学服务系统的建立等等。

循证药学对现代药学的贡献是显而易见的,其提供了一个较之经验药学更为合理的方法学。尽管目前循证药学的发展还面临着很多制约因素,如尚未形成循证决策的大环境、高质量证据的缺乏、临床药师对循证理念的认识不足、循证实践技能尚待提高等。但毋庸置疑的是,循证药学在药学发展与服务的过程中具有重要作用,它为药师提供了一种更为科学合理的思考方式。随着信息技术和逻辑方法的不断成熟,循证药学理论将不断完善,也必将促使临床药学向更高的层次发展。

第四节　循证药学实践案例

案例一

患者,女性,55岁,因分布性休克需要服用儿茶酚胺类血管加压药。儿茶酚胺类血管加压药是目前临床上治疗分布性休克的首选药物,通过缩血管而起到升高患者平均动脉压的作用,对射血分数的影响较小,可有效改善分布性休克患者的低血压状态,稳定患者心率。然而,随着儿茶酚胺类药物剂量的增加,强烈的血管痉挛会导致重要器官的灌注减少,心房颤动不良事件发生率增加。临床药师建议在儿茶酚胺类血管加压药的基础上加用血管升压素,升高血压的同时降低机体对儿茶酚胺的需要量,从而可能降低心房颤动的发生。如何让医师采纳你的建议?

1. **提出问题**　针对上述病例,临床药师需要回答的问题是:对于分布性休克成年患者,与单独使用儿茶酚胺类血管加压药相比,需不需要额外使用血管升压素或血管升压素类似物,联合用药是否可以减少心房颤动的发生?

2. **寻找证据**　针对以上问题,计算机检索 PUBMED、Embase 和 Cochrane Library,以"vasoplegic shock"、"distributive shock" or "surgical shock"、"traumatic shock"、"vasopressins"、"argipressin"、"glypressin"、"epinephrine"、"orciprenaline"、"dobutamine"等为关键词检索,至 2021 年 2 月,共检出 1 210 篇相关文献,浏览文献题目和摘要,逐一筛查,并通过进一步阅读文献内容,最终纳入 23 项随机临

床试验(3 088 例患者)。

3. **评价证据**　根据循证药学防治性研究证据的评价标准,对查询到的文献进行严格评价。评价主要包括三方面的内容:①评价证据的真实性,包括是否用随机分配的方法分配研究对象,组间均衡性如何;是否随访了纳入研究的所有患者,观察期是否足够长;治疗措施和结果测定是否采用盲法;除了试验措施外,组间的其他治疗措施是否都相同;试验前组间的基线情况是否一致等。②评价证据的重要性,包括药物治疗效果或不良反应的观察指标是否合理;药物效应的大小;药物效应的准确度如何;治疗措施是否可行等。③评价证据的适用性,包括研究中的患者是否面临与现在相同的临床情况;研究的结果是否适用于目前的患者;患者接受治疗的利和弊是什么;患者对所要进行的治疗的期望是什么等。

通过上述严格评价,该文献中的证据是真实而有重要临床意义的,且适用于目前患者面临的临床问题。研究结果表明,与单独使用儿茶酚胺类药物相比,儿茶酚胺类药物联合血管升压素或其类似物可明显降低心房颤动发生风险[$RR=0.77$,95% CI(0.67,0.88)],故应该在儿茶酚胺类血管加压药基础上增加血管升压素或血管升压素类似物。

4. **应用证据**　根据上述证据,药师建议增加血管升压素以预防该分布性休克患者心房颤动的发生,并制订相应的治疗方案和监护计划。

5. **后效评价**　观察患者应用上述治疗方案后的临床疗效及不良反应等,进行效果分析与评价。

案例二

患者,男性,57 岁,因"口干、多饮、多尿 6 个月,加重 1 个月"而就诊,诊断为 2 型糖尿病。既往有高血压病史 20 余年,血压最高可达 180/110mmHg,平素血压控制在 150/80mmHg 左右。高脂血症 10 余年,服用阿托伐他汀钙片治疗,血脂控制不佳。患者平时吸烟、饮酒,且有冠心病家族史。患者认为自己未来发生冠心病风险较高,向医生询问是否可以使用阿司匹林预防心血管事件。因此,作为临床药师,如何辅助医生,向其阐述阿司匹林一级预防与心血管事件和出血事件的关系?

1. **提出问题**　老年糖尿病男性,既往有高血压、高血脂史,此类病例经阿司匹林一级预防治疗后心血管死亡率、非致死性心肌梗死和非致死性脑卒中等复合心血管事件发生率、全因死亡率、心血管相关死亡率、心肌梗死和缺血性脑卒中结局的危险性能下降多少? 大出血、严重消化道出血或颅内出血的风险有多大?

2. **寻找证据**　以"aspirin""acetylsalicylic acid""cardiovascular""mortality""myocardial infarction""stroke""primary prevention""diabetes"为关键词,系统检索 2021 年 11 月 1 日以前发表的有关阿司匹林一级预防的文章。根据检索策略,初步检索得到相关文献 1 385 篇,通过阅读文献标题和摘要,排除动物实验、病例报告、非对照试验、重复发表、综述等明显不符合纳入标准的文献,最终纳入 10 篇文献(30 448 例患者)。

3. **评价证据**　经严格评价,上述 10 篇文献符合真实性和适用性的要求,且适用于目前患者面临的临床问题。根据研究结果可知,在糖尿病患者中,对于有效性而言,使用阿司匹林一级预防与主要复合心血管结局的降低相关[$HR=0.90$,95% CI(0.82,0.997)],而与全因死亡率、心血管相关死亡率、心肌梗死和缺血性脑卒中结局的发生无关;使用阿司匹林与大出血[$HR=1.29$,95% CI(1.11,1.51)]和严重消化道出血[$HR=1.35$,95% CI(1.05,1.75)]的发生率增加均相关。

4. 应用证据　根据上述证据,医生建议患者放弃使用阿司匹林进行预防治疗,患者予以采纳。医生根据患者目前情况,制订给药方案和监护计划,并叮嘱患者积极锻炼,戒烟限酒,控制血压、血糖及血脂水平。

5. 后效评价　对患者放弃阿司匹林预防治疗后的临床心血管结局事件进行长期的观察与评价。

思考题

　　1. 何谓循证药学?简述循证药学在药学领域中的作用。

　　2. 实践循证药学的基本要素有哪些?

　　3. 开展循证药学需要临床药师具备哪些能力?如何应用循证药学方法解决药学实践过程中遇到的问题?

(赵明沂)

参 考 文 献

［1］丁选胜,张伶俐.药学服务概论.2版.北京:人民卫生出版社,2022.

［2］马国,蔡卫民,许杜娟.临床药学导论.北京:科学出版社,2017.

［3］国家卫生健康委员会.国家卫生健康委办公厅关于印发医疗机构药学门诊服务规范等 5 项规范的
通知.(2021-10-09)［2023-08-10］.http://www.nhc.gov.cn/yzygj/s7659/202110/f76fc77acd87458f950c86
d7bc468f22.shtml.

［4］李大魁.中华医学百科全书 药学 临床药学.北京:中国协和医科大学出版社,2018.

［5］黄峻,黄祖瑚.内科查房手册.2版.南京:江苏科学技术出版社,2004.

［6］姚定康,梅长林.内科医师查房手册.北京:化学工业出版社,2015.

［7］K. Francis Lee,Cornelius M. Dyke［美］著.外科查房必备.2版.华积德,郑成竹,译.济南:山东科
学技术出版社,2002.

［8］丁义涛.外科查房手册.2版.南京:江苏科学技术出版社,2004.

［9］向阳,郎景和.协和妇产科查房手册.北京:人民卫生出版社,2016.

［10］王滔.儿科医师查房手册.北京:化学工业出版社,2014.

［11］国家卫生计生委办公厅,国家中医药管理局办公室.关于加强药事管理转变药学服务模式的通
知(国卫办医发〔2017〕26 号).(2017-09-27)［2023-08-10］.http://www.satcm.gov.cn/hudongjiaoliu/
guanfangweixin/2018-03-24/4627.html.

［12］中国药学会医院药学专业委员会.中国药历书写原则与推荐格式(2012 年版).北京:人民卫生出
版社,2012.

［13］李俊.临床药理学.6版.北京:人民卫生出版社,2000.

［14］杨长青.医院药学.2版.北京.中国医药科技出版社,2020.

［15］中国药理学会治疗药物监测研究专业委员会.治疗药物监测工作规范专家共识(2019 版).中国医
院用药评价与分析,2019,19(8):897-902.

［16］中国药理学会治疗药物监测研究专业委员会,中国药学会医院药学专业委员会,中国药学会循证
药学专业委员会,等.治疗药物监测结果解读专家共识.中国医院药学杂志,2020,40(23):2389-
2395.

［17］高申,李宏建.临床药学实践教学指导.北京:中国医药科技出版社,2015.

［18］刘东,李娟.医院药师处方审核能力培训教材.武汉:湖北科学技术出版社,2020.

［19］卢晓阳.药师处方审核基本技能与实践.北京:人民卫生出版社,2020.

［20］殷立新,张志清.临床不合理用药案例评析.2版.北京:人民卫生出版社,2023.

［21］李达,闫素英.药物治疗管理教学与实践手册.北京:人民卫生出版社,2018.

［22］国家卫生健康委.国家卫生健康委办公厅关于印发医疗机构药学门诊服务规范等5项规范的通知:国卫办医函〔2021〕520号.(2021-10-09)〔2023-08-10〕.http://www.nhc.gov.cn/yzygj/s7659/202110/f76fc77acd87458f950c86d7bc468f22.shtml.

［23］闫素英.药学服务与沟通技能.北京:人民卫生出版社,2022.